临床技能操作实用教程

主　编　赵小刚　王立祥

副主编　钟　宁　江　淼　孙文娟
　　　　王金庆　姜冬青　李雅琼

编　委　（按姓名汉语拼音排序）

陈会强（山东大学）　　　　　　孙文娟（山东大学）

程卫平（山东第一医科大学）　　孙银贵（潍坊医学院）

董　红（山东大学）　　　　　　唐佃俊（山东大学）

江　淼（山东大学）　　　　　　王金庆（山东大学）

姜冬青（山东大学）　　　　　　王黎明（青岛大学附属医院）

金苏芹（山东大学）　　　　　　王立祥（山东大学）

刘　红（山东大学）　　　　　　王　璐（青岛医学院）

刘　强（山东大学）　　　　　　王振华（山东大学）

李雅琼（山东大学）　　　　　　魏煜程（青岛大学附属医院）

李　燕（山东大学）　　　　　　谢　青（山东大学）

李　季（山东大学）　　　　　　杨海燕（山东大学）

林　梅（山东大学）　　　　　　杨晓东（山东大学）

马晓飞（济南市第一人民医院）　于云海（山东大学）

邵明举（山东大学）　　　　　　张秀峰（海南医学院）

隋东昕（山东大学）　　　　　　赵小刚（山东大学）

随　萍（济宁医学院）　　　　　赵云发（山东大学）

孙　萍（烟台毓璜顶医院）　　　钟　宁（山东第一医科大学）

秘　书　朱　承（山东大学）

北京大学医学出版社

LINCHUANG JINENG CAOZUO SHIYONG JIAOCHENG

图书在版编目（CIP）数据

临床技能操作实用教程 / 赵小刚，王立祥主编 . —北京：北京大学医学出版社，2022.8
ISBN 978-7-5659-2657-0

Ⅰ.①临…　Ⅱ.①赵…②王…　Ⅲ.①临床医学－技术操作规程－教材　Ⅳ.①R4-65

中国版本图书馆 CIP 数据核字（2022）第 088563 号

临床技能操作实用教程

主　　编：赵小刚　王立祥
出版发行：北京大学医学出版社
地　　址：（100191）北京市海淀区学院路 38 号　北京大学医学部院内
电　　话：发行部 010-82802230；图书邮购 010-82802495
网　　址：http://www.pumpress.com.cn
E - m a i l：booksale@bjmu.edu.cn
印　　刷：北京瑞达方舟印务有限公司
经　　销：新华书店
责任编辑：郭　颖　　责任校对：靳新强　　责任印制：李　啸
开　　本：850 mm×1168 mm　1/16　印张：28　字数：800 千字
版　　次：2022 年 8 月第 1 版　2022 年 8 月第 1 次印刷
书　　号：ISBN 978-7-5659-2657-0
定　　价：80.00 元

前　言

近年来，随着医学教育改革的不断深入，我国的医学教育事业发展取得了显著成就，形成了符合医学教育规律特点的管理体制和运行机制。加强实践能力培养，提升临床医生岗位胜任力是医学教育改革的重要目标，对医学人才培养质量的提升具有重要意义。

临床技能操作培训是临床实践教学的重要环节。在医学教育培养过程中，帮助学生提升临床实践能力、建立临床诊疗思维、培养人文关怀意识，有助于医学生在今后的职业发展过程中更好地融入临床工作，高质量地完成临床诊疗任务。为更好地满足医学人才培养需求，我们组建了来自多所医学院校具备丰富教学经验和临床经验的编写团队，将在教学实践中不断探索积累的经验总结整理，在此基础上完成了本书的编写工作。

本书共分内科、外科、妇产科、儿科、护理五个部分，涵盖了各专业常见的临床技能操作，详细介绍了各项操作技能的适应证、禁忌证、操作前准备、操作步骤、常见并发症的处理及预防，并搜集整理了实际操作中的注意事项。结合每一项技能操作设置临床案例解析版块和人文关怀与职业素养版块，以临床真实案例为基础，强调问题导向，模拟重现案例的诊疗过程，并整理出较为规范的临床常用医嘱处置及操作后宣教内容，有助于读者全面系统地进行临床技能操作的学习。

本书立意新颖，内容全面、详实，知识点准确，便于理解掌握；重视临床思维、人文情怀和职业素养培育，紧贴临床实际。此外，本书内容紧扣全国大学生临床技能大赛考核范围及要求，可作为参赛指导用书，具有较高的参考价值。编者们严谨的治学态度、活跃的学术思想和敬业的工作作风为本书的撰写提供了质量保障。希望以本书出版为契机，进一步加强高等医学院校临床实践教学工作，创新实践教学体系，不断探索实践教育教学理念、方法、内容等的改革，强化对医学生职业素养、临床实践能力的培养，推进医教协同，培养高质量的医学人才，服务人民群众健康，为推动健康中国建设做出积极贡献。

赵小刚　王立祥

目　录

第一部分

内 科

第一章　腹腔穿刺术
（Abdominocentesis）

腹腔穿刺术（abdominocentesis）又称腹膜腔穿刺术，是借助穿刺针直接从腹前壁刺入腹膜腔的一项诊疗技术，用于明确腹水性质、穿刺给药、抽取积液等，进而诊断和治疗疾病。

一、适应证

1. 抽取腹水进行各种检查，以便寻找病因，协助临床诊断。
2. 大量腹水引起胸闷、气促、腹胀或少尿者，适量放液以缓解症状。
3. 腹腔内注射药物，协助治疗疾病。
4. 人工气腹作为诊断和治疗手段。
5. 进行诊断性穿刺。
6. 行腹腔灌洗，以协助诊断或者治疗。
7. 出现顽固性腹水，行腹水浓缩后回输，协助治疗。

二、禁忌证

1. 严重腹腔内胀气，麻痹性肠梗阻、肠管扩张显著。
2. 妊娠中后期，或者巨大卵巢囊肿。
3. 腹腔内有广泛粘连。
4. 有明显出血倾向。
5. 躁动不能合作者。
6. 肝性脑病先兆（相对禁忌证）及昏迷前期、昏睡期、昏迷期。
7. 严重的水、电解质紊乱。
8. 包虫病。

三、沟通要点

操作前应告知患者及家属操作的目的和必要性，讲明可能的风险及并发症，如：麻醉意外（心搏、呼吸骤停等），穿刺部位出血、感染，穿刺部位的组织、脏器或邻近脏器的血管或神经损伤，穿刺不成功，或者需要反复多次穿刺；大量放腹水可能会诱发肝性脑病、电解质紊乱等；征得患者及家属的同意后，签署知情同意书。操作前，嘱患者排空膀胱；操作过程中，嘱患者保持操作体位，如有不适，立即告知操作者或助手。

四、操作相关物品

1. **腹腔穿刺包**　腹腔穿刺针。以下物品如穿刺包中没有则需要放入：无菌洞巾、5 ml 注射器、50 ml 注射器、无菌纱布、无菌止血钳、无菌试管 / 标本管、无菌手套、无菌敷料。

2. **其他物品**　血压计、听诊器、2% 盐酸利多卡因注射液、标记笔、皮尺、多头腹带、大容量（500 ml）标本容器、胶布、砂轮、速干手消毒液、锐器盒、可回收垃圾桶及医疗垃圾桶等。

3. **常规消毒治疗盘**　消毒碗、镊子、无菌棉球、无菌持物钳、聚维酮碘（碘伏）、无菌棉签。

4. **备用药品**　0.9% 氯化钠溶液、抢救用药，如需腹腔内注药则准备所需药品。

五、操作前准备

1. **医生准备**　穿工作服，戴帽子、口罩，六步洗手法洗手，男性医生需女性医务人员陪同。

2. **患者准备**　评估患者状态，明确适应证，确认患者无穿刺禁忌证；询问有无过敏史，如果有可疑药物过敏史，需进行利多卡因或者普鲁卡因皮试，结果阴性者继续进行操作；穿刺前排空膀胱。

3. **医患沟通**　自我介绍，核对患者姓名、性别、年龄、检查项目、床号等，测定血压、心率，确认操作指征明确（病史、查体、辅助检查），排除禁忌证，已签署手术知情同意书，安抚并取得患者配合。助手核对、检查麻醉药，准备操作相关物品，查看包装完好性，核对有效期。

4. **环境准备**　调节室温，关窗拉帘，保护患者隐私。

5. **体位准备**　根据患者病情，选择适当体位（如平卧、半卧、稍左侧卧位），协助患者解开上衣，松开腰带，暴露腹部，量腹围。

六、操作步骤（表 1-1-1）

表 1-1-1　腹腔穿刺术的操作步骤

	操作步骤
1. 体检	• 操作前行腹部体格检查，触诊了解腹部有无包块及脏器有无肿大，叩诊移动性浊音，确认存在腹水（图 1-1-1）
2. 体位	• 根据病情需要取坐位、平卧位、半卧位或稍左侧卧位，需行腹腔穿刺的急腹症患者，可取侧卧位
3. 选择穿刺点	• 选取合适的穿刺点，并做标记（图 1-1-2） ▲ 腹腔穿刺常用穿刺点： 1）位置 1：取左下腹部脐与左髂前上棘连线中、外 1/3 交点处 2）位置 2：取脐与耻骨联合连线中点上方 1.0 cm、偏左或偏右 1.5 cm 处 3）位置 3：少量腹水患者取侧卧位，取脐水平线与腋前线或腋中线交点 4）少量或包裹性积液，需在 B 超指导下定位穿刺
4. 消毒	• 根据穿刺包中是否有消毒物品，决定消毒前是否戴无菌手套。以穿刺点为中心，直径 15 cm 以上，由内向外消毒，消毒 3 次，范围依次缩小、不留白，最后一次消毒范围大于洞巾的直径
5. 麻醉	• 打开腹腔穿刺包时，注意外层剩下最后的 1/4，内层需要用无菌持物钳打开或者戴无菌手套后打开 • 检查灭菌指示卡，检查穿刺所用物品是否齐备，检查所用注射器、穿刺针及橡胶管是否通畅 • 铺无菌洞巾，检查穿刺针及橡胶管是否通畅，夹闭橡胶管 • 与助手核对 2% 盐酸利多卡因注射液（或其他麻醉药物）是否在有效期内，并由助手打开，然后抽取 2 ~ 5 ml 麻醉药品

续表

	操作步骤
5. 麻醉	• 一手绷紧皮肤，另一手持注射器于穿刺点注射一皮丘，然后垂直进针、逐层浸润麻醉，注意推药之前先回抽，回抽无血液后再推药；若抽到腹水则停止注药，取穿刺针，标记麻醉时针头进针长度（比针）（图 1-1-3）
6. 穿刺抽液	• 再次检查穿刺针及橡胶管是否通畅，夹闭针尾橡胶管；固定穿刺部位的皮肤，沿穿刺点"Z"字型进针（图 1-1-4），穿刺进针时先斜后直，有突破感后停止进针，确认进入腹腔，助手戴无菌手套用无菌止血钳协助固定穿刺针（图 1-1-5），连接注射器后松止血钳或者打开关闭夹进行抽液（图 1-1-6） • 若需放腹水，放腹水的速度要慢，防止腹压骤然降低、内脏血管扩张而发生血压下降甚至休克等现象；初次放腹水不宜超过 3000 ml，以后每次放腹水的量为 3000～6000 ml；肝硬化患者第一次放腹水的量不要超过 1000 ml，以后每次不超过 3000 ml
7. 穿刺点处理	• 操作者夹闭胶管，去除注射器，拔出穿刺针，纱布按压 1～2 min，消毒穿刺点，无菌敷料/纱布覆盖，撤去无菌洞巾，胶布固定，腹压高的患者，穿刺后需腹带加压包扎
8. 术后处理	• 填写检查单，样本送检（图 1-1-7） • 协助患者穿衣复位，交代术后注意事项 • 复测血压等生命体征 • 整理物品，医疗垃圾分类处理 • 摘手套，再次洗手，书写操作记录，下达术后医嘱

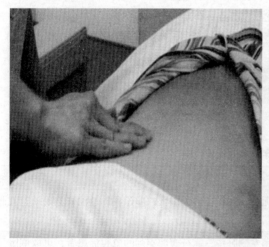
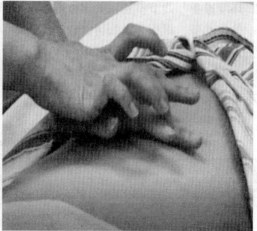

图 1-1-1　腹部触诊与叩诊

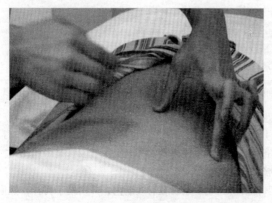
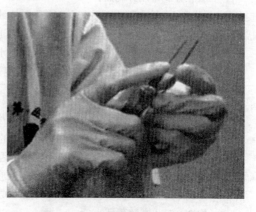

图 1-1-2　选择穿刺点　　　　　　　图 1-1-3　测量进针长度（比针）

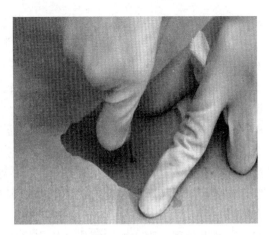

图 1-1-4 "Z"字型进针 图 1-1-5 钳夹固定

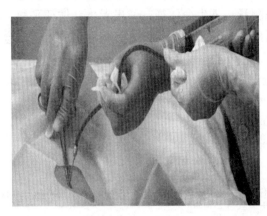
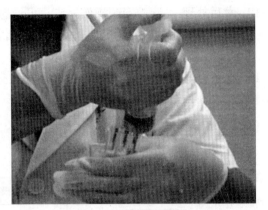

图 1-1-6 抽液 图 1-1-7 标本送检

> **具体操作流程**

1. **操作者准备** "我已衣帽整齐，戴好口罩，六步洗手法洗手"。

2. **核对患者信息** "您好，我是您的管床大夫，请问您叫什么名字？我看一下您的腕带——核对患者信息无误"。

3. **评估患者状态，明确禁忌证** "鉴于您的病情，我们需要给您做腹腔穿刺。先给您测量一下生命体征——患者生命体征平稳，请问您对利多卡因过敏吗？我已经看过您的凝血检查和血常规结果，排除穿刺禁忌。腹腔穿刺的可能风险及并发症已经提前和您详细说过，如果您没有异议、同意行腹腔穿刺，就请在《知情同意书》上签字。签字后，请您先去卫生间排空膀胱，再到治疗室稍作等待"。

4. **查体** 关窗拉帘，调整室内温度适宜，无关人员应离开（男性医生需至少一名女性医务人员陪同）。"请您平躺在治疗床上，操作前我先给您做个腹部查体（触诊，叩诊，主要是对移动性浊音的叩诊），腹部叩诊移动性浊音阳性，确认存在腹水"。

5. **选择适宜穿刺点** 选择左下腹部脐与左髂前上棘连线中外 1/3 交点处为穿刺点，检查穿刺点皮肤无破溃、无感染，予以标记。

6. **消毒** "我现在给您消毒，会有些凉"；以穿刺点为中心，直径≥15 cm，由内向外消毒，消毒 3 次，范围依次缩小，每次消毒不留白。

7. **打开穿刺包** 物品包装完整，检查穿刺包在有效期内，用无菌持物钳打开穿刺包外层，戴无菌手套，打开内层，检查包内物品齐全，注射器通畅，无倒刺，穿刺针通畅，无倒刺，铺无菌洞巾。

8. **麻醉** 请助手准备2%盐酸利多卡因注射液，核对其在有效期内，观察液体澄清无污染（用5 ml空针抽取2~5 ml 2%盐酸利多卡因，排气），告知患者打麻醉药时稍有些疼，过程中若有不适及时告知。一手固定皮肤，于穿刺点注射一皮丘，然后垂直进针，逐层浸润推药。过程中注意回抽，回抽无血液后再推注利多卡因。若抽到腹水则停止注药，拔出注射器，标记麻醉时针头进针长度。

9. **穿刺** 检查穿刺针是否通畅，夹闭针尾胶管，一手拇指和示指固定穿刺部位皮肤，沿穿刺点"Z"字型进针，即穿刺进针时先斜后直，有突破感后停止进针，确认进入腹腔，助手用止血钳固定穿刺针，连接注射器后松止血钳/打开关闭夹，进行抽液。

10. **放腹水，留取标本送检** 穿刺针进入腹腔，开始抽取腹水，过程中告知患者如有任何不适及时告知。

11. **穿刺点处理** 腹水留取完毕，拔出穿刺针。纱布按压1~2 min后，再次消毒穿刺点，敷料/无菌纱布覆盖，撤去无菌洞巾，胶布横向固定。腹压高的患者，穿刺后需腹带加压包扎。

12. **术后处理** "腹腔穿刺操作完毕，再给您测量一下生命体征——患者生命体征平稳。请您卧位或半卧位休息1~2 h，保持穿刺点向上，有任何不适及时联系医生"。将针头放入锐器盒，垃圾无害化处理，摘手套，帮助患者整理衣物。

13. **洗手、记录** 六步洗手法洗手，填写检查单，样本送检。术后观察患者生命体征、有无出血或继发感染，并做好记录。

➢ **关键步骤图示**

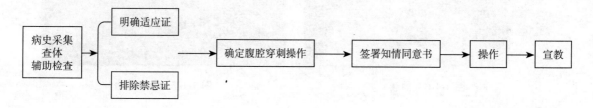

七、宣教

1. 操作前需将进行腹腔穿刺的必要性、可能出现的并发症或风险等详细告知患者及家属。

2. 操作中及操作后注意患者有无心悸、胸闷、出汗等症状。术后注意腹部穿刺处有无渗血、渗液等情况，嘱患者有任何不适及时告知医务人员。

3. 操作后卧床休息（卧位或半卧位）1~2 h，保持穿刺点朝上，避免做增加腹压的动作。

4. 检查结果返回后及时告知患者。

八、术后医嘱（表 1-1-2）

表 1-1-2 腹腔穿刺术的术后医嘱

日期 - 时间	临时医嘱
—	卧床休息 2 h
—	注意腹痛情况
—	监测血压等生命体征（必要时）
—	标本送检

九、人文关怀与职业素养

1. 操作前应将室温调节至适宜温度，注意保护患者隐私，男性医生操作时需要有女性医务工作者陪同。

2. 生命体征不稳定者，需立即纠正，待稳定后再进行操作。

3. 指导并协助患者摆好体位。

4. 操作过程中要轻柔、忌粗暴，注意观察和询问患者有无不适。操作熟练完成，时间不宜过久，减少暴露时间。

5. 操作过程中如出现并发症，如误伤血管、肠管，需积极对症处理，做好医患沟通，避免产生纠纷。

6. 操作结束后，协助患者穿衣、复位。

7. 告知患者操作是否顺利及术后注意事项，辅助检查结果获得途径，必要时对可能的下一步处理做出解释和安排。

十、常见并发症的处理及预防（表 1-1-3）

表 1-1-3　腹腔穿刺术常见并发症的处理及预防

并发症	临床表现	处理	预防
出血	抽出血液静置后凝固 原因：进针方向错误，误入血管	①马上停止操作，建立静脉通道，补液、必要时输血、密切观察生命体征 ②B超了解有无内出血、血肿，必要时手术治疗 ③做好医患沟通，交代病情，避免纠纷产生	①术前复核患者血常规及凝血功能 ②选择正确的穿刺点，避开腹部血管 ③操作动作轻柔
损伤膀胱	抽出淡黄色液体 原因：进针方向错误，误入膀胱	①更换注射器和针头，重新消毒后再行穿刺 ②一般无需特殊处理，如膀胱损伤破口较大，出现相应症状，应联系外科会诊，制订治疗方案 ③做好医患沟通，交代病情，避免纠纷产生	①选择正确的穿刺点 ②操作前嘱患者排空膀胱 ③仔细查体
感染	腹痛、发热等 原因：未遵循无菌原则	①根据细菌培养的结果应用抗生素治疗 ②做好医患沟通，交代病情，避免纠纷产生	①严格无菌操作 ②避开破损、瘢痕皮肤
肝性脑病 电解质紊乱	患者出现头晕、恶心甚至神志改变 原因：①放液速度较快、量多；②患者存在穿刺禁忌	①停止抽液，按照肝性脑病处理 ②对症处理，维持水、电解质和酸碱平衡 ③做好医患沟通，交代病情，避免纠纷产生	①术前了解患者是否存在穿刺禁忌 ②放液速度不要过快 ③放液量不超过 3000 ml，1～2 h 内放完
腹膜反应	患者出现心悸、气促、胸闷甚至休克 原因：①放液速度过快；②反射性迷走神经功能亢进；③患者精神紧张或恐惧	①停止操作，皮下注射 0.1% 肾上腺素 ②心电监护、吸氧 ③建立静脉通道，予以对症处理 ④做好医患沟通，交代病情，避免纠纷产生	①注意控制放液速度 ②操作前充分沟通

十一、临床案例解析

临床案例 患者张某，男性，61岁，因"腹胀、纳差半个月"入院，既往有慢性乙型肝炎病史多年，无外伤、手术、输血史，无过敏史。

题目1：请为该患者行腹部查体。

题目2：腹部B超提示患者存在大量腹水，为缓解症状，请予以进一步处理。

题目3：操作过程中，患者出现神志恍惚，问之回答欠清楚，请予以下一步处理。

案例解析

题目1：患者因"腹胀、纳差"入院，既往有慢性乙型肝炎病史，故操作者首先需做好个人隔离防护。①腹部查体视诊需注意观察有无蜘蛛痣、腹壁静脉曲张；②触诊注意有无脾大及程度划分，腹腔脏器触诊，必要时可采用浮沉触诊法；③叩诊注意液波震颤、移动性浊音的正确做法。

题目2：患者行B超检查见大量腹水，为缓解腹胀症状，予以腹腔穿刺＋放液治疗，首次放液量不超过1000 ml，穿刺结束后注意使用腹带。

题目3：患者患慢性乙型肝炎、有大量腹水，腹腔穿刺过程中出现神志改变，高度怀疑出现了肝性脑病，应立刻停止抽液，予以吸氧、心电监护，建议建立静脉通路、对症处理，密切观察病情变化；对症处理，维持水、电解质和酸碱平衡；做好医患沟通，交代病情，避免纠纷产生。

思考题

患者李某，女性，28岁，反复低热，乏力，腹胀，消瘦半年入院，既往体健。查体：T 38.4℃，BP 107/69 mmHg，P 110次/分，R 26次/分，腹部膨隆，腹肌稍紧张，全腹压痛、反跳痛，移动性浊音阳性，可见左下腹有瘀斑。

题目1：为明确诊断，请为患者实施必要的检查措施。

题目2：如需进行治疗性腹腔放液，有什么具体要求？

题目3：大量放腹水的时候，为什么要用腹带加压？

第二章 骨髓穿刺术
(Bone Marrow Puncture)

骨髓穿刺术（bone marrow puncture）是取骨髓液的一种常用诊断技术，其检查内容包括骨髓细胞学、原虫和细菌学、免疫分型、遗传学分析等几个方面。适用于各种血液病的诊断和鉴别诊断，包括不明原因的红细胞、白细胞、血小板数量增多或减少及形态学异常，不明原因的发热，骨髓涂片找寄生虫等。也可以用于观察疗效和判断预后、为骨髓移植提供骨髓。

一、适应证

1. 各类血液病（如白血病、再生障碍性贫血、原发性血小板减少性紫癜等）的诊断。
2. 原因不明的肝、脾、淋巴结肿大及某些发热原因未明者。
3. 某些传染病或寄生虫病需行骨髓细菌培养，或需寻找疟疾及黑热病等原虫者。
4. 诊断某些代谢性疾病，如戈谢（Gaucher）病，只有骨髓找到戈谢细胞（又称高雪氏细胞），才能最后确定诊断。
5. 恶性肿瘤可疑骨髓转移者。
6. 了解骨髓造血功能，有无造血抑制，指导抗癌药及免疫抑制药的使用。
7. 对于儿童患者，紧急情况下可用于输液。

二、禁忌证

1. 由于凝血因子缺乏而有严重出血倾向者，如血友病患者。
2. 穿刺部位皮肤有感染者。

三、沟通要点

1. 操作前应告知患者及家属操作的目的和必要性，讲明可能的风险及并发症，如麻醉意外（心搏、呼吸骤停等）。
2. 告知有穿刺部位出血、感染，穿刺不成功，或者需要反复多次穿刺的可能，征得患者及家属的同意与配合后，签署知情同意书。操作过程中，嘱患者保持操作体位，若有不适及时告知。

四、操作相关物品

1. **骨髓穿刺包** 骨髓穿刺针。以下物品如穿刺包中没有则需放入：无菌洞巾、5 ml 注射器及20 ml 注射器、玻片（6~8 张）、无菌手套、无菌纱布、无菌敷料、无菌棉球。

2. 其他物品 血压计、听诊器、2% 盐酸利多卡因注射液、标记笔、胶布、砂轮、速干手消毒液、锐器盒、抗凝管、可回收垃圾桶及医疗垃圾桶等。

3. 常规消毒治疗盘 消毒碗、镊子、无菌棉球、无菌持物钳、爱尔碘 / 聚维酮碘、无菌棉签。

4. 备用药品 0.9% 氯化钠溶液、抢救用药等。

五、操作前准备

1. 医生准备 穿工作服，戴帽子、口罩，六步洗手法洗手，男性医生需女性医务人员陪同。

2. 患者准备 评估患者状态，明确适应证，确认患者无穿刺禁忌证；询问有无过敏史，有可疑药物过敏史的患者，需进行利多卡因或者普鲁卡因皮试，结果阴性则继续进行操作。

3. 医患沟通 自我介绍，核对患者床号、姓名，测定血压、心率，确认操作指征明确（病史、查体、辅助检查），排除禁忌证，已签署手术知情同意书，安抚并取得患者配合。助手核对、检查麻醉药，准备操作相关物品，查看包装完好性，核对有效期。

4. 环境准备 调节室温，关窗拉帘，保护患者隐私。

5. 体位准备 根据患者病情，选择适当体位，协助患者松开衣物，暴露穿刺点。

六、操作步骤（表 1-2-1）

表 1-2-1 骨髓穿刺术的操作步骤

	操作步骤
1. 体位	▲ 骨髓穿刺的体位因穿刺点的选择部位不同而异： 1）卧位或侧卧位：适于髂后上棘穿刺点 2）仰卧位：适于髂前上棘和胸骨穿刺点 3）坐位或侧卧位：适于腰椎棘突穿刺点 4）小儿采用胫骨穿刺时，取仰卧位
2. 选择穿刺点	▲ 骨髓穿刺常用穿刺位点： 1）髂后上棘穿刺点：位于腰 5 和骶 1 水平旁开 3 cm 处的一圆钝的突起处 2）髂前上棘穿刺点：位于髂前上棘后 1 ~ 2 cm 较平的骨面（图 1-2-1） 3）胸骨穿刺点：位于第 2 肋间隙胸骨体的中线部位 4）腰椎棘突穿刺点：位于腰椎棘突突出处
3. 消毒	● 以穿刺点为中心，直径≥15 cm，由内向外消毒，消毒 3 次，范围依次缩小、不留白，最后消毒的范围大于无菌洞巾的直径
4. 麻醉	● 打开骨髓穿刺包时，注意外层剩下最后的 1/4，内层需要用无菌持物钳打开或者戴无菌手套后打开 ● 检查灭菌指示卡，检查穿刺所用物品是否齐备，检查所用注射器、穿刺针及橡胶管是否通畅 ● 铺无菌洞巾；检查穿刺针是否通畅、针芯是否合适、注射器是否干燥 ● 与助手核对 2% 盐酸利多卡因注射液（或其他麻醉药物）是否在有效期内，并由助手打开，然后抽取 3 ~ 5 ml 麻醉药品
5. 穿刺	● 一手绷紧患者皮肤，另一手进针，先斜行进针，回抽无血，注射一个皮丘。改为垂直进针，间断负压回抽，回抽无血再推药，逐层浸润麻醉，触及骨膜后对骨膜进行多点麻醉。拔出注射器，纱布按压后丢弃
6. 抽取骨髓	▲ 髂前、髂后上棘穿刺方法：根据麻醉时进针长度调整穿刺针长度，一手拇指和示指固定穿刺部位，绷紧皮肤。穿刺针垂直于骨面进针，触及骨膜，改为旋转进针，感到穿刺阻力消失，再进针 1 cm，停止进针（图 1-2-2）

操作步骤	
6. 抽取骨髓	▲ 胸骨穿刺方法：操作者左手拇指和示指固定穿刺部位，右手持穿刺针，将针头斜面朝向髓腔，针尖指向患者头部，与骨面呈 30°～40°，缓慢左右旋转穿刺针，刺入深度 0.5～1 cm，当突然感到穿刺阻力消失，且穿刺针固定在骨内时，表明穿刺针已进入骨髓腔 ▲ 腰椎穿刺方法：操作者左手拇指和示指固定穿刺部位，右手持穿刺针与骨面呈垂直方向刺入，缓慢左右旋转穿刺针，刺入深度 0.5～1 cm，当突然感到穿刺阻力消失，且穿刺针固定在骨内时，表明穿刺针已进入骨髓腔 ● 拔除针芯，接上干燥的 20 ml 注射器（需提前抽取 1～2 ml 空气），抽取骨髓液 0.1～0.2 ml（图 1-2-3），立即进行骨髓涂片；如果需要留取骨髓液做其他检查，应在留取骨髓液涂片标本后，再抽取一定量的骨髓液放于抗凝管中，用于骨髓干细胞培养、染色体和融合基因检查、骨髓细胞流式细胞术检查及骨髓液细菌培养等
7. 涂片	● 取下注射器，还纳针芯，另外迅速将注射器内的骨髓液滴于载玻片上，由操作者或助手用推片蘸取少许骨髓液快速涂片 6～8 张（具体制片数量视情况而定）（图 1-2-4）
8. 拔针	● 拔出穿刺针，纱布按压 3～5 min，消毒穿刺点，无菌敷料/纱布覆盖，撤去无菌洞巾，胶布横向固定
9. 外周血涂片	● 消毒手指指腹，取外周血并涂片 2～4 张（图 1-2-5），做好标记
10. 操作后	● 填写检查单，样本送检 ● 协助患者穿衣复位，交代术后注意事项 ● 复测血压等生命体征 ● 整理物品，医疗垃圾分类处理 ● 摘手套，再次洗手，书写操作记录，下达术后医嘱

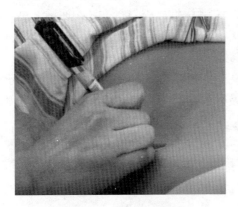

图 1-2-1　标记穿刺点

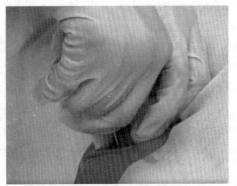

图 1-2-2　骨髓穿刺进针手法

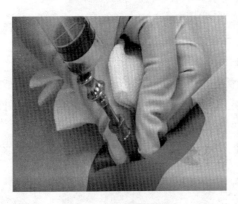

图 1-2-3　抽取骨髓液

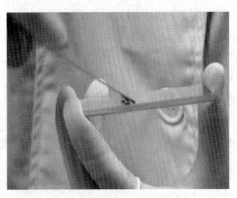

图 1-2-4　骨髓液快速涂片

> **具体操作流程**

1. **操作者准备** "我已衣帽整齐，戴好口罩，六步洗手法洗手"。

2. **核对患者信息** "您好，我是您的管床大夫，请问您叫什么名字？我看一下您的腕带——核对患者信息无误"。

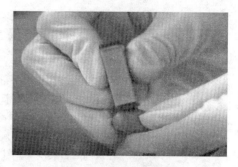

图 1-2-5 取外周血涂片

3. **评估患者状态，明确禁忌证** "鉴于您的病情，我们需要给您做骨髓穿刺。先给您测量生命体征——患者生命体征平稳，请问您对利多卡因过敏吗？我们已经看过您的凝血检查和血常规结果，排除穿刺禁忌。骨髓穿刺的可能风险及并发症已经提前和您详细说过，如果您没有异议、同意行骨髓穿刺，就请在《知情同意书》上签字"。

4. **体位** 关窗拉帘，室内温度适宜，无关人员请离开，男性医生需女性医务人员陪同。"请您平躺在治疗床上，我帮您摆好穿刺体位"。

5. **确定穿刺点** 选择右侧髂前上棘后 1 ~ 2 cm 处较平坦骨面为穿刺位点，检查穿刺位点皮肤无破溃、无感染，予以标记。

6. **消毒** "我现在给您消毒，会有些凉"：以穿刺点为中心，直径 ≥15 cm，由内向外消毒，消毒 3 次，范围依次缩小，每次消毒不留白。

7. **打开穿刺包** 物品包装完整，检查穿刺包在有效期内，打开穿刺包外层，戴无菌手套，打开内层，检查包内物品齐全，注射器通畅，无倒刺，穿刺针通畅，无倒刺，铺无菌洞巾。

8. **麻醉** 请助手准备 2% 盐酸利多卡因注射液，核对其在有效期内，观察液体澄清无污染（用 5 ml 空针抽取 2 ~ 5 ml 盐酸利多卡因注射液，排气）。"我现在给您打麻醉药，可能会稍有些疼，过程中若有不舒服及时告知"。左手绷紧患者皮肤，右手进针，先斜行进针，回抽无血，注射一个皮丘。然后改为垂直进针，间断负压回抽，回抽无血打药，逐层浸润麻醉，触及骨膜，对骨膜进行多点麻醉。拔出注射器，记住麻醉时针头进针长度，纱布按压后丢弃。

9. **穿刺** 检查穿刺针，根据麻醉时进针长度调整穿刺针长度（比针），左手拇指和示指固定穿刺部位，绷紧皮肤。穿刺针垂直于骨面进针，触及骨膜，改为旋转进针，感到穿刺阻力消失，再进针约 1 cm，停止进针。

10. **抽吸** 取干燥的 20 ml 注射器，先抽取 1 ~ 2 ml 空气，拔出穿刺针针芯，用注射器吸取约 0.2 ml 骨髓液，打到载玻片上，还纳针芯，请助手推片。如果需要留取骨髓液做其他检查，应在留取骨髓液涂片标本后，再抽取骨髓液 5 ~ 10 ml 用于骨髓干细胞培养、染色体和融合基因检查、骨髓细胞流式细胞术检查及骨髓液细菌培养等。

11. **涂片** 助手迅速用载玻片蘸取骨髓液，推片 6 ~ 8 张，样本标记送检。

12. **拔针** 操作者还纳针芯，拔出穿刺针，纱布按压 2 ~ 5 min，如有出血倾向可延长压迫时间，直至不出血为止。消毒穿刺点，无菌敷料/纱布覆盖，撤去无菌洞巾，胶布固定。

13. **外周血涂片** 消毒手指指腹，取外周血并涂片 2 ~ 4 张，做好标记。

14. **术后处理** "骨髓穿刺操作完毕，再给您测量一下生命体征——患者生命体征平稳。请您卧位或半卧位休息 0.5 h，有任何不适及时联系医生"。将针头放入锐器盒，垃圾无害化处理，摘手套，帮助患者整理衣物。

15. 六步洗手法洗手，填写检查单，样本送检。术后观察患者生命体征、有无出血或继发感染并做好记录。

➢ **关键步骤图示**

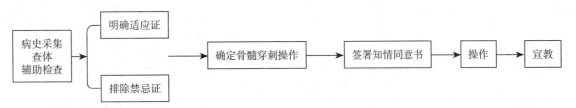

七、宣教

1. 操作前需将骨髓穿刺的必要性、可能出现的并发症或风险等详细告知患者和（或）家属。

2. 操作中及操作后注意患者有无心悸、胸闷、出汗等症状；穿刺后嘱患者卧床休息，保持穿刺部位清洁。

3. 穿刺部位疼痛者，应密切观察，必要时给予止痛药物，对症处理：对疼痛较剧者给予冷敷，重者可给予镇静剂，告知患者不必紧张，1～2天即可缓解。

4. 穿刺后注意观察患者体温的变化。嘱患者保持愉快心情，合理膳食。

5. 检查结果返回后及时告知患者。

八、人文关怀与职业素养

1. 操作前应将室温调节至适宜温度，注意保护患者隐私，男性医生要求有女性医务工作者陪同。

2. 生命体征不稳定者，需立即纠正，待稳定后再进行操作。

3. 指导并协助患者摆好体位。

4. 操作过程中要轻柔、忌粗暴，注意观察和询问患者有无不适。操作熟练完成，时间不宜过久，减少暴露时间。

5. 操作过程中如出现并发症，如误伤血管、肠管，需积极对症处理，做好医患沟通，避免纠纷产生。

6. 操作结束后，协助患者穿衣、复位。

7. 告知患者操作是否顺利及术后注意事项，辅助检查结果获得途径，必要时对可能的下一步处理做出解释和安排。

九、常见并发症的处理及预防（表 1-2-2）

表 1-2-2　骨髓穿刺术常见并发症的处理及预防

并发症	临床表现	处理	预防
穿刺针折断在骨内	穿刺针折断 原因：操作者摆动过大或强行进针所致	尝试能否用无菌血管钳夹出，必要时请外科处理	①骨穿针针头进入骨质后，不要摆动过大 ②穿刺过程中，如果感到骨质坚硬，难以达到骨髓腔时，不可强行进针
干抽	抽吸不出骨髓成分，或只抽出少许稀薄血液 原因：了解是否为某些疾病本身所致，看针管是否被皮下组织或骨块阻塞	①更换穿刺部位或者做骨髓活检 ②重新插入针芯，稍加旋转或再钻入少许、或退出少许，拔出针芯再抽吸	根据病史、辅助检查等对病情进行预判，选择合适的穿刺部位

续表

并发症	临床表现	处理	预防
误伤心脏大血管	胸痛、憋喘、休克等 原因：胸骨穿刺时用力过猛或穿刺过深	立即停止穿刺，请胸外科处理	①胸骨穿刺时穿刺针长度固定在距针尖约1 cm处，缓慢左右旋转穿刺针刺入，且开始用力一定要轻，特别是对老年人骨质疏松、多发性骨髓瘤患者 ②初次操作者最好不从胸骨穿刺开始
感染	局部皮肤出血和红肿感染 原因：未遵循无菌原则	对症治疗 必要时应用抗生素抗感染治疗	①严格把握禁忌证 ②严格无菌操作

十、临床案例解析

临床案例 患者张某，女性，20岁，因"全身皮肤多处瘀点、瘀斑2天，呕血2次"入院。血常规示：WBC 8.6×10^9/L，Hb 130 g/L，PLT 1×10^9/L。请为该患者行骨髓穿刺术。

案例解析：根据患者化验检查结果分析，考虑血小板减少症可能性大，但从病史分析，患者目前有明显消化道出血表现且血常规检查结果提示血小板水平过低，应该先予以静脉输注血小板，待病情平稳后再行骨髓穿刺。

思考题

患者王某，男性，24岁，因发热1个月入院。血常规：Hb 128 g/L，WBC 7×10^9/L，N 0.88，EOS 0%，PLT 110×10^9/L；肥达反应阳性，血培养阴性。予以头孢曲松抗感染治疗，患者仍发热。为明确诊断，请完成最有必要的检查。

第三章 腰椎穿刺术
（Lumbar Puncture）

腰椎穿刺（lumbar puncture）是神经内科广泛应用的通过采集脑脊液（cerebrospinal fluid，CSF）样本反映颅内或脊髓病变的辅助检查，对神经系统感染性疾病、蛛网膜下腔出血、免疫炎性疾病、脱髓鞘疾病、脑膜癌以及阿尔茨海默病、帕金森病等神经系统变性疾病的诊断及鉴别诊断具有重要的价值，也可以测定颅内压力以及通过注射药物进行疾病治疗。

一、适应证

1. 诊断性穿刺

（1）采集 CSF 进行常规、生化及其他特殊检查，以辅助神经系统疾病如中枢神经系统感染性疾病、蛛网膜下腔出血、免疫炎性疾病、脱髓鞘疾病、脑膜癌以及阿尔茨海默病、帕金森病等神经系统变性疾病的诊断及鉴别诊断。

（2）脑脊液压力及脑脊液动力学检查。

（3）注入放射性核素行脑、脊髓扫描。

2. 治疗性穿刺

（1）注入液体或放出 CSF 以维持颅内压平衡。

（2）鞘内注射药物治疗相应疾病。

二、禁忌证

1. 有脑疝风险，包括占位性病变的占位效应（特别是怀疑颅后窝占位性病变）、脑脊液压力增加导致的颅内压增高以及 Arnold-Chiari 畸形，或已有脑疝迹象。

2. 明显出血倾向　抗凝药物使用、凝血功能障碍及未经纠正的出血倾向。

3. 穿刺部位皮肤感染。

4. 先天性脊柱异常。

5. 脊髓压迫症的脊髓功能处于即将丧失的临界状态。

6. 休克、衰竭或濒危状态。

三、沟通要点

1. 操作前向患者及家属交代腰椎穿刺的目的、必要性及可能出现的并发症，如低颅压头痛、背痛、穿刺部位感染出血或硬膜下出血等。

2. 签署知情同意书。

3. 操作前和操作过程中向患者讲明操作步骤，需要配合的动作，安抚患者，减少焦虑。

四、操作相关物品

1. 腰椎穿刺包　弯盘、腰椎穿刺针、5 ml 注射器、无菌洞巾、测压管、无菌纱布、无菌棉球、标本容器。

2. 无菌手套，消毒液（2.5% 碘酊，75% 乙醇或 0.5% 聚维酮碘，碘过敏者可选择 1/1000 苯扎溴铵溶液）、速干手消毒液、胶布。

3. 2% 盐酸利多卡因注射液 5 ml（也可用普鲁卡因，但需做皮试）；需做培养者，准备培养基。

4. 检眼镜、血压计、听诊器、屏风，锐器盒、可回收垃圾桶及医疗垃圾桶等。

5. 备用药品　0.9% 氯化钠注射液、甘露醇、抢救用药等。

五、操作前准备

1. **医患沟通**　自我介绍，核对患者床号、姓名、性别、年龄，测定血压、心率、呼吸，详细病史采集、神经系统体格检查以及眼底镜检查，确认操作指征明确（病史、查体、辅助检查），排除禁忌证；若存在神经系统体格检查异常、视神经盘水肿或者患者意识水平下降、免疫功能下降、既往中枢神经系统疾病、近期有癫痫发作等，需完善颅脑 CT/MRI 检查；向患者及家属交代腰椎穿刺的目的、必要性及可能出现的并发症，签署腰椎穿刺知情同意书，安抚并取得患者配合。

2. **医生准备**　掌握腰椎穿刺操作技能及相关知识，并发症的诊断及处理；两人操作，穿工作服；操作者洗手，戴帽子、口罩；助手协助患者摆放体位，核对麻醉药的名称、浓度及有效期，准备操作相关物品，查看包装完整性，核对有效期；穿刺过程中观察患者生命体征、脑膜反应等。

3. **患者准备**　排空膀胱，一般取侧卧位。

4. **环境准备**　环境宽敞明亮，温、湿度适宜，屏风保护隐私。

六、操作步骤（表 1-3-1）

表 1-3-1　腰椎穿刺术的操作步骤

	操作步骤
1. 体位	• 一般取侧卧位（多为左侧卧位），背部与床沿垂直，头向前胸部屈曲，双手抱膝，紧贴腹部（图 1-3-1）
2. 穿刺点	• 多选择双侧髂棘最高点连线与后正中线交汇点为穿刺点（相当于 $L_3 \sim L_4$ 椎间隙），也可在上或下一间隙进行穿刺，做好标记（图 1-3-2）
3. 消毒铺巾	• 戴无菌手套；常规消毒局部皮肤，以穿刺点为中心，由内向外消毒，直径大于 15 cm，消毒 3 遍
	• 铺无菌洞巾，用无菌纱布擦去穿刺区域的消毒液
4. 局部麻醉	• 于穿刺点（$L_3 \sim L_4$ 椎间隙）斜行进针，皮下注射 2% 盐酸利多卡因注射液形成皮丘，逐层浸润麻醉
5. 腰椎穿刺	• 左手拇指和示指固定穿刺点皮肤，右手持穿刺针垂直背部，针尖稍向头部缓慢刺入（成人深度为 4~6 cm，儿童为 2~4 cm）（图 1-3-3）
	• 当阻力突然消失有落空感时，提示针尖已穿过硬脊膜到达蛛网膜下腔，拔出针芯见脑脊液流出（图 1-3-4）。如果无脑脊液流出，可轻轻旋转穿刺针；如仍无脑脊液流出，可注射 1 ml 空气（但不要注射盐水或蒸馏水）

操作步骤	
5. 腰椎穿刺	• 嘱患者抬头、伸腿稍放松，连接测压管测量脑脊液压力（图 1-3-5），正常初压为 70 ~ 180 mmH$_2$O，40 ~ 50 滴 / 分（侧卧位），必要时行压腹（图 1-3-6）、压颈试验（图 1-3-7） • 移去测压管，缓慢放液，留取脑脊液标本送检（收集标本 2 ~ 5 ml，一次性放液量不超过 10 ml）（图 1-3-8），测末压 • 插入针芯拔出穿刺针，无菌棉球或纱布按压穿刺点 2 ~ 3 min，消毒后用无菌纱布覆盖，胶布固定
6. 术后处理	• 协助患者整理衣物，恢复舒适卧位，复测生命体征 • 嘱患者去枕平卧 4 ~ 6 h • 整理物品，医疗垃圾分类处理 • 再次洗手，书写操作记录，将脑脊液标本送检

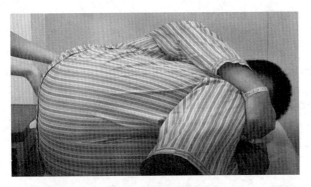

图 1-3-1　腰椎穿刺体位

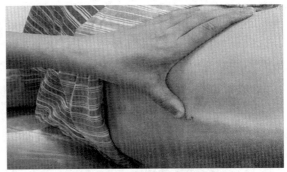

图 1-3-2　选择穿刺点并标记

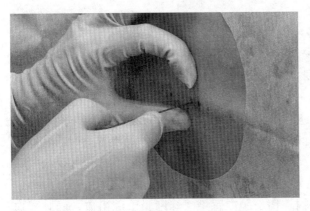

图 1-3-3　腰椎穿刺手法

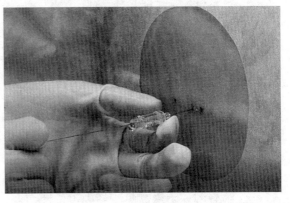

图 1-3-4　见脑脊液流出

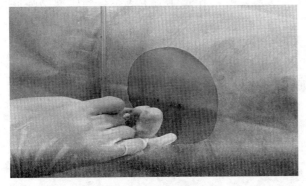

图 1-3-5　测量脑脊液压力

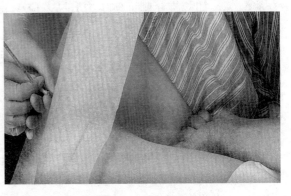

图 1-3-6　压腹试验

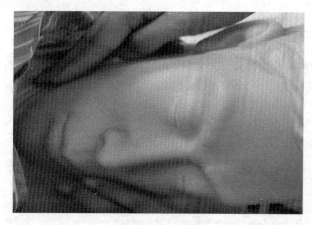

图 1-3-7　压颈试验

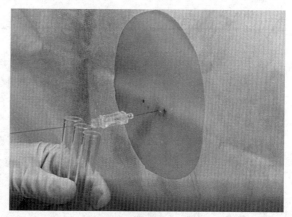

图 1-3-8　留取标本

> **关键步骤图示**

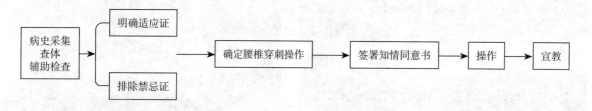

七、注意事项

1. 严格掌握适应证与禁忌证。

2. 对于肥胖、关节炎及脊柱侧弯的患者可取坐位进行腰椎穿刺。

3. 使用直径 25 G 的无创伤性腰穿针（G 为 gauge，是计量单位的一种）。

4. 穿刺时穿刺针的针尖斜面应平行于患者身体长轴，以避免损伤硬脊膜纤维，减少腰椎穿刺后头痛的发生。

5. 进针过程中针尖遇到骨质时，应将针退至皮下，待纠正角度后再进行穿刺。

6. 初次操作者可根据进针深度，反复拔出针芯观察是否有脑脊液流出，每次推进时需将针芯插入。

7. 穿刺过程中如患者出现呼吸、脉搏、面色异常等情况，立即停止操作，并做相应处理。

8. 脑脊液压力增高见于颅内占位性病变、脑外伤、颅内感染、蛛网膜下腔出血、静脉窦血栓形成、良性颅内压增高等；压力降低主要见于低颅压、脱水、休克、脊髓蛛网膜下腔梗阻和脑脊液漏等。如腰椎穿刺证实压力升高，应少放或不放脑脊液，并立即给予脱水、利尿剂以降低颅压。

9. 尝试腰椎穿刺的次数一般不要超过 4 次；留取脑脊液量 ≤30 ml 是可耐受且安全的。

10. 鞘内给药时应先放出等量脑脊液，然后再等量置换药物注入。

11. 注意送检内容及先后顺序　第 1 管用于细胞学检查，第 2 管用于生化检查，第 3 管用于常规检查。

12. 了解压腹、压颈试验相关知识与方法　压腹试验：腰椎穿刺时，助手以拳头用力压迫患者腹部，持续 20 s，脑脊液在测压管中迅速上升，解除压迫后，脑脊液在测压管中迅速下降至原水平，说明穿刺针在穿刺处的蛛网膜下腔内。若压腹试验脑脊液在测压管中液平面不上升或上升十分缓慢，说明穿刺针不在蛛网膜下腔。压颈试验：了解蛛网膜下腔有无阻塞。在初测压后，如果压力不高，助手可压迫一侧颈静脉约 10 s，然后再压另一侧，最后同时按压双侧颈静脉，若脑脊液压力迅速升高 1 倍左右，解除压迫后 10 ~ 20 s，又迅速降至原来水平，称为梗阻试验阴性，表示蛛网膜下腔通畅。若压迫颈静脉后压力不升高，则为梗阻试验阳性，表示蛛网膜下腔完全阻塞；若压迫后压力缓慢上升，放松后压力又缓慢下降，表示蛛网膜下腔不完全阻塞。

八、宣教

1. 术后去枕平卧 4 ~ 6 h，注意有无头痛、背痛等情况，监测生命体征，如有不适及时告知医务人员。

2. 检查结果返回后及时告知患者。

3. 根据检查结果制订下一步治疗方案。

九、术后医嘱（表 1-3-2）

表 1-3-2　腰椎穿刺术的术后医嘱

日期 - 时间	神经内科护理常规
—	一 / 二级护理（视病情）
—	禁饮食 / 普通饮食 / 低盐 / 低脂 / 糖尿病 / 饮食（视病情）
—	留陪人
—	测血压 bid（视病情）
—	持续心电监护（视病情）
—	术后平卧 4 ~ 6 h
—	0.9% 氯化钠注射液 500 ml ivdrip（视病情）
—	甘露醇 150 ml ivdrip（视病情）
—	抗生素（视病情）
	标本送检 st

十、人文关怀与职业素养

1. 操作前应将室温调节至适宜温度，屏风遮挡，注意保护患者隐私。

2. 指导并协助患者取侧卧位。

3. 操作过程中要轻柔、忌粗暴，注意观察和询问患者有无不适，操作熟练完成，时间不宜过久，减少暴露时间。

4. 操作过程中要向患者讲明步骤和需要配合的动作，安抚患者情绪，减少焦虑，如出现并发症，需积极对症处理，做好医患沟通，避免纠纷产生。

5. 操作结束后，协助患者穿衣、复位。

6. 告知患者操作是否顺利及术后注意事项，辅助检查结果获得途径，必要时对可能的下一步处理做出解释和安排。

十一、常见并发症的处理及预防（表 1-3-3）

表 1-3-3 腰椎穿刺术常见并发症的处理及预防

并发症	临床表现及原因	处理	预防
低颅压头痛	患者卧位时头痛消失，坐位时头痛加剧 原因：多因穿刺针过粗、穿刺技术不熟练、过度引流脑脊液使脑脊液从脊膜穿刺孔外流或脑组织牵拉、移位	①多饮水，卧床休息 ②滴注生理盐水 1000～1500 ml ③严重者行硬膜外血贴治疗	①选择较细的无创针穿刺 ②穿刺针的针尖斜面平行于身体长轴 ③尝试腰椎穿刺次数不超过 4 次 ④被动收集脑脊液（而非主动） ⑤术后至少平卧 4～6 h，多饮水
神经根痛	穿刺过程中突然出现感觉异常（如下肢麻木或疼痛） 原因：针尖刺伤马尾神经或脊髓圆锥	一般不需要特殊处理	
脑疝形成	意识障碍、呼吸骤停甚至死亡 原因：颅内压增高，腰椎穿刺时放脑脊液过多、过快	立即停止穿刺，积极抢救	①严格掌握禁忌证，怀疑后颅窝占位者应先完善影像学检查 ②有颅内高压征兆的患者可先用脱水剂后再行腰椎穿刺 ③如腰椎穿刺证实压力升高，应少放或不放脑脊液，并立即给予脱水、利尿以降低颅内压治疗
感染	穿刺部位疼痛；头痛、发热（脑膜炎） 原因：穿刺处皮肤感染；未遵循无菌原则	①皮肤感染治疗后再穿刺 ②应用抗生素抗感染治疗	①严格把握禁忌证 ②严格无菌操作

十二、临床案例解析

临床案例 1 患者，男性，45 岁，既往体健，因"头痛伴发热 4 天"来诊。患者 4 天前出现头痛、发热，为双侧颞部胀痛，体温最高达 38.8℃，伴恶心、呕吐。查体：体温 37.0℃，意识清，精神可，言语清晰，双侧瞳孔等大、等圆，对光反射存在，伸舌居中，四肢肌力 V 级，腱反射（++），双侧病理征（-），颈抵抗，双侧 Kernig 征（+）。入院后 2 天出现口唇部疱疹，而且有自言自语，说胡话，躁动不安。颅脑 CT 未见明显异常。

题目 1：为明确诊断，进一步需完成什么检查？

题目 2：辅助检查结果示：脑脊液压力 200 mmH$_2$O，脑脊液白细胞数 95×10^6/L，中性粒细胞 65%，单核细胞 35%，蛋白质 496.5 mg/L，糖 4.3 mmol/L，氯化物 122 mmol/L，潘氏试验阴性。脑脊液革兰氏染色、抗酸及墨汁染色均阴性。脑脊液 PCR 示 HSV-1 核酸阳性。颅脑 MR 示双侧额叶、颞叶不对称，长 T1 长 T2 信号。请提出最可能的诊断及下一步诊疗计划。

案例解析

题目 1：患者中年男性，急性起病，前驱感染史，出现头痛、恶心、呕吐等颅内高压症状，随后出现精神、行为异常，查体示口唇部疱疹，脑膜刺激征阳性，结合病史、体征，支持中枢神经系统感染诊断，单纯疱疹病毒性脑炎可能性大。为明确诊断，需完善脑脊液检查。

题目 2：脑脊液压力、细胞数、蛋白质水平轻度升高，糖和氯化物正常，HSV-1 核酸阳性，结合颅脑 MR 示双侧额颞叶异常信号，故单纯疱疹病毒性脑炎诊断明确。诊疗计划：①抗病毒治疗：首选阿昔洛韦；②肾上腺皮质激素：控制炎症反应，减轻水肿；③对症支持治疗：降温，脱水降颅压，维持营养及水、电解质平衡，保持呼吸道通畅。

临床案例 2　患者，男性，42 岁，因"头痛伴恶心、呕吐 2 h"来诊。患者 2 h 前情绪激动后出现剧烈头痛，伴恶心、呕吐。查体：意识清，精神可，言语清晰，双侧瞳孔等大等圆，对光反射存在，伸舌居中，四肢肌力 V 级，腱反射（++），双侧病理征（－），颈抵抗，双侧 Kernig 征（＋）。急诊完善颅脑 CT 未见明显异常。

题目 1：为明确诊断，进一步需完成什么检查？

题目 2：辅助检查结果示脑脊液压力 320 mmH$_2$O，白细胞 4×10^6/L，单核细胞 95%，红细胞 $10\,000 \times 10^6$/L，蛋白质 445 mg/L，糖 3.4 mmol/L，氯化物 120 mmol/L，潘氏试验弱阳性。脑脊液革兰氏染色、抗酸及墨汁染色均阴性。颅脑 MRV 未见静脉窦血栓形成。为明确诊断为蛛网膜下腔出血，如何鉴别及制订下一步诊疗计划。

案例解析

题目 1：患者青年男性，情绪激动后急性起病，出现剧烈头痛、恶心、呕吐，提示颅内压增高，查体示脑膜刺激征阳性，无局灶性神经系统体征，颅脑 CT 未见明显异常，需考虑以下疾病：颅内感染、蛛网膜下腔出血或静脉窦血栓形成等。为明确诊断需完善：①脑脊液检查：压力增高，红细胞数明显增加，白细胞数、糖及氯化物正常；②颅脑 MRV：未见静脉窦血栓形成。

题目 2：均匀血性脑脊液是蛛网膜下腔出血的特征性表现，需鉴别病理性出血（蛛网膜下腔出血）及穿刺损伤所致血性脑脊液：在病理性出血发生后数小时，患者脑脊液中即可出现红细胞吞噬细胞；而穿刺损伤时脑脊液中见不到红细胞吞噬细胞。因此红细胞吞噬细胞可作为鉴别依据，可利用脑脊液三管试验、显微镜下脑脊液红细胞形态改变与脑脊液黄变等方法进行检测。诊疗计划：①完善颅脑 CTA，必要时完善 DSA；②一般处理：保持生命体征稳定，降低颅内高压，避免用力和情绪波动，保持排便通畅，维持水、电解质平衡；③预防再出血：绝对卧床休息，调控血压，抗纤溶药物，动脉瘤治疗；④预防脑血管痉挛；⑤腰椎穿刺放脑脊液疗法，可促进血液吸收、缓解疼痛，也可减少脑血管痉挛和脑积水发生。

思考题

1. 患者，男性，40 岁，因头痛、呕吐 1 周收入院。患者既往有急性淋巴细胞白血病，化疗后 1 年。查体：T 36.5℃，BP 120/80 mmHg，颈强直，双肺呼吸音正常。入院后，血常规提示白细胞明显增高，骨髓穿刺提示骨髓象中原始细胞占有核细胞比例 30%，头颈磁共振平扫加强提示正常。胸部 CT 未见明显异常。应采取什么措施以尽快明确诊断？

2. 患者，男性，19 岁，发热伴头痛 2 天，意识模糊 1 天入院。入院后实验室检查：WBC 15.2×10^9/L，NE 85.5%，Hb 115 g/L，PLT 122×10^9/L，初步诊断为化脓性脑膜炎。为明确诊断，进一步需完成什么检查？

第四章　胸腔穿刺术

（Thoracentesis）

　　胸腔穿刺是一种常用的辅助检查，用于确定胸腔内有无液体，并通过化验及病理检查，确定胸腔积液的性质或病因，还可以通过抽液或抽气减轻胸腔内的压迫，或注入药物进行疾病治疗。

一、适应证

　　（1）诊断性穿刺：胸腔积液需要明确性质或病因。
　　（2）治疗性穿刺：大量胸腔积液或积气压迫肺，需要抽出液体或气体缓解症状；胸膜腔给药进行疾病治疗。

二、禁忌证

　　（1）使用抗凝药物、凝血功能障碍及未经纠正的出血倾向，必要时可补充凝血因子或血小板纠正凝血功能后再行穿刺。
　　（2）胸膜粘连导致胸膜腔消失。
　　（3）不能配合或难以耐受操作，休克、衰竭或濒危状态。
　　（4）穿刺部位局部感染。
　　（5）麻醉药物过敏。

三、沟通要点

　　1. 操作前向患者及家属交代胸腔穿刺的目的、必要性、操作过程及可能出现的并发症。
　　2. 签署知情同意书。
　　3. 操作过程中向患者讲明操作步骤，需要配合的动作，安抚患者，减少焦虑。

四、操作相关物品

　　1. 胸腔穿刺包　弯盘、胸腔穿刺针、2 ml 或 5 ml 注射器 1 支、20 ml 或 50 ml 注射器 1 支、无菌洞巾、无菌纱布、无菌棉球、镊子、无菌止血钳、标本容器。
　　2. 无菌手套，消毒液（2.5% 碘酒，75% 乙醇，0.5% 聚维酮碘）、速干手消毒液、龙胆紫 1 瓶、500 ml 标本容器 1 个，胶布。
　　3. 2% 盐酸利多卡因注射液 5 ml（或 1% 普鲁卡因 2 ml）、血压计、听诊器。
　　4. 带椅背椅子 1 把、屏风、锐器盒、可回收垃圾桶及医疗垃圾桶等。

5. 备用药品 胸膜腔给药所需药品或抢救用药等。

五、操作前准备

1. **医患沟通** 自我介绍，核对患者床号、姓名、性别、年龄，测定血压、心率、呼吸，确认操作指征明确（病史、查体、辅助检查），排除禁忌证，向患者及家属交代胸腔穿刺的目的、必要性及可能出现的并发症，签署知情同意书，安抚并取得患者配合。

2. **医生准备** 掌握胸腔穿刺操作技能及相关知识，并发症的诊断及处理；两人操作，穿工作服，操作者洗手，戴帽子、口罩，助手协助患者摆放体位，核对麻醉药的名称、浓度及有效期，准备操作相关物品，查看包装完整性，核对有效期。穿刺过程中观察患者情况等。

3. **患者准备** 排空膀胱，知晓穿刺过程中避免深呼吸、剧烈咳嗽和转动体位，以免损伤肺部。

4. **环境准备** 环境宽敞明亮，温、湿度适宜，屏风隐私保护。

六、操作步骤（表 1-4-1）

表 1-4-1 胸腔穿刺术的操作步骤

1. 体位	• 患者多取坐位，面向椅背，两前臂平放于椅背，前额伏于前臂（图 1-4-1）；不能起床者，可取半坐卧位，患侧前臂置于枕部；体质衰弱不能坐起者可取半卧位
2. 穿刺点	• 查阅患者 X 线胸片并进行胸部叩诊和听诊，再次确认穿刺部位，用龙胆紫在皮肤上做标记（图 1-4-2），应避开局部皮肤感染灶 • 胸腔穿刺抽液常选择肩胛下角线第 7 ~ 8 肋间，腋中线第 6 ~ 7 肋间或腋前线第 5 ~ 6 肋间 • 积液量少或为包裹性胸腔积液应考虑 B 超定位或 B 超引导下穿刺 • 气胸穿刺减压：穿刺部位一般选取锁骨中线第 2 肋间或腋中线第 4 ~ 5 肋间
3. 消毒铺巾	• 戴无菌手套；常规消毒局部皮肤，以穿刺点为中心，由内向外消毒，直径大于 15 cm，消毒 3 遍 • 检查穿刺包内物品是否齐全，穿刺针是否通畅、有无倒刺；铺无菌洞巾
4. 局部麻醉	• 助手协助核对麻醉药物名称、浓度及有效期；以 2% 盐酸利多卡因注射液在穿刺点皮下注射形成皮丘，再将注射器垂直于皮肤表面缓慢刺入进行逐层浸润麻醉，注药前应回抽，观察无气体、血液及胸水后方可推注麻醉药，如回抽出胸腔积液则提示已进入胸膜腔，麻醉结束后用纱布按压片刻，记录进针深度
5. 穿刺抽液	• 用无菌止血钳夹闭穿刺针后的胶管，比对进针深度 • 左手拇指和示指固定穿刺点皮肤，右手持连接胶管的穿刺针于麻醉处垂直缓慢刺入，当阻力突然消失时，提示已进入胸膜腔 • 助手戴无菌手套，用无菌止血钳紧贴皮肤固定穿刺针，操作者将胶管连接 50 ml 注射器，打开夹闭的胶管（图 1-4-3） • 缓慢抽液，抽液完毕后，助手再次用血管钳夹闭胶管，而后取下注射器，将积液注入标本容器、计量并送检 • 穿刺完毕后，如治疗需要可注入药物。抽液完毕用无菌止血钳夹闭胶管，拔出穿刺针，无菌棉球或纱布按压穿刺点 2 ~ 3 min，消毒后无菌纱布覆盖，胶布固定
6. 术后处理	• 协助患者整理衣物，恢复舒适卧位，复测生命体征 • 嘱穿刺点 24 h 内保持干燥 • 整理物品，医疗垃圾分类处理 • 再次洗手，书写操作记录，将标本送检

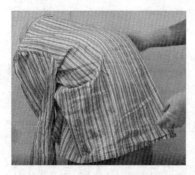

图 1-4-1 协助摆放体位

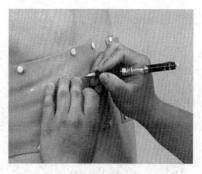

图 1-4-2 标记穿刺点

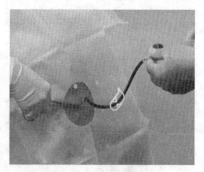

图 1-4-3 穿刺抽液

> **关键步骤图示**

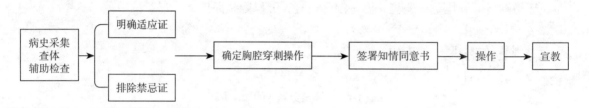

七、注意事项

1. 严格掌握适应证与禁忌证。

2. 术前询问患者有无药物过敏史，过敏体质者需做药敏试验。

3. 对于精神紧张、咳嗽明显的患者，可于操作半小时前给予口服地西泮 5 ~ 10 mg 或可待因 30 mg。

4. 穿刺过程中密切观察患者情况，如出现头晕、面色苍白、出汗、心悸、剧痛、晕厥等胸膜反应，或持续性咳嗽、咳泡沫样痰时，应立即停止抽液，必要时可皮下注射 0.1% 肾上腺素 0.3 ~ 0.5 ml。

5. 为避免损伤肋间血管和神经，如穿刺点选择肩胛下角线或腋后线第 7 ~ 8 肋间，则需沿下一肋间上缘偏中部垂直进麻醉针；如穿刺点选择腋中线或腋前线，则需在两肋之间进麻醉针。

6. 当回抽有积液进入装有麻醉药的注射器时，应拔出针头，避免将含有积液的麻醉药注入皮下组织。

7. 一次抽液不可过多、过快，诊断性抽液 50 ~ 100 ml 即可（如怀疑恶性胸腔积液，可抽取 100 ~ 250 ml 积液送检脱落细胞学检查），治疗性抽液首次不超过 600 ml，以后每次不超过 1000 ml。若为脓胸，则每次应尽量抽净，若脓液黏稠，可用无菌生理盐水稀释后再行抽液。

8. 胸腔积液常规检查需要使用 EDTA 抗凝试管，且注射器抽取的第一管积液不用于胸腔积液常规检查。

9. 穿刺过程中必须严格无菌，防止空气进入胸膜腔，始终保持胸膜腔负压。

10. 避免在肩胛下角线第 9 肋间和腋后线第 8 肋间以下穿刺，以免刺破膈及损伤腹腔脏器。

八、宣教

1. 术后注意有无头晕、心悸、胸闷或胸部压迫感、咳嗽、气促、咳大量泡沫痰等症状，监测生命体征，注意有无面色苍白、呼吸音减弱、血压下降、心动过速等体征，如有不适及时告知医务人员。

2. 必要时可行胸部 X 线以评估胸腔残余积液量和除外气胸。

3. 检查结果返回后及时告知患者。

4. 根据检查结果制订下一步治疗方案。

九、人文关怀与职业素养

1. 操作前应将室温调节至适宜温度，屏风遮挡，注意保护患者隐私。

2. 指导并协助患者摆好体位。

3. 操作过程中要轻柔、忌粗暴，注意观察和询问患者有无不适。操作熟练完成，时间不宜过久，减少暴露时间。

4. 操作过程中要向患者讲明步骤和需要配合的动作，安抚患者情绪，减少焦虑，如出现并发症，需积极对症处理，做好医患沟通，避免纠纷产生。

5. 操作结束后，协助患者穿衣、复位。

6. 告知患者操作是否顺利及术后注意事项，辅助检查结果获得途径，必要时对可能的下一步处理做出解释和安排。

十、常见并发症的处理及预防（表 1-4-2）

表 1-4-2　胸腔穿刺术常见并发症的处理及预防

并发症	临床表现及原因	处理	预防
胸膜反应	头晕、心悸、出冷汗、面色苍白、胸闷或胸部压迫感、血压下降甚至晕厥 原因：多见于精神紧张的患者，为血管迷走神经反射增强所致	①立即停止操作，拔出穿刺针 ②嘱患者平卧，监测生命体征 ③必要时可皮下注射 0.1% 肾上腺素 0.3～0.5 ml	①术前安抚患者情绪，缓解精神紧张 ②告知患者术中避免深呼吸、剧烈咳嗽和转动体位 ③必要时操作半小时前给予口服地西泮 5～10 mg 或可待因 30 mg
气胸	胸痛、刺激性咳嗽、胸闷、呼吸困难等 原因：①穿刺时进针过深刺伤肺组织；②抽液过程中患者剧烈咳嗽，使肺膨胀被穿刺针刺伤；③在取下注射器或拔出穿刺针时气体漏入胸膜腔	①少量气胸无明显症状者密切观察 ②大量气胸时放置胸腔闭式引流管	①进针不可过深、过快 ②避免患者剧烈咳嗽 ③更换注射器时防止漏气
复张性肺水肿	剧烈咳嗽、呼吸困难、呼吸急促、烦躁、发绀、心动过速、发热、恶心呕吐、咳大量白色或粉红色泡沫痰，甚至出现休克及昏迷 原因：过多、过快抽液或引流所致	①停止引流 ②给予吸氧、静脉使用吗啡、酌情应用糖皮质激素及利尿药 ③严密监测病情，控制液体入量 ④必要时行无创/有创机械通气 ⑤低血容量所致低血压可给予容量替代和正性肌力药物治疗	①缓慢抽液，不可过多、过快 ②术中严密监测患者情况

续表

并发症	临床表现及原因	处理	预防
腹腔脏器损伤	原因：穿刺部位选择过低	①停止穿刺，对症处理 ②更换穿刺位点	避免在肩胛下角线第9肋间和腋后线第8肋间以下穿刺
血胸	局部麻醉进针过程中抽出鲜血且体外凝集 原因：①损伤动脉；②凝血功能异常	①立即拔针并压迫穿刺点，待平稳后更换穿刺部位或方向再行穿刺 ②一般肋间动脉损伤可自行止血，无需处理 ③若损伤膈肌血管或患者凝血功能差引起活动性出血，患者出现低血压或休克，则需密切监测生命体征，必要时输血、输液、胸腔闭式引流，甚至开胸探查止血	①严格把握禁忌证 ②穿刺点选择肩胛下角线或腋后线第7~8肋间时，沿下一肋间上缘偏中部垂直进麻醉针。穿刺点选择腋中线或腋前线，在两肋之间进麻醉针
胸腔内感染	原因：未遵循无菌原则	①使用抗菌药物 ②形成脓胸者应行胸腔闭式引流，必要时外科处理	①严格把握禁忌证 ②严格无菌操作
其他	咳嗽、疼痛、局部感染	对症处理	少见，严格无菌操作

十一、临床案例解析

临床案例 患者，女性，55岁，既往体健，因"咳嗽、咳痰并发热、胸痛10余天"来诊。患者10余天前受凉后出现阵发性咳嗽、咳白黏痰，并发热、胸痛，体温最高达38℃，咳嗽及深呼吸时胸痛加重，伴气促。查体：体温37.7℃，呼吸30次/分，心率120次/分，血压138/72 mmHg。胸部CT检查提示右侧大量胸腔积液，并右肺下叶膨胀不良。

题目1：为明确诊断、改善症状，请实施目前最有效的操作。

题目2：在穿刺过程中，患者突发心悸、头晕，伴恶心、呕吐，呕吐物为胃内容物，测血压90/69 mmHg，心率70次/分。请分析可能的原因并进一步处理。

案例解析

题目1：患者胸部CT示右侧大量胸腔积液并右肺下叶膨胀不良，应完善胸腔穿刺，明确诊断及改善症状。

题目2：患者在穿刺过程中出现的反应考虑为胸膜反应，应立即停止操作，拔出穿刺针，消毒及无菌纱布覆盖穿刺点，嘱患者平卧，皮下注射0.1%肾上腺素0.3~0.5 ml，密切监测患者生命体征直至平稳。

思考题

患者，男性，46岁。因慢性咳嗽、咳痰半年，痰中带血伴胸闷憋气1周入院。胸部X片如图1-4-4。

为进一步明确诊断，请为患者进行诊断性穿刺术。

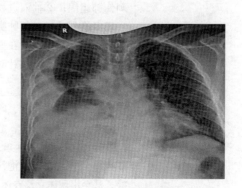

图1-4-4 患者胸部X片

第五章　三腔二囊管操作
（Sengstaken-Blakemore Tube）

三腔二囊管由三腔管、胃气囊和食管气囊构成，胃气囊和食管气囊附在三腔管的一端，三腔管由一个截面是半圆的腔道和两个截面是1/4圆的腔道构成。其止血的原理是利用柔软的气囊压力，直接压在出血的曲张静脉上，从而达到止血的目的。

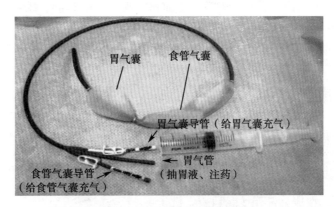

图 1-5-1　三腔二囊管结构图

一、适应证

1. 食管胃底静脉曲张破裂大出血，经过输血、补液、降低门脉压力等药物治疗仍难以控制的出血。

2. 经内镜下食管曲张静脉套扎术、硬化剂注射术或胃底静脉组织胶注射术后再出血者。

3. 无进行紧急手术和内镜下治疗条件的基层医院，对食管胃底静脉曲张破裂大出血患者进行紧急止血治疗。

二、禁忌证

无绝对禁忌证，相对禁忌证如下：

1. 严重的心脏疾病，如重度心力衰竭、严重心律失常、心肌梗死急性期。

2. 咽喉部、食管肿瘤导致梗阻。

3. 近期内食管、胃急性腐蚀性炎症，或者口腔咽喉急性炎症者。

4. 近期食管下段、胃底静脉曲张接受硬化剂治疗。

5. 严重的肺部疾病，如哮喘发作期、呼吸衰竭不能平卧者。

6. 精神异常或极度不合作、拒绝置管的患者。

7. 脑梗死急性期、脑出血患者。

8. 怀疑有休克、消化道穿孔等危重患者。

9. 不能肯定为食管胃底静脉曲张破裂出血的患者。

三、沟通要点

操作前应告知患者及家属操作的目的和必要性，讲明可能出现的风险及并发症，如胸部上腹部胀痛不适、黏膜剥脱导致大出血、感染、止血失败等，征得患者的同意与配合，签署知情同意书。

四、操作相关物品

1. 三腔二囊管插管包、弯盘、钳子或镊子、0.5 kg 沙袋、50 ml 注射器、橡胶手套、纱布、治疗巾、液体石蜡棉球、手电筒、胶布、棉签、止血钳、夹子、听诊器、压舌板。

2. 可回收垃圾桶及医疗垃圾桶等。

3. 备用药品　0.9% 氯化钠溶液、抗生素、抢救用药等。

五、操作前准备

1. **医患沟通**　自我介绍，核对患者床号、姓名，测定血压、心率，确认操作指征明确（病史、查体、辅助检查），排除禁忌证，已签署手术知情同意书，向患者说明操作过程中需配合吞咽，安抚并取得患者配合。

2. **医生准备**　穿工作服，戴帽子、口罩，洗手。

3. **患者准备**　签署知情同意书，监测血压、脉搏。生命体征不稳定者，需先建立静脉通道，吸氧，连接心电监护，给予补液、输血等治疗纠正休克，密切监测血压、心率变化。

4. **环境及物品准备**　环境宽敞明亮，适宜操作。查看操作相关物品包装完整性，核对有效期。

5. **体位准备**　患者取半坐卧位或左侧卧位，昏迷患者取仰卧位或左侧卧位。

六、操作步骤（表 1-5-1）

表 1-5-1　置三腔二囊管的操作步骤

	操作步骤
1. 置管前准备	• 铺治疗巾于患者颌下，打开三腔二囊管插管包，将操作所需用品放入包内 • 戴手套，弯盘置于患者口角 • 检查三腔二囊管有无破损及是否通畅，测试气囊注气量并测量压力
2. 置管	• 比量长度：患者前额发际至剑突的长度，做好标记 • 液体石蜡润滑三腔二囊管前 50 ~ 60 cm，润滑鼻腔 • 操作者左手持纱布包住三腔二囊管，右手将三腔二囊管前端自患者鼻孔轻轻缓慢插入 • 三腔二囊管插入 12 ~ 15 cm 时，嘱患者张口，检查管是否盘曲在口中 • 嘱患者吞咽，送至标记长度，查看标记
3. 确定管的位置	• 抽取胃液（另外两种方法：听气过水声或清水检验是否有气泡）

续表

	操作步骤
4. 向囊内注气	• 向胃气囊内注入气体 200 ~ 300 ml，并用止血钳夹闭胃气囊管口，将三腔二囊管向口腔方向牵引，有中等阻力感（图 1-5-2） • 测试气囊压力 • 用胶布固定三腔二囊管于双鼻翼，将三腔二囊管一端牵拉于床前的输液架上，并悬挂一 0.5 kg 的沙袋（图 1-5-3） • 向食管气囊内注入 100 ~ 150 ml 空气，测试气囊压力，并用止血钳夹闭食管气囊管口（图 1-5-2）
5. 操作注意事项	• 操作过程中注意观察患者生命体征并询问患者感受，如有呛咳、发绀等，应立即停止操作 • 操作完毕清理患者口腔和鼻腔，为患者整理衣物
6. 术后处理	• 术后观察患者生命体征，保持三腔二囊管通畅及适度牵引 • 每隔 15 ~ 30 min 抽一次胃液，每次抽尽 • 每隔 12 ~ 24 h 将食管气囊和胃气囊缓慢放气 15 ~ 30 min

> **关键步骤图示**

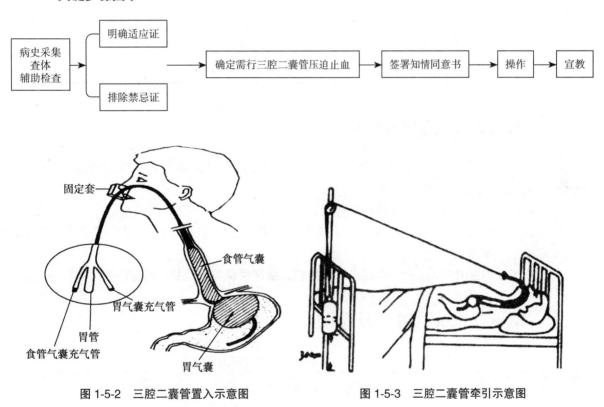

图 1-5-2 三腔二囊管置入示意图   图 1-5-3 三腔二囊管牵引示意图

七、宣教

1. 注意有无胸痛、呼吸困难、呕血加重等情况，监测生命体征及心电图变化，如有不适应及时告知医务人员。

2. 若持续大出血，在积极输血、抗休克治疗的同时，有条件者积极准备手术或准备内镜下套扎、组织胶注射等治疗，进行术前谈话；无条件者积极联系转上级医院进一步治疗。

3. 内镜治疗失败者，插管成功后可行颈静脉肝内门体分流介入手术；无条件行介入手术者在插管情况下转上级医院进一步治疗。

八、术后医嘱（表 1-5-2）

表 1-5-2 置三腔二囊管的术后医嘱

日期 - 时间	内科护理常规
—	一级护理
—	禁饮食
—	24 小时留陪人
—	注意神志变化
—	测血压 q4 h（根据病情调整）
—	持续心电监护、脉氧监测
—	持续氧气吸入
—	生理盐水 100 ml+ 艾司奥美拉唑钠 40 mg 静脉滴注 q6 h
—	生理盐水 50 ml+ 生长抑素 3 mg 泵入 q12 h
	血凝酶注射液 1 U 肌内注射 q6 h
	生理盐水 20 ml+ 凝血酶冻干粉 10 000 U 胃管内注入 q6 h
	补液、营养支持
	抗生素（根据情况而定）

九、人文关怀与职业素养

1. 操作前充分与患者讲解操作过程及可能出现的并发症，以及出现并发症后的处理，取得患者配合，减少患者紧张、恐惧的心理。

2. 生命体征不稳定者，需同时进行抗休克、输血治疗。

3. 操作过程中要轻柔，切忌粗暴，注意观察患者表情、心电监护变化，询问患者有无不适，操作熟练完成。

4. 操作过程中如出现并发症，需积极对症处理，做好医患沟通，避免纠纷产生。

十、常见并发症的处理及预防（表 1-5-3）

表 1-5-3 置三腔二囊管常见并发症的处理及预防

并发症	临床表现	处理	预防
鼻出血	鼻腔内血液流出	①立即给予去甲肾上腺素冷盐水棉球压迫止血 ②如果因肝硬化患者凝血功能差所致，给予新鲜血浆或冷沉淀输注，改善凝血功能	①选择鼻腔宽敞侧插管 ②对于意识清醒的患者，充分解释病情，取得其合作；对于烦躁患者，给予适当镇静剂，减少对鼻腔黏膜的损伤 ③插管前润滑三腔二囊管和鼻腔，动作轻柔，避免反复插管 ④三腔二囊管牵拉方向应与鼻孔呈一条直线 ⑤每日向鼻腔内滴入少量液体石蜡 ⑥置管成功后每 12 ~ 24 h 放气 15 ~ 30 min，避免压迫过久引起鼻黏膜损伤

续表

并发症	临床表现	处理	预防
食管黏膜损伤、食管穿孔、食管狭窄	插管过程中或操作完毕后出现严重胸痛、发热，或呕血加重	①出现食管穿孔或后期出现食管狭窄者，尽早行食管碘油或钡餐造影、胸部 CT 检查，明确是否有食管气管瘘、恶性肿瘤等 ②食管穿孔可根据穿孔部位、大小等酌情进行内镜下治疗或外科手术治疗 ③单纯食管狭窄可行内镜下气囊、探条扩张或支架置入术等治疗	①插管前充分润滑三腔二囊管，插管动作轻柔，避免多次插管 ②如确定为胃底静脉曲张破裂出血者，插管前去除食管气囊，减少食管损伤 ③置管成功后每 12～24 h 放气 15～30 min，避免压迫过久引起食管黏膜损伤 ④放气及拔管前可适当给予液体石蜡口服，防止囊壁及管壁与食管黏膜粘连造成食管黏膜损伤
呼吸困难、窒息、吸入性肺炎	喘憋、发绀、血氧饱和度下降	①如果因插入深度或胃气囊破裂、漏气等导致食管气囊向上移位，压迫咽喉部或气管引起呼吸困难或窒息，应尽快放尽气囊内气体后拔管 ②一旦出现吸入性肺炎，应进行痰培养或血培养等检查，酌情使用抗生素，给予综合治疗	①避免误插入气管内 ②插管成功后清理患者口腔中的唾液和血液，如有唾液或分泌物，尽量吐出；昏迷患者定期清理口腔和鼻咽部的分泌物
心律失常	心电监护显示心律失常，患者可能有胸骨后不适、恶心，严重时可能出现心搏骤停	①若患者出现心前区不适或严重心律失常，应调整三腔二囊管位置，必要时放气后重新置管 ②出现心搏骤停时，尽快放尽气囊内气体，给予心肺复苏，进行抢救	①三腔二囊管应置入约 65 cm 处或抽吸出胃内容物，确保在胃内 ②避免牵引过重，使贲门、膈肌过度牵拉上提，顶压心尖导致心律失常
气囊漏气、破裂	气囊内压力不断变小	确定胃气囊已经破裂者，若出血已控制，可直接拔出三腔二囊管；若出血明显减少，为防止出血加重，可暂时保留三腔二囊管当作胃管使用，经胃管注入止血药物，待出血控制后尽早拔管进行内镜下治疗；若出血未控制，应立即拔管，根据情况重新置入三腔二囊管或采取内镜下止血等其他止血措施	插管前仔细检查三腔二囊管的气囊有无破损、粘连、漏气和堵塞，熟练掌握并准确注入胃气囊和食管气囊内所需的气体量
拔管困难	放气时气囊压力不减小；或者放气后拔管阻力大	①气囊与食管或胃底黏膜粘连，导致拔管困难时，每隔 15 min 让患者口服液体石蜡 30 ml，反复 2～3 次，再将三腔二囊管往里送少许，解除粘连再拔管 ②气囊通道流出受阻，最常见于三叉端，可剪断三叉端，将气体流出后再拔管	①插管前仔细检查三腔二囊管的气囊有无粘连或堵塞 ②拔管前做好宣教，防止患者精神高度紧张导致食管和膈肌痉挛引起拔管困难

十一、临床案例解析

临床案例 1 患者王某，男性，59 岁，因腹胀半年，呕血 2 h 入院。既往乙肝病史多年，长期大量饮酒史。夜间于乡镇卫生院住院。查体：BP 72/40 mmHg，神志淡漠，皮肤巩膜黄染，胸前可见蜘蛛痣，腹部膨隆，肋下可触及脾，移动性浊音阳性，双下肢中度凹陷性水肿。

题目 1：患者出血可能是什么原因所致？

题目 2：请为患者进行紧急止血治疗。

案例解析

题目 1：患者为中年男性，根据乙肝病史、入院查体及临床表现，考虑患者为乙肝肝硬化失代偿期，食管胃底静脉曲张破裂出血可能性大。

题目 2：在扩容、输血、补液的同时尽快进行三腔二囊管压迫止血。

临床案例 2 患者李某，女性，67 岁，既往丙肝肝硬化、冠心病支架置入术后病史。5 天前因胃底静脉曲张破裂出血于市级医院行胃底静脉组织胶注射术，术后因个人原因返回乡镇家中后再次呕血 1 次，量较多。查体：BP 85/52 mmHg，贫血貌，皮肤、巩膜轻度黄染，腹部膨隆，脾大，移动性浊音阳性。

题目 1：请给予患者药物止血和止血治疗措施。

题目 2：三腔二囊管成功置入约 3 h，患者出现剧烈胸痛、心悸、胸部压榨感，考虑可能的原因及如何进一步处理。

案例解析

题目 1：根据患者肝硬化、胃底静脉曲张破裂出血行内镜下治疗病史，考虑患者为丙肝肝硬化失代偿期，胃底静脉曲张组织胶注射后再次出血可能，需禁饮食，给予艾司奥美拉唑静脉滴注，生长抑素持续泵入，营养心肌药物，充分补液，输血，可口服止血药物。给予紧急三腔二囊管压迫止血。

题目 2：根据患者胸痛表现，既往有冠心病病史，考虑消化道出血诱发急性心肌梗死可能，需行心电图，完善心肌酶谱、肌钙蛋白等检查，动态观察心电图变化，请心内科会诊协助诊疗。

思考题

1. 患者宋某，男性，59 岁，因 6 h 前呕暗红色血共 4 次，约 1000 ml，即往当地医院住院。入院后再次呕鲜血约 250 ml。查体：血压 85/50 mmHg，意识清，精神差，巩膜中度黄染，脾大。既往大量饮白酒 20 余年。

题目 1：针对该患者应如何紧急处理？

题目 2：三腔二囊管留置 24 h 后，患者出血停止，拟行拔管时出现明显的阻力，该如何处理？

2. 患者张某，女性，62 岁，因反复呕血、黑便 2 年，再发 2 h 入院。既往有脑血管畸形及慢性乙肝病史。查体：血压 90/55 mmHg，神志清，精神尚可，胸前可见数个蜘蛛痣，脾大。

题目 1：请为患者采取紧急的止血治疗措施。

题目 2：三腔二囊管成功置入后约 4 h，患者出现恶心，频繁干呕，继而神志模糊。查体：左侧肢体肌力 2 级，病理征阳性。该如何尽快明确诊断？

第六章　同步电复律
（Synchronous Cardioversion）

同步电复律（synchronous cardioversion）是以患者自身的心电信号为触发标志，瞬间发放高能电脉冲，使某些异位快速性心律失常转复为窦性心律的方法。它具有作用快、疗效好、简便和安全的特点，是治疗异位快速性心律失常的重要措施。

一、适应证

同步电复律适用于有 R 波存在的各种快速性异位心律失常，特别是该心律失常导致血流动力学障碍，且药物不能有效控制时。主要包括：

1. 心房颤动　电复律最常见的适应证。
2. 心房扑动。
3. 阵发性室上性心动过速。
4. 室性心动过速　药物治疗无效或者临床情况复杂（伴有急性心肌梗死、急性肺水肿、休克或者阿 - 斯综合征等）的室性心动过速，应尽早电复律。

二、禁忌证

1. 伴有病态窦房结综合征（已安装起搏器者除外）。
2. 室上性心律失常伴有高度或者完全性房室传导阻滞。
3. 检查发现心房内血栓或者近期血栓栓塞病史。
4. 洋地黄中毒引起的快速性心律失常。
5. 严重电解质紊乱（如低钾血症）。
6. 严重心功能不全未纠正者，电复律后有发生急性肺水肿的可能。
7. 伴风湿活动、感染性心内膜炎或者心肌炎急性期。
8. 未能有效控制或者纠正心房颤动的病因或者诱因（例如甲状腺功能亢进、急性心肌梗死等）。
9. 持续心房颤动在未用影响房室传导药物的情况下心室率已缓慢者。
10. 电复律后，不能耐受长期抗心律失常药物治疗者。

三、沟通要点

操作前应告知患者及家属操作的目的和必要性，讲明操作过程、可能的风险及并发症，如皮肤灼伤、心律失常、心肌损伤、低血压、栓塞或者急性肺水肿等，征得患者的同意与配合，签署知情同意书。

四、操作相关物品

1. 除颤器、导电糊。
2. 弯盘、纱布、聚维酮碘、棉签、10 ml 注射器。
3. 麻醉药品　地西泮注射液或者硫喷妥钠。
3. 屏风、速干手消毒液、备皮包、医疗垃圾桶和回收垃圾桶等。
4. 复苏用品　气管插管、吸引器、抢救车、心电监护及心脏临时起搏器等。

五、操作前准备

1. **医生准备**　穿工作服，戴帽子、口罩，洗手。患者为女性时，男性医生要求有女性医务工作者陪同。

2. **患者准备**　电复律前控制心力衰竭，纠正电解质和酸碱平衡紊乱；禁食 8 h，停用洋地黄类药物 24 h；心房颤动电复律前常规抗凝治疗；病程大于 48 h 的心房颤动复律前需抗凝（利伐沙班或华法林）治疗 3 周或者经食管心脏彩超排除心房内血栓；建立静脉输液通道，连接血压和心电监护，去除义齿，胸部多毛者应备皮。

3. **医患沟通**　自我介绍，核对患者床号、姓名，测定血压、心率，常规做心电图，确认操作指征明确（病史、查体、辅助检查），排除禁忌证，已签署手术知情同意书，安抚并取得患者配合。

4. **环境及物品准备**　调节室温，屏风保护隐私。准备操作相关物品，检查除颤器功能是否正常，检查氧气设备、吸引器、心电监护仪、心脏临时起搏器及抢救药品。

5. **体位准备**　患者取仰卧位。

六、操作步骤（表 1-6-1）

表 1-6-1　同步电复律的操作步骤

	操作步骤
1. 准备	• 患者仰卧于硬板床，去除义齿，充分暴露胸部。建立静脉输液通路，测量血压，记录 12 导联心电图
2. 选择同步复律	• 连接除颤器的心电图导联。打开除颤器电源开关，在示波屏上选择 R 波振幅高大的导联，并选择同步复律。检查同步性能是否良好
3. 麻醉	• 吸纯氧 5 ~ 15 min 后，静脉缓慢注射地西泮（0.3 ~ 0.5 mg/kg）或者硫喷妥钠（1.5 ~ 3.0 mg/kg），使患者进入朦胧状态，表现为患者不能正常数数或者睫毛反射消失
4. 放置电极板	• 将两个电极板均匀涂上导电糊或者裹以 4 层湿生理盐水纱布。体外电转复时有两种电极板放置部位：①标准位（心底 - 心尖位）：一个电极板放置在心底部（胸骨右缘第 2 ~ 3 肋间），另一个电极板放置在心尖部（左腋前线第 5 肋间）；②前后位：两个电极板分别放置在背部左肩胛下区和胸骨左缘第 3 ~ 4 肋间。两电极板之间至少相距 10 cm。将电极板与皮肤紧密接触
5. 充电	• 调节至所需要的电能量，按下"充电"按钮，充电到设定电能量。经胸壁体外电复律常用的能量选择（单向波复律）：心房颤动 100 ~ 200 J，心房扑动 50 ~ 100 J，阵发性室上性心动过速 100 ~ 150 J，室性心动过速 100 ~ 200 J

续表

操作步骤	
6. 放电	• 按下"放电"按钮进行电击。放电前确认操作者及其他人员未接触病床、患者及所连接的仪器设备，以防触电
7. 术后处理	• 电击后如未转复，可增加转复能量，间隔 2～3 min 再次进行电击。如转复窦性心律，应立即测血压，听心率，记录 12 导联心电图，并与术前对照，观察有无 ST 段抬高或者 T 波变化，观察患者精神状态，检查四肢活动情况。连续监护 24 h，严密观察患者的神志、心律、心率、血压及呼吸情况，直至病情稳定。关闭除颤器电源，复原按钮，清理电极板并归位；整理床单位及用品，洗手后书写操作记录，下达术后医嘱

> **关键步骤图示**

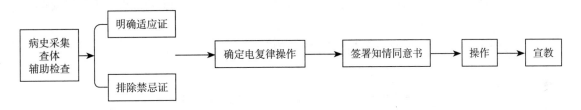

七、宣教

1. 操作前需将电复律的必要性、可能出现的并发症或风险等详细告知患者及家属。

2. 操作后卧床休息，连续心电及血压监测 24 h。

3. 操作中及操作后注意患者神志及肢体活动情况，有无心悸、胸闷、胸痛、喘憋及头晕等症状，观察患者局部皮肤有无红斑或者肿胀等情况，嘱患者有任何不适及时告知医务人员。

4. 如出现出血迹象（皮肤黏膜出血、皮下瘀斑或者粪便发黑等），及时告知医务人员。

八、术后医嘱（表 1-6-2）

表 1-6-2 同步电复律的术后医嘱

日期 - 时间	心内科护理常规
—	特级 / 一级护理（视病情）
—	低盐低脂饮食（视病情）
—	留陪人
—	氧气吸入（视病情）
—	心电图 st
—	测血压 qh
—	持续心电监护
—	持续指脉氧监测
—	华法林 2.5 mg 口服 qd（视病情）
—	多巴胺 200 mg+0.9% 氯化钠 30 ml 泵入（视病情）

九、人文关怀与职业素养

1. 操作前应将室温调节至适宜温度，注意保护患者隐私；患者为女性时，男性医生要求有女性医务工作者陪同。

2. 操作前向患者及家属简述电复律的过程、必要性和可能的并发症，签署知情同意书。

3. 指导并协助患者取仰卧位。

4. 操作过程中要轻柔、忌粗暴，操作熟练完成，时间不宜过久，减少暴露时间。

5. 操作过程中如出现并发症，如皮肤灼伤、动脉栓塞等，需积极对症处理，做好医患沟通，避免纠纷产生。

6. 操作结束后，协助患者穿衣、复位。

7. 告知患者操作是否顺利及术后注意事项，必要时对可能的下一步处理做出解释和安排。

十、常见并发症的处理及预防（表 1-6-3）

表 1-6-3　同步电复律常见并发症的处理及预防

并发症	临床表现	处理	预防
皮肤烧伤	局部红斑或者肿胀 原因：①导电糊涂擦太少或者涂抹不均匀；②电极板按压不紧	一般无需特殊处理	①增加导电糊用量 ②将导电糊涂抹均匀 ③电极板紧密接触皮肤
低血压	电击后血压明显下降 原因：心肌损伤等	一般无需特殊处理；如血压下降显著，影响重要脏器灌注时，需给予升压及营养心肌药物治疗	①选择合适的电击能量 ②逐步增加电击能量
栓塞	肢体麻木、疼痛、活动障碍等 原因：复律前未排除心房内血栓或者抗凝不充分	积极抗凝，必要时溶栓治疗	①复律前行经食管心脏彩超排除心房内血栓 ②房颤电复律前后均严格抗凝治疗
室性心律失常	低血压、心绞痛、意识丧失等，心电图提示室性心动过速或者心室颤动 原因：①同步装置不良、放电能量不足；②心肌病变；③低钾、酸中毒、洋地黄中毒等	纠正低钾及酸中毒等情况，静脉注射盐酸胺碘酮或利多卡因；心室颤动者立即予电除颤	①严格把握电复律适应证，纠正内环境紊乱再行电复律 ②校验除颤器，规范操作
缓慢性心律失常	心悸、头晕、黑矇等，心电图提示窦性心动过缓、窦性停搏或者房室传导阻滞等 原因：①迷走神经受刺激；②应用抗心律失常药物；③窦房结或者房室结本身病变	严重者给予静脉注射阿托品或者静脉滴注异丙肾上腺素，必要时行临时起搏器植入术	①严格把握电复律适应证，排除禁忌证 ②规范应用抗心律失常药物

续表

并发症	临床表现	处理	预防
急性肺水肿	电击后出现严重呼吸困难、咳粉红色泡沫样痰，听诊双肺满布湿啰音 原因：可能与电击后左心功能不良有关	立即给予利尿、扩血管等治疗	严格把握电复律适应证，纠正心力衰竭后再行电复律
呼吸抑制	电击后呼吸受限 原因：应用硫喷妥钠麻醉	尽早给予充分吸氧及人工呼吸，必要时气管插管	有呼吸抑制潜在风险者，避免应用硫喷妥钠

十一、临床案例解析

临床案例　患者李某，男性，53岁，因"反复心悸2周，加重3天"入院。患者2周前开始反复出现心悸，无胸闷、胸痛，持续几分钟至1 h不等，可自行好转，曾至当地医院就诊，诊断为心房颤动，服用地高辛0.125 mg口服qd，琥珀酸美托洛尔23.75 mg qd效果欠佳。3天前劳累后心悸发作频繁，持续时间较前延长。既往有高血压及饮酒病史。查体：血压135/80 mmHg，脉搏94次/分，双肺无明显啰音，心律绝对不齐，第一心音强弱不等，心率105次/分，无明显病理性杂音。腹软，无明显压痛及反跳痛，双下肢不肿。心电图如图1-6-1所示。

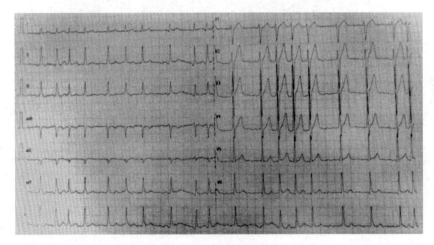

图 1-6-1　患者李某心电图

题目1：该患者最可能是哪种心律失常？诊断依据是什么？

题目2：沟通病情后，患者拒绝药物转复及射频消融术，选择电复律。患者电复律前，需完成哪些相关检查？

题目3：辅助检查结果：经食管心脏彩超未见心房内血栓，血化验基本正常。该患者电复律前后如何抗凝治疗？

题目4：辅助检查结果：经食管心脏彩超见心房内血栓，血钾2.8 mmol/L（正常值＞3.5 mmol/L）。该患者是否有电复律禁忌？请予以下一步处理。

案例解析

题目1：患者诊断首先考虑阵发性心房颤动。诊断依据：①中年男性，既往高血压及饮酒病史；②以反复心悸为主要症状；③查体见第一心音强弱不等、心律绝对不齐以及脉搏短绌；④心电图示 P 波消失，心室律绝对不规则，QRS 波形态正常。

题目 2：电复律前需排除相关禁忌证，有必要完善经食管心脏彩超排除心房内血栓；测地高辛浓度，排除地高辛中毒；完善心肌损伤标志物、甲状腺功能、电解质、BNP、血沉、降钙素原、D-二聚体等检查，除外急性心肌梗死、甲状腺功能亢进、低钾血症、严重心力衰竭、风湿活动、炎症、血栓等情况。

题目 3：患者经食管心脏彩超未见心房内血栓，血化验基本正常，无明显抗凝禁忌，但电复律前仍需给予肝素或者低分子肝素抗凝；心律转复后给予利伐沙班或者华法林抗凝 4 周，预防心房内血栓形成。

题目 4：患者心房内发现血栓且血钾明显减低，存在电复律禁忌。需积极补钾纠正低钾血症，利伐沙班或者华法林抗凝治疗，待血栓消失后再考虑电复律；积极控制心室率，严格控制血压，规劝患者戒酒；做好医患沟通，避免纠纷产生。

思考题

临床案例 患者赵某，男性，64 岁，因"反复发作性胸痛 2 年，加重 3 h"急诊入院。既往高血压、高脂血症及吸烟病史。急查心电图示 $V_1 \sim V_5$ 导联 ST 段弓背向上抬高，肌钙蛋白 T（cTnT）5.3 ng/ml（正常值<0.05 ng/ml）。等待急诊冠脉造影过程中患者突发意识丧失，颈动脉搏动不能扪及。心电图如图 1-6-2 所示。

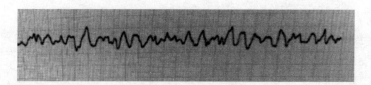

图 1-6-2 患者赵某心电图

题目 1：简述当前应立即采取的抢救措施。

题目 2：简述电除颤和电复律操作的不同点。

题目 3：试述患者心律转复后的治疗方案。

第七章 心电图检查
（Electrocardiogram Operation）

心电图（electrocardiogram，ECG）是利用心电图机从体表记录心脏每一心动周期所产生电活动变化的曲线图形。心电图是诊断心律失常的金标准，也是诊断其他心脏疾病的重要指标，同时也是临床疗效的重要监测指标。

一、适应证

1. 正常人群体检。
2. 分析和鉴别各种心律失常。
3. 诊断心肌缺血和心肌梗死。
4. 协助诊断房室肥大及电解质紊乱。
5. 监测药物作用。
6. 手术、麻醉及危重患者的心脏监测。
7. 运动医学及航天医学的心电监测。

二、禁忌证

无绝对禁忌证。除特殊情况（Ⅲ度皮肤烧伤、严重皮肤疾病等）无法进行检查外，所有人群均可进行常规心电图检查。

三、沟通要点

操作前应告知患者或家属心电图检查的目的和必要性，讲明检查过程、注意事项及配合要点，征得患者的同意。

四、操作相关物品

1. 检查室应远离电梯及大型电器设备，保持环境整洁、安静、舒适、安全。室内温度18~26℃，检查床宽度不小于80 cm。如检查床一侧靠墙，附近的墙内不应有电线穿行，如使用交流电操作，心电图机必须有可靠的接地线（接地电阻<0.5 Ω）。
2. 心电图机、电源线、导联线、探查电极、心电图记录纸。
3. 导电糊、75%乙醇、棉签、纱布。
4. 分规、记录笔、报告单。

5. 屏风、速干手消毒液、备皮包、医疗垃圾桶等。

五、操作前准备

1. **医患沟通** 自我介绍，核对患者床号、姓名，确认操作指征明确（病史、查体、辅助检查），排除禁忌证，讲明检查过程、注意事项及配合要点，获得知情同意。对于初次受检者，需提前做好解释工作，消除紧张情绪。

2. **操作者准备** 穿工作服，戴帽子、口罩，洗手。提前熟悉受检者信息，了解检查目的，了解对描记有无特殊要求。

3. **患者准备** 接受心电图检查前应休息 5~10 min，保持平静，避免紧张。检查前 2 h 不吸烟，不饮茶、咖啡和酒等刺激性饮品。受检者尽量穿着宽松，方便心电图检查。放置电极部位皮肤如有污垢，应先进行皮肤清洁。如放置电极部位毛发过多，应提前备皮，以减少电阻。

4. **环境及物品准备** 调节室温，屏风保护隐私。准备操作相关物品，检查心电图机各条缆线（电源线、导联线等）连接是否正常，检查心电图机面板上各控制钮是否在正常位置。

5. **体位准备** 患者取仰卧位。

六、操作步骤（表 1-7-1）

表 1-7-1　心电图检查的操作步骤

1. 检查机器	• 接通电源，打开心电图机开关，检查机器性能及导线。安装记录纸，检查记录纸是否充足
2. 校对参数	• 检查心电图机走纸速度、电压、阻尼等参数是否在正常范围（心电图机默认走纸速度 25 mm/s，定标电压 10 mm/mV）
3. 清洁皮肤	• 患者取仰卧位，充分暴露前胸、手腕及脚踝，去除手表等导电介质，放松肢体，保持平静呼吸 • 清洁放置电极处的皮肤，乙醇去脂，必要时剃除毛发
4. 安放心电图电极	• 按照顺序准确安放 12 导联心电图的探查电极。对于肢体导联，通常红色导联线连接右手手腕，黄色导联线连接左手手腕，绿色导联线连接左下脚踝，黑色导联线连接右下脚踝。胸导联放置位置如表 1-7-2 所示。其中 V_1 ~ V_6 的电极颜色分别为红、黄、绿、橙、黑和紫。女性乳房下垂者，电极片不应该放置在乳房上，应托起乳房后，在乳房下缘胸壁上放置相应的电极片。为小儿做心电图或者诊断右心病变有时需要选用 V_{3R} ~ V_{5R}（表 1-7-2）；怀疑有急性心肌梗死，首次做心电图检查者应予 18 导联心电图（加做 V_7 ~ V_9、V_{3R} ~ V_{5R}）（表 1-7-2），胸壁各导联部位应做好标记，以备复查定位
5. 描记心电图	• 输入患者姓名、性别、年龄、住院号、检查日期及时间。启动抗干扰键。观察基线稳定，无交流电或者其他干扰后再启动记录纸。每个导联记录的长度不应少于 3 个完整的心动周期
6. 术后处理	• 去除电极，清洁受检者皮肤，关闭开关，拔除电源。整理床单位及物品，出具心电图报告

表 1-7-2　胸、背部心电图导联电极放置标准位置

导联	标准位置	导联	标准位置
V_1	胸骨右缘第 4 肋间	V_4	左锁骨中线第 5 肋间
V_2	胸骨左缘第 4 肋间	V_5	左腋前线 V_4 同一水平（即第 5 肋间）
V_3	V_2 与 V_4 连线中点	V_6	左腋中线 V_4、V_5 同一水平（即第 5 肋间）

续表

导联	标准位置	导联	标准位置
V_7	左腋后线 V_5 肋间	V_{3R}	V_1 和 V_{4R} 连线中点
V_8	左肩胛下线第 5 肋间	V_{4R}	右锁骨中线第 5 肋间
V_9	左脊柱旁线第 5 肋间	V_{5R}	右腋前线第 5 肋间

➤ **关键步骤图示**

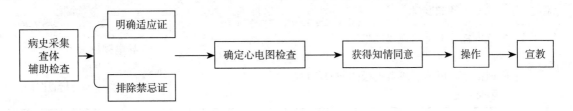

七、宣教

1. 操作前需向患者及家属讲明心电图检查的目的和必要性，讲明检查过程、注意事项及配合要点。

2. 操作中及操作后有任何不适及时告知医务人员。

3. 如局部皮肤出现发红、瘙痒或者皮疹，及时告知医务人员。

4. 检查结果返回后及时告知患者。

八、术后医嘱（表 1-7-3）

表 1-7-3　心电图检查的术后医嘱

日期 - 时间	心内科护理常规	日期 - 时间	心内科护理常规
—	一级护理（视病情）	—	测血压 bid（视病情）
—	低盐低脂饮食（视病情）	—	持续心电监护（视病情）
—	留陪人（视病情）	—	阿司匹林 300 mg 嚼服 st（视病情）
—	注意皮肤情况	—	氯吡格雷 300 mg 嚼服 st（视病情）
—	心电图 qd（视病情）	—	急查心梗三项 st（视病情）

九、人文关怀与职业素养

1. 操作前应将室温调节至适宜温度，注意保护患者隐私；受检者为女性时，男性医生需女性医务人员陪同。

2. 受检者烦躁不能配合检查者，需镇静后再进行操作。

3. 指导并协助患者取仰卧位。

4. 操作过程中要轻柔、忌粗暴，注意观察和询问患者有无不适，操作熟练完成，时间不宜过久，减少暴露时间。

5. 操作过程中如出现皮肤瘙痒、皮疹，做好医患沟通，避免纠纷产生。

6. 操作结束后，帮助患者清洁皮肤，协助患者穿衣。

7. 告知患者操作是否顺利及术后注意事项，辅助检查结果获得途径，必要时对可能的下一步处理做出解释和安排。

十、常见并发症的处理及预防（表 1-7-4）

表 1-7-4　心电图检查常见并发症的处理及预防

并发症	临床表现	处理	预防
局部过敏	放置电极片部位出现皮肤发红、瘙痒或者皮疹 原因：导电糊过敏或者电极吸附时间过长	一般无需特殊处理，严重者给予抗过敏治疗	①有导电糊过敏者，给予生理盐水替代导电糊 ②熟练操作，缩短检查时间

十一、临床案例解析

临床案例　患者张某，男性，64 岁，因"发作性胸痛 5 天，加重 2 h"入院。患者表现为胸骨后持续性闷痛，较剧烈，伴肩背部放射，伴大汗、恶心、呕吐，为胃内容物，含服硝酸甘油无效。既往有高血压、2 型糖尿病及大量吸烟史。查体：血压 149/82 mmHg，脉搏 79 次 / 分，痛苦面容，双肺无明显干湿啰音，心律齐，无明显病理性杂音，腹软，无明显压痛及反跳痛，双下肢无水肿。

题目 1：该患者胸痛可能的诊断有哪些？

题目 2：为明确诊断，下一步需完成哪些相关检查？

题目 3：辅助检查结果：心电图如图 1-7-1 所示，肌钙蛋白 T（cTnT）0.9 ng/ml（正常值＜0.05 ng/ml），其余指标未见明显异常。患者胸痛的主要诊断是什么？诊断依据是什么？

题目 4：请予以下一步处理。

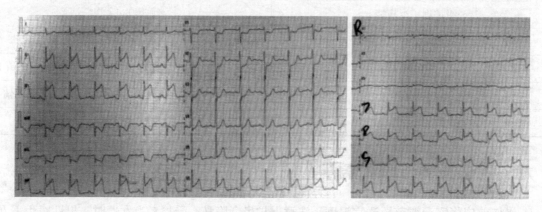

图 1-7-1　患者张某心电图

案例解析

题目 1：患者老年男性，既往高血压、2 型糖尿病及大量吸烟史，因"发作性胸痛 5 天，加重 2 h"入院。患者持续性胸痛，较剧烈，伴肩背部放射，含服硝酸甘油无效，诊断需首先考虑急性心肌梗死，但需注意鉴别主动脉夹层、肺栓塞、急腹症、气胸等疾病。

题目 2：为明确诊断，需监测 18 导联心电图、心肌损伤标志物动态变化，完善 D-二聚体、血气分析、血常规、BNP、电解质、肝肾功能、淀粉酶、心脏彩超、腹部 B 超、胸部 X 线平片（必要时胸部 CT）等检查。

题目 3：患者诊断急性 ST 段抬高型心肌梗死（下壁、后壁）、心功能 I 级（Killip 分级）。诊断依据：①老年男性，既往高血压、糖尿病及大量吸烟病史；②患者胸痛表现为胸骨后持续性闷痛，较剧烈，伴肩背部放射，伴大汗、恶心、呕吐；③查体：双肺无明显啰音，心律齐，无明显病理性杂音；④18 导联心电图提示 Ⅱ、Ⅲ、aVF、$V_7 \sim V_9$ 导联 ST 段抬高，镜像导联（Ⅰ、aVL、$V_1 \sim V_4$ 导联 ST 段压低），cTnT 明显升高。

题目 4：患者持续性胸痛时间小于 12 h，应尽早予以心肌再灌注治疗（急诊冠脉介入或者静脉溶栓治疗）；绝对卧床休息、持续心电监护、吸氧、建立静脉通路、镇静止痛、抗血小板聚集、抗凝、稳定斑块及营养心肌等，尽早给予改善心肌梗死预后的药物；规劝戒烟，积极控制血压、血糖；做好医患沟通，避免纠纷产生。

思考题

临床案例　患者孙某，女性，55 岁，因"心前区疼痛 3 天"入院。高血压病史 10 年。5 年前因车祸伤行左下肢切除术。无陪人。

题目 1：为明确诊断，下一步需完成哪些检查？

题目 2：心电图检查如何完成？注意事项有哪些？

第八章 肺功能检查
（Pulmonary Function Test）

肺功能检查（pulmonary function test）是运用呼吸生理知识和现代检查技术探索人体呼吸系统功能状态的检查。临床上常用的检查包括肺容积检查、肺量计检查、支气管激发试验、支气管舒张试验、肺弥散功能检查、气道阻力检查及运动心肺功能检查等。肺功能检查是临床上对胸肺疾病诊断、严重程度、治疗效果和预后评估的重要检查手段，目前已广泛应用于呼吸内科、外科、麻醉科、儿科、流行病学、潜水及航天医学等领域。

一、适应证

1. 鉴别呼吸困难的原因。
2. 早期检出肺、气道病变的肺功能损害。
3. 诊断慢性阻塞性肺疾病（COPD）的基本依据。
4. 区分阻塞性、限制性或混合性通气功能障碍性肺疾病。
5. 客观评价呼吸系统疾病的严重程度，判断预后。
6. 胸外科术前准备及术后肺功能变化的评估。
7. 围术期风险评估。
8. 制订心肺疾病康复治疗计划。

二、禁忌证

1. 严重低氧血症者。
2. 气胸、气胸愈合 1 个月内的患者。
3. 不稳定性心绞痛、心肌梗死 1 个月内、高血压危象、顽固性高血压患者。
4. 近 1 个月内患脑卒中，行眼、胸腔、腹腔手术者。
5. 2 周内有咯血史、消化道出血者。
6. 行内镜检查及活检当日的患者。
7. 有活动性呼吸道传染病、感染病的患者。
8. 有习惯性流产的孕妇。
9. 已确诊胸腔动脉瘤、主动脉瘤、脑动脉瘤且未行有效治疗者。

注：中华医学会呼吸病学分会肺功能专业组 2014 年以来先后发布的《肺功能检查指南》分为 8 个部分和 1 个附录：①概述及一般要求；②肺量计检查；③支气管激发试验；④支气管舒张试验；⑤肺弥散功能检查；⑥肺容积检查；⑦气道阻力检查；⑧肺功能检查项目的合理选用。附录：肺功能检查常用缩略语及其中英文名称。其中，肺量计检查、支气管激发试验、支气管舒张试验、

肺弥散功能检查、肺容积检查和气道阻力检查等都分别有各自的适应证和禁忌证，在此不再分别阐述。

三、沟通要点

操作前应告知患者及家属操作的目的和必要性，可以采用口述、图片、视频等多种方式告知患者整个肺功能检查的流程和注意事项（详见下文"五、操作前准备"（二）项下的"3. 指导技巧"）。

四、肺功能检查的一般要求

（一）肺功能检查室的配置要点

肺功能检查室房间的大小可依据检查仪器和检查项目的多少、检查对象以及各医院的实际情况而配置。

1. 场地不宜过于窄小，每个肺功能检查室面积应≥10 m²。如果有多台肺功能仪，不同的检查仪最好独室放置，以减少多个患者同时检查时的相互影响。

2. 室内的温度、湿度应当相对恒定。一方面，多数肺功能仪对检查环境的温度、湿度有一定要求，若超出工作范围，仪器的误差会增大甚至不能正常工作；另一方面，舒适的温度、湿度会使受检者感觉良好，有利于其对检查的配合。因此，肺功能检查室最好有温度和湿度控制的设备，保证检查室的环境参数稳定。最理想的温度为 18~24℃，湿度为 50%~70%。

3. 易于抢救。尽管肺功能检查大多数情况下是安全的，但仍有突发意外而需进行抢救的可能，如急性支气管痉挛、晕厥等。因此，肺功能检查室最好设置在易于抢救患者的地方，如靠近病房或急诊室。此外，肺功能室应配备抢救药物、设备和有经验的医护人员。

4. 肺功能检查室应有预防和控制交叉感染的措施。检查室应设置在通风良好之处，最好有窗户。打开窗户透气是最简便而有效的通风方法。另外，也可选用一些通风设备，如排气扇、空气过滤净化消毒器等。使用肺功能检查专用的呼吸过滤器可有效减少交叉感染的发生。

（二）肺功能仪器的技术要求

仪器准确，测试结果才可靠。肺功能仪器测量的流量、容积、时间、压力、气体浓度等指标的量程、精度、重复性、零位计算标准、误差允许范围等参数应达到一定的技术质控标准，并且需定期进行"标化"，以确保其在正常状态下工作。

五、操作前准备

（一）受试者的注意事项

1. **了解检查的适应证与禁忌证**　检查前应详细询问受试者病史，判断是否符合肺功能检查的适应证，并注意排除有无检查的禁忌证。如近 3 个月内患过心肌梗死、休克者，近 4 周内有严重心功能不稳定、心绞痛、大咯血、癫痫大发作者，未控制的高血压（收缩压>200 mmHg，舒张压>100 mmHg）、心率>120 次/分、主动脉瘤患者等禁忌用力肺功能检查；气胸、巨大肺大疱且不准备手术治疗者、妊娠期患者等慎做用力呼气的肺功能检查；鼓膜穿孔患者需先堵塞患侧耳道后；气胸或脓胸闭式引流术后，如确实必须要做肺功能检查，应夹闭引流管，并禁做最大自主通气量检查。

2. **检查前需排除的影响因素**　检查前需了解受试者最近的用药情况，包括使用的药物名称、类型、剂量、最后使用的时间等，判断是否会影响检查结果。支气管舒张剂（如肾上腺素受体兴奋剂、胆碱受体拮抗剂、黄嘌呤类药物）、支气管收缩剂（如肾上腺素受体抑制剂）、激素类药物、抗过敏类药物等均应根据检查的目的、项目及药物的半衰期而停用。如果检查目的是评价气道的反应性或可逆性，则应避免用药。但如果是为了观察某种药物或治疗方法的疗效，则可继续用药。此外，检查前 2 h 应禁止大量进食，检查当天禁止饮用可乐、咖啡、浓茶等，检查前 1 h 禁止吸烟，检查前 30 min 禁止剧烈运动。预约检查时就应告知患者具体的停药方法以及禁止从事的活动。

3. 年龄、身高和体重　肺功能检查前应记录受试者的年龄（岁）、身高（m 或 cm）和体重（kg），便于计算肺功能预计值。测量身高时应赤脚，双脚并拢，尽量站直，双眼平视前方，并选用准确的量尺。避免选用折叠的标尺，以减少标尺使用失误导致的误差。胸廓畸形的患者，如脊柱后凸者，可通过测量臂距来估算身高。测量体重时应脱去厚重衣服。

4. 体位　坐位或立位均可进行检查。临床上采用坐位检查更为安全，可避免因晕厥而摔伤。应注意双脚必须平踏实地，双脚悬空者不能达到最大力量的呼吸配合。选用有靠背而无轮子的椅子，靠背主要是出于安全的考虑，方便受试者适时休息。但在测试时受试者不应靠在靠背上，这不利于受试者的用力呼吸动作。如需使用轮椅时应锁住轮子。年幼儿童检查时可采用站立位。肥胖者立位可能更利于深呼吸，因为这些受试者在立位时用力呼气量及流量更大。正常体重者立位与坐位时的检测值往往相差不大，但复查时要求每次都采用相同的体位。如采取立位，应在受试者身后放置椅子，一旦受试者在测试过程中感到头晕等不适，可随时坐下休息。有些受试者因受伤或其他原因不能站立或坐起，只能采取卧位检查，这种情况下所检查出的结果偏低，应在报告中记录检查时的体位。

（二）对操作者的素质要求

操作者的指导水平是影响肺功能检查质量的重要因素，为获得准确的测试结果，操作者应具备以下素质。

1. 检查技术　操作者应具备呼吸生理的基础理论知识，了解各项肺功能检查的临床意义，掌握肺功能检查的正确操作步骤和质量要求。此外，操作者还应接受继续教育，通过继续教育课程了解肺功能检查标准的变化，不断学习新的检查技术，掌握质量控制标准。

2. 服务态度　操作者应有良好的服务态度，耐心地向受试者解释，以取得受试者的信任与配合。

3. 指导技巧　良好的示范也是检测成功的关键之一。操作者可向受试者演示完全吸气和用力连续呼气动作，使受试者正确掌握动作要领，并在指导受试者测试的过程中适当运用肢体语言来不断提示和鼓励受试者完成测试动作。也可让受试者在等候检查时观看肺功能检查视频教学课件，模仿检查动作，以较好、较快地掌握呼吸动作的要领。

4. 质控方法　操作者应掌握肺功能检查的质量控制方法。在检查过程中，操作者应对受试者的努力及配合程度做出迅速判断，最好能实时观察受试者的测试图形，判断测试是否达到质控标准。测试后，操作者应能迅速读取数据，并判断其变异情况，以了解测试的重复性，保证检查结果的准确性。

六、操作步骤

（一）肺量计检查

肺量计检查主要包括慢肺活量、用力肺活量及最大自主通气量 3 部分内容，其中慢肺活量检查将在肺容量检查部分详细介绍，这里主要介绍用力肺活量和最大自主通气量检查。

1. 用力肺活量（forced vital capacity，FVC）　FVC 是指最大吸气至肺总量（total lung capacity，TLC）位后，做最大努力、最快速度地呼气，直至残气量（residual capacity，RV）位所呼出的气

量。下图 1-8-1 为 FVC 检查的程序。

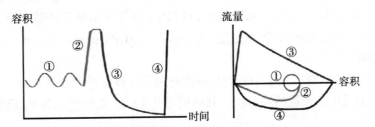

注：①潮气呼吸：均匀平静地呼吸；②最大吸气：在潮气呼气末，
深吸气至TLC位；③用力呼气：暴发呼气并持续呼气至RV位；
④再次最大吸气：从RV位快速深吸气至TLC位

图 1-8-1 FVC 检查程序

2. **最大自主通气量（maximal volantaty ventilation，MVV）** MVV 是指 1 min 内以尽可能快的速度和尽可能深的幅度重复最大自主努力呼吸所得到的通气量，即潮气量与呼吸频率的乘积。MVV 的大小与呼吸肌力量、胸廓弹性、肺组织弹性和气道阻力均相关，是一项综合评价肺通气功能储备量的指标。MVV 检查的程序：平静呼吸 4~5 次，待呼气容量基线平稳后，以最大呼吸幅度、最快呼吸速度持续重复呼吸 12 s 或 15 s。休息 5~10 min 后重复第 2 次检查。

（二）支气管激发试验

支气管激发试验流程：

1. **检测基础肺功能** 肺功能常用指标包括第 1 秒用力呼气容积（forced expiratory volume in one second，FEV_1）、呼气峰值流量（peak expiratory flow，PEF）和比气道传导率（specific airway conductance，sGaw）等，其中以 FEV_1 最常用。受试者休息 15 min 后取坐位，夹鼻，按用力肺活量质量控制标准检测 FEV_1 至少 3 次，取高值作为基础值。

2. **吸入生理盐水重复检测肺功能** 一方面，让受试者认识吸入激发剂的过程，减轻其心理负担，熟悉吸入方法，增加吸入过程的依从性；另一方面，观察稀释液生理盐水是否对肺通气功能有影响，作为后面吸入激发剂的对照。若吸入生理盐水后 FEV_1 下降≥10%，则其本身即可增加气道反应性，或受试者经数次深吸气诱发气道痉挛，其气道反应性较高，此时应采用最低浓度（剂量）的激发剂做起始激发，但需严密观察，谨慎进行，同时在结果报告中注明。

3. **吸入激发剂** 从低浓度（剂量）开始，按不同方法吸入激发剂，吸入后重复检测肺功能，直至 FEV_1 较基础值下降≥20%，或出现明显不适及临床症状，或吸入最高浓度（剂量）为止。

4. **吸入支气管舒张剂** 若支气管激发试验阳性且伴明显气促、喘息，应给予支气管舒张剂吸入以缓解受试者症状，经过 10~20 min 肺功能指标恢复后终止试验。

（三）支气管舒张试验

试验流程：先测定基础肺功能，然后吸入支气管舒张剂，再复查用药后肺功能。如吸入的是速效 β_2 受体激动剂如沙丁胺醇，应在吸入药物后 15~30 min 复查；如吸入的是短效抗胆碱受体拮抗剂如异丙托溴铵，则在吸入后 30~60 min 复查。其他途径给药者，按药物性质及生理反应特点在给药后数分钟至 2 周复查肺功能。

（四）肺弥散功能检查

1. **检查方法和步骤** 受试者夹上鼻夹、含口器后平静呼吸 4~5 个周期，待潮气末基线平稳后，指导其呼气完全至残气量位；然后令受试者快速均匀吸气完全至肺总量位，建议 2 s 内完成吸气，气道阻塞者应在 4 s 内完成吸气；接着屏气 10 s；最后均匀持续中速呼气完全至残气量位，建议在 2~4 s 内完成呼气。

2. 肺弥散功能检查指标

（1）肺一氧化碳弥散量（diffusion capacity for carbon monoxide of lung，D_LCO）：指一氧化碳在单位时间（1 min）及单位压力差（1 mmHg 或 0.133 kPa）条件下从肺泡转移至肺泡毛细血管内并与血红蛋白结合的量（ml 或 mmol），其单位是 ml/（min·mmHg）或 mmol/（min·kPa），这是反映肺弥散功能的主要指标。

（2）肺泡容量（V_A）：吸入气量中能到达肺泡并进行气体交换的容量，用于估算肺内一氧化碳能够扩散并通过肺泡毛细血管膜的肺容积，其单位是升（L）。正常受试者 V_A 近似等于 TLC 减去无效腔气量。

（3）D_LCO 与肺泡容量比值（D_LCO/V_A）：也称单位肺泡容积的弥散量或比弥散量，由于弥散量受肺泡容量影响，肺泡容量减少可导致 D_LCO 减少，因此评价弥散功能时应该考虑受试者的肺泡容量（V_A），以排除肺容积对弥散量的影响，临床上常用 D_LCO/V_A 进行矫正。

（4）每升肺泡容积的一氧化碳弥散量（KCO 或 Krogh 因子）：其单位是 mmol/（min·kPa），意义同 D_LCO/V_A。

（5）校正后 D_LCO 值（D_LCoc）：常用血红蛋白、PIO_2 和碳氧血红蛋白（COHb）进行校正。

（五）肺容量检查

肺容量指标包括 4 个基础容积，即潮气量（tidal volume，VT）、补吸气量（inspiratory reserve volume，IRV）、补呼气量（expiratory reserve volume，ERV）和残气量（RV）。这 4 个基础肺容积互不重叠且不可分解。基础肺容积的组合构成 4 个常用的肺容量，即深吸气量（inspiratory capacity，IC）、肺活量（vital capacity，VC）、功能残气量（functional residual capacity，FRC）和肺总量（total lung capacity，TLC）（图 1-8-2 和表 1-8-1）。临床上，肺容量检查方法分为直接检测的肺容量和间接检测的肺容量两大类。前者可通过肺量计直接检测，包括 VT、VC、IRV、ERV 和 IC；后者含有肺量计无法直接检测的残气量部分，需通过标记气体分析或体积描记法等方法间接换算出来，包括 RV、FRC 和 TLC。

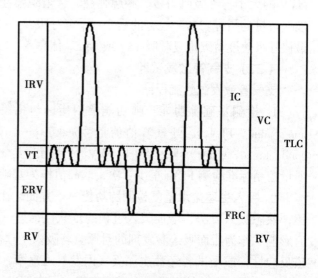

图 1-8-2　肺容量及其各构成部分

表 1-8-1　肺容积的常用指标

分类	指标	缩写	含义	计算公式
基础肺容积	潮气量	VT	平静呼吸时每次吸入或呼出的气体容积	无
	补吸气量	IRV	平静吸气后用力吸气所能吸入的最大气体容积	无
	补呼气量	ERV	平静呼气后用力呼气所能呼出的最大气体容积	无
	残气量	RV	深呼气后肺内剩余的气体容积	无
组合肺容量	深吸气量	IC	平静呼气末所能吸入的最大气量	IC=VT+IRV

续表

分类	指标	缩写	含义	计算公式
组合肺容量	肺活量	VC	最大吸气末所能呼出的最大气量	VC=IRV+VT+ERV 或 VC=IC+ERV
	功能残气量	FRC	平静呼气末肺内所含的气量	FRC=ERV+RV
	肺总量	TLC	最大深吸气后肺内所含总的气体容量	TLC=IRV+VT+ERV+RV 或 TLC=RV+VC 或 TLC=FRC+IC

1. **肺量计检查直接检测的肺容量**　受试者在平静状态下，不需快速用力，只需最大努力吸气和完全呼气。有 3 种检查方法：①呼气肺活量（EVC）：受试者在放松的状态下从 TLC 位开始，呼气至 RV 位所能呼出的气量；②吸气肺活量（IVC）：测量方法与 EVC 相似，受试者在放松的状态下从 RV 位开始，深吸气至 TLC 位所能吸入的气量；③分次肺活量：将分别测定的 IC 和 ERV 相加称为分次肺活量。正常人的吸气肺活量和呼气肺活量基本相同，但气道阻塞疾病患者的吸气肺活量大于呼气肺活量，且吸气肺活量对于这类患者来说，更容易配合和测定。

2. **肺量计检查不能直接检测的肺容量**　如前所述，FRC、RV 和 TLC 不能用肺量计直接测定，需用其他方法间接测定。方法分为两大类：体积描记法和气体稀释法。体积描记法是经典的肺容量测定技术，具体操作方法和质量控制详见"（六）体积描记法肺容量和气道阻力检查"。气体稀释法按测试系统的不同，分为密闭式和开放式；按呼吸方法的不同，又分为重复呼吸法和单次呼吸法。密闭式的方法需储气箱或储气袋，只需测定混合气体的浓度，对气体分析仪的响应速度要求不高。开放式的方法采用快速气体分析仪，可实时测定气体浓度的变化。体积描记法测定的是胸腔内气体容积（thoracic gas volume，TGV），平静呼气末胸腔内气体容积相当于 FRC。重复呼吸法测定的肺容量是 FRC，然后再根据肺量计检查得到的肺容量指标计算出其他指标，如：RV=FRC-ERV，TLC=FRC+IC 等。单次呼吸法测定肺泡含气量（VA），加上解剖无效腔可得出 TLC，再换算其他肺容量的指标，如 RV=TLC-VC、FRC=TLC-IC 等。

（六）体积描记法肺容量和气道阻力检查

1. 关闭体描箱门，稍等 2 min 左右，以使热传导达到稳定，要求受试者尽可能放松，具体平衡时间及判断标准参阅设备使用说明书。

2. 受试者含口器并平静呼吸，直到呼气末水平稳定（通常需要 3～7 次潮气呼吸）。

3. 气道阻力测定　在平静呼气末，令受试者做浅快呼吸，呼吸频率 1.5～2.5 Hz（每秒 1.5～2.5 次，即 90～150 次/分），至少应记录到 3～5 个满足技术要求的重复性好的呼气流量—体描箱压曲线。目前已有一些新型体描仪可进行自动呼吸压力容积补偿，只需平静呼吸方式而无需浅快呼吸，从而提高受试者的依从性和检查的重复性。

4. 肺容积测定　在浅快呼吸后，阻断器会在呼气末（功能残气位）阻断 2～3 s，此时要求受试者仍保持浅快呼吸动作（口腔压约 ±1 kPa，即约 ±10 cmH$_2$O），但呼吸频率为 0.5～1.0 Hz（30～60 次/分）。至少应记录到满足技术要求的 3～5 次浅快呼吸动作（也就是要在压力容积图上看到一系列被很小的热漂移分隔开的几乎重叠的直线）。

5. 慢肺活量测定　阻断器打开，受试者进行一次补呼气（ERV）动作，接着做一次吸气慢肺活量（IVC）动作［也可以先做一次深吸气（IC）动作，再做一次慢呼气肺活量（EVC）动作］。如果需要，受试者可以在胸腔气量（TGV）和肺活量（VC）检测之间松开口器进行休息。患有严重呼吸困难的受试者可能在检测完胸腔气量（TGV）、立即进行补呼气（ERV）后，再做一次慢吸气肺活量（IVC）检查有困难。为了解决这个问题，也可以让受试者做完浅快呼吸测定后先进行

2～3次潮气呼吸，然后再做补呼气（ERV）和吸气肺活量（IVC）测定。

> **关键步骤图示**

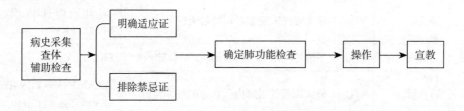

七、宣教

1. 检查结束后应嘱受试者安静休息，并注意保护受试者以防摔倒受伤。
2. 检查结束后嘱受试者注意心率、血压等生命体征，有条件者监测指脉氧。
3. 出具肺功能报告，供患者和临床医生诊疗参考。

八、人文关怀与职业素养

1. 操作前应将室温调节至适宜温度，注意保护受试者隐私，男性医生要求有女性医务工作者陪同。
2. 操作过程中要耐心讲解、忌粗暴，消除受试者紧张心理，注意观察和询问受试者有无不适，操作熟练完成，时间不宜过久，避免多次重复，确有配合困难或不适的，应及时终止操作。
3. 操作过程中如出现并发症，需积极对症处理，做好医患沟通，避免纠纷产生。
4. 告知受试者操作是否顺利及检查后注意事项，必要时对可能的下一步处理做出解释和安排。

九、常见并发症的处理及预防

肺功能检查最常见的不良反应是呼吸性碱中毒，由反复用力深大呼吸、过度通气、呼出 CO_2 过多所致，出现头晕、手足指端和面部口周麻木或针刺感、轻微手颤等症状，严重者可出现晕厥。此时应让受试者安静休息，并注意保护以防摔倒受伤，一般 5～10 min 可自行缓解。若仍未恢复，可用硬纸做成喇叭状，罩在患者的口鼻部，使呼出的 CO_2 部分回吸。此外，还有一些少见的并发症，如气胸、咯血、心律失常、下颌关节脱臼、癫痫发作、腹部肌肉抽搐、低血糖等。当发生这些情况时应及时对症处理。肺功能检查的不良反应大多数是轻微的，危急重症的发生率很低，但医护人员仍应重视，检查前详细了解病史，排除禁忌证，以避免或减少不良事件的发生。

十、临床案例解析

临床案例 患者张某，女性，43岁，因"胸闷伴咳嗽、咳痰、喘息3个月"入院。患者3个月前出现胸闷，伴有喘鸣，伴咳嗽、咳白色黏痰，无发热，无胸痛及肢体放射痛，症状常于接触刺激性气体后诱发，持续约半小时后缓解，夜间发作次数多。自行应用"抗感染、止咳化痰"等药物治疗，症状未完全缓解，仍反复发作。10天前患者于某医院行心电图、心脏彩超和心肌酶、BNP 等检查，未见明显异常。入院后听诊双肺可闻及哮鸣音。

题目1：为明确诊断，下一步需完成哪些相关检查？

题目2：入院后完善肺功能检查（含舒张试验）和胸部 CT 检查，结果如下。

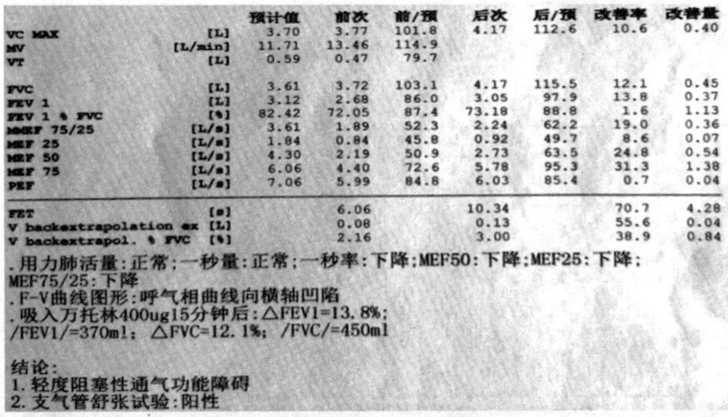

		预计值	前次	前/预	后次	后/预	改善率	改善量
VC MAX	[L]	3.70	3.77	101.8	4.17	112.6	10.6	0.40
MV	[L/min]	11.71	13.46	114.9				
VT	[L]	0.59	0.47	79.7				
FVC	[L]	3.61	3.72	103.1	4.17	115.5	12.1	0.45
FEV 1	[L]	3.12	2.68	86.0	3.05	97.9	13.8	0.37
FEV 1 % FVC	[%]	82.42	72.05	87.4	73.18	88.8	1.6	1.13
MMEF 75/25	[L/s]	3.61	1.89	52.3	2.24	62.2	19.0	0.36
MEF 25	[L/s]	1.84	0.84	45.8	0.92	49.7	8.6	0.07
MEF 50	[L/s]	4.30	2.19	50.9	2.73	63.5	24.8	0.54
MEF 75	[L/s]	6.06	4.40	72.6	5.78	95.3	31.3	1.38
PEF	[L/s]	7.06	5.99	84.8	6.03	85.4	0.7	0.04
FET	[s]		6.06		10.34		70.7	4.28
V backextrapolation ex	[L]		0.08		0.13		55.6	0.04
V backextrapol. % FVC	[%]		2.16		3.00		38.9	0.84

. 用力肺活量：正常；一秒量：正常；一秒率：下降;MEF50：下降;MEF25：下降;
MEF75/25：下降
. F-V曲线图形：呼气相曲线向横轴凹陷
. 吸入万托林400ug15分钟后：△FEV1=13.8%;
/FEV1=370ml; △FVC=12.1%; /FVC=450ml

结论：
1. 轻度阻塞性通气功能障碍
2. 支气管舒张试验：阳性

图 1-8-3　患者张某肺功能检查

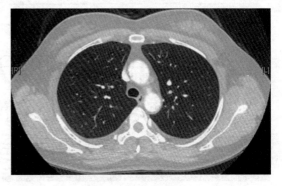

图 1-8-4　患者张某胸部 CT 结果

案例解析：患者为中年女性，因"胸闷伴咳嗽、咳痰、喘息3个月"入院。①为明确诊断，需完善肺功能（含舒张试验）、胸部 CT 等检查；②根据病史、查体及辅助检查结果，考虑支气管哮喘诊断。

思考题

临床案例　患者李某，女性，35岁，反复发作性喘息5年余，加重1天。患者5年多前出现喘息，伴咳嗽、咳白色黏痰，无发热，症状常于接触"花粉、尘螨"后诱发，持续约半小时后多可自行缓解。1天前患者接触"花粉"后再次出现喘息，休息后喘息症状有所缓解，但活动明显受限。

题目1：为明确诊断，下一步需完善哪些检查？

题目2：请完成下一步相关操作，以明确喘息原因。

题目3：请给出你认为合适的治疗方案。

第九章 无创正压通气
（Non-invasive Positive Pressure Ventilation，NPPV 或 NIPPV）

无创机械通气是指无需建立人工气道（如气管插管等）的机械通气方法，包括气道内正压通气和胸外负压通气等。无创正压机械通气（non-invasive positive pressure ventilation，NPPV 或 NIPPV）是指无创的正压通气方法，包括双水平正压通气（bi-level positive airway pressure，BiPAP）和持续气道内正压（continuous positive airway pressure，CPAP）等多种气道内正压通气模式。BiPAP 是注册的术语，其实质是压力支持通气（pressure support ventilation，PSV）和（或）压力控制通气（pressure control ventilation，PCV）＋呼气末正压（possitive end expiratory pressure，PEEP）。

一、适应证

NPPV 的应用指征可以从 3 个层面来考虑：①总体应用指征；②在不同疾病中的应用；③在临床实践中动态决策 NPPV 的使用。

（一）NPPV 的总体应用指征和临床切入点

NPPV 主要适合于轻中度呼吸衰竭，没有紧急插管指征、生命体征相对稳定和没有 NPPV 禁忌证的患者，用于呼吸衰竭早期干预和辅助撤机。

（二）NPPV 在不同疾病中的应用（下划线标出的部分是最主要的适应证）

1. NPPV 是慢性阻塞性肺疾病急性加重（acute exacerbation of chronic obstructive pulmonary disease，AECOPD）的常规治疗手段【A 级】。对存在 NPPV 应用指征、而没有 NPPV 禁忌证的 AECOPD 患者，早期应用 NPPV 治疗可改善症状和动脉血气，降低气管插管的使用率和病死率，缩短住院或入住 ICU 的时间【A 级】。

2. 稳定期 COPD 患者可以尝试应用 NPPV，如果有效且依从性好（＞4 h/d），则继续应用【C 级】。

3. NPPV 可改善心源性肺水肿患者的气促症状。改善心功能，降低气管插管率和病死率【A 级】。首选 CPAP，而 BiPAP 可应用于 CPAP 治疗失败和 $PaCO_2$＞45 mmHg 的患者。但对于急性冠状动脉综合征合并心力衰竭患者应慎用 BiPAP。

4. 对于免疫功能受损合并呼吸衰竭患者，建议早期首先试用 NPPV，可以减少气管插管的使用和病死率【A 级】。因为此类患者总病死率较高，建议在 ICU 密切监护的条件下使用。

5. NPPV 在哮喘严重急性发作中的应用存在争论，在没有禁忌证的前提下可以尝试应用【C 级】。治疗过程中应同时给予雾化吸入支气管舒张剂等治疗。如果 NPPV 治疗后无改善，应及时气管插管进行有创通气。

6. 可以应用 NPPV 辅助早期撤机拔管，尤其是在 COPD 合并高碳酸性呼吸衰竭的患者【A 级】。此策略的应用需要掌握其应用指征，注意密切监护和做好再插管的准备。在非 COPD 患者中，NPPV 辅助撤机拔管策略的有效性依据尚不足【C 级】，指征也不明确，不宜常规应用，尤其不适合用于气管插管操作难度大的患者。

7. 对于有呼吸困难、低氧血症和高碳酸血症的患者，NPPV 辅助纤维支气管镜检查操作过程，可以改善低氧血症和降低气管插管风险【B 级】，但应做好紧急气管插管的准备。

8. NPPV 可防治手术后呼吸衰竭，在 COPD 或充血性心力衰竭患者行肺切除术后的作用尤为明显【B 级】，但不建议用于上呼吸道、食管、胃和小肠术后的呼吸功能不全的患者。

9. NPPV 治疗肺炎导致的低氧血症的失败率较高，应用需要综合考虑患者的临床状况和疾病的进展等问题，权衡 NPPV 治疗的利弊。对于合适的患者，可以在 ICU 中密切监护下实施 NPPV 治疗【C 级】。一旦 NPPV 治疗失败，应及时气管插管。

10. 不建议常规应用 NPPV 治疗 ALI/ARDS，但对于特别适合者可在密切监护下试行治疗【C 级】。如 NPPV 治疗 1~2 h 后低氧血症不能改善或全身情况恶化，应及时气管插管进行有创通气。

11. NPPV 可改善胸壁畸形或神经肌肉疾病患者的动脉血气、生活质量，并减缓肺功能下降趋势【C 级】，但不适合咳嗽无力和吞咽功能异常者。

12. 胸部创伤的患者予以足够的局部镇痛和高流量吸氧后，如仍存在低氧血症且没有其他并发症和无创通气的禁忌证者，应选用 NPPV 治疗【B 级】。

13. 对于拒绝气管插管的呼吸衰竭患者，NPPV 可以作为一种有效的替代治疗【C 级】。

（三）在临床实践中动态决策 NPPV 的使用

NPPV 失败的指标如下，如果出现下列指征应该及时行气管插管，以免延误救治时机：①意识恶化或烦躁不安；②不能清除分泌物；③无法耐受连接方法；④血流动力学指标不稳定；⑤氧合功能恶化；⑥ CO_2 潴留加重；⑦治疗 1~4 h 后 $PaCO_2$ 无改善或加重，出现严重的呼吸性酸中毒（pH 值<7.20），或严重的低氧血症（FiO_2>10.5，PaO_2≤8 kPa 或氧合指数<120 mmHg）。

注：推荐意见证据水平的说明：【A 级】有随机对照试验，具备足够的数据；【B 级】有限数据的随机对照试验依据；【C 级】非随机的试验，观察性的研究依据；【D 级】专家组的推荐意见，尚缺乏系统研究的依据。

二、禁忌证

1. 心搏或呼吸停止。

2. 自主呼吸微弱、昏迷。

3. 误吸危险性高、不能清除口咽及上呼吸道分泌物、呼吸道保护能力差。

4. 合并其他器官功能衰竭（血流动力学指标不稳定，不稳定的心律失常，消化道穿孔/大出血，严重脑部疾病等）。

5. 未引流的气胸。

6. 颈部和面部创伤、烧伤及畸形。

7. 近期面部、颈部、口腔、咽腔、食管及胃部手术。

8. 上呼吸道梗阻。

9. 明显不合作或极度紧张。

10. 严重低氧血症（PaO_2<45 mmHg）、严重酸中毒（pH≤7.20）。

11. 严重感染。

12. 气道分泌物多或排痰障碍。

三、沟通要点

NPPV 需要患者的合作，强调患者的舒适感，对患者的教育可以消除恐惧，争取配合，提高依从性，也有利于提高患者的应急能力。在紧急情况下（如咳嗽、咳痰或呕吐时）患者能够迅速拆除连接，提高安全性。教育的内容包括：讲述治疗的作用和目的（缓解症状、帮助康复）；连接和拆除的方法；讲解在治疗过程中可能会出现的各种感觉；帮助患者区分和客观评价所出现的症状；NPPV 治疗过程中可能出现的问题及相应措施，如鼻 / 面罩可能使面部有不适感，使用鼻罩时要闭口呼吸，注意咳痰和减少漏气等；指导患者有规律地放松呼吸，以便与呼吸机协调；鼓励主动排痰并指导排痰的方法；嘱咐患者（或家属）出现不适及时通知医务人员等。

四、呼吸机的性能要求和选用

（一）呼吸机的选用

无创呼吸机是目前临床上最常用于 NPPV 治疗的呼吸机，其优点是：可以提供较高的流量，漏气补偿较好（能够维持设定的压力、自动调节流量触发阈值和吸气结束的阈值等），简单易用，体积小，价格较低廉等。缺点是：可提供的通气模式与可调节的通气参数较少，多数不能直接调节吸入氧浓度，监测报警较差及单管连接时潜在的重复呼吸。需要熟练掌握每一种呼吸机的特点，利用其长处，避免其短处。

（二）呼吸机的性能要求

1. **吸气触发** 吸气触发是呼吸机的重要性能之一。灵敏的触发机制可改善人机协调性，增加患者的舒适性。吸气信号包括压力和流量等。从触发的阈值来看，可以是固定触发阈值（自主吸气流量 3 ~ 5 L/min）或可调节性触发两种形式。触发阈值的设置需要平衡触发灵敏度与避免误触发之间的关系，根据患者的实际情况调整。目前常用的吸气流量触发阈值为 2 ~ 5 L/min。

2. **吸呼切换（吸气终止）** 呼气切换信号通常采用流量相关的信号或时间，目前多数采用吸气峰流速降至设定的阈值（如 30% 的峰流速）、预置的吸气流量或流量自动追踪技术。一些新型呼吸机可调整呼气切换的阈值以满足更好的呼气同步。

3. **吸气的压力和流量** 呼吸机提供的吸气压力是辅助通气的驱动力，吸气流量和潮气量的大小与吸气压力呈正相关，也是成功应用 NPPV 的重要因素。评价呼吸机的吸气压力性能需要从以下 6 个方面考虑。

（1）可提供的最高吸气压力：通常建议 NPPV 呼吸机起码能提供 30 cmH_2O 的吸气压力。

（2）能够维持预设压力的最大吸气流量：这是决定呼吸机对漏气补偿能力的重要性能指标之一，以提供 120 L/min 以上为宜。

（3）吸气压力上升时间：这是指吸气触发至达到设定的吸气压力所需要的时间，部分新的NPPV 呼吸机提供了此时间的可调节功能，可以根据患者的需求来调节，呼吸费力和呼吸频率快时，则缩短上升时间；相反则可以适当延长上升时间。

（4）氧气供给：多数 NPPV 呼吸机使用室内空气作为气源，需要向通气环路内或鼻（面）罩内供给氧气。最终的吸入氧浓度取决于吸入气体中空气与氧气流量的比例。不同的部位（呼吸机出口、管道或罩内）供给氧气、不同的管道连接方法（双流向或单流向）和不同的吸气流量（包括漏气墙）均影响实际的吸入氧浓度。因此，多数 NPPV 通过血氧饱和度监测来调节吸入氧流量。

（5）气道湿化：吸入气体的湿化是影响气道分泌物清除的重要因素之一。由于 NPPV 保留了患者上气道对吸入气体的加温湿化作用，所以 NPPV 不是常规应用加温湿化，而是根据患者的情况和气候环境选用。加温湿化的优点是可温化、湿化管路的气体，稀释气道分泌物，促进分泌物的排出，同时提高患者舒适度和耐受性；缺点是管道内出现冷凝水，可改变通气环路的顺应性及阻力，影响吸气和呼气触发的功能。

（6）监测报警：无创呼吸机可根据压力、流量或容量报警，脱管报警是最基本的报警方式，部分新型无创呼吸机增加了多项报警功能，有些还可动态监测压力和流量波形等。完善的监测数据和报警设置有利于 NPPV 的合理安全应用。

（三）人机连接方法

连接方法有鼻罩、口鼻面罩、全面罩、鼻囊管及接口器等，目前以鼻罩和口鼻面罩最常用。选择合适的罩是 NPPV 成功的重要因素之一。有 20% ~ 30% 的 NPPV 失败患者是由于罩不合适引起的人机不协调所致。理想的罩的基本要求是：密封性好、舒适、重复呼吸无效腔小和安全。鼻罩的优点是无效腔较小，患者的耐受性良好，可以减少幽闭恐惧症的发生，出现呕吐误吸的概率小，可以随时排痰或进食，尤其适合于牙齿完好的患者。缺点是患者张口呼吸时影响辅助通气效果和容易经口漏气。口鼻面罩的优点是允许患者经口或经鼻呼吸，避免了经口的漏气，可给予较高的吸气压力，且对患者的要求稍低；缺点是阻碍语言交流，限制经口进食，妨碍吐痰，增加无效腔通气量（导致 CO_2 重复呼吸），幽闭恐惧症更多见。推荐意见：应提供不同型号的鼻罩、口鼻面罩、全面罩、鼻塞和鼻囊管，以备选用。呼吸衰竭比较严重，尤其是有张口呼吸者，初始治疗时应选用口鼻面罩，待病情改善后可以更换为鼻罩【C 级】。

（四）通气模式选择和常用的通气参数

设置多种通气模式均有应用于 NPPV 的报道，近年来多数的报道采用辅助通气模式。对于 II 型呼吸衰竭，目前最常用的模式是 BiPAP；而对于 I 型呼吸衰竭，CPAP 和 BiPAP 均有较多的应用。关于通气参数的设定，目前通常采用"患者可以耐受的最高吸气压法"，也就是说，CPAP 的压力或 NPPV 的吸气压力从低压开始，在 20 ~ 30 min 内逐渐增加压力，根据患者的感觉设定能够耐受的最高压力。

五、基本操作程序

1. **医生准备**　明确适应证和禁忌证。
2. **患者准备**　见"三、沟通要点"。
3. **医患沟通**　自我介绍，核对患者床号、姓名，排除禁忌证，已签署无创机械通气的知情同意书，安抚并取得患者配合。
4. **患者的教育**　见"三、沟通要点"。
5. **连接方法的选择**　由于不同患者的脸型和对连接方法的偏好不同，应提供不同大小和形状的连接器供患者试用。通常轻症患者可先试用鼻罩、鼻囊管或接口器；比较严重的呼吸衰竭患者多需用口鼻面罩；老年或无牙齿的患者，口腔支撑能力较差，主张用口鼻面罩。佩戴的过程本身对患者的舒适性和耐受性有影响，建议在吸氧状态下将罩或接口器连接（此时不连接呼吸机或给予 CPAP 4 ~ 5 cmH$_2$O），摆好位置并调节好头带松紧度后，再连接呼吸机管道，避免在较高的吸气压力状态下佩戴面（鼻）罩，增加患者的不适。具体步骤如下：①协助患者摆好体位，选择好给氧的通路；②选择适合患者脸型的罩，将罩正确置于患者面部，鼓励患者扶持罩，用头带将罩固定；③调整好罩的位置和固定带的松紧度，要求头带下可插入 1 根或 2 根手指，使之佩戴舒适，漏气量最小。对于自理能力较强的患者，应鼓励患者自己掌握佩戴和拆除的方法。
6. **通气参数的初始化和适应性调节**　参数的初始化是指刚开始治疗时设置的参数。由于患者从完全的自主呼吸过渡到正压通气需要一个适应的过程，因此，通常给予比较低的吸气压力。调节过程是指当患者逐渐适应正压通气后，需要逐渐增加吸气的压力，以保证辅助通气的效果。此程序有利于提高舒适性和依从性，以及保证足够的辅助通气效果。具体方法：从 CPAP（4 ~ 5 cmH$_2$O）或低压力水平（吸气压 6 ~ 8 cmH$_2$O、呼气压 4 cmH$_2$O）开始，经过 5 ~ 20 min 逐渐增加到合适的治疗水平。当然，整个 NPPV 治疗过程还需要根据患者病情的变化随时调整通气参数，最终以达到缓解气促、减慢呼吸频率、增加潮气量和改善动脉血气为目标。

7. **密切监测** 密切监测是判断疗效、调节合理的参数及发现不良反应和问题的重要措施，是提高患者耐受性和疗效的重要条件，也是避免因 NPPV 治疗无效而延误气管插管的重要环节。实际监测内容可根据实施 NPPV 的场所、导致呼吸衰竭的疾病、是否适合应用 NPPV 和是否合并其他并发症等有所不同。常规的监测包括临床监测、通气参数监测和生理学指标的监测。基本的监测应该包括：生命体征、气促程度、呼吸频率、呼吸音、血氧饱和度、心电图、潮气量、通气频率、吸气压力和呼气压力以及定期的动脉血气检测。所有患者在 NPPV 治疗 1~2 h 后应对临床病情及血气分析再次进行评估，后续的监测频率取决于病情的变化情况。

8. **疗效判断** NPPV 属于呼吸支持治疗，而不是病因的治疗，其疗效受到基础疾病是否得到控制等众多因素的影响，因此，判断应该从 2 个层面进行。

（1）起始治疗时的评估：起始治疗后 1~2 h 可评价 NPPV 是否起到辅助通气的作用，是否使呼吸衰竭的临床和生理学指标改善，通过观察临床和动脉血气的变化来判断。判断标准如下：①临床表现：气促改善、辅助呼吸肌运动减轻和反常呼吸消失、呼吸频率减慢、血氧饱和度增加及心率改善等；②血气标准：$PaCO_2$、pH 值和 PaO_2 改善。

（2）最终治疗效果的评估：气管插管率和病死率。

9. **NPPV 的治疗时间和撤除** 目前尚没有明确的标准，也与基础疾病的性质和严重程度有关。需观察临床症状及病情是否稳定。撤除的方法有：①逐渐降低压力支持水平；②逐渐减少通气时间（先减少白天通气时间，再减少夜间通气时间）；③以上两者联合使用。

➤ **关键步骤图示**

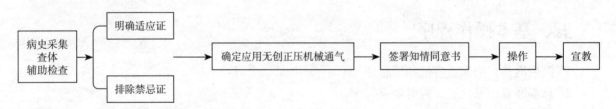

六、常见并发症的处理及预防

1. **口咽干燥** 多见于使用鼻罩又有经口漏气时，寒冷季节尤为明显。避免漏气（能够明显降低通过口咽部的气流量）和间歇喝水通常能够缓解症状。严重者可使用加温湿化器。然而，由于水蒸气冷凝的作用，会有较多的水在罩和管道内沉积；也有患者诉闷热不适。因此，应根据每个患者的具体情况和环境因素而选用。

2. **罩压迫和鼻梁皮肤损伤** 罩对患者面部有一定的压迫是难以避免的。过长时间的压迫可造成患者明显的不适，甚至鼻梁皮肤的损伤，使患者无法耐受。在 NPPV 通气之初即可用鼻梁贴保护膜及额垫，可以减少鼻梁皮肤损伤的风险；选用合适形状和大小的鼻面罩、摆好位置和调整合适的固定张力、间歇松开罩让患者休息或轮换使用不同类型的罩（避免同一部位长时间的压迫），均有利于减少压迫感和避免皮损。使用额垫可以减少鼻梁的压力，也能减少罩的上下滑动。

3. **胃胀气** 主要是由于反复的吞气或上气道内压力超过食管贲门括约肌的张力，使气体直接进入胃内所致。昏迷和一般状态差的患者贲门括约肌的张力降低，容易有胃胀气。防治的方法是在保证疗效的前提下避免吸气压力过高（<25 cmH_2O）。明显胃胀气者，可留置胃管持续开放或负压引流。

4. **误吸** 口咽部分泌物、反流的胃内容物或呕吐物的误吸可以造成吸入性肺炎和窒息，尽管发生率较低，但后果严重，所以应避免给反流、误吸可能性高的患者使用 NPPV。在 NPPV 治疗时，应避免饱餐后使用，适当的头高位或半坐卧位和应用促进胃动力的药物，有利于减少误吸的危险性。

5. 排痰障碍　由于没有人工气道，排痰主要依靠患者咳嗽。咳嗽排痰能力较差的患者，由于痰液阻塞而影响 NPPV 的疗效，也不利于感染的控制。建议在 NPPV 治疗期间鼓励患者间歇主动咳嗽排痰，必要时经鼻导管吸痰（清除口咽部分泌物和刺激咳嗽）或用纤维支气管镜吸痰后再进行 NPPV 治疗。

6. 漏气　漏气可以导致触发困难、人机不同步和气流过大等，使患者感觉不舒服且影响治疗效果，是 NPPV 的常见问题。应密切监护，经常检查是否存在漏气并及时调整罩的位置和固定带的张力，用鼻罩时使用下颌托协助口腔的封闭，可以避免明显漏气。

7. 不耐受　不耐受指患者感觉 NPPV 治疗过程不适，无法耐受治疗。其原因众多，可能与连接方法、人机同步、通气模式与参数、患者的不适应和基础疾病等因素有关。处理措施上主要从下列因素考虑。

（1）选择合适的连接方法：通常建议备用多种连接方法，让患者试戴后，选择适合个体的连接方法。

（2）正确的操作程序和逐渐适应过程。不正确的操作程序是造成不耐受的常见原因之一。

（3）人机的同步性：人机不同步造成呼吸对抗，使呼吸困难加重，无法坚持治疗。常见的原因有：不能触发吸气、漏气、通气模式和参数设置不合理等。采用同步触发性能较好的呼吸机（如流量触发、容量触发、流量自动追踪等）、合理使用 PEEP、经常检查有无漏气和应用同步性能较好的模式（如 PSV 等）有利于改善人机同步性。对于呼吸明显增快的患者（呼吸频率＞30 次／分时），有时较难达到理想的人机同步。可以先用手控同步或用简易呼吸气囊人工辅助呼吸，使患者的呼吸频率和呼吸费力情况改善后，再连接呼吸机，有利于达到理想的同步性。

（4）严密监护：通过监护，可以及时发现问题，寻找引起患者不适和不耐受的原因，及时处理，可以明显提高耐受性。

（5）患者的心理和经济因素：由于戴罩进行呼吸，部分患者心理上不能接受；也有考虑经济负担的原因不愿接受治疗者。对于多数患者，只要认真寻找不耐受的原因，给予及时改进，经过 1～2 天调整和适应后，多数可接受 NPPV 治疗。

8. 恐惧（幽闭症）　部分患者对戴罩，尤其是戴口鼻面罩有恐惧心理，导致紧张或不接受 NPPV 治疗。适宜的教育和解释通常能减轻或消除患者恐惧。观察其他患者成功地应用 NPPV 治疗，有利于增强患者的信心和接受性。

9. 睡眠性上气道阻塞　由于睡眠时上气道肌肉松弛，有可能出现类似阻塞性睡眠呼吸暂停低通气的表现，使送气时间明显缩短，潮气量下降，影响疗效。甚至有部分患者入睡后因为气道阻塞而憋醒。建议对患者入睡后的呼吸情况进行观察，如有上气道阻塞，可采用侧卧位或增加 PEEP 水平（清醒后需要下调至基础水平）的方法。

七、临床案例解析

临床案例　患者李某，男性，68 岁，因"反复咳嗽、咳痰伴活动后气短 30 余年，加重 10 余天"入院。有长期大量吸烟史，吸烟指数 800 年支。患者 30 余年前开始出现咳嗽、咳痰，为白色黏痰。此后患者病情反复发作，多于受凉后出现，并伴有活动后气短，进行性加重。10 余天前患者受凉后再次出现上述症状，活动明显受限。体格检查：双侧球结膜水肿，双肺呼吸音低，可闻及散在干啰音。

题目1：为明确诊断，下一步需完成哪些相关检查？

题目2：胸部 CT 和动脉血气分析等辅助检查结果见图 1-9-1 和图 1-9-2。

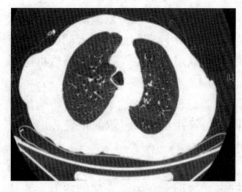

项 目	结果	单位	参考值	项 目	结果	单位	参考值
pH	7.331↓		7.35--7.45	HCO3std	29.5	mmol/L	
PCO2	68.8↑	mmHg	35--45	Hct	58	%	
PO2	54.1↓	mmHg	80--100	tCO2	37.7	mmol/L	
sO2	88.2↓	%	97--98	FCOHb	0.9	%	0--1.5
BE(B)	6.0	mmol/L		FHHb	11.7↑	%	2--3
BE(vv)	9.6	mmol/L		FMetHb	0.2	%	0--1.5
Ca++	1.10	mmol/L	1.1--1.4	FO2Hb	87.2↓	%	94--98
Ca++	1.07↓	mmol/L	1.1--1.4	tHb	19.7↑	g/dL	12--15
Cl-	92↓	mmol/L	95--105	AnGap	10.1	mmol/L	
K+	3.51	mmol/L	3.5--4.5	Lac	2.01↑	mmol/L	1--1.8
Na+	134.1↓	mmol/L	135--145	Glu	10.1↑	mmol/L	3.9--6.1
HCO3act	35.5	mmol/L					

图 1-9-1　患者李某胸部 CT　　　　　　　　图 1-9-2　患者李某动脉血气分析结果

案例解析：患者为老年男性，反复咳嗽、咳痰伴活动检查后气短 30 余年，加重 10 余天，有长期大量吸烟史。①为明确诊断，需完善胸部 CT、肺功能、动脉血气分析、心脏彩超等检查；②根据病史、查体及辅助检查结果，考虑慢性阻塞性肺疾病急性加重期合并Ⅱ型呼吸衰竭。为改善患者通气，给予无创正压机械通气治疗。

思考题

患者杨某，男性，70 岁，反复咳嗽、咳痰伴活动后气短 40 余年，加重 1 周，有长期大量吸烟史，吸烟指数 800 年支。体格检查：双侧球结膜水肿，双肺呼吸音低，可闻及散在干啰音。

题目1：为明确诊断，下一步需完成哪些检查？

题目2：患者动脉血气分析示：pH 7.28，PaO$_2$ 65 mmHg，PaCO$_2$ 89 mmHg。胸部 CT 示双肺气肿。请给出合适的治疗方案。

第二部分

外 科

第一章 刷 手
(Surgical Hand Scrub)

手术前刷手，作为术前消毒步骤之一，可有效预防和控制病原体传播到患者手术部位，预防术后感染的发生。

一、适应证

所有参与手术人员均须术前刷手。

二、禁忌证

1. 参与手术人员手臂有破损或化脓性感染。
2. 参与手术人员患有传染性疾病，且处于传染期。

三、操作步骤

（一）肥皂水刷手法

1. **操作者准备** 更换手术鞋、洗手衣（上衣下沿掖于裤内、衣袖至肘上 10 cm 以上），戴帽子（头发无外露）、口罩，摘除首饰，修剪指甲。

2. **物品准备**

（1）无菌毛刷、肥皂或皂液、75% 乙醇、0.1% 苯扎溴铵、无菌小方巾或纸巾。

（2）指甲剪、可回收垃圾桶及医疗垃圾桶等。

3. **普通洗手**（七步洗手法"内外夹弓大立腕"） 揉搓时间＞15 s。

第一步：洗手掌——流水湿润双手，涂抹洗手液（或肥皂），掌心相对，手指并拢相互揉搓。

第二步：洗背侧指缝——手心对手背沿指缝相互揉搓，双手交换进行。

第三步：洗掌侧指缝——掌心相对，双手交叉沿指缝相互揉搓。

第四步：洗指背——弯曲各手指关节，半握拳将指背放在另一手掌心旋转揉搓，双手交换进行。

第五步：洗拇指——一手握另一手大拇指旋转揉搓，双手交换进行。

第六步：洗指尖——弯曲各手指关节，将指尖合拢在另一手掌心旋转揉搓，双手交换进行。

第七步：洗手腕——揉搓手腕，双手交换进行。

流水下冲干双手。

4. **肥皂水刷手** 取无菌毛刷蘸肥皂液刷手，采用三段法：先双手、再双前臂、最后双上臂。

第一步：从指尖开始两手交替刷洗，注意甲缘、甲沟、指蹼等处，第一遍刷至肘上 10 cm，丢弃毛刷，保持拱手姿势冲洗手臂。

第二步：重复第一步动作，第二遍刷至肘上 8 cm，丢弃毛刷，保持拱手姿势冲洗手臂。

第三步：重复第一步动作，第三遍刷至肘上 6 cm，丢弃毛刷，保持拱手姿势冲洗手臂。

拱手：双手位于肘肩之间，刷手时间长于 10 min。

5. **擦干**　取无菌小方巾擦干双手后，对折（三角形），尖端远离手肘方向，依次擦干手、前臂、上臂；更换方巾或翻转后擦拭另一侧手臂。

6. **浸泡**　将手、前臂、上臂至肘上 6 cm 浸泡于 75% 乙醇（或 0.1% 苯扎溴铵）中 5 min，浸泡结束后，拱手自然晾干。

（二）简易刷手法

1. **操作者准备**　同肥皂水刷手法。

2. **物品准备**　无菌毛刷、肥皂或皂液、消毒凝胶（保质期内）。

3. **洗手、刷手（刷手皂液换为消毒液）、擦干**　同肥皂水刷手法。

4. **免冲洗手消毒液（凝胶）消毒**　一手取适量于掌心，另一手五指指尖将消毒剂摊开，均匀涂擦于一侧前臂、上臂至肘上 6 cm，同法消毒另一侧手臂。最后取适量消毒剂，按七步洗手法均匀涂擦于双手至手腕。

（三）碘伏刷手法

1. **操作者准备**　同肥皂水刷手法。

2. **物品准备**　无菌毛刷、肥皂或皂液或洗手液、0.5% 聚维酮碘（碘伏）（保质期内）、无菌小方巾或纸巾。

3. **肥皂水洗手（七步）及前臂、上臂（螺旋形）**　同肥皂水刷手法。

4. **刷手**　毛刷蘸取 0.5% 聚维酮碘，刷洗范围为指尖至肘上 6 cm 处，顺序为双手（指尖→甲沟→指缝→手掌→手背）、双前臂、双上臂至肘上 6 cm 交替进行。刷手时间为 3 min。

5. **擦干**　同肥皂水刷手法。碘伏刷手不要求擦拭得十分干燥，适当留一些碘伏液可在手臂形成一层保护膜。

四、注意事项

1. 刷手要求适当用力，均匀一致，交替上行，不可逆行，不可留空白区，各部位刷手时间不是均匀分配的，在甲缝、指蹼、皮肤皱褶、肘部等区域应着重刷洗。

2. 甲缘、甲沟、掌纹、指蹼处刷洗，手腕采用环形、手臂采用螺旋形方式刷洗。

3. 冲洗时应始终保持手朝上、肘朝下的姿势，防止水从肘部以上流向前臂及手。

4. 擦手时注意毛巾用过的部分不能再擦用，擦过肘部的毛巾不可再擦前臂，抓毛巾的手不可接触毛巾用过的部分。

5. 经消毒液浸泡后或涂擦后的手臂，应待其自然干燥，而非用干无菌巾擦拭，这样可使其在皮肤上形成一薄膜，以增加灭菌效果。

6. 洗手消毒完毕后，要保持拱手姿势，远离胸部 30 cm 以外。

7. 手臂皮肤经化学消毒后，细菌数量大大减少，但仍不能认为绝对无菌，在未戴无菌手套以前，不可直接接触已灭菌的手术器械等物品。

8. 穿手术衣时应选择手术室内比较空旷的区域，防止穿衣时碰到其他物品。

9. 连台手术时，若前一台为清洁手术、手套未破，则不需要重新刷手，仅重新浸泡（5 min）、消毒即可再穿手术衣和戴手套；若前一台为污染手术或手套破裂，则需重新刷手消毒。

思考题

1. 患者拟接受阑尾切除术治疗，目前已摆好体位、麻醉结束，请刷手消毒。

2. 作为一名医务人员，在刷手过程中，毛刷损伤左手皮肤，请继续后续操作。

3. 作为一名医务人员，拟参加一台甲状腺癌根治术，手术时间3 h，手套无破损，后续继续参加疝修补术，请进行后续上台前刷手准备。

第二章　手术区消毒
（Surgical Area Disinfection）

手术区消毒的目的是消灭拟作切口、穿刺区域及其周围皮肤上的病原微生物，防止其进入创口内，预防术后切口感染。因此，手术区域准备是无菌操作的一个重要环节。

一、适应证

凡是准备经皮肤、黏膜接受手术者均应进行手术区域的消毒。

二、禁忌证

对消毒剂（2.5% 碘酊 +75% 乙醇、0.5% 聚维酮碘、0.5% 碘尔康溶液、1：1000 苯扎溴铵）有过敏史者应更换其他消毒剂进行消毒。

三、操作前准备

1. 患者准备

（1）手术区域皮肤准备：手术前应对手术区域清洗（若有膏药粘痕、污物等应使用特殊清除剂如乙醚、松节油等清除）、备皮（剃除毛发）并加以保护。临床研究证明，毛发经过清洗后细菌明显减少，只要将切口部位的粗毛剃去而不必剃去一般的细汗毛，使皮肤消毒剂能充分发挥作用即可，并不增加手术切开的感染率。剃毛时间以接近手术时为佳（但不应在手术室内进行）。剃毛时勿损伤皮肤，应用安全剃刀，也可用除毛剂。

（2）择期手术患者在病情允许的情况下，术前一天应沐浴更衣，用肥皂水或沐浴液洗净皮肤，尤其是手术区域的皮肤必须洗净。注意清除脐孔和会阴等处的积垢，以免影响手术台上的皮肤消毒。如手术野周围的皮肤上留有药膏或胶布粘贴痕迹，需用乙醚或松节油擦净。

（3）颅脑手术患者应剃除一部分或全部头发，并用 75% 乙醇涂擦，最后用无菌巾包裹。

（4）心血管手术、器官移植术、人工材料植入等手术前须用 2.5% 碘酊和 75% 乙醇涂擦；骨科选择性手术，如手术野无皮肤破损，除非毛发很长，否则术前通常不做备皮，应在手术当天剃毛备皮。

（5）小儿外科手术不必去毛（除手术区域在头部者外）。

（6）择期手术若发现患者皮肤切口及周围的皮肤有红疹、毛囊炎、小疖肿等炎症，应延迟手术，以免造成切口感染。

（7）烧伤后和其他病变的肉芽创面施行植皮前，需换药以尽量减轻感染和减少分泌物。

2. 操作者准备　更换洗手衣，戴帽子、口罩，摘除首饰，修剪指甲，刷手完毕。

3. 物品准备　常用的消毒剂有 0.5% 聚维酮碘、2.5% 碘酊加用 75% 乙醇脱碘、0.75% 碘酊溶

液、托盘（碗）1只、卵圆钳2把、消毒棉球（或2 cm×2 cm纱布）、消毒剂等。

4. 三方手术安全核查 手术医师与巡回护士、麻醉师核对患者姓名、性别、年龄、科室、床号、疾病、手术类型、手术知情同意及授权、安全核查表签字；患者体位正确，术区暴露良好，皮肤准备良好；切口标记正确规范；患者对选择消毒剂无过敏史。

四、操作步骤

1. 消毒步骤

（1）护士或助手检查消毒包完好性，在有效期内，用手打开包外层3/4，用卵圆钳打开包装外层1/4及内层，检查灭菌指示卡，灭菌合格。

（2）消毒一般由第一助手（一助）完成。首先检查消毒区域皮肤清洁情况。

（3）消毒者及器械护士刷手，器械护士穿衣、戴无菌手套。

（4）消毒者自器械护士手中接过消毒盘（碗）及卵圆钳，注意消毒者不要触碰器械护士。

（5）消毒者站于患者右侧，用卵圆钳夹持已浸润消毒液的小纱布或棉球（无滴液），自切口中心开始，由内向外消毒切口周围皮肤15～20 cm范围。

（6）待第一遍消毒液晾干后，再用同样方式均匀消毒2遍，每次消毒范围之间不留空白，后一遍不超出前一遍范围。

2. 消毒方式 环形或螺旋形消毒适用于小手术术野消毒；平行或叠瓦式消毒适用于大手术术野消毒。

3. 消毒原则 离心消毒（由内向外）适用于清洁刀口消毒；向心消毒（由外向内）适用于感染伤口或会阴、肛门消毒。

4. 不同手术部位所采用的消毒溶液 由于患者年龄和手术部位不同，手术部位消毒所用的消毒剂种类也不同。

（1）婴幼儿皮肤消毒：一般用75%乙醇或0.75%碘酊消毒。会阴部、面部等部位的手术，用0.5%聚维酮碘消毒。

（2）颅脑外科、骨外科、心胸外科手术区皮肤消毒：一般用0.5%聚维酮碘进行手术区皮肤消毒或用2.5%碘酊消毒加用75%乙醇脱碘。

（3）普通外科手术的皮肤消毒：用0.5%聚维酮碘进行手术区皮肤消毒。

（4）会阴部手术消毒：用0.5%聚维酮碘消毒。

（5）五官科手术消毒：面部皮肤用75%乙醇消毒，口腔黏膜、鼻部黏膜用0.5%聚维酮碘消毒。

（6）植皮术供皮区的皮肤消毒：用75%乙醇涂擦2～3遍。

（7）对皮肤受损污染者的消毒：烧伤清创和新鲜创伤的清创，用无菌生理盐水反复冲洗，至创面基本清洁时用无菌纱布拭干。烧伤创面按常规处理。普通创伤的伤口内用3%过氧化氢冲洗后，再用无菌生理盐水冲洗伤口。也可用稀释10倍的聚维酮碘消毒液冲洗或浸泡伤口进行消毒，外周皮肤按常规消毒，一般用0.5%聚维酮碘消毒。创伤较重者在缝合伤口前还需重新消毒铺巾。

5. 手术野皮肤消毒范围 对创口周围至少15 cm范围皮肤进行消毒。

（1）头部手术皮肤消毒范围（图2-2-1A）：头及前额。

（2）口、唇部手术皮肤消毒范围：面唇、颈及上胸部。

（3）颈部手术皮肤消毒范围（图2-2-1B）：上至下唇，下至乳头，两侧至斜方肌前缘。

（4）锁骨部手术皮肤消毒范围：上至颈部上缘，下至上臂上1/3处和乳头上缘，两侧过腋中线。

（5）胸部手术皮肤消毒范围（侧卧位）（图2-2-2，图示为右）：前后过中线，上至颈部、腋窝及上臂1/3处，下至脐水平线下可达髂前上棘。

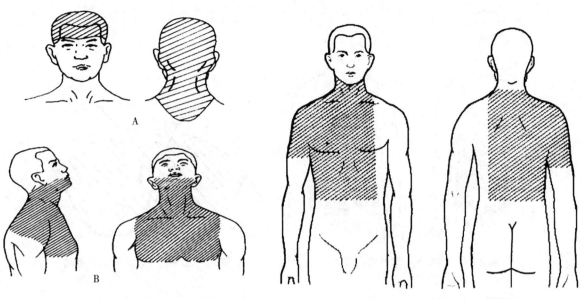

图 2-2-1　头部及颈部手术消毒范围　　　　　　图 2-2-2　胸部手术皮肤消毒范围

（6）乳腺癌根治手术皮肤消毒范围：前至对侧锁骨中线，后至腋后线，上达颈部，并消毒上臂及腋窝，下过脐水平线。如大腿取皮，则大腿过膝，周围消毒。

（7）上腹部手术皮肤消毒范围（图 2-2-3）：上至乳头，下至耻骨联合，两侧至腋中线。

（8）下腹部手术皮肤消毒范围：上至剑突，下至大腿上 1/3，两侧至腋中线。

（9）腹股沟及阴囊部手术皮肤消毒范围（图 2-2-4）：上至脐水平线，下至大腿中上 1/3，两侧至腋中线。

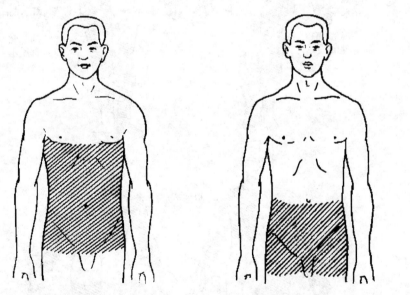

图 2-2-3　上腹部手术皮肤消毒范围　　图 2-2-4　腹股沟及阴囊部手术皮肤消毒范围

（10）颈椎手术皮肤消毒范围：上至颅顶，下至两腋窝连线。

（11）胸椎手术皮肤消毒范围：上至肩，下至髂嵴连线，两侧至腋中线。

（12）腰椎手术皮肤消毒范围：上至两腋窝连线，下过臀部，两侧至腋中线。

（13）肾脏手术皮肤消毒范围（图 2-2-5）：前后过中线，上至腋窝，下至腹股沟。

（14）会阴部手术皮肤消毒范围（图 2-2-6）：耻骨联合、肛门周围及臀部，大腿中上 1/3 内侧。

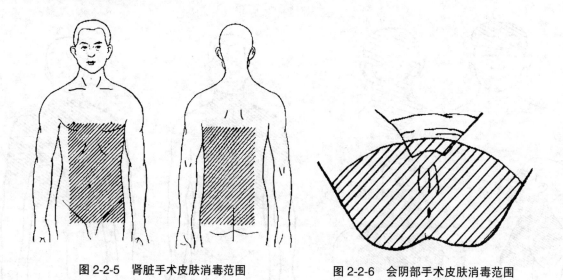

图 2-2-5 肾脏手术皮肤消毒范围

图 2-2-6 会阴部手术皮肤消毒范围

（15）四肢手术皮肤消毒范围（图 2-2-7）：周围消毒，上下各超过一个关节。

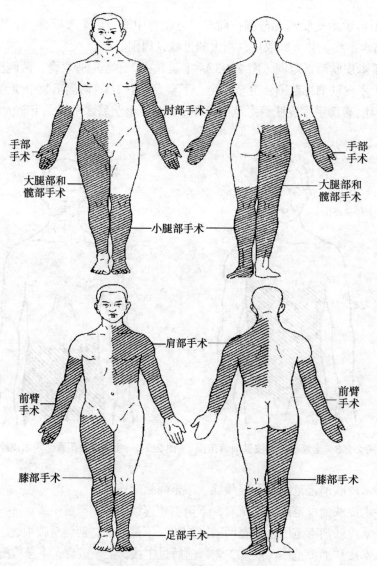

图 2-2-7 四肢手术皮肤消毒范围

五、注意事项

1. 面部、口唇和会阴部黏膜、阴囊等处，不能耐受碘酊的刺激，宜用刺激性小的 0.5% 聚维酮碘溶液消毒。

2. 涂擦各种消毒液时，应稍用力，以便增加消毒剂的渗透力。

3. 清洁伤口应以切口为中心向四周消毒；感染伤口、肛门会阴部、肠造口关闭术等，则应由手术区外周开始向感染伤口或有细菌污染处消毒。已接触消毒范围边缘或污染部位的消毒棉球或纱布，不能再返擦清洁处。

4. 消毒范围要包括手术切口周围 15 ~ 20 cm 的区域，如需延长切口则应扩大消毒范围。

5. 消毒过程中留白处，不应返回消毒，下一遍消毒时涂擦消毒；腹部消毒从脐部开始，消毒完毕使用新棉球或纱布蘸干消毒液。

6. 消毒棉球或纱布勿蘸过多消毒液，以免洒落烧伤皮肤。脱碘必须干净。

7. 卵圆钳始终保持头低柄高位。

8. 消毒后棉球（纱布）、卵圆钳、消毒碗等注意摆放位置，卵圆钳不可放回手术器械台。

9. 每次消毒后将用过的消毒棉球或纱布放入指定的医疗垃圾桶内。

六、临床案例解析

临床案例　患者，男性，69 岁，双侧小腿有类似蚯蚓状蓝色的曲张静脉团块 10 余年，近 2 周行走时小腿疼痛加重，以双腿静脉曲张收入院。入院后完善各项检查，拟行手术治疗。

要求：请为患者行手术区消毒，A 主操作者，B 器械护士，C 巡回护士。患者麻醉效果满意，左侧小腿静脉曲张处皮肤感染未痊愈，右侧小腿皮肤正常。免外科洗手。

案例解析：①择期手术若发现患者皮肤切口及周围有炎症，应延期手术，以免造成切口感染，故左侧小腿需延期手术，本次不需消毒；②按照下肢手术皮肤消毒范围进行消毒；③选用 0.5% 聚维酮碘进行消毒或 2.5% 碘酊加 75% 乙醇脱碘，消毒 3 遍。

思考题

李某，男，20 岁，因车祸伤 1 h 入院。查体：躁动，双侧瞳孔等大等圆，对光反射灵敏，可见头皮、右小腿局部皮肤擦伤，全腹膨隆疼痛，腹膜刺激征阳性，肠鸣音减弱，体温 36.5℃，呼吸 22 次 / 分，血压 70/40 mmHg，脉搏 110 次 / 分。X 线检查显示右侧外踝部骨折，移位不明显。头颅 CT 示：左侧额部硬膜下血肿，血肿量约 25 ml，中线无明显移位，给予积极抗休克治疗的同时即行急诊手术，已完成术前准备和麻醉。

要求：为该患者行手术区域消毒，请两位完成，免外科洗手。

第三章 铺单（铺巾）
（Clothing）

消毒铺巾的目的是显露手术区域皮肤，使手术区域成为无菌环境；遮盖手术区外的躯体其他部位，以避免或尽量减少术中污染。

一、适应证

手术操作均须铺巾。

二、禁忌证

对一次性消毒包内的巾、单材料过敏者，宜选用纯棉制的或其他不易致敏材质的巾（单）。

三、操作前准备

1. 患者准备
（1）已完成由手术医师、麻醉医师、手术室护士三方进行的手术安全核查。
（2）除局部麻醉外，手术患者已完成相应的麻醉工作。
（3）根据手术需要，已对手术患者完成了留置导尿。
（4）手术患者已根据具体的手术方式选择好正确体位，相应手术部位已做好醒目的手术标识。
（5）手术区皮肤准备良好、已消毒。

2. 操作者准备
（1）需要两人操作，一人铺巾，另一人作为器械护士或医生负责传递手术巾及相关的配合操作。
（2）操作者均已更换洗手衣，戴帽子、口罩，摘除首饰，修剪指甲，刷手；器械护士已刷手、穿手术衣。
（3）操作者了解患者病情、拟行手术方案及主刀者的切口设计。

3. 物品准备
（1）根据不同手术需要准备相应的一整套手术敷料包，以开腹手术为例，通常备手术巾 4~6 块，中单 2 条，剖腹单（大孔单）1 条。
（2）薄膜手术巾 1 块，如没有薄膜手术巾，常规准备巾钳 4 把。
（3）护士或助手检查手术敷料包的完整性，在有效期内，用手打开包外层 3/4，持物钳打开包装外层 1/4 及内层，检查灭菌指示卡，灭菌有效。

四、操作步骤（以腹部手术为例）

1. 操作者位于患者右侧，器械护士传递手术巾给操作者（手术巾按照 1/4 和 3/4 折叠，前 3 块折边朝向操作者，第 4 块朝向器械护士）。

2. 铺巾顺序

（1）操作者未穿手术衣时

1）操作者接第 1 块手术巾，手术巾在距皮肤 10 cm 以上高度放下，盖住切口的下方（图 2-3-1）。

2）第 2 块手术巾盖住切口的对侧。

3）第 3 块手术巾盖住切口的上方。

4）第 4 块手术巾盖住操作者的近侧。

（2）操作者已穿手术衣时

1）操作者接第 1 块手术巾，先铺操作者的近侧（图 2-3-1）。

2）第 2 块手术巾盖住切口的下方。

3）第 3 块手术巾盖住切口的对侧。

4）第 4 块手术巾盖住切口的上方。

3. 器械护士递巾钳（钳柄朝向操作者）给操作者（无接触），固定无菌巾（图 2-3-2）。或用薄膜手术巾覆盖切口。

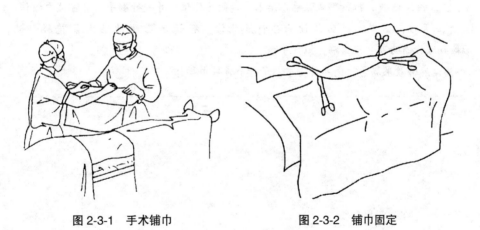

图 2-3-1 手术铺巾　　　　　　　图 2-3-2 铺巾固定

4. 器械护士协助操作者铺中单，先铺足侧，再铺头侧（注意保护手）。

5. 操作者重新刷手消毒，穿手术衣、戴手套。

6. 器械护士及操作者配合铺剖腹单（大孔单）：确定大孔单方向，器械护士将一端递给操作者，将孔对准手术部位放下，展开大孔单时应将手包裹在大孔单边缘内（先头端再足端），大孔单头端应盖过麻醉架，再向下展开，盖住手术托盘和手术床尾，遮盖除手术区以外身体其余部位。两侧和足端应下垂超过手术台边缘 30 cm。

五、注意事项

1. 铺巾全过程，操作者不能接触器械护士。

2. 铺巾时每块手术巾的反折部靠近切口。

3. 消毒的手臂不能接触靠近手术区的灭菌敷料，铺巾时双手只接触手术巾的边角部。

4. 手术巾一旦铺好不能随便移动，如需调整只能由内（靠近刀口位置）向外移动，否则重新铺巾。

5. 铺巾过程中如被单污染应立即更换。

6. 大孔单的头端应盖过麻醉架，两侧和足端应下垂超过手术台边缘 30 cm。

7. 固定吸引、电刀线等不得用巾钳，以防巾钳移动造成污染，可用组织钳固定。

六、临床案例解析

临床案例　患者男性，71 岁，因反复便血 1 个月就诊。入院后行肠镜检查示直肠内菜花样肿块，距肛门 5 cm，活检病理诊断为低分化腺癌，拟行手术治疗。

要求：请为患者行消毒铺巾，A 主操作，B 器械护士，C 巡回护士。患者麻醉效果满意，免外科洗手。

案例解析：①下腹会阴部的手术消毒范围：剑突水平线为上限，耻骨联合及双侧大腿上 1/3 为下限，右侧至腋前线，左侧至腋后线；②按照右侧腹切口铺巾不得分；③打开大孔单时先头端再足端。

思考题

1. 患者，女性，45 岁，拟行甲状腺癌根治术。请简述体位，并进行刷手、消毒铺巾操作。

2. 患者，男性，65 岁，因反复便血 2 个月就诊。肠镜示乙状结肠内菜花样肿块，距肛门 25 cm，活检病理诊断为高分化腺癌，拟行手术。

要求：患者麻醉效果满意，免外科洗手。请行消毒铺巾操作。

第四章　穿脱手术衣、戴无菌手套
（Wearing and Removing the Surgical Gowns and Surgical Gloves）

　　建立无菌屏障，隔绝参与手术人员皮肤和衣物上的细菌，减少或预防细菌移位到手术切口引起感染。任何一种洗手方法，都不能完全消灭皮肤深处的细菌，这些细菌在手术过程中会逐渐移行至皮肤表面并迅速繁殖生长。所以，外科洗手之后仍不能直接接触无菌物品和手术切口，必须穿无菌手术衣、戴无菌手套后方可进行手术。

一、适应证

　　所有参与手术人员均须穿无菌手术衣及戴无菌手套。

二、操作前准备

　　1. 物品准备　无菌手术衣包，不同型号的无菌手套。
　　2. 操作者准备
　　（1）参与手术的人员均已更换手术衣，戴帽子、口罩，摘除首饰，修剪指甲，完成刷手。
　　（2）巡回护士检查无菌手术衣包和无菌手套：包装完好，在有效期内。巡回护士打开无菌手术衣包的外层，检查灭菌指示卡，灭菌合格。

三、操作步骤

　　1. 穿无菌手术衣
　　（1）从已打开的无菌手术衣包内取一件折叠的手术衣，手抓住手术衣的胸前部位，不得触及手术衣的下面和外面。在手术室内空旷处（注意手术衣远离胸前、周围人员及物品），打开折叠，用双手分别提起手术衣的衣领两端，轻轻抖开手术衣，内面朝自己，有腰带的一面向外（图2-4-1A）。
　　（2）将手术衣略向上抛起，双手顺势同时插入衣袖内，两臂平举伸向前，迅速将两臂插入袖筒，由巡回护士协助在后面穿衣，牵拉衣袖，双手即可伸出袖口（若为无接触戴手套，双手不伸出袖口），不得用未戴手套的手拉衣袖或接触手术衣的其他部位（图2-4-1B）。
　　（3）若为传统后开襟式手术衣，由巡回护士从背后系好颈部衣带（图2-4-1C），穿衣者双臂交叉，双手提起腰带的下端略向后递给巡回护士（不可触及巡回护士的手），巡回护士协助将腰带及后部的衣带系好（图2-4-1D）。
　　（4）若为后包式手术衣，双手戴好无菌手套后，解开并提起前襟的腰带，将右手的腰带递给已戴好无菌手套的手术人员，或由巡回护士用无菌持物钳夹持（不得自行将腰带从后方绕至前方），自身向左后旋转，使腰带绕穿衣者1周，穿衣者自行在左侧腰间系紧。

（5）穿好手术衣、戴好无菌手套，在等待手术开始前，应将双手互握置于胸前。双手不可高举过肩、垂于腰下，也不可交叉放于腋下或胸前的布兜内。

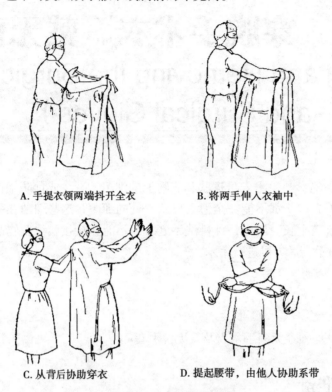

A. 手提衣领两端抖开全衣　　　　　　B. 将两手伸入衣袖中

C. 从背后协助穿衣　　　　　　　D. 提起腰带，由他人协助系带

图 2-4-1　穿无菌手术衣

2. 戴无菌手套

（1）接触式戴无菌手套法

1）选取适合型号的手套，巡回护士打开外包装，术者取出内层套袋，将两只手套合掌并捏住手套口翻折部取出。

2）左手捏住两只手套内侧的套口翻折部并使手套各指自然下垂（图 2-4-2A）。

3）先将右手插入右手手套，再用戴好手套的右手指插入左手手套翻折的内部帮助左手插入手套（图 2-4-2B，2-4-2C）。原则是手套外面不可触及手部皮肤。

4）将手套翻折部翻回盖住袖口（图 2-4-2D），交替整理袖口，套扎后不使手腕外露；双手相互略作调整，使各手指完全贴合手套（图 2-4-2E）。

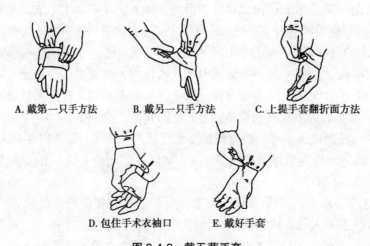

A. 戴第一只手方法　　　B. 戴另一只手方法　　　C. 上提手套翻折面方法

D. 包住手术衣袖口　　　　　E. 戴好手套

图 2-4-2　戴无菌手套

5）注意在未戴无菌手套前，手指不能接触无菌手套的外面；已戴手套后，手套的外面不能接触皮肤。若为有粉手套，需用无菌生理盐水冲净。

（2）无接触戴手套法

1）穿上无菌手术衣后，双手伸至袖口处，手不出袖口。

2）选用合适型号的手套，由巡回护士拆开外包装，术者隔着衣袖取出内层套袋，打开并平铺于无菌台上。

3）左手在袖口内，手掌朝上摊平，右手隔着衣袖取左手套放于左手手掌上，手套的手指指向自己，各手指相对。

4）左手四指隔着衣袖将套口翻折部的一侧双层折边抓住，右手隔着衣袖将另一侧双层折边翻于袖口上，包住左手四指，然后将单层折边向上提拉并包住整个左手。右手隔着衣袖向上提拉左手衣袖，左手顺势伸出衣袖并迅速伸入手套内。

5）同法戴右手手套。

6）双手最后略作调整，使各手指完全贴合手套。

3. **脱手术衣**

（1）他人协助脱手术衣法：脱衣者双手向前微屈肘，巡回护士从其背后解开各衣带，转至前方面对脱衣者，抓住衣领将手术衣从肩膀向肘部翻转，然后再向手的方向扯脱，如此，则手套的腕部就随之翻转于手上。

（2）单人脱手术衣法：巡回护士解开脱衣者背后的衣带，脱衣者左手抓住右肩手术衣外面，自上向下拉至腕部，使衣袖翻向外。右手隔着衣袖用同法拉下左肩手术衣。最后脱下全部手术衣，使衣里外翻，此时手套的腕部翻转于手上。将手术衣扔于污衣袋内，保护手臂及洗手，衣裤不被手术衣外面所污染。

4. **脱手套**　一手捏住另一手腕部外侧，脱下手套；脱掉手套的手拇指深入另一手套及手掌之间，翻转脱下另一手套。

四、注意事项

1. 拿手术衣时勿触碰其他衣服，手术衣污染时要更换。

2. 穿手术衣时，手臂避免高于肩部。

3. 穿手术衣时，不得用未戴手套的手牵拉衣袖或接触手术衣其他部位，以免污染。

4. 穿好手术衣后，肩部以下、腰部以上、腋前线前、双上肢为无菌区域。不可触碰有菌区、物品及其他人员。若发现手术衣的无菌区部位有破损、浸湿或疑有污染，应立即更换。

5. 不戴手套的手不可触及手套的外面，戴手套的手不可触及手套的内面及皮肤。若发现手套破损或疑有污染应立即更换。

6. 接台手术时应先脱手术衣，再脱手套。

7. 紧急抢救手术，来不及按常规洗手时，用碘酊和乙醇或 0.5% 聚维酮碘消毒双手和前臂。应先戴手套，后穿手术衣，再戴一副手套。

思考题

假设你正在做胃癌根治手术，已经在关腹了，碰巧对面手术间请求你上台急会诊，你应该如何正确地脱手术衣和手套？

第五章　手术基本操作
（Essential Surgical Skills）

手术基本操作是所有临床外科医生从事临床工作首先要掌握的基本技能，如同婴儿要首先学会说话、行走一样，然后才能进行各种各样的工作。这些基本操作技能包括切开、缝合、结扎、止血等，是外科手术的基本技巧。对基本操作的训练有助于锻炼医生手的灵活性和稳定性，培养左右手的协调配合能力。熟练掌握外科基本操作技术，对全面提高外科手术质量，提高医疗服务水平，有非常重要的意义。

一、适应证

需要手术的患者，贯穿手术的全过程。

二、禁忌证

1. 存在手术禁忌证的患者。
2. 合并感染的切口不能进行缝合。

三、操作规程

（一）切开（cutting）

1. 切开前的基本准备

（1）核查：切开前务必核对患者信息、病变部位和预定术式，使手术切口与病变部位及手术方式一致。明确手术部位无误。

（2）标记：所有的切口均应在预定切口区用深色笔画标记线。

（3）准备：①针对手术选择相应的麻醉方式；②完成手术区消毒、铺巾及麻醉；③手术人员完成切开前的无菌准备。

2. 切开的器械准备　切开的主要器械是手术刀，手术刀分为刀片和刀柄两部分。刀片通常有圆和尖两种类型。刀片型号常规有 11 号（尖刀片）、12 号（镰状刀片）、20 号、21 号等。使用前用持针器夹持刀片背侧上方，刀尖对外侧，和刀柄的沟槽嵌合推入即可，不可徒手操作。术毕用持针器夹住刀片的下方取出刀片。

3. 切开的原则

（1）按照正常的解剖结构。

（2）尽量减少组织的损伤。

（3）适宜、方便的原则：距离手术部位最近，切口长度适宜。

（4）维护局部的功能，减少术后对生理功能的影响。

4. 执刀方式 根据切口的部位、大小和性质的不同，执刀的方式常有以下 4 种（图 2-5-1）。

（1）执弓式：适用于较大的胸腹部切口。

（2）执笔式：适用于小的皮肤切口或较为精细的切口。

（3）握持式：适用于范围较广的大块组织切割，如截肢等。

（4）反挑式：先将刀锋刺入组织，再向上反挑。适用于管道的切开、脓肿切开。

5. 常见的切开技术

（1）皮肤切开（图 2-5-2）：垂直进刀，水平走刀，垂直出刀，用力均匀。

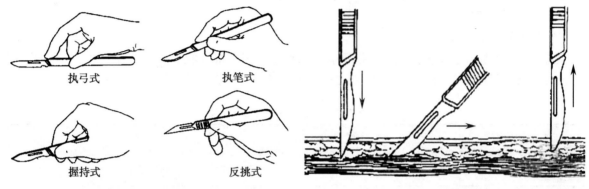

图 2-5-1　执刀的方式　　　　　　　　图 2-5-2　皮肤切开法

1）切开前再次消毒皮肤，用有齿镊检查切口麻醉效果，告知麻醉师手术开始（非局部麻醉时）。

2）切开时不可使皮肤随刀移动，术者应分开左手拇指和示指，绷紧、固定切口两侧的皮肤，较大切口应由术者和助手用左手掌边缘或纱布垫相对应压迫并绷紧皮肤。

3）刀刃与皮肤垂直，否则会切成斜形的创口，不易缝合，影响愈合；切开时用力要均匀，一刀切开皮肤全层，避免多次切割致切口不整齐。

4）如用电刀配合切开，应先按前述方法将皮肤切至真皮层，再在术者和助手使用有齿镊相对提起组织后，使用电刀逐层切开皮肤、皮下组织。

（2）浅部脓肿切开

1）用尖刀刺入脓肿腔中央，向两端延长切口。如脓肿不大，切口最好到达脓腔边缘。

2）切开脓肿后，以手指伸入其中，如有间隔组织，可轻轻地将其分开，使其成单一的空腔，以利于排脓。如脓肿较大，或因局部解剖关系，不宜做大切口者，可在脓腔两侧切开做对口引流。

3）填入蓬松湿纱布或聚维酮碘纱布，或凡士林纱布，并用干纱布或棉垫包扎。

（3）深部脓肿切开

1）切开前先用针穿刺抽吸，找到脓腔后，将针头留在原处，作为切开的标志。

2）先切开皮肤、皮下组织，然后顺针头的方向，用止血钳钝性分开肌层，到达脓腔后，将其充分打开，并用手指伸入脓腔内检查。

3）手术后置入干纱布，一端留在外面，或置入有侧孔的橡皮引流条或引流管。

4）若脓肿切开后，腔内有多量出血时，可用干纱布按顺序紧紧地填塞整个脓腔，以压迫止血。术后 2 天，用无菌生理盐水浸湿全部填塞敷料后，轻轻取出，改换成烟卷或凡士林纱布引流。

5）术后做好手术记录，特别应注意填入引流物的数量。原则上将脓液送细菌培养加药敏试验。

（4）腹腔切开

1）术者与一助交替提起腹膜，用刀柄或手指检查，确保无腹膜内其他组织。

2）在两钳之间先切一小口，术者与助手分别用弯血管钳在直视下夹住对侧的腹膜，然后再扩大腹膜切口至与皮肤切口大小一致（或稍大）。在切开腹膜的过程中，应始终上抬腹壁，以免误伤腹腔内脏器。

（5）胆管、输尿管的切开：原则上应在管道的前壁预定切口的两侧做细丝线悬吊后，再用尖刀片在两线之间切开，避免直接切开可能伤及管道后壁。

（二）基本缝合法（practical suture techniques）

1. **目的**　通过缝合切口，使切口边缘相互对合紧密，消除组织腔隙，维持切口张力，促进组织愈合。

2. **适应证**　适用于手术切口和新鲜可以缝合的创口。

3. **禁忌证**　禁用于感染的创口。

4. **器械及物品准备**

（1）常用器械：手术刀1把、有齿镊和无齿镊各1把、持针器1把、线剪1把、止血钳2把（直头或弯头按需准备）、缝合针数套（表2-5-1）、合适型号的无菌手套等。

表2-5-1　常见缝合针的型号和用途

形状	规格	用途
1/4 环针	多种不同规格	眼科手术和显微外科手术
曲形三角针（3/8）	大针 17~50 mm，小针 9~16 mm	皮肤和较表浅部位缝合
曲形圆体针（3/8）	大针 17~50 mm，小针 9~16 mm	较表浅部位，如胃肠、腹膜、筋膜等组织缝合
1/2 环三角针	长 20~50 mm	缝合肌腱、面部组织等
1/2 环圆体针	长 20~50 mm	缝合腹膜、筋膜等
5/8 环圆体针	长 20~50 mm	特殊部位的胸腹膜，或深部体腔的贯穿缝扎
圆形鱼钩样针	长 9~20 mm	特殊部位缝合或疝修补术
无创缝合针	多种不同规格	缝合神经、血管、角膜等

（2）缝合线：外科缝合材料有多种，适用的范围各不相同，应注意合理选择缝线。目前常用的缝合线有：丝线、金属线、单纤维尼龙线、多纤维尼龙线、可吸收线。每种缝合线的型号若干，其规格和用途见图2-5-3。

5. **常见的缝合方法**

（1）单纯间断缝合法（interrupted suture）（图2-5-4）：每缝一针单独打结。多用于皮肤、皮下组织、肌肉、腱膜的缝合。

（2）单纯连续缝合法（continuous suture）（图2-5-5）：在第一针缝合后打结，继而用该缝线缝合整个创口，结束前的一针，将线尾拉出留在对侧，形成双线与缝线打结。常用于缝合腹膜、胃肠道和血管等。

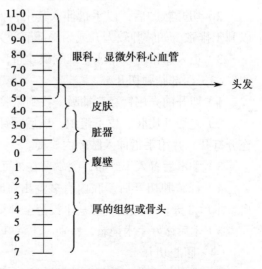

图 2-5-3　常用缝合线的规格和用途

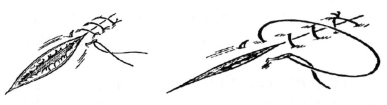

图 2-5-4　单纯间断缝合法　　　图 2-5-5　单纯连续缝合法

（3）连续锁边缝合法（continuous hemstitch sutures）（图 2-5-6）：缝合过程中每次将线交错。多用于胃肠道断端的关闭、皮肤移植时的缝合。

（4）"8"字缝合法（图 2-5-7）：由两个间断缝合组成，缝扎牢固省时。如筋膜的缝合。

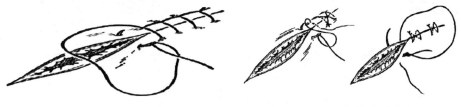

图 2-5-6　连续锁边缝合法　　　图 2-5-7　"8"字缝合法

（5）褥式缝合法（mattress suture）：使创缘部分组织内翻，外面保持平滑，如胃肠道吻合和膀胱的缝合。

1）间断垂直褥式内翻缝合法：又称伦孛特（Lembert）缝合法（图 2-5-8A），常用于胃肠道吻合时缝合浆肌层。

2）间断水平褥式内翻缝合法：又称霍尔斯特德（Halsted）缝合法（图 2-5-8B），多用于胃肠道浆肌层缝合。

3）连续水平褥式浆肌层内翻缝合法：又称库欣（Cushing）缝合法（图 2-5-8C）。如胃肠道浆肌层缝合。

4）连续全层水平褥式内翻缝合法：又称康乃尔（Connell）缝合法（图 2-5-8D）。如胃肠道全层缝合。

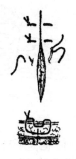 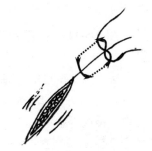

A. 间断垂直褥式内翻缝合法　　　B. 间断水平褥式内翻缝合法

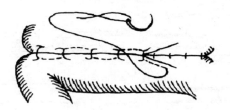 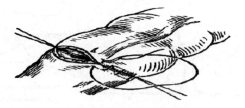

C. 连续水平褥式浆肌层内翻缝合法　　　D. 连续全层水平褥式内翻缝合法

图 2-5-8　褥式缝合法

5）荷包缝合法：在组织表面以环形连续缝合 1 周，结扎时将中心内翻包埋，表面光滑，有利于愈合。常用于胃肠道小切口或针眼的关闭、阑尾残端的包埋、造瘘管在器官的固定等。

（6）外翻缝合法

1）间断垂直褥式外翻缝合法（图 2-5-9A）：如松弛皮肤的缝合。

2）间断水平褥式外翻缝合法：又称 Halsted 缝合法（图 2-5-9B）。如皮肤缝合。

3）连续水平褥式外翻缝合法（图 2-5-9C）：多用于血管壁吻合。

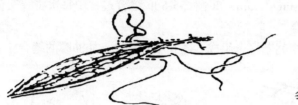 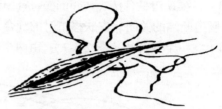

A. 间断垂直褥式外翻缝合法　　　　　B. 间断水平褥式外翻缝合法

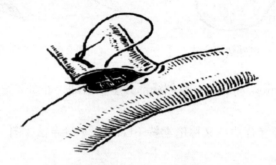

C. 连续水平褥式外翻缝合法

图 2-5-9　外翻缝合法

（7）减张缝合法（图 2-5-10）：从腹膜外将皮肤、皮下组织、肌肉全层缝合，以减轻伤口的张力，从而保证组织的愈合。

（8）肌腱缝合法

1）"8"字缝合法（图 2-5-11A）：适用于扁而宽、两断端粗细相等的肌腱。

2）双"十"字缝合法（图 2-5-11B）：适用于多数肌腱断裂。在断掌、断指再植时可用此法缝合肌腱，以便利用更多时间修复血管、神经等组织。

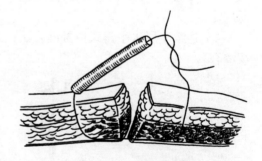

图 2-5-10　减张缝合法

3）Kessler 缝合法（图 2-5-11C）：是一种较好的缝合方法，使肌腱断端接触良好，粗糙面不外露。

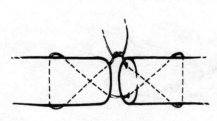 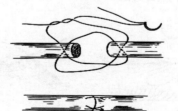 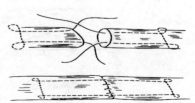

A. 肌腱"8"字缝合法　　　　B. 肌腱双"十"字缝合法　　　　C. 肌腱 Kessler 缝合法

图 2-5-11　肌腱缝合法

（9）皮内缝合法：从切口一端进针，交替经两侧切口边缘的皮内穿过，直至切口的另一端穿出，最后抽紧。常用于颈部甲状腺手术切口、剖宫产手术切口等。

6. 组织缝合的基本原则和要求

（1）原则：由深到浅、按层次对合。

（2）要求：①无论何种缝合线均为异物，应尽可能选用较细的线或少用线，一般选用线的拉力大于组织张力即可；②不同的组织和器官有不同的缝合方法，选择适当的缝合方法是做好缝合的前提条件；③缝合需对称，针距、边距对等，对合整齐；④不能留无效腔；⑤松紧度适宜；⑥已经感染的伤口除皮肤外，不宜用丝线缝合；⑦剪线：持剪者将线剪尖略微张开，沿线滑下，在接近线头 3～4 mm 处剪刀倾斜 45°，保留 2～3 mm 线头处将线剪断。原则上，体内组织缝线线头保留 2 mm；肠线线头保留 3～4 mm；血管缝线保留 5～8 mm；皮肤缝线应保留长一些，一般为 5～8 mm，便于以后拆除。

（三）结扎（ligation）

结扎是保证手术成功的关键，术中的止血和缝合均需进行结扎。打结方法的正确可靠，对于预防术后出血、吻合口瘘等并发症，以及保证医疗安全，具有十分重要的意义。

1. 手术结的种类 常用的有方结、三重结、外科结。

（1）方结（平结）（square knot）：由方向相反的两个单结组成，为手术中最常用的结扎方式。其特点是结扎线来回交错，着力均匀，打成后愈拉愈紧，不会松开或脱落，因而牢固可靠。用于结扎小血管和各种组织缝合的打结。

（2）三重结（triple knot）：在方结的基础上再加一个单结，共三个结，第三个结和第一个结的方向相同，以加强结扎线间的摩擦力，防止线松散滑脱，因而牢固可靠，常用于有张力的缝合、大血管、瘤蒂的结扎或羊肠线、尼龙线等的打结。注意第一结必须保持缚紧状态。

（3）外科结（surgical knot）：第一个结的线圈绕两次，使接触面扩大，摩擦面增加，打第二个结时不易滑脱和松散，比较牢固可靠，可用于结扎大血管。

2. 打结方法

（1）单手打结法（one-hand technique）（图 2-5-12）：常用，简便迅速。左右手均可打结。术中应用最广泛。

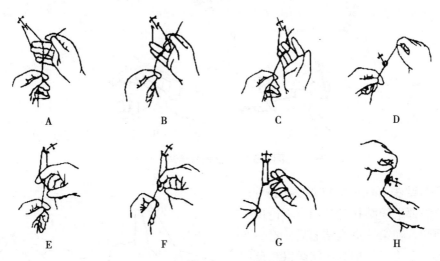

图 2-5-12　单手打结法

（2）双手打结法（two-hand technique）（图 2-5-13）：分别以左、右手用相同的方法打成两个交叉结，对深部或组织张力较大的缝合结扎较为方便可靠。

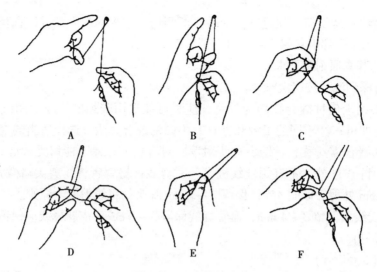

图 2-5-13 双手打结法

（3）器械打结法（持钳打结法，instrument tie）（图 2-5-14）：一般左手捏住缝合针线一段，右手用持针器或血管钳打结。用于连续缝合、深部操作、线头较短以及一些精细手术时。

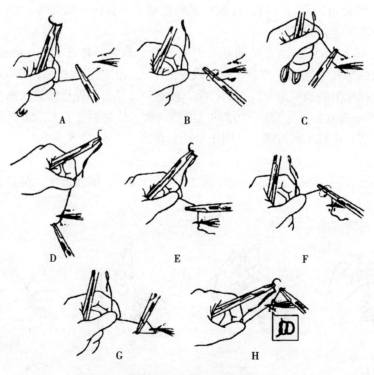

图 2-5-14 器械打结法

（4）深部打结法（deep tie）（图 2-5-15）：胸、腹、盆腔深部组织结扎时常用，不论用手还是用止血钳，在第一道线结起后，将一线拉紧，用另一手将线结推下；同样以相反方向结扎第二个线结。

3. 打结注意事项

（1）无论用何种方法打结，第一结和

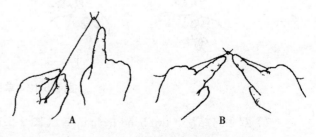

图 2-5-15 深部打结法

第二结的方向必须相反，否则即成假结，容易滑脱。即使两结的方向相反，如果两手用力不均匀，只拉紧一根线，即成滑结。

（2）打结时，均应放平后再拉紧，如果未放平，可将线尾交换位置，忌使呈锐角，否则，稍微用力即会将线扯断。

（3）结扎时，两手用力应缓慢均匀。两手的距离不宜离线结处太远，特别是深部打结时，最好用一手指按住线结近处，慢慢拉紧，否则易将线扯断或因未结扎紧而滑脱。

（4）临床工作实践中，结扎组织和血管时，应在第一个单结完成后，让助手松开止血钳，打结者再次收紧线结，确保可靠后再打第二个结。必要时可由助手用止血钳夹住第一个结。

（5）重要的组织和血管需要实施两次以上的结扎；大的血管使用细线结扎比粗线更可靠，粗线难以完全阻断血流且更容易滑脱。

（6）对脆、易碎、重要的组织打结时要求左、右手以及线结三点应呈一条直线，对结扎的组织不能有撕扯的张力。

四、切开缝合的操作步骤（表 2-5-2）

表 2-5-2　切开缝合的操作步骤（以腹部正中切开缝合为例，双人操作）

	操作步骤
操作前准备	• **医生准备**：穿刷手衣裤，戴帽子、口罩
	• 核对患者信息、手术方式、手术部位 • 标记切口 • 外科洗手、消毒、铺巾
操作过程	• 上台以后再次核对患者信息，检查麻醉效果
	• **固定皮肤**：大切口，两侧放置纱布垫，操作者和助手分别用左手掌边缘固定；小切口，操作者用左手拇指和示指固定切口两侧
	• **切开皮肤、皮下组织**：选择合适的执刀方式，刀刃与皮肤垂直，均匀用力，垂直进刀，水平走行，垂直出刀，一次切开皮肤、皮下组织
	• **更换刀片，切开白线**
	• **切开腹膜**：操作者与助手交替提起腹膜，确保未夹到腹腔内组织；先切一小口，操作者与助手分别用止血钳夹住对侧的腹膜，扩大切口，与皮肤切口大小一致
	• **护皮，探查腹腔，继续手术操作。手术结束后继续进行关腹操作**
	• **腹膜缝合**：采用连续缝合或间断缝合两种方法，圆针，一般选用 1-0 或 2-0 缝合线，针距 1.0 cm，边距 0.5 cm
	• **白线缝合**：生理盐水冲洗切口，圆针，一般选用 1-0 或 2-0 缝合线间断缝合
	• **皮下组织缝合**：一般选用 3-0 缝合线做单纯间断缝合，圆针
	• **皮肤缝合**：一般选用 2-0 缝合线做缝合，选择角针，缝合方式可选择单纯间断缝合、垂直褥式外翻缝合等
	• **缝合完毕后，用有齿镊进行对皮，保证切缘对齐，用乙醇再次进行消毒，无菌敷料覆盖切口**

五、临床案例解析

临床案例1 患者，男性，40岁，因"小肠坏死"行小肠部分切除＋吻合术，请行小肠断端吻合术。

案例解析：①行肠切除前需保护术区，切除远端用肠钳夹闭，切除后用聚维酮碘消毒断端；②先行缝合预吻合肠管两端，两针进行悬吊；③缝合后壁：可采用全层间断缝合或连续全层缝合；④缝合前壁：可采用全层间断内翻缝合或全层连续缝合；⑤松开肠钳，前后壁行间断或全层浆肌层内翻缝合加固；⑥关闭系膜裂孔，检查吻合口通畅、血运好，无张力。重点考察缝合的技术及熟练程度，以及对细节的把握。

临床案例2 患者，男性，53岁，因胆管肿瘤行手术治疗，手术主要操作已完成，请做腹部切口缝合。

案例解析：腹部切口缝合的缝线有可吸收线和不可吸收线，为了避免异物反应，建议使用可吸收线。下面以可吸收线为例操作。

（1）腹膜层的缝合：对于经腹直肌切口，腹膜与腹直肌后鞘被看作一个层次一起缝合，称为"腹膜层"。腹膜层的缝合可采用连续缝合或间断缝合两种方式，一般选用1-0或2-0可吸收线，也可采用间断水平褥式外翻缝合方法。切口张力较大时，应在全部缝线缝好后一起交叉拉紧，逐一打结，每结至少为三重结，一般针距1 cm，边距0.5 cm。如连续缝合，其间可加固几针。单纯腹膜缝合选用3-0或4-0可吸收线间断或连续缝合。

（2）腹直肌前鞘的缝合：腹膜层缝合后，用无菌生理盐水冲洗切口。腹直肌前鞘的缝合一般采用1-0或2-0可吸收线间断缝合。避免缝合腹直肌肌肉而造成肌肉损伤、坏死，也应避免带入大量皮下脂肪而影响愈合速度。

（3）皮下组织的缝合：一般选用3-0或4-0可吸收线做单纯间断缝合。对于皮下脂肪层较厚的切口，可以分层缝合皮下层，避免遗留无效腔。若皮下组织较薄，也可与皮肤一起缝合。

（4）皮肤的缝合：可选用间断缝合、皮肤钉合器钉合和皮内缝合的方法。一般选用型号适宜的三角针、3-0或4-0丝线间断缝合。缝合要求：边距0.5 cm，针距1.0 cm。

思考题

1. 患者，男性，75岁，胰十二指肠切除术后7天，发现切口全层裂开。请完成切口缝合。

2. 患者，男性，21岁，踢足球致左足外伤疼痛、活动受限2 h。CT检查未发现骨折征象，考虑左跟腱断裂。请行肌腱缝合。

第六章　换　药
(Dressing Change)

通过换药，可观察伤口愈合情况；清除伤口表面污物和坏死组织，封闭残腔，保持引流通畅；伤口消毒，预防和减少继发感染，促进伤口愈合。

一、适应证

1. 术后无菌伤口，无特殊反应，每 3 天换药一次。
2. 伤口渗血或液体渗出、敷料渗湿等，换药观察伤口，必要时止血消毒。
3. 新鲜肉芽创面，隔 1~2 天换药 1 次。
4. 感染创口及分泌物较多的伤口，每日换药 1 次。
5. 严重感染或置引流的伤口及粪瘘等，应根据其引流量的多少，决定换药的次数。
6. 烟卷、纱条引流伤口，每日换药 1~2 次，并在术后 12~24 h 转动烟卷，并适时拔除引流。
7. 硅胶管引流伤口，隔 2~3 天换药 1 次，引流 3~7 天拔除时给予换药。

二、禁忌证

无绝对的禁忌证。

三、操作前准备

1. 操作者准备
（1）穿工作服，戴帽子、口罩，摘除首饰，修剪指甲，洗手。
（2）核对患者信息，了解患者伤口位置及体位摆放。有多名患者需换药时，决定换药顺序。
（3）选择适当的换药地点。

2. 患者准备
（1）核对信息，了解伤口情况，对操作过程中可能出现的状况进行充分的评估。
（2）了解操作目的、操作过程及可能出现的情况，知情同意；穿着保暖、舒适、适宜暴露伤口的衣物，注意保护患者隐私。
（3）对于伤口较复杂或疼痛较重者，可适当给予镇痛以减轻或缓解其痛苦和恐惧。

3. 物品准备
（1）换药包（保质期内）：治疗盘（碗）2 个、止血钳 2 把（或平镊 1 把、有齿镊 1 把）、卵圆钳。
（2）消毒剂（2.5% 碘酊 +75% 乙醇、0.5% 聚维酮碘）、无菌生理盐水、棉球、纱布、手套、胶带、快速手消毒液、治疗巾。

（3）特殊用材：过氧化氢、汽油、松节油、剪刀、注射器、凡士林纱布、棉签、高渗盐水、高渗葡萄糖、胸腹带、引流条等。

（4）治疗车、可回收垃圾桶及医疗垃圾桶。

4. 环境准备 宽敞明亮、安静清洁、舒适安全，适宜操作。

四、操作步骤

（一）清洁伤口换药的操作步骤

1. 做好换药前准备（操作者、患者、物品），用手打开换药包外层，卵圆钳打开内层敷料，查看灭菌指示卡；夹持棉球倒消毒液，合理摆放器械，划分区域。

2. 暴露伤口 使患者取舒适体位，去除衣物，观察敷料渗液、颜色。敷料清洁时可用手揭外层敷料（必要时戴手套），内面向上置于弯盘，用镊子揭去内层敷料。若有粘连，用无菌生理盐水湿润后，缓慢揭除敷料。

3. 观察伤口 观察伤口有无红肿、出血，有无分泌物及特殊颜色，用镊子触诊伤口周围，有无疼痛、波动及落空感。如有引流管，还要注意观察引流物和引流管固定情况。

4. 清理伤口 两把镊子分为直接接触伤口的镊子（有齿镊）、从换药碗夹取物品用相对洁净的镊子（平镊）。用平镊夹取蘸有消毒液的棉球，传递给有齿镊。两把镊子应无接触，注意使平镊处于高位。由内向外，消毒 3 遍，范围为伤口周边 5 cm，依次递减。

5. 覆盖伤口，固定敷料 无菌敷料（根据伤口选择敷料、引流等，8 ~ 12 层）覆盖伤口，胶布垂直于肢体长轴固定，胶布边缘距敷料 0.5 cm。

6. 整理患者衣物，告知注意事项，按分类做好医疗垃圾处理，洗手，记录。

（二）感染伤口换药的操作步骤

1. 做好换药前准备（操作者、患者、物品）。

2. 暴露伤口 同清洁伤口换药。

3. 观察伤口 同清洁伤口换药。

4. 取样及清理伤口 若未戴手套揭除外层敷料，需重新洗手。伤口有感染或渗出物时，消毒前用拭子取样培养，根据需求拆线（若脓液较多，用注射器取样；若脓液少，用拭子取样），由外向内用 0.5% 聚维酮碘消毒 3 遍。待脓液排尽（也可用无菌生理盐水棉球拭去脓液），探查伤口深度，有无间隔，将凡士林纱条一端填塞脓腔，另一端放在伤口外引流。

5. 覆盖伤口，固定敷料 同清洁伤口换药。

6. 整理患者衣物，告知注意事项，按分类做好医疗垃圾处理，洗手，记录。

五、相关知识

1. 消毒剂及清洗剂

（1）乙醇/碘酒：能够脱脂，固定细菌蛋白，在皮脂腺丰富的地方更具穿透力，可应用于头皮的创口周围；表皮完整的伤口可以用乙醇换药，如果表皮破损，则不建议用乙醇；面部、黏膜等处不建议用碘酒，因其有腐蚀作用，脱碘不彻底可使皮肤染色，且易发生过敏反应。

（2）聚维酮碘（碘伏）：对黏膜刺激性小，不需用乙醇脱碘，无腐蚀作用，且毒性低。聚维酮碘无论是应用范围（黏膜、皮肤等），还是消毒效果均优于碘酒（较少过敏反应）。但其对油腻的创口或者皮脂腺发达的部位无效或者效果不好；对于出血多的伤口，效果也不好；创面过大时也不宜应用。

（3）生理盐水：一般用于血供丰富、创面分泌物较多、感染机会小且感觉敏锐的黏膜。生理盐水的应用主要是为了冲洗和湿化，对于一个面积广泛的、不平整的创口，全面擦拭是不现实的，冲洗能够去除创面的污染物。

（4）高渗盐水：用于创面水肿较重时，高渗盐水能起到局部脱水作用。高渗盐水加凡士林纱布可刺激肉芽的生长，在临床上经常用于未一期闭合的创口，或是在感染创口清创彻底后应用。

（5）高渗葡萄糖：高渗葡萄糖能均匀分布于创面，造成高渗环境，致细菌脱水，从而失去繁殖能力，使菌体死亡，并能使机体局部细胞脱水，减轻创面及肉芽组织水肿，同时能形成保护膜，防止细胞继续侵入感染，能改善局部血液循环，改善创面周围营养，促进创面愈合。此外，葡萄糖还具有生肌作用，可减少创面疼痛，利于创口愈合，对于感染性创口局部营养差、创口面积大、换用其他药物后疗效差或无效者，下肢静脉曲张表面皮肤糜烂溃疡、创面愈合难者，浅Ⅱ度到深Ⅱ度小面积烧伤水肿明显、创面愈合缓慢者，以及褥疮疗效较为显著。

2. 分泌物识别

（1）血液：血性、淡血性、鲜红血性、陈旧血性。

（2）血浆：淡黄色清亮液体。

（3）脓液：颜色、气味、黏稠度等根据细菌种类而不同（铜绿假单胞菌感染渗液为绿色，大肠埃希菌感染脓液有粪臭味）。

（4）空腔脏器漏出液：胆汁、胰液、胃肠道液体、尿液等。

3. 缝线及引流相关处置

（1）考虑是否要拆线，全拆还是间断拆线：时间，合并症（糖尿病、长期服用激素患者）。

（2）合并引流管，是否要拔除引流管。

（3）对切开引流患者，第一次换药要把凡士林纱条更换为纱布条。

（4）感染性伤口需要在化脓处拆除缝线，清理伤口，引流条引流，引流液送培养。

（5）T管：胆道严重狭窄、损伤较大、胰腺癌术后6个月拔管。

（6）肾造瘘管拔除前需夹闭观察。尿管于造瘘管拔除后再拔除。

六、注意事项

1. 严格执行无菌技术操作规范　操作前做好手卫生。凡接触伤口的物品，均须无菌，防止污染及交叉感染；污染的敷料须放入弯盘或污物桶内，不可随便乱丢。

2. 换药顺序　先换无菌伤口，后换感染伤口。对特异性感染伤口，如气性坏疽、破伤风等感染伤口，应在最后换药或指定专人负责。

3. 特殊感染伤口的换药　如气性坏疽、破伤风、铜绿假单胞菌等感染伤口，换药时必须严格执行隔离技术。除必要物品外，不带其他物品。用过的器械应专门处理。敷料要焚烧处理。

七、临床案例解析

临床案例1　患者，男性，68岁，行下腹部手术后8天，伤口无明显红肿热痛及渗液。既往有糖尿病病史。请对其伤口行相关处理。

案例解析：下腹部手术伤口拆线术后6~7天，但患者既往有糖尿病病史，故第8天给予伤口换药及间断拆线。

临床案例2　患者，女性，35岁，阑尾炎术后第6天，伤口中部红肿、疼痛，少许脓性渗液，触之有波动感。取样送检结果显示铜绿假单胞菌感染。患者既往无基础疾病，请对其伤口行相关处理。

案例解析：伤口铜绿假单胞菌感染，应按照特殊感染伤口进行换药处理，严格执行隔离技术。

思考题

1. 患者王某，男性，27岁，坏疽性阑尾炎术后第3天。在引流管及周边发现黄色粪臭味渗出，刀口敷料渗湿。请为患者行换药操作。

2. 患者张某，男性，55岁，甲状腺癌术后第5天。目前未诉切口疼痛不适，引流管已于3天前拔除。请为患者行换药操作。

第七章 拆 线
(Suture Removal)

一切皮肤不可吸收的缝线均为异物，需在伤口愈合或出现并发症（感染、血肿）时拆除。

一、适应证

1. 全身及伤口状态良好，已到拆线时间。拆线时间：头颈面部手术后 4~5 天；下腹部、会阴部术后 6~7 天；上腹部、胸背部、臀部术后 7~9 天；四肢术后 10~12 天；减张及近关节处术后 14 天。

2. 伤口术后存在感染、血肿等并发症时，需提前拆线。

二、延迟拆线指征

1. **整体状态较差** 如严重贫血、营养状态不佳、有糖尿病史、应用糖皮质激素者。

2. **伤口局部不利因素** 老年体弱及婴幼儿伤口愈合不佳；局部水肿明显；呼吸道感染，咳嗽尚未控制的胸腹部伤口；腹内压力较高，有大量腹水的腹部伤口。

三、操作前准备

1. **操作者准备**

（1）穿着工作服，戴帽子、口罩，摘除首饰，修剪指甲，洗手。

（2）核对患者信息，了解患者伤口位置及体位摆放。有多名患者需拆线时决定拆线顺序。

（3）选择适当的拆线地点。

2. **患者准备**

（1）核对信息，了解伤口情况，对操作过程中可能出现的状况进行充分的评估。

（2）了解操作目的、操作过程及可能出现的情况，知情同意；穿着保暖、舒适、适宜暴露伤口的衣物，注意保护患者隐私。

（3）如拆线过程比较复杂或有不适，操作前给予患者充分的解释，以解除其恐惧并取得更好的配合。

3. **物品准备**

（1）拆线包（无破损，保质期内）：治疗盘（碗）2 个、止血钳 2 把（或平镊 1 把、有齿镊 1 把）、拆线剪 1 把。

（2）消毒剂（2.5% 碘酊 +75% 乙醇、0.5% 聚维酮碘）、无菌生理盐水、棉球、纱布、胶带、无菌手套、卵圆钳。

（3）特殊用材：过氧化氢、注射器、凡士林纱布、棉签、高渗盐水、高渗葡萄糖、胸腹带、引流条等。

（4）其他：速干手消毒液、可回收垃圾桶和医疗垃圾桶等。

4. 环境准备　宽敞明亮、安静清洁、舒适安全，适宜操作。

四、操作步骤

（一）清洁伤口拆线操作步骤

1. 做好拆线前的准备（操作者、患者、物品），用手打开换药包外层，卵圆钳打开内层敷料，查看灭菌指示卡；夹持棉球倒消毒液，合理摆放器械，划分区域。

2. 暴露伤口　使患者取舒适体位，去除衣物，观察敷料渗液、颜色。敷料清洁时可用手揭外层敷料（必要时戴手套），内面向上置于弯盘，用镊子揭去内层敷料。若有粘连，用无菌生理盐水湿润后，缓慢揭除敷料。

3. 观察伤口　观察伤口有无红肿、出血，有无分泌物及特殊颜色，用镊子触诊伤口周围，有无疼痛、波动及落空感。

4. 清理伤口　两把镊子分为直接接触伤口的镊子（有齿镊）、从换药碗夹取物品用相对洁净的镊子（平镊）。用平镊夹取蘸有消毒液的棉球，传递给直接接触伤口的有齿镊。两把镊子应无接触，注意使平镊处于高位。由内向外，消毒2遍，范围为伤口周边5 cm，依次递减。

5. 剪线（图2-7-1）　用有齿镊轻提缝合口上打结的线头，使埋于皮肤的缝线露出针眼之外1～2 mm，将剪尖插进线结下空隙，紧贴针眼，在由皮肤内拉出的部分将线剪断。

6. 拉线（图2-7-1）　随即向线结方向轻轻抽出，避免将暴露在皮肤外面的缝线经皮下拉出。

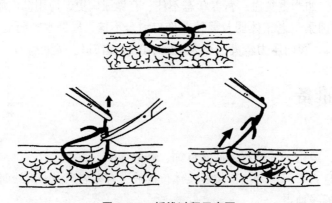

图2-7-1　拆线过程示意图

7. 再次消毒剂消毒　75%乙醇棉球或0.5%聚维酮碘再次擦拭1次。

8. 覆盖固定　无菌敷料（根据伤口选择敷料、引流等，8～12层）覆盖伤口，胶布垂直于肢体长轴固定，胶布边缘距敷料0.5 cm。

9. 整理患者衣物，告知注意事项，按分类做好医疗垃圾处理，洗手记录。

（二）感染伤口拆线操作步骤

1. 物品准备　同清洁伤口拆线。

2. 取样及清理伤口　伤口有感染或渗出物时，消毒前用拭子取样培养，根据需求拆线（若脓液较多，用注射器取样；若脓液少，用拭子取样），由外向内用0.5%聚维酮碘消毒2遍。待脓液排尽（也可用无菌生理盐水棉球拭去脓液），探查伤口深度，有无间隔，将凡士林纱条一端填塞脓腔，另一端放在伤口外引流。

3. 覆盖固定 无菌敷料（根据伤口选择敷料、引流等，8～12层）覆盖伤口，胶布垂直于肢体长轴固定，胶布边缘距敷料 0.5 cm。

4. 整理患者衣物，告知注意事项，按分类做好医疗垃圾处理，洗手，记录。

五、相关知识

1. 蝶形胶布使用 拆线后发现伤口愈合不佳时，可用蝶形胶布在酒精灯上消毒后，固定于伤口两侧皮肤，牵拉闭合伤口。

2. 间断拆线 当存在不利伤口愈合的因素（切口长、局部张力高、患者营养情况较差等）时，到拆线时间者可间断拆除一半缝线，剩下一半于 1～2 天后拆除。

3. 针眼稍有红肿，用 75% 乙醇湿敷；若针眼有水疱，拆除此针缝线；若局部红肿范围大，有硬结或波动，提前拆除缝线，伤口敞开引流，按脓腔伤口处理。

4. 拆线后 24 h 内避免沾湿。

5. 短期（6～8 周）内避免剧烈活动，以免由于张力变化对伤口造成不利影响。老年、体弱和服用糖皮质激素者开始活动的时间还应延后。

六、临床案例解析

临床案例 患者，男性，65 岁，既往有胃大部切除手术史，术后患者恢复良好。1 周前患者突发上腹部疼痛入院，诊断为重症急性胰腺炎，已行空肠造瘘术，术后患者一般状况可。腹膜炎体征明显好转，肛门排气、排便可，已经口进食。空肠造瘘管每日引流约 200 ml 墨绿色肠液。现术后第 15 天，患者无腹痛、腹胀、畏寒、发热等不适，请为该患者伤口行相关处理。

案例解析：①上腹部手术后 7～9 天拆线，患者伤口已 15 天，愈合良好，可全部拆除；②患者空肠造瘘 1 周后瘘管即可形成，目前患者已经口进食，有排气、排便，无肠瘘所致腹膜炎体征，可夹管 24～48 h，观察无不适症状后再行拔管。

思考题

患者李某，男性，58 岁，为直肠癌低位切除术后第 8 天，无发热，右下腹盆腔引流管可见 10 ml 淡黄色清亮液体，已排气、未排便，既往糖尿病病史 10 年。请为该患者行换药、拆线操作。

第八章　体表肿块切除术
（Superficial Mass Resection）

　　体表肿块是指来源于皮肤、皮肤附件、皮下组织等浅表软组织的肿块，这里所指的肿块包括体表肿物，如皮脂腺囊肿、表皮样囊肿、腱鞘囊肿等，以及体表的一些良性肿瘤，如脂肪瘤、纤维瘤、表浅的血管瘤等。体表肿块切除术一般是指上述所涉及的肿块切除，以及部分表浅的淋巴结切除及活检术（部分体表可切除恶性肿瘤可考虑行扩大切除术）。

一、适应证

1. **体表肿物**　皮脂腺囊肿、表皮样囊肿、腱鞘囊肿等。
2. **体表良性肿瘤**　如脂肪瘤、纤维瘤、表浅的血管瘤等。
3. **表浅淋巴结**　如颈部、腹股沟、腋窝淋巴结等。

二、禁忌证

1. 肿块及周围皮肤感染，包括脓肿形成。
2. 体表不可切除的恶性肿瘤或通过切除治疗效果欠佳的肿瘤。
3. 存在手术及麻醉禁忌，如女性患者处于月经周期、应用抗凝药物 [阿司匹林、硫酸氢氯吡格雷（波立维）等]、可能存在影响凝血功能的情况需择期手术。
4. 患者一般状况差，合并器官功能障碍，无法耐受手术或者麻醉。

三、操作前准备

1. 操作者准备
（1）穿着工作服，戴帽子、口罩，摘除首饰，修剪指甲，洗手。
（2）核对患者信息。
（3）掌握体表肿物切除操作相关知识、并发症的诊断与处理方法。
（4）了解患者病情、操作目的及术前辅助检查情况。
（5）协助患者摆放体位，保护隐私，并做好物品准备。

2. 患者准备
（1）测量生命体征，评估全身状况，确定对手术的耐受性。
（2）了解操作目的、操作过程和可能发生的风险。
（3）了解需配合的事项，签署知情同意书。
（4）术前做好手术区域的皮肤准备。

3. **物品准备**

（1）切开缝合包：包内治疗碗 1 个、弯盘 1 个、小药杯 1 个、止血钳 2～4 把、3 号或 7 号刀柄 1 把、组织钳 2 把、组织剪和线剪各 1 把、持针器 1 把、有齿镊 2 把、一次性无菌洞巾、无菌棉球数个、无菌纱布数块、圆刀片、缝针及缝线、无菌持物钳、无菌手套、胶布或刀口敷料等。

（2）消毒用品：0.5% 聚维酮碘、75% 乙醇等。

（3）麻醉药物：2% 利多卡因注射液。

（4）其他：注射器（5 ml、10 ml）、医用胶带、注射用生理盐水、10% 甲醛（福尔马林）溶液的标本瓶 1 个、快速手消毒液、可回收垃圾桶及医疗垃圾桶等。

4. **环境准备**　宽敞明亮、安静清洁、舒适安全，适宜操作。

四、操作步骤（表 2-8-1）

表 2-8-1　体表肿物切除术操作步骤（双人操作为例）

	操作者	助手
操作前准备	• **医生准备**：穿工作服，戴帽子、口罩，洗手 • **评估周围环境，保护患者隐私**：温、湿度适宜，光线充足，通风良好，拉好床帘。若为女性患者隐私部位手术，需有女医护人员在场 • **核对患者身份，知情同意**：询问患者姓名、床号，查看腕带，核对患者信息无误，向患者交代目前状况、治疗方式及治疗过程中可能出现的风险及并发症，询问麻醉药过敏史，查看出凝血功能等血液学检查结果，明确 B 超、CT 等影像学检查结果，签署知情同意书 • **协助患者摆放体位，触诊肿块，标记手术切口**：注意查看手术部位皮肤是否完整，有无红肿	• **准备物品**：切开缝合包、持物钳、棉球、无菌纱布、一次性无菌洞巾、圆刀片、缝针、缝线、5 ml 和 10 ml 注射器、消毒用品、2% 利多卡因注射液、无菌手套、医用胶带、标本瓶。 **要求**：物品准备齐全，包装完好，无漏气，在有效期内 测量患者生命体征，准备好后至治疗室
操作过程	• **戴无菌手套，打开器械包的外层 1/4 及内层注意：必要时需穿手术衣进行操作** • **检查灭菌指示卡是否灭菌合格，清点、整理物品**：带针头、管腔器械，注意检查是否通畅、无倒刺。安装好手术刀 • **消毒、铺巾**：离心式消毒，由中央向四周进行消毒，消毒范围超过 15 cm，消毒 3 遍，消毒不留空隙，每次范围小于前一次，末次范围大于手术洞巾的孔径，铺巾 • **麻醉**：检查注射器通畅，针头无倒刺，与助手核对麻醉药，抽取 2% 利多卡因，排气。选择局部浸润麻醉（切口线麻醉后再沿肿块周围逐层浸润麻醉），先行皮丘注射，注射麻醉药前回抽无血后推注。测试麻醉效果 • **切开**：根据肿物性质选择合适的切口，注意左手固定切口处皮肤，切开动作规范	• 协助操作者打开无菌手套外包装，打开器械包的外层 3/4 • 协助操作者向器械包内放入适量纱布、棉球，倒入适量消毒液，放入圆刀片、一次性无菌洞巾、合适的缝针及缝线 • 若患者为坐位，协助操作者固定手术洞巾 • 检查 2% 利多卡因包装完整，液体澄清无混浊，在有效期内，可以使用。正确开启麻醉药，与操作者核对麻醉药无误 • 注意随时与患者沟通，安抚患者情绪，体现人文关怀 • 助手可进行刷手（外科手消毒），戴无菌手套，协助操作者进行手术操作。必要时需穿手术衣上台操作

续表

	操作者	助手
操作过程	• **切除肿块**：逐层切开皮肤、皮下组织，寻找肿块位置，可用组织钳将一侧皮缘提起，协助暴露切口，用组织剪沿肿块包膜外锐性或钝性分离，肿块切除需完整。术中注意基底部是否有滋养血管，注意结扎、止血	• 协助操作者暴露手术视野，牵拉肿块，协助游离、切除
	• 取出标本，检查标本完整性 • 创面彻底止血，必要时用生理盐水进行冲洗	• 协助操作者穿针、引线
	• **缝合切口**：根据切口的深度选择全层缝合或者逐层缝合。必要时放置引流	• 协助操作者缝合切口，辅助剪线
	• 对合皮肤，75% 乙醇棉球消毒皮肤 • 纱布覆盖切口，撤去洞巾，胶布固定	• 检查标本瓶有效期、密封情况，将肿块置入标本瓶内，填写患者信息及病理单，根据情况送快速冰冻病理或者常规病理检查
操作后处理	• 术后再次监测患者生命体征，观察切口有无渗血 • **术后宣教**：手术后注意休息，避免剧烈活动，保持敷料清洁、干燥，注意观察切口有无疼痛及渗出，定期进行换药，病理结果及时告知，如有不适，随时就诊 • 洗手，书写操作记录，下达医嘱	• 垃圾分类处理，器械置入器械回收箱，脱去无菌手套

五、注意事项

1. 切口选择　脂肪瘤、纤维瘤、淋巴结活检等常采用横切口，皮脂腺囊肿、表皮样囊肿、血管瘤常采用梭形切口，跨关节处肿块需涉及特殊切口，如"Z"形或"S"形切口。

2. 皮脂腺囊肿切除过程中若出现囊肿破裂，需尽量将囊肿壁清除，必要时用生理盐水及过氧化氢反复冲洗切口，必要时放置引流，术后容易复发。

3. 特殊部位的肿块，如腱鞘囊肿，常采用沿皮纹横切口，注意缝合关节囊，避开重要血管、神经，保护关节功能。

4. 术前怀疑肿块有恶性可能者，可适当扩大切除范围，术中送检冰冻病理，若病理报告为恶性，视恶性程度及切缘情况，必要时扩大手术范围。

六、常见并发症的处理及预防（表 2-8-2）

表 2-8-2　体表肿物切除术常见并发症的预防及处理

并发症	临床表现	处理	预防
出血	切口处可见渗血	①少量出血，加压包扎 ②大量出血，需再次手术进行止血	①保证术前凝血功能正常 ②术中注意彻底止血
感染	切口处出现红肿、疼痛等症状，严重感染可出现发热等全身症状	①局部热敷、理疗，外用抗生素 ②切口通畅引流 ③静脉应用抗生素抗感染治疗	①无菌操作原则 ②术中避免囊肿破裂，引起术区感染 ③术中彻底冲洗，减少炎症因子吸收
复发	术后手术部位再次出现同种性质包块	必要时再次手术	确保肿块完整切除，无囊壁残留

七、临床案例解析

临床案例 1　患者，男性，45 岁，发现背部肿物 2 个月来诊。1 年前曾行冠状动脉支架置入术。查体：背部可见一大小约 2 cm×2 cm 包块，边界清楚，质地软，无红肿、触痛。请结合目前信息写出可能的诊断，并给予进一步处理。

题卡 1：如果选手询问是否有 B 超检查结果，则出示提示卡。

B 超示：背部脂肪层内可见稍强回声团，边界清楚，形态规则，内部回声均质；CDFI：未见明显血流信号。

题卡 2：在选手回答出脂肪瘤后，则出示提示卡。

要求：请为患者行肿块切除术。

题卡 3：在选手询问抗凝药物应用情况后，则出示提示卡。

患者已停用抗凝药物 10 天。

案例解析：①结合患者病史及查体表现，患者目前诊断为：体表肿块、PCI 术后，缺乏相关辅助检查的信息，为明确肿块性质，考虑需进一步行 B 超检查；②结合提示卡的 B 超信息，考虑脂肪瘤的诊断成立，根据其处理原则，需行手术治疗；③明确诊断后，需考虑有无手术禁忌证，患者既往 PCI 术后，有服用抗凝药物的可能，进一步追问病史，根据提示卡信息，排除手术禁忌证后开始进行操作。题目贴合临床诊疗过程，重点考察学生对于疾病诊断的临床思维以及禁忌证的掌握情况。

临床案例 2　患者，男性，40 岁，发现右侧腰部肿块 3 年，突发红肿、疼痛 1 周来诊。查体：左侧腰部可见一大小约 3 cm×3 cm 包块，红肿、触痛，似可见毛囊开口，边界欠清，质地韧，无波动感。请诊断并选择治疗方案。

案例解析：①结合患者病史及查体结果，考虑目前诊断为：皮脂腺囊肿并感染；②为进一步明确诊断，可考虑行 B 超检查进一步明确诊断；③患者肿块处于急性感染期，存在手术相对禁忌证，可先行抗感染治疗，待感染控制后择期行手术切除；④手术切除时选择梭形切口，术中仔细操作，避免破坏囊壁，引起切口感染及肿物复发，处理基底部时，若有明显滋养血管，做好结扎、止血。题目重点考察体表肿块的手术适应证及禁忌证，不能单纯以操作为目的，要以疾病为中心。

> **思考题**
>
> 1. 患者，女性，45 岁，发现左侧腰部肿块半年就诊。患者自诉半年前洗澡时发现左侧腰部多发肿块，无特殊不适，未予处理。1 个月前曾到医院就诊，诊断考虑特发性血小板减少性紫癜，现正给予激素治疗。查体：左侧腰部皮下可见多个大小不等肿块，呈圆形或分叶状，质地较软，边界尚清，活动度可，与周围皮肤无粘连，无明显压痛。请给出诊断及处理。
>
> 2. 患者，女性，28 岁，因扪及右乳结节半年就诊。
>
> 题目 1：请对患者进行乳腺专科检查并报告结果，然后根据检查结果提出初步诊断及下一步需要完成的检查。
>
> 题目 2：B 超示右乳 7^0 低回声实质结节，回声均匀，边界清，包膜完整，无明显血流信号，BIRADS 3 类。为明确诊断，请完成下一步处理。

第九章 体表脓肿切开引流术
（Superficial Abscess Incision and Drainage）

感染是指由病原体入侵人体引起的局部或者全身炎症反应。病原体包括细菌、病毒、真菌等。外科感染是指需要外科治疗的感染，包括创伤、手术、烧伤等并发的感染。脓肿是指急性化脓性感染局限化，脓液积聚有完整腔壁者，可分为浅表脓肿和深部脓肿（图 2-9-1），包括一些特殊部位，如乳腺、肛周及指（趾）端处的脓肿。

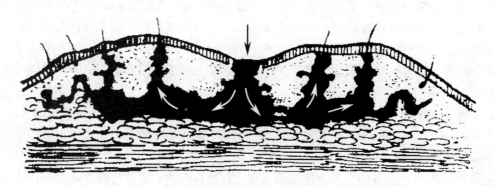

图 2-9-1 脓肿示意图

一、适应证

1. 体表组织的化脓性感染伴脓肿形成。
2. 抗感染、理疗等保守治疗无效。
3. 留取脓液进行细菌培养及药敏试验，指导抗生素治疗。

二、禁忌证

1. 炎症早期，尚未形成脓肿，无波动感。
2. 抗感染等保守治疗有效，炎症逐渐局限、吸收。
3. 合并全身出血性疾病。

三、操作前准备

1. 操作者准备
（1）穿着工作服，戴帽子、口罩，摘除首饰，修剪指甲，洗手。
（2）核对患者信息。

（3）掌握体表肿物切开引流操作相关知识、并发症的诊断与处理方法。

（4）了解患者病情、操作目的及术前辅助检查情况。

（5）协助患者体位摆放，保护隐私，并做好物品准备。

2. 患者准备

（1）测量生命体征，评估全身状况，确定对手术的耐受性。

（2）了解操作目的、操作过程和可能发生的风险。

（3）了解需配合的事项，签署知情同意书。

（4）术前做好手术区域的皮肤准备。

3. 物品准备

（1）切开缝合包：包内治疗碗1个、弯盘1个、小药杯1个、止血钳2~4把、3号或7号刀柄1个、组织钳2把、组织剪和线剪各1把、持针器1把、有齿镊2把、一次性无菌洞巾、无菌棉球数个、无菌纱布数块、尖刀片、缝针及缝线、无菌持物钳、无菌手套、胶布或刀口敷料等。

（2）消毒用品：0.5% 聚维酮碘、75% 乙醇、3% 过氧化氢等。

（3）麻醉药物：2% 利多卡因注射液。

（4）其他：注射器（5 ml、10 ml）、注射用生理盐水、无菌凡士林纱布若干条、无菌细橡皮条1根、快速手消毒液、可回收垃圾桶及医疗垃圾桶等。

4. 环境准备 宽敞明亮、安静清洁、舒适安全，适宜操作。

四、操作步骤（表 2-9-1）

表 2-9-1 体表脓肿切开引流操作步骤（以单人操作为例）

	操作步骤
操作前准备	• **医生准备**：穿工作服，戴帽子、口罩，洗手
	• **评估周围环境，保护患者隐私**：温、湿度适宜，光线充足，通风良好，拉好床帘。若为女性患者隐私部位手术，需有女医护人员在场
	• **准备物品**：切开缝合包、持物钳、无菌棉球、无菌纱布、一次性无菌洞巾、尖刀片、5 ml 注射器、0.5% 聚维酮碘、2% 利多卡因、3% 过氧化氢、注射用生理盐水、无菌凡士林纱布条、无菌手套、医用胶带、无菌培养瓶等。**要求**：物品准备齐全，包装完好，无漏气，在有效期内
	• **核对患者身份，知情同意**：询问患者姓名、床号，查看腕带，核对患者信息无误，向患者交代目前状况、治疗方式及治疗过程中可能出现的风险及并发症，询问麻醉药过敏史，查看出凝血功能等血液学检查结果，明确 B 超、CT 等影像学检查结果，签署知情同意书
	• **测量患者生命体征**
	• **协助患者摆放体位，充分暴露、标记手术切口**：一般取直切口，痈取"+"形切口，深部切口需 B 超协助定位
操作过程	• **洗手，物品准备**：检查包装的有效期，用手打开器械包的外层 3/4，无菌持物钳打开器械包的外层 1/4 及内层。器械包内放入适量纱布、棉球、尖刀片、手术洞巾、注射器、凡士林纱布条等，倒入适量消毒液、3% 过氧化氢
	• 戴无菌手套，检查灭菌指示卡是否灭菌合格，清点、整理物品，对于带针头、管腔器械，注意检查是否通畅，无倒刺。安装好手术刀。**注意：必要时需穿手术衣进行操作**

续表

	操作步骤
操作过程	• **消毒、铺巾**：由相对清洁区向相对不洁区进行消毒，消毒范围超过 15 cm，消毒 3 遍，消毒不留空隙，每次范围小于前一次，末次范围大于手术洞巾的孔径，铺巾
	• **麻醉**：检查注射器通畅，针头无倒刺，与助手核对麻醉药，抽取 2% 利多卡因，排气。选择局部浸润麻醉，沿肿块周围逐层浸润麻醉，避免针头接触感染区域，先行皮丘注射，注射麻醉药前回抽无血后推注。**注意**：检查 2% 利多卡因包装完整，液体澄清无混浊，在有效期内，可以使用。注意随时与患者沟通，安抚患者情绪，体现人文关怀。测试麻醉效果
	• **切开**：左手拇、示指固定皮肤，尖刀片于波动最明显处刺入，反挑切开，注射器抽取脓液送细菌培养 + 药敏试验
	• **引流**：纱布蘸干脓液，手指或者血管钳探查脓腔，必要时延长切口，清除坏死组织，破坏纤维隔膜，通畅引流
	• **冲洗**：过氧化氢和生理盐水冲洗、蘸干后，更换手套
	• 再次消毒切口，放置凡士林纱布条，纱布覆盖切口，撤去洞巾，胶布固定
操作后处理	• 术后再次监测患者生命体征，观察切口有无渗血 • **术后宣教**：手术后注意休息，避免剧烈活动，保持敷料清洁、干燥，注意观察切口有无疼痛及渗出，定期进行换药，如有不适，随时就诊 • 脓液送细菌培养 + 药敏试验，垃圾分类处理，器械置入器械回收箱
	• 洗手，书写操作记录

五、注意事项

1. **特殊部位脓肿**　乳腺脓肿切口一般选择波动感最明显处，以乳头为中心做放射状切口，乳晕部位选择弧形切口（图 2-9-2），深部脓肿需 B 超定位，做弧形切口，必要时于最低位做对口引流。化脓性指头炎（图 2-9-3），麻醉选择指根神经阻滞麻醉，切口选择患指末节指侧面做纵行切开，拇指和小指选择桡侧，余指选择尺侧，远端不超过甲沟的 1/2，近端不超过指节横纹。肛周脓肿患者术前需行肛诊、B 超检查，明确有无肛瘘。

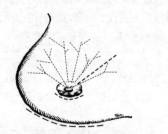 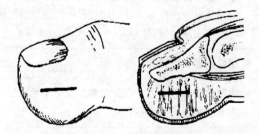

图 2-9-2　乳腺脓肿切口示意图　　图 2-9-3　化脓性指头炎切开引流示意图

2. **深部脓肿的处理**　需先行 B 超定位，以注射器穿刺脓腔，有脓液抽出后，固定针头作为定位标志，沿针头切开皮肤及皮下组织，找到深部脓肿将其切开。

六、常见并发症的处理及预防（表 2-9-2）

表 2-9-2　体表肿物切开引流常见并发症的预防及处理

并发症	临床表现	处理	预防
出血	切口处渗血	①少量出血，加压包扎 ②大量出血，需再次手术进行止血	①保证术前凝血功能正常 ②术中注意用凡士林纱布条填塞止血
感染扩散	切口周围皮肤红肿、疼痛范围扩大，严重者出现发热等全身症状	①局部理疗，外用抗生素 ②切口通畅引流 ③静脉应用抗生素抗感染治疗	①术中彻底冲洗，减少炎症因子吸收 ②加强引流
复发	术后手术部位再次出现包块	择期行肿块切除	尽量清除囊壁及坏死组织

七、临床案例解析

临床案例 1　患者，女性，26 岁，左乳肿胀疼痛 4 天入院。患者 4 天前发现左侧乳房疼痛不适，热敷后疼痛无缓解，伴低热。查体：左侧乳房外上象限红肿发亮，皮温升高，触痛，未触及波动感。请诊断并选择治疗方案。治疗 3 天后无明显效果，局部可扪及波动感，请给予进一步处理。

案例解析：①结合患者病史、症状及查体表现，患者目前诊断为左侧乳腺炎；②查体时波动感不明显，为急性感染期，尚未形成脓肿，暂不考虑手术治疗，建议局部给予鱼石脂软膏、莫匹罗星软膏等药物外用，静脉应用抗生素抗感染治疗；③患者治疗 3 天后效果欠佳，局部可扪及波动感，考虑脓肿形成，行脓肿切开引流，采用放射状切口，深部脓肿需 B 超定位。题目重点考察学生对于脓肿切开引流术的适应证以及特殊部位脓肿引流切口的选择。

临床案例 2　患者，男性，35 岁，左臀部肿块伴疼痛 1 周入院。患者自诉 1 周前无明显诱因发现左臀部肿块伴疼痛不适，在当地社区医院给予口服及静脉应用抗生素治疗（具体治疗用药不详）后，局部疼痛症状缓解。查体：左臀部内侧局部红肿疼痛、有波动感，与正常组织分界尚清楚。B 超示左臀部肌层深部存在液性暗区，患者既往体健。请诊断并选择治疗方案。

案例解析：①结合患者病史、症状及查体结果，目前考虑诊断为：臀部脓肿；②有明显波动感，可考虑行脓肿切开引流，必要时行 B 超检查；③注意区分肛周脓肿与臀部脓肿，肛周脓肿切开前需行肛门指诊检查。题目考察脓肿切开引流的操作规范。

> **思考题**
>
> 1. 患者，男性，55 岁，颈项部红肿疼痛 5 天入院。患者自诉 5 天前洗澡时发现后颈项部皮肤出现局部红肿疼痛，给予局部药物外敷及口服抗生素治疗（具体治疗药物不详）后无明显缓解，甚至疼痛进行性加剧。查体：颈项部可见多处红色结节，并有皮肤肿胀发亮，局部形成隆起的暗红色疼痛肿胀浸润区，质地坚韧，边界不清，并伴区域淋巴结肿大。既往糖尿病病史 10 年。请做出初步诊断及给予治疗方案。
>
> 2. 患者，女性，28 岁，哺乳期，因突发右侧乳房外侧红、肿、热、痛，并伴有畏寒、发热就诊。体温 38.6℃。
>
> 　题目 1：请给出可能的诊断，并说出进一步检查的项目。
>
> 　题目 2：右乳外上象限脓肿，约 7 cm×5 cm 大小，内可见液性暗区。请为患者行脓肿切开术。

第十章 清创术
(Debridement)

对于开放性伤口,应及时正确地清除伤口污物及坏死组织,修复正常组织,防止感染,促进伤口愈合。

一、适应证

1. 伤后 6～8 h 内新鲜伤口。
2. 污染较轻且 24 h 内的伤口。
3. 头面部伤口清创及一期缝合可延长至 48 h。

二、禁忌证

1. 超过 24 h 且污染较重的伤口。
2. 活动性出血、生命体征不平稳,首先给予生命支持,病情稳定后再行清创治疗。

三、操作前准备

1. 操作者准备

(1)穿着工作服,戴帽子、口罩,摘除首饰。修剪指甲,洗手。

(2)核对患者信息,检查生命体征,了解患者受伤史,评估伤情,判断有无重要脏器、血管、神经、骨骼、肌腱损伤,与患者及家属谈话及签署知情同意书。

(3)协助患者取舒适卧位,做好必要的准备,以免术中忙乱。

2. 患者准备

(1)综合评估病情(重要脏器、血管、骨骼、肌肉损伤等),优先处置危及生命的损伤。

(2)根据影像学检查,了解是否有骨折及骨折的部位及类型。

(3)防治感染,早期合理应用抗生素及破伤风抗毒素。

(4)与患者及家属谈话,告知清创术的目的、过程、并发症及可能发生的风险,征得患者及家属的同意,签署知情同意书。

(5)必要时选择适当的麻醉方式。

3. 物品准备

(1)清创缝合包:包内治疗碗 1 个、弯盘 1 个、小药杯 1 个、止血钳 4 把、3 号或 7 号刀柄 1 个、4 号刀柄 1 个、组织钳 2 把、组织剪和线剪各 1 把、持针器 1 把、有齿镊 2 把;一次性无菌洞巾、无菌棉球数个、无菌纱布数块、刀片、缝合针及缝合线、无菌持物钳、无菌手套、胶布或刀口敷料、无菌软毛刷、5 ml 注射器、绷带、医用胶带、凡士林纱布等。

（2）消毒及处理伤口用品：0.5% 聚维酮碘、2.5% 碘酊和 75% 乙醇、苯扎溴铵、肥皂水、无菌生理盐水、3% 过氧化氢溶液、汽油或乙醚等。

（3）麻醉药物：2% 利多卡因注射液。

（4）其他：止血带、快速手消毒液、防水中单、可回收垃圾桶及医疗垃圾桶等。

4. 环境准备 宽敞明亮，安静清洁，舒适安全，适宜操作。

四、操作步骤（表 2-10-1）

表 2-10-1 清创术操作步骤（以双人操作为例）

	操作者	助手
操作前准备	• **医生准备**：穿工作服，戴帽子、口罩，洗手 • **评估周围环境，保护患者隐私**：温、湿度适宜，光线充足，通风良好，拉好床帘。若为女性患者隐私部位手术，需有女医护人员在场 • **核对患者身份，知情同意**：询问患者姓名、床号，查看腕带，核对患者信息无误，了解患者受伤史，了解伤口情况，向患者交代清创目的、方法及可能出现的风险及并发症，询问麻醉药过敏史，查看出凝血功能等血液学检查结果，明确 B 超、CT 等影像学检查结果，签署知情同意书	• **准备物品**：清创缝合包、持物钳、无菌棉球、无菌纱布、一次性无菌洞巾、刀片、缝合针、缝合线、5 ml 注射器、消毒用品、2% 利多卡因注射液、无菌手套、医用胶带、绷带、无菌软毛刷、肥皂水、无菌生理盐水、3% 过氧化氢溶液、汽油或乙醚、凡士林纱布、防水中单、必要时备止血带等。**要求**：物品准备齐全，包装完好，无漏气，在有效期内 • **测量患者生命体征** • 打开清创缝合包的外层 3/4，持物钳打开包的 1/4 及内包装，检查灭菌指示卡是否变色，将清创所用无菌物品放入包内
操作过程	• **摆好体位**，去除衣物，伤口部位下方垫防水中单，先用无菌纱布盖住伤口	• 协助操作者备皮（距离伤口 5 cm 以上），有油污者用汽油或乙醚擦去伤口周围皮肤的油污
	• **伤口周围皮肤清洗**：正确戴无菌手套，更换无菌纱布覆盖伤口，用无菌软毛刷蘸取肥皂水刷洗伤口周围的皮肤 2～3 遍。每次刷洗后更换毛刷、手套及覆盖伤口的纱布，至清洁为止	• 每遍刷洗后用无菌生理盐水冲洗干净，勿使冲洗液流入伤口内，刷洗共约 10 min
	• **清洗伤口**：更换手套，去掉覆盖伤口的纱布，用消毒镊或小纱布球或棉球轻轻去除伤口内的污物、血凝块和异物，冲洗干净后伤口表面覆盖无菌敷料	• 用 3% 生理盐水 - 过氧化氢溶液 - 生理盐水依次冲洗伤口
	• **消毒铺巾**：脱手套，行外科手消毒，按照手术区消毒规范进行伤口周围皮肤消毒，戴无菌手套，铺无菌洞巾	• 注意随时与患者沟通，安抚患者情绪，体现人文关怀
	• **局麻**：检查注射器通畅，针头无倒刺，与助手核对麻醉药，抽取 2% 利多卡因局部浸润麻醉，用有齿镊测试麻醉效果	• 检查 2% 利多卡因注射液包装完整，液体澄清无混浊，在有效期内，可以使用。正确开启麻醉药，与操作者核对麻醉药无误
	• **清理伤口**：依解剖层次由浅入深探查，彻底清除伤口内异物，清除失活的组织，检查有无血管、神经、肌腱、骨骼损伤，用圆手术刀将创口向上、向下各延长 5 mm，修整皮缘 1～2 mm。伤口冲洗干净后用无菌纱布覆盖，擦干伤口周围皮肤	• 再次用无菌生理盐水清洗伤口 2～3 遍，然后用苯扎溴铵浸泡伤口 3～5 min。若伤口污染较重、受伤时间较长，可用 3% 过氧化氢溶液浸泡，最后用无菌生理盐水冲洗

续表

	操作者	助手
操作过程	• **缝合伤口**：撤去洞巾，脱手套，再次外科手消毒，再次消毒伤口周围皮肤，重新铺巾；放置湿纱布或凡士林引流条，用三角针 3-0 丝线缝合皮肤，不应留有无效腔，张力不能太大，挤出皮下积血	• 更换手术器械，进行外科手消毒，戴无菌手套，协助操作者进行手术操作
	• 用有齿镊对合皮肤，75% 乙醇棉球消毒皮肤	
	• 纱布覆盖切口，撤去洞巾，胶布固定	• 整理器械与敷料
操作后处理	• 观察切口有无渗血 • **术后宣教**：注射破伤风抗毒素，手术后注意休息，避免剧烈活动，保持敷料清洁、干燥，注意观察切口有无疼痛及渗出，定期进行换药，如有不适，随时就诊	• 垃圾分类处理，器械置入器械回收箱，脱手套，术后再次监测患者生命体征
	• 洗手，书写操作记录，下达医嘱：注射破伤风抗毒素（皮试）或免疫球蛋白（口述）	

1. **清洗伤口周围的皮肤** 患者取舒适体位，去除衣物，先用无菌纱布覆盖伤口，剃去伤口周围的毛发（备皮操作可由巡回护士完成），其范围应距离伤口边缘 5 cm 以上，有油污者再用汽油或乙醚擦去伤口周围皮肤的油污。更换覆盖伤口的纱布，戴无菌手套，用无菌软毛刷蘸消毒肥皂水刷洗伤口周围皮肤 2～3 遍，每次用无菌生理盐水冲洗干净。每次刷洗后更换毛刷、手套及覆盖伤口的无菌纱布，至清洁为止。勿使冲洗液流入伤口内，刷洗共约 10 min。

2. **清洗伤口** 去掉覆盖伤口的纱布，先用无菌生理盐水冲洗伤口，再用消毒镊或小纱布球轻轻除去伤口内的污物、血凝块和异物，然后用 3% 过氧化氢溶液冲洗出泡沫后，再用无菌生理盐水冲洗干净。无菌纱布擦干皮肤。

3. **消毒** 用碘酊、乙醇或聚维酮碘消毒皮肤，铺盖一次性无菌洞巾准备手术。

4. **麻醉** 用 5 ml 无菌注射器抽取 2% 利多卡因（要求操作者不能碰触利多卡因、安瓿等有菌物品），先在皮下注射一皮丘，然后垂直刺入，逐层浸润麻醉。注意推药之前先回抽，回抽如无血液后再推注麻醉药。

5. **清理** 操作者常规洗手、穿手术衣、戴无菌手套后即可清理伤口。依解剖层次由浅入深仔细探查，识别组织活力，检查有无血管、神经、肌腱与骨骼损伤。在此过程中如有较大的出血点，应予止血。如四肢创面有大量出血，可用止血带，并记录上止血带的压力与时间。

（1）对浅层伤口：伤口周围不整的皮肤缘切除 0.2～0.5 cm，切面止血，消除血凝块和异物，切除失活组织和明显挫伤的创缘组织（包括皮肤和皮下组织等），并随时用无菌生理盐水冲洗。

（2）对深层伤口：应彻底切除失活的筋膜和肌肉（肌肉切面不出血，或用镊子刺激肌肉不收缩者，表示已坏死），清理伤口，直至比较清洁，并显露血液循环较好的组织。

6. **再次清洗创面** 清创后再次用无菌生理盐水清洗伤口 2～3 遍，然后用苯扎溴铵浸泡伤口 3～5 min。若伤口污染较重、受伤时间较长，可用 3% 过氧化氢溶液浸泡，最后用无菌生理盐水冲洗。更换手术器械、手套，再次消毒伤口周围皮肤，重新铺巾。

7. **修复** 视情况做好修复（骨折的整复和固定，血管、神经、肌腱修复）。一期缝合，放置引流条，缝合伤口时，不应留有无效腔，张力不能太大。

8. **覆盖固定** 助手消毒后，局部纱布覆盖并用胶布固定。辅助恢复体位，询问是否有不适主诉，口述评价其生命体征及有无并发症出现。

9. **术后处理** 整理用物，按分类做好医疗废物处理，洗手，记录，下达医嘱。

五、相关知识

1. 清创术术前注意事项

（1）清创前须对患者进行全面评估，如有生命体征不稳、活动性出血、休克等，应先抢救，待危及生命的病情好转后争取时间进行清创。

（2）如颅脑、胸、腹部有严重损伤，应先予处理。如四肢有开放性损伤，应注意是否同时合并骨折，拍摄 X 线片协助诊断。

（3）应用止痛和术前镇痛药物。

（4）如伤口较大，污染严重，应预防性应用抗生素，在术前 1 h、术中、手术结束后分别用一定量的抗生素。

（5）注射破伤风抗毒素，轻者用 1500 U，重者用 3000 U。

2. 若创面有活动性出血，应首先用止血带止血，清创后结扎止血。

3. 动物咬伤或火器伤不可一期缝合。

4. 犬咬伤处理

（1）病史：是否为疯犬咬伤，受伤时间。

（2）清创后：在伤口周围局部浸润注射抗狂犬病血清或人狂犬病免疫球蛋白（覆盖所有创口，进针深度超出创口深度）。

（3）狂犬病疫苗：分别在受伤当天及伤后第 3、7、14、28 天注射狂犬病疫苗。

5. 蜇伤 常见有蜂蜇伤、蝎蜇伤、蜈蚣咬伤、毒蜘蛛咬伤。

（1）蜂蜇伤：尽量拔除蜂刺，局部以弱碱性溶液洗敷，再以蛇药糊剂敷于伤口并口服蛇药片。黄蜂蜇伤：以弱酸性溶液冲洗或食醋纱条敷贴，可用 3% 依米丁（吐根碱）1 ml 溶于 5 ml 注射用水后注射于伤处。

（2）蜈蚣咬伤：局部碱性液冲洗伤口，伤口周围局部封闭，口服及局部敷贴蛇药。

（3）蝎蜇伤：局部冷敷，蜇伤处近心端绑扎，口服及局部应用蛇药片。拔除伤口内的钩刺，以碱性液体或高锰酸钾溶液清洗。

（4）毒蜘蛛咬伤：处理方法同蝎蜇伤。

6. 蛇咬伤 要了解致伤的蛇种类，蛇分为毒蛇与无毒蛇两大类。蛇毒又分为神经毒、血液毒和混合毒。不同的蛇产生不同种类的毒素，进而导致患者出现相关症状。根据蛇的类别采用对应的抗蛇毒血清或蛇药片治疗，能最大限度地缓解症状，达到治疗效果。

六、临床案例解析

临床案例 1 患者，男性，25 岁，骑摩托车摔伤头部 18 h 就诊。查体：头顶可见一长约 5 cm、深达头皮下的创口，局部红肿、有脓性分泌物，头部 CT 未见明显异常。请为该患者进行相关处理。

案例解析：患者头部为开放性伤口，受伤时间较长，局部红肿、有脓性分泌物，考虑为感染伤口，不宜行创口的清创缝合，只能对伤口进行消毒换药处理，包扎伤口，待抗感染治疗后二期清创缝合。

临床案例 2 患者，女性，30 岁，因车祸致颌面部开放性创伤 2 h 就诊。查体：P 120 次 / 分，BP 80/60 mmHg。面色苍白，精神差，左面颊部可见一长约 4 cm 不规则裂口，创口深，局部肿胀，压痛明显，有活动性出血，辅助检查未做。请为该患者进行初步处理。

案例解析：患者因颌面部开放性外伤就诊，血压低、心率快，伤口有活动性出血，有失血性休克表现，故应先处理休克，伤口包扎止血、扩容、补液等，待患者生命体征稳定后再行辅助检查和清创处理。

临床案例3 患者，女性，8岁，手背部蜂蜇伤1 h就诊。查体：右手背局部红肿，大小约2 cm×3 cm，剧烈疼痛。请给予相关处理。

案例解析：需询问蜂的种类，若为黄蜂蜇伤，一般伤口不留蜂刺，应在伤处以弱酸性溶液冲洗或食醋纱条敷贴，以3%依米丁（吐根碱）1 ml溶于5 ml注射用水后注射于伤处。有过敏反应者给予肾上腺皮质激素抗过敏治疗；呼吸困难者吸氧，维持呼吸道通畅；出现休克者积极抗休克治疗。若为蜜蜂蜇伤，残留于伤口的蜂刺可致局部化脓，清创时尽量拔除蜂刺，局部以弱碱性溶液（5%碳酸氢钠）冲洗，再以蛇药糊剂贴敷于伤口，并口服蛇药片。

思考题

1. 患者，男性，40岁，12 h前车祸伤，伤及右前臂，伤后持续疼痛流血。查体：右前臂中段有一长约8 cm切口，伤口轻度污染，皮肤少许油污，创面血流不止，手指及前臂活动可。X线检查未见明显异常。请为该患者进行相关处理。

2. 患者，男性，12岁，被狗咬伤右下肢致疼痛、流血1 h就诊。查体：生命体征稳定，右小腿外侧可见约3 cm不规则创口，创口表面有污染，深达肌层，活动性出血已停止，局部压痛明显。门诊已对患肢行X线检查，未见明显骨折征象及异物残留。请给予该患者相关处理。

3. 患者，男性，68岁，木工师傅，在干活时被木头刺伤左大腿30 h就诊。查体：左大腿可见一横行裂口，长约5 cm，伤口表浅，目测未达肌层，活动性出血停止，可见伤口内有碎木屑，组织肿胀、少许渗液。X线检查未见骨折征象。请给予该患者相关处理。

第十一章　耻骨上膀胱造瘘术
（Suprapubic Cystostomy）

尿道梗阻时，行耻骨上膀胱造瘘术以引流膀胱内尿液到体外，可暂时性或永久性地解决患者的排尿困难，也可以避免经尿道放置导尿管刺激膀胱或尿道阴道瘘修补伤口的愈合等。

一、适应证

（一）暂时性耻骨上膀胱造瘘术适应证
1. 尿道损伤、尿道结石、尿道狭窄、前列腺增生症等疾病导致急性尿潴留，且行导尿术失败者。
2. 阴茎、尿道损伤，尿道整形，尿道吻合手术以及膀胱手术后患者，为避免尿液刺激，确保尿路愈合需行此项手术。
3. 急性下尿路感染，如化脓性前列腺炎、尿道炎、尿道周围脓肿等不能排尿，又不适合留置导尿的患者。
4. 配合经尿道前列腺电切术，缩短手术时间，避免经尿道电切综合征发生。

（二）永久性耻骨上膀胱造瘘术适应证
1. 神经源性膀胱、脊髓损伤、糖尿病性末梢神经炎等疾病导致慢性膀胱排空障碍，且不适合长期留置导尿者或留置导尿管后反复出现睾丸炎或附睾炎。
2. 下尿路梗阻伴尿潴留，保守治疗无效且不能耐受手术者。
3. 尿道肿瘤行全尿道切除术后。

二、禁忌证

1. 膀胱空虚，术前无法使之充盈。
2. 有下腹部及盆腔手术史，致局部组织器官粘连严重者。
3. 盆腔巨大肿瘤致膀胱受压无法完成穿刺操作者。
4. 凝血功能障碍或重症血小板减少者。
5. 下腹部皮肤软组织有严重感染者。
6. 膀胱挛缩。

三、操作前准备

1. 操作者准备
（1）穿工作服，戴帽子、口罩，摘除首饰，修剪指甲，洗手。
（2）核对患者信息。

（3）掌握耻骨上膀胱造瘘术的相关知识、并发症的诊断与处理方法。

（4）了解患者病情、操作目的及术前辅助检查情况。

（5）协助患者体位摆放，叩诊，标记手术切口。

2. 患者准备

（1）测量生命体征，评估全身状况，确定患者对手术的耐受性。

（2）查看手术部位皮肤是否完整，有无红肿、手术瘢痕。

（3）了解操作目的、操作过程和可能发生的风险。

（4）了解需配合的事项，签署知情同意书。

3. 物品准备

（1）耻骨上膀胱造瘘包，包内含治疗碗 1 个、弯盘 1 个、小药杯 1 个、止血钳 2 把、3 号或 7 号刀柄 1 个、组织剪和线剪各 1 把、持针器 1 把、有齿镊 1 把；膀胱穿刺套管针；一次性无菌洞巾、无菌棉球数个、无菌纱布数块、尖刀片、缝针及缝线、无菌持物钳、无菌手套、胶布、注射器（5 ml、10 ml）、注射用生理盐水、引流袋、相应型号的导尿管等。

（2）消毒用品：0.5% 聚维酮碘、75% 乙醇等。

（3）麻醉药物：2% 利多卡因注射液。

（4）其他：快速手消毒液、可回收垃圾桶及医疗垃圾桶等。

4. 环境准备 宽敞明亮，安静清洁，舒适安全，适宜操作。

四、操作步骤（表 2-11-1）

表 2-11-1 耻骨上膀胱造瘘术操作步骤（以双人操作为例）

	操作者	助手
操作前准备	● **医生准备**：穿工作服，戴帽子、口罩，洗手 ● **评估周围环境，保护患者隐私**：温、湿度适宜，光线充足，通风良好，拉好床帘。若为女性患者隐私部位手术，需有女医护人员在场 ● **核对患者身份，知情同意**：询问患者姓名、床号，查看腕带，核对患者信息无误，向患者交代目前状况、治疗方式及治疗过程中可能出现的风险及并发症，追问麻醉药过敏史，查看出凝血功能等血液学检查结果，明确 B 超、CT 等影像学检查结果，签署知情同意书 ● **协助患者摆放体位，叩诊，标记手术切口**：注意查看手术部位皮肤是否完整，有无红肿、手术瘢痕，叩诊耻骨联合上浊音，于耻骨联合中点上 1～2 cm 标记穿刺点	● **准备物品**：耻骨上膀胱造瘘包，相应型号导尿管，引流袋，尖刀片，注射器，2% 利多卡因注射液，无菌棉球，无菌纱布，胶布，0.5% 聚维酮碘，无菌手套。**要求**：物品准备齐全，包装完好，无漏气，在有效期内 ● **测量患者生命体征，备皮后至治疗室**
操作过程	● **开包**：打开器械包的外层，戴无菌手套，打开内层 ● **检查灭菌指示卡是否灭菌合格，清点、整理物品**：穿刺头、管腔器械，注意检查是否通畅，无倒刺。安装好手术刀 ● **消毒、铺巾**：离心式消毒，由中央向四周进行消毒，消毒范围超过 15 cm，消毒 3 遍，消毒不留空隙，每次范围小于前一次，末次范围大于手术洞巾的孔径，铺巾	● 协助操作者向器械包内放入适量无菌纱布、无菌棉球，倒入适量消毒液，放入尖刀片、一次性无菌洞巾、合适的缝针及缝合线、引流袋、相应型号的导尿管、注射器

续表

	操作者	助手
操作过程	• **局部麻醉**：检查注射器是否通畅，针头无倒刺，与助手核对麻醉药，抽取 2% 利多卡因，排气。选择局部浸润麻醉（在穿刺点注射一个皮丘，先作切口线麻醉，再垂直浸润麻醉，间断负压回抽，抽到尿液停止注药），比针。用有齿镊测试麻醉效果	• 检查 2% 利多卡因包装完整，液体澄清无混浊，在有效期内，可以使用。正确开启麻醉药，与操作者核对麻醉药无误 • 注意随时与患者沟通，安抚患者情绪，体现人文关怀
	• **切开**：尖刀片于穿刺点横行做 1 cm 的皮肤切口，逐层切开皮肤、浅筋膜和深筋膜、腹直肌前鞘（图 2-11-1）	• 助手可进行刷手（外科手消毒），戴无菌手套，协助操作者进行手术操作
	• **穿刺置管**：根据比针长度垂直进针（图 2-11-2），有突破感后停止。拔出针芯（图 2-11-3）见尿液溢出，同时将外鞘向膀胱内插入 2~3 cm，插入尿管（16-18 r）（图 2-11-4），见有尿液流出再插入 4~6 cm，打起水囊，拔出外鞘，轻拉有阻力（图 2-12-5）	
	• **缝合固定**：缝合切口，固定尿管（先打一滑结，再固定尿管）（图 2-11-6）；消毒切口，盖上敷贴或覆盖口纱胶布固定（图 2-11-7）	• 协助操作者穿针、引线。协助操作者缝合切口，辅助剪线
	• **观察**：观察切口有无渗血。固定引流袋于膀胱以下的位置，记录插入时间、深度，引流尿液的性状，一次放尿量不超过 500 ml	• 留取尿液送检，做细菌培养加药物过敏试验
操作后处理	• **术后宣教**：手术后卧床休息 0.5 h，保持引流袋低于膀胱，2~3 天更换一次敷料，每周更换一次尿袋，每月更换一次造瘘管，多饮水，以防尿路结石。如有不适，及时通知医生	• 再次测量患者生命体征，整理物品，垃圾分类处理，器械置入器械回收箱
	• 洗手，书写操作记录，下达医嘱	

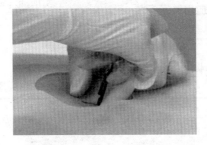

图 2-11-1　1 cm 横行切口

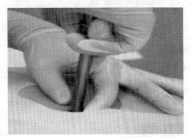

图 2-11-2　垂直进针

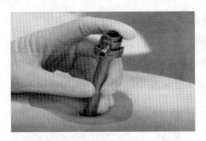

图 2-11-3　拔出针芯

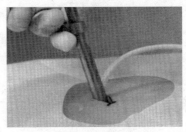

图 2-11-4　插入尿管

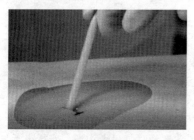

图 2-11-5 轻拉有阻力

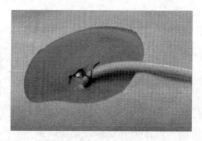

图 2-11-6 缝合切口

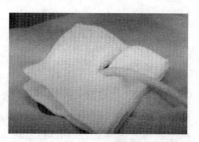

图 2-11-7 口纱覆盖固定

五、常见并发症的处理及预防（表 2-11-2）

表 2-11-2 耻骨上膀胱造瘘术常见并发症的预防及处理

并发症	临床表现	处理	预防
出血	切口处可见渗血或持续引流出血性液体	①刀口少量出血，加压包扎 ②大量出血或持续引流出血性液体，需再次手术进行止血	①保证术前凝血功能正常 ②术中操作规范，注意彻底止血
感染	切口处出现红肿、疼痛或尿管引流液混浊，有絮状物等症状，严重感染可出现发热等全身症状	①切口局部热敷、理疗，外用抗生素 ②切口通畅引流 ③持续膀胱冲洗 ④加做尿培养或分泌物培养，根据结果应用抗生素抗感染治疗	①术中严格遵守无菌操作原则 ②术后加强护理，定期清洁伤口，更换敷料及导尿管、引流袋
漏尿	尿液从切口处溢出	①冲洗导尿管，保持尿管通畅 ②更换导尿管，必要时再次手术	①挑选适当的导尿管 ②导尿管固定良好
损伤周围脏器	损伤肠道导致腹膜炎甚至腹腔感染引起感染性休克	急症开腹探查	对于定位不清晰或有下腹部手术史的患者，需在 B 超定位下进行
膀胱痉挛	排尿腹痛、膀胱刺激症状	①卧床休息，局部热敷促进血液循环 ②大量喝水，促进排尿 ③碱化尿液，应用解痉药物 ④加做尿培养，根据结果选用抗菌药物	术前加强营养，清淡饮食
膀胱结石	导尿管引流量减少或无引流，尿液从切口处溢出，B 超检查示膀胱结石	膀胱结石碎石术	多饮水

六、注意事项

1. 既往做过膀胱造瘘的患者，穿刺点应低于原穿刺位置。

2. 过度肥胖患者可换用腰穿针或者心内注射针。

3. 膀胱极度充盈时，若穿刺无尿液外溢，首先考虑是否真正进入膀胱，可适当调整位置；若仍然无尿，考虑针孔或导管被异物堵塞，可用无菌生理盐水冲洗。

七、临床案例解析

临床案例 1 患者，男性，68 岁，因未排尿 10 h 入急诊科。前列腺增生病史 10 年余，未行治疗。查体：耻骨上膀胱区膨隆，皮肤无红肿、压痛，叩诊呈浊音。尝试导尿失败。

题卡1：如果选手询问是否有B超检查、凝血功能检查结果，则出示提示卡。

B超示：尿潴留，膀胱残余尿量约800 ml，前列腺增生。凝血功能正常。

题卡2：若选手询问既往病史，则出示提示卡。

提示：既往前列腺增生病史10年余，无手术史及外伤史。

题卡3：在选手回答出尿潴留时，出示提示卡。

要求：请为患者行耻骨上膀胱造瘘术。

案例解析：①结合患者病史及查体表现，患者目前诊断为：尿潴留、前列腺增生，缺乏相关辅助检查的信息，考虑需进一步行B超检查；②结合提示卡的B超信息，考虑尿潴留、前列腺增生的诊断成立，尝试导尿失败，需行膀胱造瘘治疗；③明确诊断后，需考虑有无手术禁忌证，患者既往体健，根据提示卡信息，排除手术禁忌证后开始进行操作。题目贴合临床诊疗过程，重点考察学生对于疾病诊断的临床思维以及膀胱造瘘禁忌证的掌握情况。

临床案例2　患者，男性，72岁，因进行性排尿困难6年，排尿疼痛伴发热1周就诊。体温39℃。B超示前列腺体积增大，残余尿量400 ml，双肾积水。尿常规：脓细胞成堆，白细胞明显增多。血肌酐及尿素氮升高。查体：右侧睾丸、附睾不能扪清，压痛明显。

要求：为解除患者排尿困难，请选择一个最合适的方法并说明理由。

案例解析：结合病史和检查结果，考虑诊断为前列腺增生、尿潴留、尿道炎、睾丸及附睾炎。目前为避免加重感染与疼痛，不宜导尿，可行暂时性耻骨上膀胱造瘘术，同时留取尿标本送尿培养＋药敏试验、血培养＋药敏试验，指导抗生素使用，积极抗感染治疗。

思考题

1. 患者，男性，41岁，尿频、尿急、尿痛、会阴肿胀、排尿困难2天入院。查体：T 39.2℃。直肠指检前列腺表面光滑、肿胀、压痛，局部温度升高。双睾丸、附睾未见异常。血、尿常规检查显示白细胞升高，凝血功能无异常。超声提示：膀胱残余尿量400 ml。请写出初步诊断及处理，并进行相应的操作。

2. 患者，男性，40岁，因车祸致脊髓损伤1天，排尿功能丧失入院。入院后给予留置导尿管。1周后膀胱功能仍未恢复，患者发热，体温39℃。查体：左侧阴囊红肿，睾丸、附睾肿大，双下肢感觉、运动功能未恢复。血常规显示白细胞升高，凝血功能无异常。彩色超声示：左侧睾丸炎、附睾炎。请写出应该进行的处理。

第十二章　胸腔闭式引流术
（Closed Thoracic Drainage）

胸腔闭式引流术即引流胸膜腔内积液、积气，促使肺复张，恢复胸腔内负压。根据引流液的性质及化验结果，明确病因。胸腔闭式引流术也是救治开放性气胸、张力性气胸、血胸等急危重症的一种重要措施。

一、适应证

1. **气胸**　中等量气胸，经胸腔穿刺抽气后肺不能复张者；大量气胸；开放性气胸；张力性气胸。
2. **液胸**　持续渗出的中等量、大量胸腔积液。
3. **血胸**　外伤后中等量胸腔积液或进展性胸腔积液。
4. **感染**　急性脓胸，慢性脓胸，合并支气管胸膜瘘、食管胸膜瘘患者。
5. **术后**　胸腔开放性手术、胸腔镜手术、心脏手术后。

二、禁忌证

凝血功能障碍，有出血倾向者。

三、操作前准备

1. 操作者准备
（1）穿工作服，戴帽子、口罩，洗手。
（2）两人操作，核对患者信息。
（3）认真了解病史，根据查体、辅助检查结果，确定操作目的及置管部位。
（4）掌握胸腔闭式引流操作相关知识、并发症的诊断及处理。

2. 患者准备
（1）监测生命体征。
（2）了解操作的过程及意义、可能的相关风险，消除恐惧和焦虑情绪。
（3）了解需要配合的事项（操作过程中需保持的体位，如有头晕、心悸、气促等不适，及时报告）。
（4）签署知情同意书。
（5）急救：张力性气胸应立即胸膜腔穿刺抽气减压，保证生命体征平稳，以争取手术前的准备时间。外伤性血胸应补液维持循环。

3. **物品准备**

（1）胸腔闭式引流包，包内含换药碗、小药杯、尖刀片、刀柄、中弯止血钳 2 把、持针器 1 把、8×24 三角针 1~2 个、2-0 丝线、线剪 1 把、孔巾 1 块、纱布若干、棉球若干。

（2）特殊物品：引流管（气胸选择 18~22 F，胸腔积液选择 24~28 F，脓胸选择 28~32 F）、水封瓶（连接并灌注水封瓶，液面没过水封导管末端 2 cm 左右）。

（3）其他：消毒物品（0.5% 聚维酮碘、75% 乙醇）、麻醉药品（2% 利多卡因）、5 ml/10 ml 注射器、无菌手套、无菌生理盐水、胶布、听诊器、无菌持物钳、快速手消毒液、可回收垃圾桶及医疗垃圾桶等。

4. **环境准备** 宽敞明亮，安静清洁，舒适安全，适宜操作。

四、操作步骤（表 2-12-1）

表 2-12-1　胸腔闭式引流术操作步骤（以双人操作为例）

	操作者	助手
操作前准备	• **医生准备**：穿工作服，戴帽子、口罩，洗手 • **评估周围环境，保护患者隐私**：温、湿度适宜，光线充足，通风良好，拉好床帘 • **核对患者身份，知情同意**：询问患者姓名、床号，查看腕带，核对患者信息无误，向患者交代目前状况、治疗方式及治疗过程中可能出现的风险及并发症，询问麻醉药过敏史，查看出凝血功能等血液学检查结果，明确 B 超、CT 等影像学检查结果，签署知情同意书 • **协助患者摆放体位**（气胸：半坐卧位；胸腔积液：健侧卧位或半坐卧位），确认左右侧，重点查体，标记切口（气胸：选择患侧第 2 肋间；胸腔积液：患侧腋中线第 7、8 肋间或 B 超定位点）：注意查看手术部位皮肤是否完整，有无红肿	• **准备物品**：胸腔闭式引流包、持物钳、棉球、无菌纱布、无菌洞巾、尖刀片、缝针、缝线、5 ml 和 10 ml 注射器、消毒用品、2% 利多卡因、无菌手套、医用胶带、无菌生理盐水、引流管、水封瓶。**要求**：物品准备齐全，包装完好，无漏气，在有效期内 • **测量患者生命体征**，准备好后至治疗室
操作过程	• 戴无菌手套，打开器械包的外层 1/4 及内层。**注意：必要时穿手术衣进行操作**	• 协助操作者打开无菌手套外包装，打开器械包的外层 3/4
	• **检查灭菌指示卡是否灭菌合格，清点、整理物品**：带针头、管腔器械，注意检查是否通畅，无倒刺。安装好手术刀	• 协助操作者向器械包内放入适量纱布、棉球，倒入适量消毒液，放入尖刀片、手术洞巾、合适的缝针及缝线，开启引流管交给操作者
	• **消毒、铺巾**：离心式消毒，由中央向四周进行消毒，消毒范围超过 15 cm，消毒 3 遍，消毒不留空隙，每次范围小于前一次，末次范围大于手术洞巾的孔径，铺巾	• 协助操作者固定手术洞巾
	• **麻醉**：检查注射器通畅，针头无倒刺，与助手核对麻醉药，抽取 2% 利多卡因，排气；选择局部浸润麻醉，先行皮丘注射，于下位肋骨上缘麻醉肋间肌，注射麻醉药前回抽无血后推注，穿入胸膜腔后回吸可见气体或液体。测试麻醉效果	• 检查 2% 利多卡因包装完整，液体澄清无混浊，在有效期内，可以使用。正确开启麻醉药，与操作者核对麻醉药无误 • 注意随时与患者沟通，安抚患者情绪，体现人文关怀

续表

	操作者	助手
操作过程	• **切前准备**：安装好刀柄、刀片；准备好缝针、缝线；准备引流管：一把止血钳沿引流管长轴夹住引流管前段，另一把止血钳于引流管 10~12 cm 处垂直夹闭引流管，以确认置入深度	• 打开水封瓶外包装，向瓶内倒入无菌生理盐水 500 ml
	• **切口、分离**：沿肋间作 2~3 cm 切口，切开皮肤全层。用两把弯止血钳交替钝性分离胸壁肌层，于下位肋骨上缘分离肋间肌，突入胸膜后进入胸腔，此时有明显突破感，并伴有气体或液体自切口溢出	• 注意观察患者反应，若出现胸膜反应，立即停止操作
	• **置管**：止血钳撑开，扩大创口，必要时可使用示指探查，握住引流管及与之平行的止血钳，沿创口、下位肋骨上缘将引流管送入胸腔，松开平行的止血钳，继续将引流管送至预定深度	
	• **确认**：固定引流管同时松开垂直的止血钳，可见大量气体或液体自引流管内引出，且液面波动良好，再次夹闭垂直的止血钳	• 连接引流管与水封瓶，观察引流情况，将水封瓶置于床下，与引流管口有 60 cm 落差（图 2-12-1）
	• **固定**：以 2-0 丝线缝合胸壁切口，并结扎固定引流管，松开止血钳	• 戴无菌手套，准备口纱，协助操作者缝合切口，辅助剪线
	• 75% 乙醇棉球消毒皮肤	• 协助患者恢复体位，测量患者生命体征
	• 纱布覆盖切口，撤去洞巾，胶布固定	
操作后处理	• 观察患者反应，症状有无缓解，确定引流效果，判断有无并发症 • **术后宣教**：气胸者，开放引流，鼓励患者咳嗽、吹气球，促进肺复张；外伤后血胸者，开放引流，观察引流液颜色及量的变化，警惕活动性出血可能；长期慢性大量胸腔积液，间断排液者，200 ml/2 h，第一天总量 600 ml，第二天 1000 ml，第三天 2000 ml	• 垃圾分类处理，器械置入器械回收箱，脱去无菌手套
	• 洗手，书写操作记录，下达医嘱	

五、注意事项

1. 半坐卧位可改善患者呼吸，健侧卧位方便胸腔积液时置管操作。患者若多发外伤，肋骨骨折，多选半坐卧位。

2. 根据患者病史、查体、辅助检查，操作前再次核对左右侧，避免位置错误。

3. 穿入胸膜腔回吸后，切勿再次推注药物。

4. 引流管末孔位于 5 cm 处，要求末端侧孔至内侧胸壁 3 cm，胸壁厚 2~5 cm，根据患者体型于 10~12 cm 处横行夹闭引流管，确认置入深度。若引流管末孔置入过深，会导致引流不畅；若置

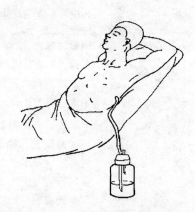

图 2-12-1　胸腔闭式引流示意图

入过浅，末孔位于胸壁或皮下，术后引流不畅导致皮下气肿或持续漏气。

5. 切开皮肤全层后再钝性分离，于下位肋骨上缘进胸。进胸后切勿将止血钳伸入胸腔过深，避免脏器损伤。

6. 胸膜腔为负压，为避免水封瓶内液体回吸，水封瓶水平面与引流管口要保持 60 cm 落差。

7. 长期肺不张患者，短期快速排液，会导致复张性肺水肿。对于该类患者，要间断夹闭，逐次排除积液。

六、常见并发症及处理

（一）胸膜反应
（1）症状：操作过程中或结束后，短期内患者出现头晕、心悸、气促、面色苍白、血压下降等。
（2）处理：停止操作，平卧吸氧，皮下注射 0.1% 肾上腺素 0.3 ~ 0.5 ml。

（二）损伤
1. 出血
（1）症状：非外伤性血胸患者，引流管内引出大量鲜红色血性液体，患者出现心率快、血压低等失血性休克表现，血红蛋白进行性降低。
（2）原因：大多由于操作靠近肋骨下缘，损伤肋间动脉所致，少部分因粘连带内滋养血管断裂，或心脏大血管损伤导致。
（3）处理：常规给予输血、补液等对症治疗，若符合活动性出血指征，或短时间内出现失血性休克表现，输血、补液对症治疗的同时积极进行手术探查止血。

2. 重要脏器损伤
（1）症状：以活动性出血为主要表现，开胸探查后方可明确病因。
（2）原因：穿刺过于暴力，胸腔内粘连可导致肺损伤，穿刺位置选择过低，暴力穿刺有肝、脾、膈肌损伤可能。
（3）处理：预防为主，轻柔操作，若胸腔内空间不足，止血钳突入胸膜腔后，用手指探查，避免脏器损伤。避免在肩胛线第 9 肋以下及腋中线第 8 肋以下进行操作。

（三）引流相关并发症
1. 复张性肺水肿
（1）症状：突发气促、咳泡沫痰。
（2）原因：长期肺不张患者，排液速度过快，短期内肺迅速复张所致。
（3）处理：限制液体入量、利尿为主，必要时给予小剂量激素治疗。

2. 引流不畅
（1）原因：多由于引流管置入过深或引流管堵塞所致。
（2）处理：调整引流管深度，挤压、冲洗引流管，恢复引流管通畅性，必要时重新置入引流管。

3. 皮下积气、积液
（1）原因：多由于引流管置入过浅，导管末孔位于胸壁或皮下所致。
（2）处理：调整引流管深度，必要时重新置入引流管。

七、临床案例解析

临床案例 1　患者，男性，53 岁，外伤后右侧胸痛，进行性呼吸困难 2 h。查体：口唇发绀，气管左偏，右侧胸廓饱满，右侧呼吸运动减弱，叩诊鼓音，右肺呼吸音消失。已行胸部 X 线检查（图 2-12-2）。

题目1：请做出初步诊断并进行适当处理。

题目2：胸腔闭式引流后，患者咳嗽无力、呼吸困难无改善，请进一步处理。

案例解析

题目1：正确判读并快速完成重点部位体格检查；诊断为开放性气胸，予以吸氧、心电监护、伤口换药包扎转为闭合性气胸，再行胸腔闭式引流处理。

题目2：胸腔闭式引流后患者呼吸无改善，需行气管插管正压通气。

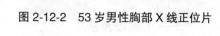

图2-12-2　53岁男性胸部X线正位片

临床案例2　患者，女性，52岁，胸部外伤致呼吸困难，发绀2h入院。查体：呼吸120次/分，血压80/60 mmHg，气管向右移位，左侧胸廓饱满，叩诊鼓音，听诊左侧呼吸音消失，颈胸部有广泛皮下气肿等。

题目1：造成患者呼吸困难的原因是什么？

题目2：患者外伤后呼吸极度困难，发绀2h，诊断为左侧张力性气胸，在急诊科紧急处理后，请继续处理。

案例解析：张力性气胸是患者迅速致死的胸外科危急重症，首先应该考虑迅速胸腔减压。在紧急情况下可用粗针头在伤侧锁骨中线第2肋间刺入胸腔，有高压气体喷出，即能起到排气减压的效果，暂时缓解症状。在患者转送过程中，于插入针的接头处，以橡胶手指套绑扎，将指套顶端剪一1 cm切口，可起到活瓣作用，即在呼气时张开口排气，吸气时闭合，防止空气进入。也可用一长橡胶管或塑料管一端连接插入针接头，另一端放在无菌水封瓶水面下，以保持持续排气。张力性气胸紧急处理后，应及时行左侧胸腔闭式引流术，术后应严密观察患者生命体征、引流量、引流液颜色及性状，如出现大量血性液体流出且损伤性休克症状不缓解，应考虑合并进行性血胸，可根据患者病情决定行相关辅助检查，以正确评估病情，或行剖胸探查术。

思考题

1. 患者，女性，60岁，因车祸外伤1h入住重症医学科。查体：患者痛苦面容，左侧出现反常呼吸运动，进行性呼吸困难。左侧胸廓饱满，左侧呼吸运动减弱，叩诊鼓音，左侧肺呼吸音消失。CT检查示左侧第1~7肋骨折，$T_{1~5}$左侧横突及胸骨骨质连续性中断（图2-12-3）。请做出初步诊断并进行适当处理。

2. 患者，男性，79岁，因咳嗽咳痰20年，气促8年，再发加重1周入院。查体：神志清楚，双肺未闻及湿啰音，左肺叩诊呈鼓音，呼吸音低，胸部X线正位片示左侧大量气胸（图2-12-4）。请予以相应处理。

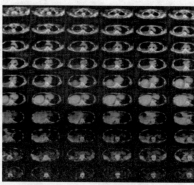

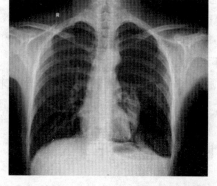

图2-12-3　60岁女性患者胸部CT　　　图2-12-4　79岁男性患者胸部X线正位片

第十三章　胸腔闭式引流拔管
（Extubation With Closed Thoracic Drainage）

当胸腔积液、积气引流彻底，肺复张良好，即可拔除引流管，恢复胸膜腔负压环境。

一、适应证

1. **气体引流**　引流管通畅、波动良好，咳嗽、吹气球无气体逸出（自发性气胸患者需夹闭引流管 24 h 后复查胸部 X 线，无气胸复发方可拔管）。
2. **液体引流**　引流液颜色清亮，每日<200 ml。
3. **感染性积液**　原发病已治愈（脓胸或气管食管瘘），满足前两项。

二、禁忌证

1. **气体**　咳嗽时仍有气泡逸出，肺复张不全。
2. **液体**　每日引流液量较大，或颜色较深（乳糜、血性、感染性）。
3. **其他**　原发病未愈合（脓胸或气管食管瘘）。凝血功能障碍，有出血倾向者。

三、操作前准备

1. **操作者准备**
（1）双人或单人操作。
（2）穿工作服，戴帽子、口罩，洗手。
（3）了解病史，根据查体、辅助检查，确定操作目的及是否符合拔管适应证。
（4）掌握胸腔闭式引流拔管操作相关知识、并发症的诊断与处理。
2. **患者准备**
（1）监测生命体征。
（2）了解操作的过程及意义，拔管后气胸和胸腔积液复发等风险。
（3）了解需配合的要点（操作时需保持的体位，如有胸闷、气促等及时报告；拔管时需深吸气后屏气）。
3. **物品准备**
（1）拆线包：换药碗 2 个、线剪 1 把、止血钳 2 把、纱布 2 块、棉球数个。
（2）特殊物品：凡士林纱布。
（3）其他：消毒物品（0.5% 聚维酮碘、75% 乙醇）、无菌手套、医用胶带、生理盐水、胶布、听诊器、无菌持物钳、快速手消毒液、可回收垃圾桶及医疗垃圾桶等。

4. **环境准备** 宽敞明亮，安静清洁，舒适安全，适宜操作。

四、操作步骤（表 2-13-1）

表 2-13-1 胸腔闭式引流拔管操作步骤（以单人操作为例）

	操作步骤
操作前准备	• **医生准备**：穿工作服，戴帽子、口罩，洗手 • **评估周围环境，保护患者隐私**：温、湿度适宜，光线充足，通风良好，拉好床帘 • **准备物品**：拆线包、棉球、纱布、消毒液、生理盐水、凡士林纱布、无菌手套、医用胶带、听诊器、无菌持物钳、快速手消毒液、可回收垃圾桶及医疗垃圾桶等 **要求**：物品准备齐全，包装完好，无漏气，在有效期内 • **核对患者身份，知情同意**：询问患者姓名、床号，查看腕带，核对患者信息无误，向患者交代操作目的 • **协助患者摆放体位**：锁骨中线引流管：仰卧位；腋中线引流管：健侧卧位或半坐卧位。询问患者伤口感觉，查看伤口，了解引流瓶引流的情况
操作过程	• **洗手、物品准备**：检查包装的有效期，用手打开器械包的外层 3/4，无菌持物钳打开器械包的外层 1/4 及内层。器械包内打入适量纱布、棉球，凡士林纱布并叠成小方块 • 用手沿切口方向揭去外层敷料，用 1 把止血钳揭去内层敷料（若敷料黏结于创面，可用生理盐水渗透），再次观察伤口情况，有无红肿以及渗出，愈合情况 • **消毒**：用 0.5% 聚维酮碘对伤口及周围皮肤进行消毒，消毒范围超过 5~6 cm，消毒 3 遍（接触内层敷料的止血钳用于消毒，另 1 把止血钳用于传递无菌物品） • **剪线**：剪断引流管固定缝线（于线结上方剪线，保留缝合线，待切口愈合后再次拆线） • **确认**：轻轻转动引流管，确定引流管活动性良好 • **拔管**：将凡士林纱布置于引流管口，并用无菌纱布覆盖，左手按住纱布，右手抓住引流管，嘱患者深吸气屏气时，迅速拔出胸腔闭式引流管，嘱患者正常呼吸 • **检查、固定**：检查引流管末端是否完整，擦干敷料周围消毒液，胶布固定
操作后处理	• **拔管后观察**：有无突发气促、胸闷；有无面色苍白、呼吸音减弱；拔管口处有无液体溢出、气体逸出；气胸患者拔管后常规检查立位呼气相胸片 • **整理**：整理患者衣物，垃圾分类处理，器械置入器械回收箱 • 洗手，书写操作记录

五、注意事项

1. 选择合适的体位，方便消毒及拔管操作。
2. 于线结上方剪线，保留缝合线。待切口愈合后再次拆线。
3. 嘱患者拔管时避免咳嗽。
4. 检查引流管完整性。
5. 注意人文关怀。

六、常见并发症及处理

1. **出血**

（1）症状：引流管口有鲜血流出，严重者有出血、心率快、血压低等失血性休克表现，血红蛋白进行性降低。

（2）原因：由于拔管时粘连带内滋养血管断裂出血或肋间动脉损伤出血所致，偶有凝血功能障碍，患者拔管后出现活动性出血表现。

（3）处理：常规给予输血补液等对症治疗，若符合活动性出血指征，或短时间内出现失血性休克表现，输血、输液对症治疗同时积极进行手术探查止血。

2. 气胸复发

（1）症状：拔管后再次出现胸闷、气促，患侧呼吸音减低，复查X线示气胸复发、肺不张。

（2）原因：一般由于拔管时患者屏气不足，气体自引流管口进入胸腔所致。部分由于肺破口未完全愈合，气胸再次发作所致。

（3）处理：少量气胸可保守观察，中等量气胸可穿刺抽气促进肺复张，大量气胸需再次放置闭式引流。

3. 引流管折断

（1）症状：拔出引流管不完整，可见部分引流管折断。

（2）原因：多因置管时缝线不慎缝住引流管，拔管时未检查引流管活动度，暴力牵拉所致。部分型号引流管无侧孔，需手工修剪，长期带管易导致引流管于薄弱处折断。

（3）处理：可观察引流管残端，止血钳钳夹后，剪除引流管口缝线，缓慢拔除。若断裂引流管位于胸腔，可考虑胸腔镜取出引流管。

4. 其他

（1）引流管口渗液：非大量渗液者无需特殊处理，加压包扎即可。

（2）切口感染、愈合不良、窦道形成：需清创后定期换药。

七、临床案例解析

临床案例　患者，女性，50岁，外伤后左侧胸廓进行性呼吸困难1h。查体：口唇发绀，气管右偏，左侧胸廓饱满，左侧呼吸运动减弱，叩诊鼓音，左肺呼吸音消失。已行胸部CT检查（图2-13-1）。

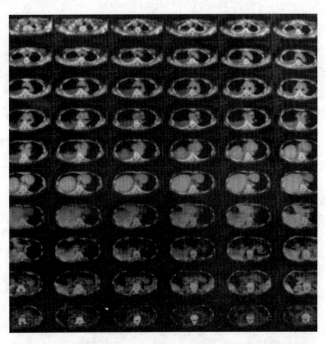

图2-13-1　50岁女性患者胸部CT

题目1：请做出初步诊断并进行适当处理。

题目2：患者左侧大量气胸，行左侧胸腔闭式引流术，引流3天后引流管通畅，复查胸部CT（图2-13-2），肺复张良好，请行适当处理。

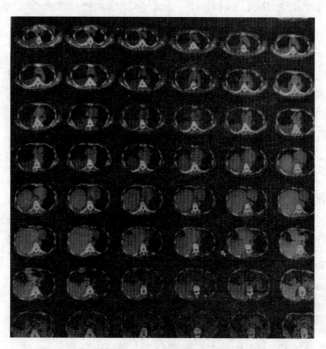

图2-13-2　50岁女性患者胸腔闭式引流术后CT

案例解析

题目1：结合症状、体征和胸部CT，诊断为左侧大量气胸和多处肋骨骨折，应严密观察病情，首先行左侧胸腔闭式引流术。

题目2：引流3天后引流管通畅，复查胸部CT肺复张良好，可行胸腔闭式引流管拔除。

思考题

患者，女性，71岁，2个月前因食管异物致食管胸膜瘘行胸腔闭式引流术，持续空肠造瘘、肠内营养治疗，已连续3天引流管引流出约50 ml清亮液，复查胸片肺复张良好。造影检查食管胸膜瘘已愈合，进普食2天，未出现胸痛、咳嗽、胸闷、气促、引流液增多等情况。请行相关处理。

第十四章 烧 伤
（Burn）

一、烧伤评估

判断伤情最基本的要素是烧伤面积和深度，同时还应考虑全身情况如休克、重度吸入性损伤和较重的复合伤。充分了解伤员年龄，伤前健康状况，评估烧伤原因、烧伤部位及烧伤面积。

（一）烧伤面积的评估

1. **成年人** 头部占9%，其中发部3%，面部3%，颈部3%；双上肢占18%，其中双上臂7%，双前臂6%，双手5%；躯干占27%，其中躯干前后各占13%，会阴1%；双下肢占46%，其中双臀5%，双大腿21%，双小腿13%，双足7%（图2-14-1）。成年女性由于骨盆较大及双足较小，烧伤面积计算为：双臀及双足各为6%。

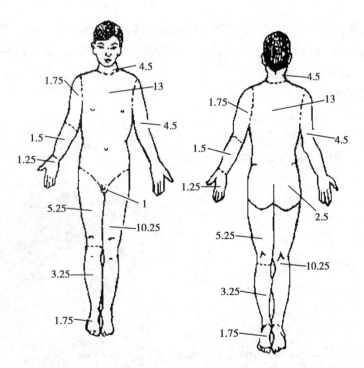

图2-14-1 成人（男）体表各部占比（%）示意图

2. **儿童** 儿童头大，下肢小，可按此计算方法：头颈部面积（%）=9+（12–年龄），双下肢面积（%）=46–（12–年龄）（图2-14-2）。

3. **另一种评估方法** 不论性别、年龄，患者并指的掌面约占体表面积的1%，如医者的手掌大小与患者相近，可用医者手掌估算，此法可辅助九分法，用于测算小面积烧伤时较便捷（图2-14-3）。

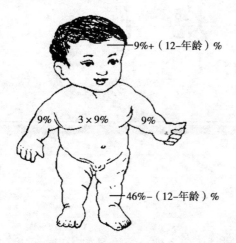

图2-14-2 儿童体表各部所占百分比示意图

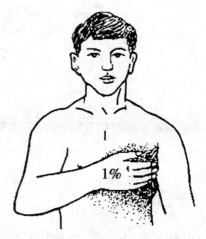

图2-14-3 手掌法

4. 评估烧伤面积的注意事项

（1）Ⅰ度烧伤面积不计算在内，在总烧伤面积后需要分别标明浅Ⅱ度烧伤、深Ⅱ度烧伤及Ⅲ度烧伤各自的面积，以便治疗时参考。

（2）面积均为估算，以整数记录。

（3）大面积烧伤，为计算方便，可先估算正常皮肤面积，然后从百分之百中减去正常皮肤面积即为烧伤面积。

（4）吸入性烧伤不计算面积，但在诊断中必须标明其严重程度（轻、中、重度）。

去除伤口表面异物、清洁创面、防止感染、减轻痛苦，减少创面渗出物与水肿，为预防并发症和促进创面愈合打好基础。

（二）烧伤深度的评估

临床上常用三度四分法（图2-14-4）。

1. Ⅰ度烧伤 仅伤及表皮，局部呈现红肿，3～5天好转痊愈，脱屑而不留瘢痕。

2. Ⅱ度烧伤 深达真皮，局部出现水疱。其中浅Ⅱ度：仅伤及表皮生发层和真皮乳头层。因渗出较多，水疱较饱满，破裂后创面渗液明显，创底肿胀发红，有剧痛和感觉过敏，皮温升高。若无感染等并发症，约2周可愈，愈合后留瘢痕。短期内可有色素沉着，皮肤功能良好。深Ⅱ度：伤及真皮层，尚残留皮肤附件。因变质的表层组织稍厚，水疱较小或较扁等，感觉稍迟钝，皮温也可稍低。去表皮后创面呈浅红或红白相间，或可见网状栓塞血管，表面渗液少，但底部肿胀明显。若无感染等并发

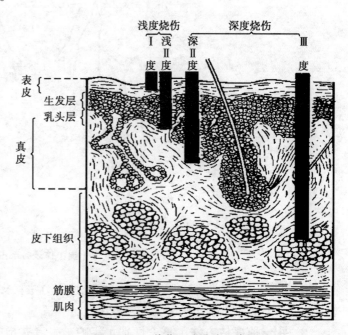

图2-14-4 烧伤深度分度示意图

症，3~4 周可愈，愈合后有瘢痕。

3. **Ⅲ度烧伤**　伤及皮肤全层，甚至可深达皮下、肌肉、骨骼等。皮肤坏死，脱水后可形成焦痂，创面无水疱，蜡白或焦黄，或可见树枝状栓塞血管，触之如皮革，甚至已炭化。感觉消失，皮温低。自然愈合甚缓慢，需待焦痂脱落，肉芽生长而后形成瘢痕。不仅丧失皮肤功能，而且常出现畸形。

（三）烧伤严重性分度

1. **轻度烧伤**　Ⅱ度烧伤面积 9% 以下。

2. **中度烧伤**　Ⅱ度烧伤面积 10%~29%，或Ⅲ度烧伤面积不足 10%。

3. **重度烧伤**　烧伤总面积 30%~40%，或Ⅲ度烧伤面积 10%~19%；或Ⅱ度、Ⅲ度烧伤面积虽不到上述百分比，但已发生休克等并发症，呼吸道烧伤，或有较重的复合伤（严重创伤、冲击伤、放射伤、化学中毒）。

4. **特重度烧伤**　烧伤总面积 50% 以上；或Ⅲ度烧伤面积 20% 以上；或存在较重的吸入性损伤、复合伤等。

（四）烧伤的液体治疗

1. **液体治疗补液公式**　伤后第一个 24 h，每 1% 烧伤面积（Ⅱ度、Ⅲ度）每千克体重应补充胶体和电解质溶液共 1.5 ml（小儿 2.0 ml）。胶体（血浆）和电解质溶液（平衡盐液）的比例为 0.5:1，广泛深度烧伤者与小儿烧伤的比例可改为 0.75:0.75。另加以基础水分 2000 ml（小儿另按年龄、体重计算）。

总量的一半应于伤后 8 h 内输入。第二个 24 h，胶体和电解质溶液为第一个 24 h 的一半，水分补充仍为 2000 ml。

上述补液公式用于估计液体量，并应根据患者病情随时调整输液量及速度，如观察尿量［不低于 1 ml/（kg·h）］、精神状态、皮肤黏膜色泽、血压和心率、血液浓缩等指标，有条件者可测量中心静脉压、心排血量等。

2. **延迟复苏**第一个 24 h，每 1% 烧伤面积（Ⅱ度、Ⅲ度），每千克体重应补充胶体和电解质溶液共 2.6 ml（胶体与电解质之比为 1:1，各为 1.3 ml），另加基础水分 2000 ml。复苏前 2 h 将第一个 24 h 的液体总量的一半快速补入，另一半于余下的时间均匀输入。第二个 24 h，每 1% 烧伤面积（Ⅱ度、Ⅲ度），每千克体重应补充胶体和电解质溶液共 1 ml（胶体与电解质之比为 1:1，各为 0.5 ml），另加基础水分 2000 ml。24 h 内均匀补入。

二、烧伤局部处理

（一）适应证

1. 各种原因所致的中、小面积烧伤。

2. 大面积烧伤，经积极治疗后，生命体征平稳。

（二）禁忌证

烧伤后生命体征不平稳。

（三）操作前准备

1. **操作者准备**

（1）双人操作，穿工作服，戴帽子、口罩，洗手。

（2）核对患者信息。

（3）了解病史，对烧伤充分评估；判断患者烧伤深度，必要时需要对创面进行清洗后辨认。

（4）掌握烧伤创面处理的相关知识及操作技能。

2. 患者准备

（1）评估烧伤早期患者一般情况，监测生命体征。

（2）适当镇静、酌情止痛。

（3）针对不同的烧伤创面，进行烧伤局部创面的处理，告知患者及家属操作的过程及意义、相关风险及预后，签署知情同意书。

3. 物品准备 清创包、辅料包、手套、注射器、生理盐水、2% 利多卡因注射液、输液器、血压计、吸氧装置、0.5% 聚维酮碘溶液、3% 过氧化氢溶液、无菌洞巾、换药包、剪刀、覆盖创面的特殊敷料、大量无菌纱布、棉垫、绷带、持物钳、快速手消毒液、可回收垃圾桶及医疗垃圾桶等。

4. 环境准备 评估周围环境，确保周围环境安全。

（四）操作步骤（表 2-14-1）

表 2-14-1　烧伤局部处理操作步骤

	操作者	助手
操作前准备	• **医生准备**：穿工作服，戴帽子、口罩，洗手 • **评估周围环境，保护患者隐私**：首先脱离不安全环境；环境温、湿度适宜，光线充足，通风良好，拉好床帘，若需暴露女性患者隐私部位，应有女医护人员在场 • **核对患者身份，知情同意**：询问患者姓名、床号，查看腕带，核对患者信息无误，了解患者烧伤史及相关资料，评估伤情及创面情况，向患者及家属交代操作目的、方法及可能出现的风险及并发症，询问麻醉药过敏史，辅助检查结果，签署知情同意书	• **准备物品**：清创包、辅料包、手套、注射器、生理盐水、2% 利多卡因注射液、输液器、血压计、吸氧装置、0.5% 聚维酮碘溶液、3% 过氧化氢溶液、无菌洞巾、换药包、剪刀、覆盖创面的特殊敷料、大量无菌纱布、棉垫、绷带、持物钳、快速手消毒液、可回收垃圾桶及医疗垃圾桶等。**要求**：物品准备齐全，包装完好，无漏气，在有效期内
操作过程	• 适当镇静，酌情止痛	• 协助配合
	• **现场急救**：早期脱离现场，尽快扑灭火焰，脱去着火或沸液浸渍的衣服；及时冷敷 30 min 以上；危及生命的烧伤（如大出血、窒息、开放性气胸、骨折、中毒）的救治；保护受伤部位，进行简单包扎；维持呼吸道通畅；避免长途转运，给予患者精神安慰和鼓励，补液和止痛	• 做好充分的急救准备，协助操作者现场急救
	• **烧伤的早期处理**：进行简单创面清洁处理以判断伤情；估计面积和深度；检查有无复合伤、中毒或吸入性损伤	• 测量患者生命体征；建立静脉通路，补液，抗感染和抗破伤风，镇痛
	• **轻度烧伤创面初期处理**：剃除创面及附近毛发，用生理盐水和聚维酮碘溶液冲洗创面，去除沾染的污物或化学物质，慎用中和剂；浅Ⅱ度以及浅的、烧伤面积较小的创面处理后可进行包扎（以手烧伤为例，包扎如图 2-14-5）；深Ⅱ度～Ⅲ度、烧伤面积较大的需暴露创面 • **水疱处理**：0.5% 聚维酮碘消毒伤区及其周围皮肤。①小水疱消毒水疱表面后抽去水疱液；②大水疱可于低位剪口引流，疱皮覆盖创面；③若水疱已污染、碎裂，易致感染，剪去坏死的浮皮，无菌纱布吸净渗液，采用药物或敷料覆盖	• 助手打开清创缝合包的外层 3/4，持物钳打开包的 1/4 及内包装，检查灭菌指示卡是否变色，将清创所用无菌物品打入包内 • 倒生理盐水和 0.5% 聚维酮碘，协助操作者冲洗创面（按照清创术的操作步骤）、包扎创面及水疱处理，注意随时与患者沟通，安抚患者情绪，体现人文关怀

续表

	操作者	助手
操作过程	• **中、重度烧伤的早期处理**：建立静脉通路，根据烧伤面积（Ⅱ度、Ⅲ度）和体重拟定抗休克补液计划；留置导尿；呼吸困难者给予吸氧或气管切开；正确处理创面	• 完善相关辅助检查：血、尿、血型、电解质、肝肾功能等，与操作者合理分工，配合治疗
操作后处理	• 观察患者病情变化，随时调整输液速度及治疗药物；注意肢体摆放，抬高患者；密切观察肢体末端血运；注意创面渗液、渗血情况，注意创面周围皮肤炎症情况，及时更换敷料，达到手术条件的及时手术	• 垃圾分类处理，器械置入器械回收箱，脱手套，术后再次监测患者生命体征
	• 洗手，书写操作记录，下达医嘱	

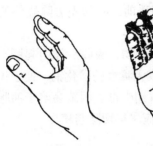
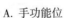
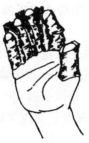
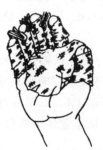

A. 手功能位　　B. 纱布将指间隔开　　C. 掌心填塞纱布团

图 2-14-5　手烧伤创面包扎

（五）注意事项

1. 操作过程中应密切监测患者生命体征，若生命体征不稳定，应暂停操作。

2. 尽量在短时间内完成操作。

3. 创面行简单清创即可，无需彻底清创。

4. 烧伤创面处理时要严格执行无菌操作技术，凡接触伤口的物品，均需无菌。

5. 防止污染及交叉感染，各种无菌敷料从容器内取出后不得放回原处，污染的敷料须放入医疗垃圾桶内，不得随意丢弃。

6. 掌握包扎适应证和禁忌证，需要包扎时，应超过创面至少 5 cm，厚度 3~5 cm。

7. 动作轻柔，肢体包扎应松紧度适宜。

8. 头面颈部及会阴部适宜半暴露处理。

9. 应注意处理伤口的先后顺序。对于需要手术切开减张的患者，应早期切开减张，避免进一步坏死。

10. 烧伤患者的液体治疗非常重要，但血流动力学监测同样重要，在补液的时候需时刻注意患者的血流动力学监测。

三、化学烧伤的局部处理

1. **一般原则**　除去化学物质浸渍的衣物，大量清水冲洗，时间应较长。应注意眼部与五官的冲洗。早期输液量可稍多，加用利尿药以排出毒性物质。已明确为化学物质致伤者，应选用相应的解毒药或对抗药。

（1）立即除去化学物质浸渍的衣物，连续大量清水冲洗。

（2）根据化学物质的性质处理创面。

（3）防治全身中毒，予以大量补液、利尿、解毒药或拮抗药。

2. 酸烧伤 较常见的酸烧伤为强酸（硫酸、盐酸、硝酸）烧伤。其共同特点是使组织蛋白质凝固而坏死，能使组织脱水；不形成水疱，皮革样成痂，一般不向深部侵蚀，但脱痂时间缓慢。急救时用大量清水冲洗伤处，随后按一般烧伤处理。此外，有些腐蚀性酸烧伤，如氢氟酸，其穿透性很强，能溶解脂质，继而向周围深处侵入，扩大与加深的损害作用较强。立即用大量清水冲洗，随后用 5% ~ 10% 葡萄糖酸钙（0.5 ml/cm^2）加入 2% 利多卡因，于创面周围注射，使残存的氢氟酸化合成氟化钙，可限制其继续扩散和侵入。

3. 碱烧伤 强碱如氢氧化钠、氢氧化钾等可与组织蛋白质结合成复合物而皂化脂肪组织，皂化时可产热，继续损伤组织，碱离子能向深处穿透。疼痛较剧烈，创面可扩大、加深，愈合慢。急救时应用大量清水冲洗，冲洗时间更应延长。深度碱烧伤适合早期切痂与植皮。碱烧伤中的氢氧化钙（生石灰）和 CaC$_2$（电石）烧伤在用清水冲洗前，必须先去除烧伤处的颗粒或粉末，以免遇水后产热。

4. 磷烧伤 磷与空气接触即自燃，磷是细胞质毒物，吸收后能引起肝、肾、心、肺等脏器损害。应在水下移除磷粒，用 1% 硫酸铜涂布，可形成无毒性的磷化铜，便于识别和移除。但必须控制硫酸铜的浓度不超过 1%，如浓度过高，反可引致铜中毒。因磷易溶于油脂而吸收，故忌用油性敷料。适用 3% ~ 5% 碳酸氢钠湿敷包扎。深度创面应尽早切除与植皮。

四、临床案例解析

临床案例 患者，女性，26 岁，在实验室做实验时不慎被化学物品烧伤左前臂就诊。患者自诉接触的是氢氟酸，请进行创面紧急处理。

案例解析：首先询问烧伤的原因，明确致伤的化学物质，这是下一步处理的前提。针对氢氟酸烧伤的处理方法：①用流水冲洗创面是基本步骤；②评估烧伤面积，在创面皮下浸润注射钙剂（葡萄糖酸钙）和利多卡因（用量 0.5 ~ 1.5 ml，使混合液中利多卡因浓度在 0.25% ~ 0.5%），注射量因创面大小不同而不同；③创面禁用乙醇、碘酊消毒，选用聚维酮碘消毒；④禁用过氧化氢、稀醋酸处理；⑤凡士林油纱覆盖后普通纱布包扎伤口。

> **思考题**
>
> 患者，男性，30 岁，体重 70 kg，热水烫伤双下肢 30 min 入院。入院后评估烫伤面积约 40%，创面为浅 Ⅱ 度。
>
> 题目 1：请予以紧急处理。
>
> 题目 2：列出补液计算公式，并根据计算结果制订患者伤后第 1 天、第 2 天的补液方案。

第十五章 乳房自检
(Breast Self-Examination)

乳房检查应依据正确的顺序，还应包括引流乳房部位的淋巴结。乳房自检是通过向患者进行宣教，使患者掌握乳房自检的手法和规范，以及与乳腺疾病相关的知识。

一、适应证

乳房自检的最佳时间为月经结束的 1 周后。

二、禁忌证

无绝对禁忌证。

三、操作前准备

1. **操作者准备** 穿工作服，戴帽子、口罩，洗手，保护患者隐私，男性医者需女性同事陪同。
2. **患者准备**
（1）了解乳房自检的目的及意义，进行相关知识宣教。
（2）患者心情舒畅，积极配合。
（3）患者取坐位或仰卧位。
3. **物品准备** 乳房检查教学模具、穿衣镜等。
4. **环境准备** 专用宣教室或病室，宽敞明亮、安静清洁、舒适安全，适宜操作。

四、操作步骤（表 2-15-1）

表 2-15-1　乳房自检操作步骤

	操作步骤
操作前准备	• **医生准备**：穿工作服，戴帽子、口罩，洗手
	• **评估环境，保护患者隐私**：专用宣教室或病室，宽敞明亮，安静清洁，舒适安全，注意保护患者隐私，男性医者需女性同事陪同
	• **体位**：患者取坐位或仰卧位，站在光线充足的穿衣镜前，脱去上衣，两侧乳房充分暴露，两臂放松垂于身侧
	• 操作者佩戴或展示乳房检查教学模具，告知患者同步进行每个步骤

续表

	操作步骤
操作过程	● 视诊： ①观察两侧乳房的大小和外形是否对称，皮肤有无局部隆起、凹陷、起皱、水肿、溃疡、色泽或橘皮样改变、红肿等炎性表现。检查乳头有无回缩、朝向改变、分泌物或出血，乳头、乳晕有无糜烂，乳腺区浅表静脉是否怒张等 ②双手叉腰，转动身体，观察乳房外形变化 ③弯腰、屈肘同时向后绷紧胸肌，使乳房向前下坠，观察乳房轮廓和形状变化 ④双手在脑后交叉扣紧，双臂使劲向前压，或双臂伸直向上举，转动身体，观察乳房的外周及边缘部位
	● 触诊：先健侧后患侧，检查顺序为乳房外上（包括尾部）、外下、内下、内上各象限，以及中央区，将手指和手掌平放在乳房上，以指腹轻轻扪按，禁忌用手指抓捏乳房。取仰卧位时，肩下垫小枕，被查手臂放于身侧或脑后，另一手手指并拢，用指腹触摸对侧乳房，检查乳房；另一侧同法，触诊包括： ①**乳头有无溢液**：将手指指腹平放在乳头上，轻轻向下按压乳头，容易按下为正常现象；用拇指和示指捏住乳头及外周组织，向前牵拉，观察有无溢液 ②**乳房有无肿块**：把乳房当成时钟，右手从左乳上方12点开始以顺时针方向循环按摩一圈后，下移2cm做第二圈检查；右乳按摩方向为逆时针 ③**腋窝淋巴结**：检查腋窝部分。检查手指指腹要紧贴皮肤，用力均匀，以手指能触压到肋骨为宜 ④**锁骨上淋巴结**：头部略向前低一点，左手检查右侧，右手检查左侧，用一种揉按的方式由浅入深检查淋巴结有无异常
	● 操作结束后询问患者感受，告知相关知识及注意事项
	● 整理教具备用，洗手

五、注意事项

注意区分常见乳房疾病的诊断要点：

1. **乳腺囊性增生病** 雌孕激素比例失调，导致乳腺实质增生过度和复旧不全，为良性疾病；一侧或双侧乳房胀痛，部分患者症状具有周期性，月经前明显，月经后减轻。

2. **乳腺导管内乳头状瘤** 发生在导管上皮的良性肿瘤，有一定的恶变可能，乳头溢液，多为单发，双侧溢液要排除内科疾病（泌乳素瘤、原发性甲状腺功能减退），乳管镜可用于诊断。

3. **乳房纤维腺瘤** 乳房的局部包块，单发或多发，妊娠期或哺乳期可迅速增大，表面光滑，活动性佳，质韧，无压痛。

4. **乳腺癌** 无痛性包块，乳头乳晕湿疹（Paget病：湿疹样乳腺癌），酒窝征（累及Cooper韧带），橘皮征（累及皮下淋巴管），炎性改变（炎性乳腺癌），肿物质硬，边界不清，活动度差，可触及腋窝淋巴结肿大，彩超及钼靶可用于诊断。

思考题

患者，女性，25岁，洗澡时自觉左侧乳房可扪及黄豆大小结节，随来医院门诊就诊。请给予适当的处理，并对其进行正确的乳房自检的宣教。

第十六章　直肠与肛门检查
（Rectum-Anus Check）

　　直肠全长 12 ~ 15 cm，下连肛管，其下端在体表的开口为肛门。直肠指检方法简便，具有重要的临床价值。

一、适应证

1. 怀疑有痔疮、肛瘘等肛管或肛周疾病。
2. 有便血症状，怀疑为直肠、肛管肿瘤。
3. 指诊前列腺，用于前列腺疾病的诊断、前列腺按摩等。

二、禁忌证

1. 直肠、肛管急性炎症期。
2. 急性前列腺炎。
3. 局部皮肤感染。
4. 新鲜肛门裂。

三、操作前准备

1. 操作者准备
（1）穿工作服，戴帽子、口罩，洗手。
（2）单人操作，核对患者信息。
（3）了解病史，告知患者操作目的、方法及可能导致的不适。
（4）掌握操作相关知识及操作技能。
2. 患者准备
（1）监测生命体征。
（2）了解操作的目的、方法、过程及意义，需要配合的要点。
（3）选择合适体位：常选择胸膝卧位，备选左侧卧位。
　3. 物品准备　石蜡油棉球、纱布、清洁手套、卫生纸、快速手消毒液、可回收垃圾桶及医疗垃圾桶等。
　4. 环境准备　宽敞明亮，安静清洁，舒适安全，适宜操作。

四、操作步骤（表 2-16-1）

表 2-16-1 直肠与肛门检查操作步骤

	操作步骤
操作前准备	• **医生准备**：穿工作服，戴帽子、口罩，洗手 • **评估周围环境，保护患者隐私**：温、湿度适宜，光线充足，通风良好，拉好床帘，若为女性患者，需有女医护人员在场 • **准备物品**：石蜡油棉球、纱布、清洁手套、卫生纸、快速手消毒液、可回收垃圾筒及医疗垃圾筒 • **核对患者身份，知情同意**：询问患者姓名、床号，查看腕带，核对患者信息无误，向患者交代目前状况，需行检查及检查过程中可能出现的情况 • **测量患者生命体征** • **协助患者摆放体位**：常选择胸膝卧位，备选左侧卧位
操作过程	• **视诊**：检查者用手分开受检者臀部，观察肛门及周围皮肤颜色及皱褶，观察是否有炎症、皮肤剥脱、皲裂、结节、瘘管、瘢痕、肿瘤及出血或皲裂时，应让受检者做排便动作 • **指诊**：戴好手套，润滑右手示指，将左手放在受检者臀部，然后右手示指轻放在肛门边缘，用指腹轻轻按压可放松括约肌，同时嘱患者深呼吸减轻腹压。当肛门括约肌放松时，检查者的右手示指插入受检者肛管顺序触诊 • **口述和记录检查内容和结果**：结束直肠指诊时要告知受检者将要退出手指，将手指轻柔地退出，手指抽出时应观察指套表面有无黏液或血迹，口述和记录检查内容和结果，对指套上粪便进行潜血检查
操作后处理	• 术后再次监测患者生命体征，协助患者整理衣物，交代饮食及排便注意事项 • 洗手，记录

五、注意事项

1. **指检的触诊内容**　包括直肠侧壁、后壁和前壁，触诊直肠壁有无压痛、波动、肿块及狭窄，触及肿块应确定大小、位置、硬度及是否活动。对男性还可触诊前列腺与精囊，对女性则可检查子宫颈、子宫、输卵管等。此外，直肠指检对盆腔的其他疾病如阑尾炎、髂窝脓肿也有诊断意义。

2. **检查的内容和结果**　报告肛周和直肠周壁有无触痛、肿块和狭窄，手套和指套上有无分泌物及血迹等。直肠检查所发现的病变如肿块、溃疡等应按时针方位进行记录，并注明检查时受检者所取体位。如肘膝位时肛门后正中点为 12 点钟位，前正中点为 6 点钟位；而仰卧位时的时钟位与此相反（图 2-16-1）。

3. **直肠指检常用体位**（图 2-16-2）①胸膝位：受检者两肘关节屈曲，置于检查台上，胸部尽量靠近检查台，两膝关节屈曲呈直角跪在检查台上，臀部抬高。此体位肛门部易充分暴露，是检查直肠最常用的体位。常用于检查前列腺、精囊及行内镜检查。②左侧卧位：受检者左侧卧位，屈曲处于上方的右腿，同时伸直处于下方的左腿，检查者位于受检者背后进行检查。此体位适用于虚弱、卧床或女性受检者。

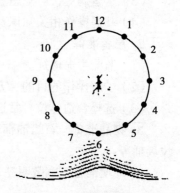

图 2-16-1　仰卧位时针方位示意图

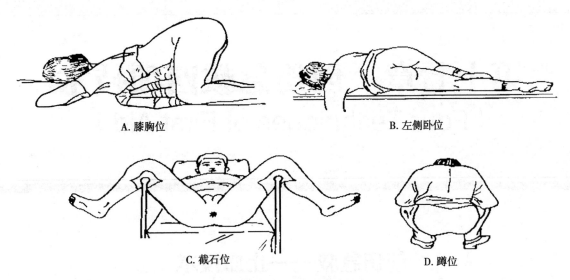

A. 膝胸位　　　　　　　　　　　　　　　B. 左侧卧位

C. 截石位　　　　　　　　　　　　　　　D. 蹲位

图 2-16-2　直肠指检常用体位

4. 前列腺触诊的顺序　依次触诊前列腺左侧沟、左侧叶、中央沟、右侧叶和右侧沟、膜部尿道。

六、临床案例解析

临床案例　患者，男性，65 岁，因"排便习惯改变并便血半年"就诊，请做最简单的检查以进一步明确诊断。

案例解析：直肠指检是诊断直肠肿瘤最简单、最重要的检查手段，重点考查指检直肠的手法和规范。

> **思考题**
>
> 　患者，男性，71 岁，因"排便习惯改变并便血 2 个月"就诊。查体：血压 135/85 mmHg，脉搏 90 次/分，呼吸 22 次/分，神志清，精神可，消瘦面容。10 年前行直肠镜息肉切除术，否认其他病史。请做最简单的检查以进一步明确诊断。

第十七章　创伤急救四项技术
（Four Techniques of First Aid）

创伤急救——止血技术
（Techniques of First Aid—Hemostasis）

创伤一般伴随不同部位出血，特别是较大的动静脉损伤，会引起大出血。如果抢救不及时或处理不当，因出血过多，会出现失血性休克及心搏骤停而危及生命。对创伤出血，首先要进行安全有效的止血，然后再做其他急救处理。止血前要明确外伤出血的部位、出血的性质（动脉还是静脉）、血管走行、局部重要神经及其他重要组织。

一、目的

快速、有效地控制外出血，减少血容量丢失，避免低血容量性休克发生。

二、适应证及禁忌证

1. 周围血管创伤性出血。
2. 特殊感染截肢不能用止血带，如气性坏疽。
3. 动脉硬化症、糖尿病、慢性肾功能不全者，慎用止血带或抗休克裤。

三、操作前准备

1. **器材准备**　止血器材，包括急救包、纱布、纱布垫、三角巾、（弹性）绷带、弹性橡皮带、气压止血带、抗休克裤，也可就地取材，如毛巾、衣服、绳索等。
2. **止血药物**　如凝血酶、氨甲环酸、止血粉等。
3. **操作者准备**　协助患者采取舒适体位；根据伤口具体情况，选择适当止血器材；告知伤者即将采取的止血措施及具体方法，消除其恐惧，争取伤者配合。

四、常用止血方法

（一）指压止血法
这是一种简单有效的临时性止血方法，主要针对动脉出血，在伤口的近心端，用手指压住动脉向骨骼方向加压，达到临时止血的目的。适用于头面部及四肢出血。

1. **头顶出血压迫法**（图2-17-1） 一手扶住头部，另一手在伤侧耳前，对准下颌关节上方，用拇指压迫颞动脉。

2. **头颈部出血压迫法**（图2-17-2） 一手扶住头部，另一手拇指将伤侧的颈总动脉（沿气管、喉外侧上升）向后压迫在颈椎横突上。禁止两侧同时按压，以免造成脑部缺血。

3. **面部出血压迫法**（图2-17-3） 一手扶住头部，另一手拇指在下颌骨咀嚼肌的前方触摸到面动脉的搏动处，将面动脉压在下颌骨上。

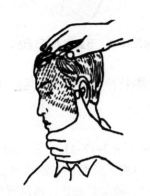
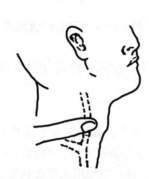
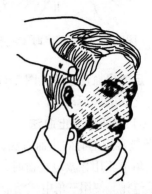

图2-17-1 头顶出血压迫法　　图2-17-2 头颈部出血压迫法　　图2-17-3 面部出血压迫法

4. **头皮出血压迫法**（图2-17-4） 头皮后部出血则一手扶住头部，另一手压迫耳后突起下方稍外侧的耳后动脉。

5. **腋窝和肩部出血压迫法**（图2-17-5） 在锁骨上窝触到锁骨下动脉，将锁骨上动脉压在第一肋骨上。

6. **上臂、前臂出血压迫法**（图2-17-6） 在上臂中上段内侧触到肱动脉的搏动，用拇指或四指并拢将肱动脉压在肱骨上。

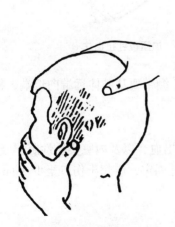
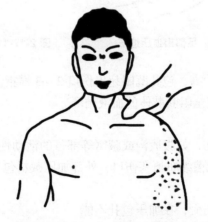
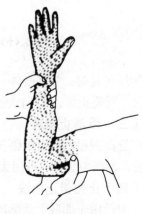

图2-17-4 头皮出血压迫法　　图2-17-5 腋窝和肩部出血压迫法　　图2-17-6 前臂出血压迫法

7. **手部出血压迫法**（图2-17-7） 用两手拇指分别按压在尺动脉、桡动脉处，向尺骨和桡骨方向加压。

8. **手指出血压迫法**（图2-17-8） 用拇指和示指压迫伤指尺、桡两侧的指动脉。

9. **下肢出血压迫法**（图2-17-9） 小腿、大腿动脉出血，在腹股沟中点稍下方触到股动脉，用双手拇指或拳将股动脉压在股骨上。

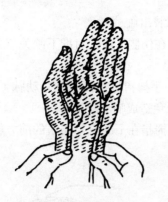 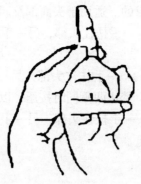 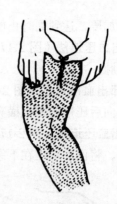

图 2-17-7 手部出血压迫法　　图 2-17-8 手指出血压迫法　　图 2-17-9 下肢出血压迫法

10. 足部出血压迫法（图 2-17-10）　用两手拇指分别压迫足背踇长伸肌腱外侧的足背动脉和内踝与跟腱之间的胫后动脉。

（二）加压包扎止血法

这是最常用的有效止血方法，适用于静脉出血和毛细血管出血（图 2-17-11）。常用有急救包、绷带、三角巾。用急救包止血时，因包内备有无菌敷料和纱布垫，可将无菌敷料和纱布垫覆盖伤口直接加压包扎。使用三角巾或绷带包扎时，先使用无菌敷料覆盖伤口，外加纱布垫，再进行包扎。

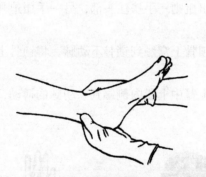 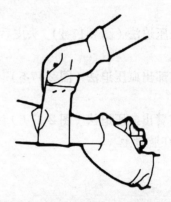

图 2-17-10 足部出血压迫法　　　　图 2-17-11 加压包扎止血法

加压包扎时，先将肢体抬高，包扎范围超出伤口 2 ~ 3 横指。绷带要从肢体远端向近端，松紧要合适，既要止血，又不能完全阻断肢体的血液循环。

（三）填塞止血法

广泛而深层的软组织创伤，如腹股沟或腋窝等部位的活动性出血，以及内脏实质性脏器破裂，如肝粉碎性破裂出血。可用无菌纱布填塞伤口，外部加压敷料包扎固定，应超出伤口至少 5 cm。

（四）止血带止血法

一般适用于四肢大动脉出血，在加压包扎不能有效止血的情况下选择使用。

（1）止血带的类型

1）橡皮管止血带（图 2-17-12）：常用弹性较大的橡皮管，便于急救时使用。

2）弹性橡皮带（图 2-17-13）：用宽约 5 cm 的弹性橡皮带，抬高患肢，在肢体上重叠加压，包绕几圈，以达到止血目的。

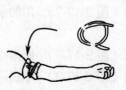 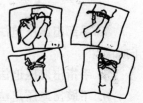

图 2-17-12 橡皮管止血带

3）充气止血带（图 2-18-14）：止血带宽而软，压力均匀，还有压力表测定压力，比较安全。常用于四肢活动性大出血或在四肢手术过程中应用。

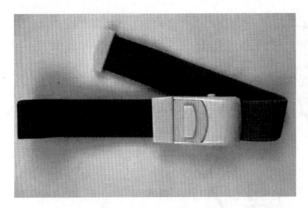

图 2-17-13　弹性橡皮带

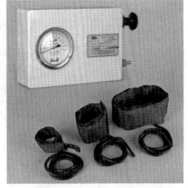

图 2-17-14　充气止血带

4）旋压式止血带（图 2-17-15）：由摩擦带扣、绞棒、绞棒固定带、绞棒固定夹、自粘带、锦纶带缝制热压组装而成。用于伤员四肢血管出血的止血。

（2）止血带应用要点

1）止血带不可直接缠在皮肤上，止血带的相应部位要有衬垫，如三角巾、毛巾、衣服等均可。

2）止血带绕扎部位：标准位置上肢为上臂上 1/3，下肢为大腿中、上 1/3，止血带宽度＞2.5 cm。

3）成人上肢止血带压力不高于 40 kPa（300 mmHg），下肢不高于 66.7 kPa（500 mmHg），儿童减半。

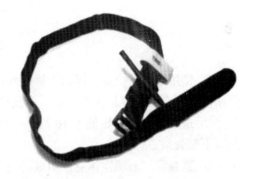

图 2-17-15　旋压式止血带

4）原则上应尽量缩短使用止血带的时间，通常可允许 1 h 左右。如病情危急需持续应用，可松开止血带（局部加压包扎）1～2 min 继续应用，再次应用时必须改变止血带放置位置。松开止血带期间，如果肢体出血严重，可以进行指压止血。

5）止血带的解除要在输液、输血和准备好有效的止血手段后，在密切观察下缓慢放松止血带。若止血带缠扎过久、组织已发生明显广泛坏死时，在截肢前不宜放松止血带。

6）应用止血带的时间和部位要求有明显记录及标志。

（五）屈曲加垫止血法

这是四肢非骨折时外伤活动性出血（主要是动脉出血）使用的急救方法（图 2-17-16）。一般是在肘部或者腘窝内放一个较硬的垫子，屈曲包扎上肢或下肢达到压迫血管的目的，从而达到止血，适合远端的动脉出血。

（六）抗休克裤

创伤后胸腹腔脏器出血往往多缺乏明显的出血外观，不易发现。即便认为有内出血，院前也无有效的止血方法，有条件者可以使用抗休克裤（图 2-17-17）。抗休克裤适用于任何出血性休克，尤其适用于院前创伤所致的骨盆骨折、盆腔及腹内出血和下肢骨折。

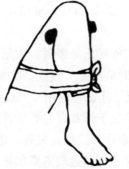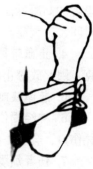

图 2-17-16　屈曲加垫止血法

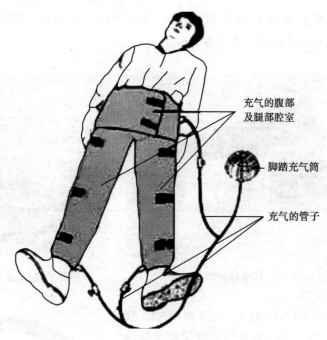

图 2-17-17 抗休克裤

1. **使用方法** 抗休克裤的上缘必须达到剑突水平、下缘达踝部，充气后压力达 5.33 kPa 即可。停用前必须充分扩容且止血确切，缓慢排出囊内气体，防止血压骤降。

2. **适应证** 收缩压低于 10.7 kPa 的失血性休克，腹腔内出血、盆腔及下肢活动性出血，骨盆及双下肢骨折。

3. **禁忌证** 心源性休克，明显的脑水肿或脑疝，横膈以上的活动性出血。

（七）止血粉止血法

目前有很多止血粉剂，如沸石、止血王等，可填充伤口，适当加压，快速止血。目前临床应用不多。

五、常见并发症与处理

1. **持续出血** 因加压包扎及止血带止血中压力不足所致。需要重新调整绷带力度及止血带的压力。

2. **皮肤瘀斑、水疱** 创伤后伤口周围软组织肿胀，应用加压包扎及止血带止血均可加重皮肤受压，从而产生瘀斑及张力性水疱。加压包扎及止血带止血后应密切观察伤口局部肿胀情况，及时调整绷带及止血带压力。

3. **下肢深静脉血栓** 使用止血带会造成患肢远端静脉血流淤滞和血管内皮损伤，同时可加剧患者的高凝状态，有深静脉血栓形成倾向。因此严格遵守止血带应用规范及尽量减少止血带使用时间尤为重要。

4. **止血带休克** 放松止血带时，大量血液流向患肢，造成全身有效血流量急剧减少，导致休克。因此放松止血带时应遵循"慢放 - 观察 - 再慢放 - 再观察"的原则，切忌一放到底。

5. **肢体缺血坏死** 止血带应用压力过高及持续时间过长所致。应严格遵守止血带使用规范。

6. **神经损伤** 常见于伤者存在骨折及关节脱位，已有局部神经压迫，此时若继续局部加压包扎伤口，会进一步加重伤口损伤。另外，止血带放置位置不当也可导致神经损伤。

7. **伤者烦躁不安及伤口远端疼痛加重** 主要原因为阻断肢体供血时间过久，导致肢体缺血性疼痛。可根据出血控制情况调整绷带及止血带压力。

创伤急救——包扎技术
（Techniques of First Aid—Bandage）

伤口包扎是外伤救护中的重要一环，不仅能达到止血的目的，而且能保护伤口、减少感染、减轻疼痛、固定敷料，有利于搬运和转送。进行包扎时动作要轻柔、迅速，敷料要完全包住伤口，严密牢固，松紧适度。进行包扎前，均应以无菌敷料覆盖伤口及创面，包扎关节固定时应使其处于功能位。包扎完毕后应检查远端肢体血运是否正常，若血运完全被阻断，应予放松后，重新包扎。

一、目的

保护伤口，减少污染，压迫止血，固定骨折、关节、敷料，减轻伤者疼痛。

二、适应证和禁忌证

1. 头面部、躯干及四肢开放性损伤。
2. 头颅外伤伴脑组织外露、胸腹部开放性损伤伴脏器外露及骨断端外露的伤口需特殊方式包扎。
3. 特殊原因需开放、暴露的伤口不能包扎，如颜面部烧伤等。
4. 局部骨折并伴有神经损伤症状的伤口禁忌行加压包扎。

三、操作前准备

1. **器材准备**　无菌敷料、绷带、三角巾等，应急时可用衣服、手绢、毛巾等。
2. **操作者准备**　戴手套，观察并检查伤口，准备适当包扎器材。告知伤者即将采取的包扎方法，消除其恐惧，协助伤者采取适宜体位，尽量暴露需包扎部位。

四、常用包扎方法

绷带的正确持法：左手持绷带头，右手持绷带卷，以绷带外面贴近包扎部位。

绷带包扎的顺序：注意"三点一走行"，即绷带的起点、终点、着力点及缠绕走行，通常遵循由左到右、由远心端向近心端的顺序缠绕。

1. 绷带包扎法

（1）环形包扎法（图 2-17-18）：常用于肢体较小部位的包扎，或用于其他包扎法的开始和终结。将绷带斜放于伤肢上，用手压住，将绷带绕肢体包扎一圈后，再将带头和一小角反折过来，然后继续绕圈包扎，第二圈盖住第一圈，包扎 3 ~ 4 圈即可。

（2）螺旋包扎法（图 2-17-19）：以环形包扎法开始绕 3 圈后，再斜向上环绕，后圈压住前圈的 1/2 或 2/3。用于肢体粗细变化不大的部位。

（3）螺旋反折包扎法（图 2-18-20）：以环形包扎法开始绕 3 圈后，再斜旋向上环绕，每圈反折一次，最后做环形包扎。此法用于肢体粗细不等的部位。如小腿、前臂等。

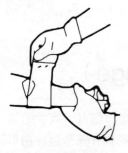

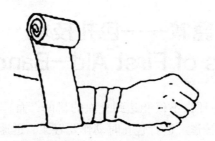

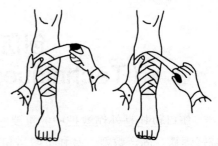

图 2-17-18　环形包扎法　　　图 2-17-19　螺旋包扎法　　　图 2-17-20　螺旋反折包扎法

（4）回返包扎法（图 2-17-21）：先环形包扎，再将绷带反转 90°，反复来回反折。第一道在中央，以后每道依次向左右延伸，直至伤口全部覆盖，最后进行环形包扎，压住所有绷带反折处。

（5）"8"字包扎法（图 2-17-22）：在关节上方开始做环形包扎数圈，然后将绷带斜行缠绕，一圈在关节下缠绕，两圈在关节凹面交叉，反复进行，每圈压过前圈的 1/2 或 2/3。此法多用于肘关节、膝关节、足跟部位的包扎。

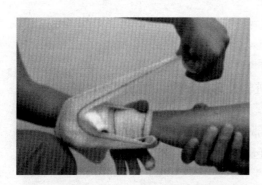

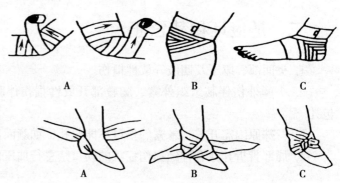

图 2-17-21　回返包扎法　　　　　图 2-17-22　"8"字包扎法

以上绷带包扎完毕，绷带末端可用胶布粘合或者采取绷带末端撕开打结、绷带末端反折打结固定。

2. 三角巾包扎法

（1）头顶帽式包扎法（图 2-17-23）：将三角巾底边折边并齐眉，中点对准鼻梁，顶角向后盖住头部，两底角分别从耳郭上方向后压住顶角，在枕骨粗隆下交叉反折向前，在前额（一侧）打结，将后面顶角拉平，压迫伤口后，将多余部分整理后塞入交叉处。适用于头顶部出血的包扎。

（2）头、耳部风帽式包扎法（图 2-17-24）：将三角巾顶角和中心线各打一个结，顶角置于前额齐眉处，底边于枕后，包住头部，将两底边向面部拉紧，并分别向内折成宽条状，在颊部交叉拉至枕部，在底边结上打结。

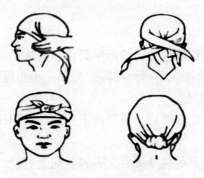

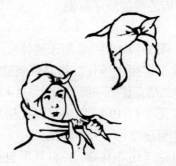

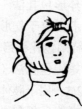

图 2-17-23　头顶帽式包扎法　　　　图 2-17-24　头、耳部风帽式包扎法

（3）面具式包扎法（图 2-17-25）：将三角巾顶角打一结，提住两底角，顶角结兜住下颏部，底边拉向枕后，两底角拉紧在枕后交叉压住底边，再绕前在前额处打结。用手提起口、鼻、眼处，剪开小洞。用于面部创伤出血的包扎。

（4）单眼包扎法（图 2-17-26）：将三角巾折成条状，以 2/3 向下斜放于伤侧眼部，此端从伤侧耳下绕头后部经健侧耳至前额，压住另一端绕行。另一端与健侧眉弓向外反折，于耳上拉向枕部，两端打结。用于伤侧眼球脱落的包扎。

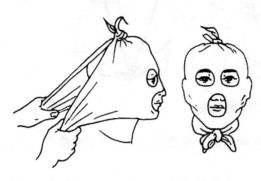

图 2-17-25　面具式包扎法

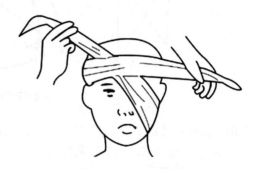

图 2-17-26　单眼包扎法

（5）双眼包扎法（图 2-17-27）：将三角巾折成条状，中点放于枕下部，两端从耳下绕至面部，在两眼处交叉盖眼，从耳上拉向枕部打结。用于双侧眼部外伤及单侧受伤眼球未脱落者的包扎。

（6）下颌兜式包扎法（图 2-17-28）：将三角巾折成条状，一端扣上系带，把三角巾托住下颌向上提，系带与三角巾一端在头上颞部交叉绕前，在耳旁打结。

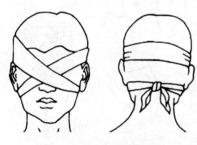
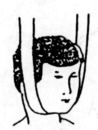

图 2-17-27　双眼包扎法

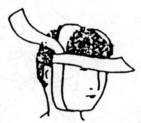
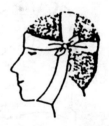

图 2-17-28　下颌兜式包扎法

（7）单肩包扎法（图 2-17-29）：三角巾折成燕尾状（90°）放于肩上，夹角对准颈部，燕尾底边两角包绕上臂上部并打结，再拉紧两燕尾角，分别经胸背部拉到对侧腋下打结。用于肩部外伤包扎。

（8）双肩包扎法（图 2-17-30）：三角巾折成燕尾状（120°），夹角对准颈后正中，燕尾分别披在两肩处，燕尾角向前包住肩部至腋下，与燕尾底边打结。

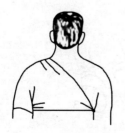

图 2-17-29　单肩包扎法

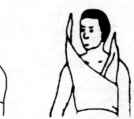
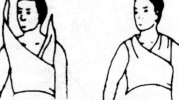

图 2-17-30　双肩包扎法

（9）胸背部包扎法（图2-17-31）：三角巾折成燕尾状（100°），夹角对准胸骨上窝，两燕尾角过肩于背后，与底边系带，围胸在后背打结，将一燕尾角系带拉紧绕横带后上提，与另一燕尾角打结。

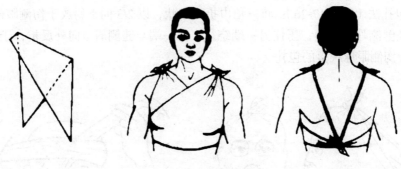

图2-17-31　胸背部包扎法

（10）侧胸包扎法（图2-17-32）：三角巾盖在伤侧胸部，顶角绕过伤侧肩部到背部，底边围胸到背部，两底边角打结，再于顶角打结。

（11）侧下腹部包扎法（图2-17-33B）：将三角巾折成燕尾状（90°），夹角对准伤侧大腿外侧正中线，底边两角绕腹背部打结，两燕尾绕大腿后打结。

（12）下腹部包扎法（图2-17-33A）：将三角巾顶角朝下，底边朝上，横放于腹部，两底角在腰后打结，顶角绕过会阴部至腰后与两底角结处打结。

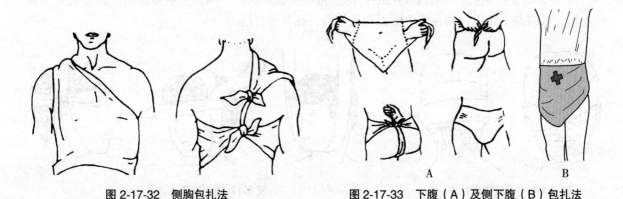

图2-17-32　侧胸包扎法　　　　图2-17-33　下腹（A）及侧下腹（B）包扎法

（13）三角巾四肢包扎法（图2-17-34）：包扎肘、膝部时，将三角巾折成带状，斜放于伤口处，两端压住上下两边绕肢体一圈，在肢体外侧方打结固定（图2-17-34A）。手指（脚趾）平放于三角巾中央，朝向顶角，底边横于腕部，将顶角折回盖住手（足）背部，两底角绕到背部交叉，围绕腕部（踝部）一圈后在手（足）背部打结（图2-17-34B）。

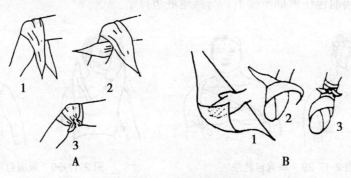

图2-17-34　三角巾四肢包扎法

（14）三角巾单侧臀部包扎法（图2-17-35）：燕尾底边包绕至伤侧大腿根部，在腿根部内侧打结，两燕尾分别通过腰腹部至对侧腰间打结，后片应大于前片并压住。

（15）三角巾前臂悬挂包扎法

1）大手挂（图2-17-36）：将伤肢屈曲成80°～85°（手略高于肘）。三角巾展开于臂胸之间，顶角与肘部方向一致，一端放于健侧肩部，另一端从患侧肩部绕过颈部，在健侧斜方肌或者锁骨上窝打结，挂住手臂。用于腕、手臂、肘部上肢中间部分的悬吊。

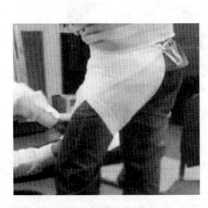

图2-17-35　三角巾单侧臀部包扎法

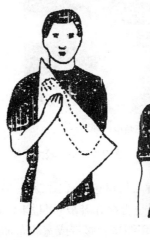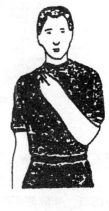

图2-17-36　三角巾前臂大手挂

2）小手挂（图2-17-37）：将伤肢屈曲成30°（手指向肩）。三角巾展开臂胸，顶角与肘部方向一致，先将顶角塞入肘后夹紧，再将底边从手部起塞入臂内，下端绕过背部在健侧锁骨上窝处打结，挂住手臂。用于手及肩部上肢两头部分的悬吊。

（16）多头带包扎法（图2-17-38）：此方法多用于头面部较小的伤口及胸、腹部的包扎。操作时，先将多头带中心对准覆盖敷料的伤口，然后将两边的各个头分别拉向对侧打结。

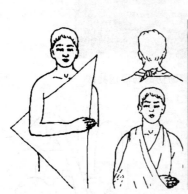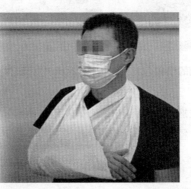

图2-17-37　三角巾前臂小手挂

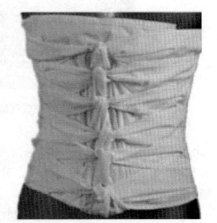

图2-17-38　多头带包扎法

3. 特殊伤口的包扎方法

（1）存在较大异物的伤口包扎（图2-17-39）：先制作异物圈或敷料垫置于异物周围固定异物，然后用绷带固定。如异物过长、过大，影响抢救及转运，保护创口后，可由专业救援人员切割后再进一步处理。

（2）腹部脏器溢出的伤口包扎（图 2-17-39）：禁止现场还纳溢出的内脏或组织。协助伤者仰卧屈膝位，在脱出脏器表面覆盖生理盐水纱布或纱布垫（紧急情况可用干净的塑料袋或者保鲜膜替代），用异物圈、碗、盆等保护脱出的内脏，再用宽胶布或者三角巾固定。脑组织外露也可应用此方法包扎。

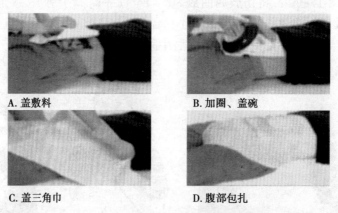

A. 盖敷料　　　　　　　　　B. 加圈、盖碗

C. 盖三角巾　　　　　　　　D. 腹部包扎

图 2-17-39　较大异物及腹部脏器溢出包扎法

（3）伴有创伤性气胸的伤口包扎（图 2-17-40）：协助伤者采取坐位或者半卧位，检查伤者呼吸情况及气管位置，判断是否存在开放性气胸（开放性气胸紧急处理：在呼气末用无菌敷料或纱布垫等密封伤口，外部使用绷带、腹带或宽胶布加压固定）。

检查伤者胸壁、颈根部皮肤有无皮下气肿及捻发感，有无气管偏移，判断是否存在张力性气胸（张力性气胸的紧急处理：首先立即排气，降低胸腔内压力，在机体最高部位，通常是在第 2 肋间锁骨中线，用粗针头穿刺排气，针头尾部用指套做单向活瓣）。

（4）伴有肢体离断伤的伤口包扎（图 2-17-41）：有喷射性出血者，应先行止血（具体见前文

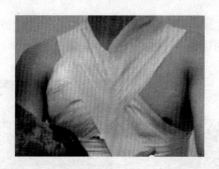

图 2-17-40　伴有创伤性气胸的伤口包扎

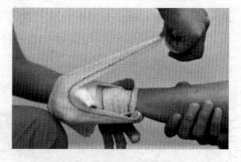

图 2-17-41　肢体离断伤的伤口包扎法

止血技术中相关内容）。用敷料覆盖肢体断端，采用回返式加压包扎。

离断肢体用无菌敷料包裹，外套防水密封袋密封，放入装有冰块的容器内保存。

（5）伴有颅底骨折的伤口包扎：头颅外伤伴鼻腔、耳道流出淡红色液体，高度怀疑颅底骨折存在。只包扎头部其他部位伤口，鼻腔及耳道以无菌敷料擦拭，禁忌压迫、填塞。

（6）开放性骨折伴骨断端外露的伤口包扎（图 2-17-42）：禁止现场复位还纳、冲洗、上药。无菌敷料覆盖伤口及骨折断端后绷带包扎。包扎过程中应适度牵引，防止骨折端反复异常活动。

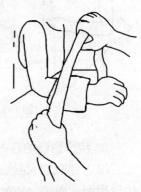

图 2-17-42　开放性骨折伴骨断端外露的伤口包扎

五、常见并发症与处理

1. **包扎脱落**　主要由于包扎方法不当、绷带及三角巾尾端固定不牢所致，需重新正确包扎。

2. **皮肤压疮及水疱**　创伤后伤口周围软组织水肿，包扎过紧可使皮肤进一步受压，从而产生压疮及水疱。包扎后应检查包扎松紧度，密切观察患肢肿胀情况，及时调整绷带及三角巾松紧度。

3. **肢体缺血坏死**　加压包扎力量过大、时间过长可加重伤后组织缺血，严重者导致肢体缺血坏死。包扎后应密切观察肢体血运情况，以便随时调整包扎松紧度。

创伤急救——固定技术
（Techniques of First Aid— Fixation）

在创伤急救中，对可疑骨折的患者必须做可靠的临时固定，其目的是减轻患者骨折处的疼痛，预防疼痛性休克的发生；同时限制骨折端的活动，以免加重或造成新的损伤。临时固定的范围应包括骨折上、下两个关节。对开放性骨折要按照先止血、包扎，再固定骨折肢体的顺序进行。

一、目的

稳定骨折断端，防止骨折断端移位；缓解疼痛；减少出血；便于搬运。

二、适应证和禁忌证

1. 脊柱、骨盆、四肢及肋骨骨折。
2. 关节脱位及软组织严重挫裂伤。
3. 如伤者伴有心搏骤停、休克、昏迷、窒息等危重情况，应先行心肺复苏、抗休克、开放呼吸道等处理后，再行固定。
4. 开放性骨折伴骨外露，禁止还纳复位。

三、操作前准备

1. **器材准备**　绷带、三角巾、石膏、夹板或高分子夹板、脊柱固定板、衬垫物、颈托及其他替代物。

2. **操作者准备**　核对患者信息，告知伤者即将进行的操作，尽量消除伤者紧张、恐惧心理，协助伤者采取舒适体位，检查伤情，准备相应固定器材。

四、常用方法

1. **下颌骨折固定**（图 2-17-43）　将三角巾折成条状，一端扣上系带，将三角巾托住下颌向上提，系带与三角巾一端在头上颞部交叉绕

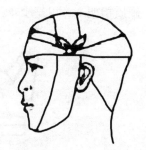

图 2-17-43　下颌骨折固定

前，在耳旁打结。

2. **颈椎骨折固定**（图 2-17-44） 首选颈托固定。伤者平卧，颈椎处于中立位，以头锁稳定头部，避免旋转、过伸或过屈，可沿身体纵轴方向轻柔复位。助手协助放置颈托。

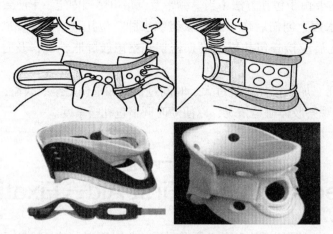

图 2-17-44 颈椎骨折固定

3. **锁骨骨折固定**（图 2-17-45） 采用锁骨固定带或"8"字固定法，将两条三角巾折成 5 cm 宽的长带形，分别环绕两个肩关节，于肩后方打结，再分别将三角巾的底角拉紧，肩关节保持后伸位，在背部将两底角拉紧打结。

4. **肋骨骨折固定**（图 2-17-46） 先行小手挂后，另取一条三角巾折成宽带（＞5 cm），将伤侧手臂一同固定于伤侧胸前，并于健侧腋下处打结固定（打结处应垫厚棉垫或衣物），调整松紧度，以不影响伤者呼吸为宜。

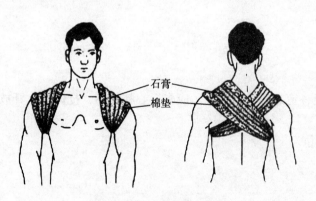

图 2-17-45 锁骨骨折固定

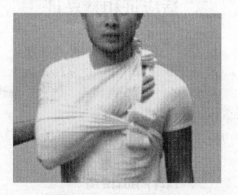

图 2-17-46 肋骨骨折固定

5. **胸、腰椎骨折固定**（图 2-17-47） 伤者仰卧，多人协作，保持脊柱"同轴性"，将伤者置于硬质担架上，以至少 4 条宽带式三角巾横行固定（胸部、腹部、大腿及小腿处）。

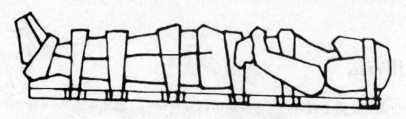

图 2-17-47 胸、腰椎骨折固定

6. **骨盆骨折固定**（图 2-17-48）　协助伤者采取仰卧轻度屈膝位，两膝内侧垫软垫，用带状三角巾横行固定膝部，膝下垫软枕。另一条三角巾从腰部穿过，中心线对准脊柱，两底角在脐下小腹部打结，会阴部加垫，顶角与两底角收紧打结。也可用床单折成宽 20～30 cm 的带状，从膝部传至股骨大转子位置，两端旋拧后固定。骨盆固定带固定等。

以上方法适用于"开书样"骨盆骨折。

7. **肱骨骨折固定**（图 2-17-49）　用两条三角巾和一块夹板将伤肢固定，然后用一块燕尾式三角巾中间悬吊前臂，使两底角向上绕颈后部打结，最后用一条带状三角巾分别经胸背部于健侧腋下打结。

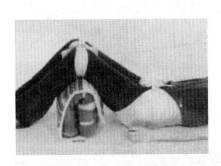
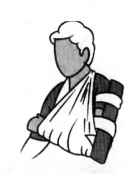

图 2-17-48　骨盆骨折固定　　　　图 2-17-49　肱骨骨折固定

8. **肘关节骨折固定**（图 2-17-50）　伸直位：将夹板置于掌侧（自指端至肩关节），可用绷带或者两条三角巾将肘关节固定。屈曲位：将两条三角巾折成带状，夹板置于肘关节内侧，分别以三角巾于上臂及前臂固定。

9. **尺、桡骨骨折固定**（图 2-17-51）　夹板置于伤肢下方，用两条带状三角巾或绷带将伤肢和夹板固定，再用一块燕尾三角巾悬吊伤肢，最后用一条宽带状三角巾的两底边绕胸背于健侧腋下打结固定。

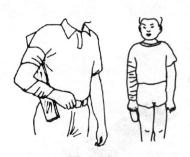
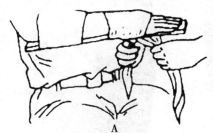

图 2-17-50　肘关节骨折固定　　　　图 2-17-51　尺、桡骨骨折固定

10. **股骨骨折固定**（图 2-17-52）　用一块长夹板（长度为伤者腋下至足跟）放在伤肢外侧，另用一块短夹板（长度为会阴至足跟）放在伤肢内侧，用 4～6 条带状三角巾分别固定腋下、腰部、断端上下、膝部及踝部等处，分别环绕伤肢包扎固定。目前还有特定的股骨牵引架及牵引夹板。

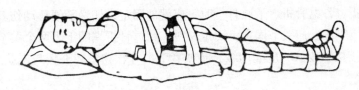

图 2-17-52　股骨骨折固定

11. **胫、腓骨骨折固定**（图 2-17-53） 两块夹板分别置于小腿内、外侧，夹板长度超过膝关节，至少用三条带状三角巾或绷带固定。

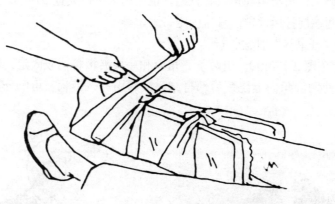

图 2-17-53 胫、腓骨骨折固定

12. 目前还有特定的器材用于胸腰椎及四肢骨折的牵引及固定装置，如图 2-17-54 所示。

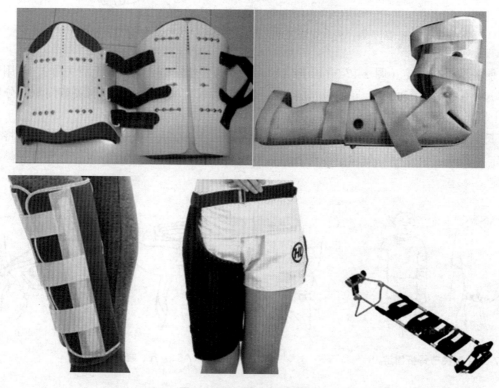

图 2-17-54 骨折特定器材

五、操作注意事项

1. 怀疑脊柱骨折、骨盆骨折、下肢骨折时，应就地固定，切忌随便移动伤者。

2. 固定力求稳定牢固，超关节固定，固定材料应超过骨折端的上下两个关节。

3. 夹板不能直接接触皮肤，应先用纱布垫或者毛巾等软物垫在夹板与皮肤之间，在肢体间隙较大处要适当加厚垫。

4. 固定要松紧适度。四肢固定要露出指（趾）端，以便观察伤肢远端血运情况。

5. 关节骨性突起处必须放置软垫。

6. 固定用带状三角巾宽度＞5 cm。所有打结均为活结，打结处不能直接接触皮肤。

六、常见并发症与处理

1. **固定失效**　由于固定过程中，绷带或三角巾打结不牢、固定力度不够导致，需重新固定。

2. **皮肤及软组织损伤**　由于固定过程中未使用夹板内衬、固定过程中力度过大，加重皮肤受压而引起继发性损伤。注意使用衬垫及固定包扎力度，可有效减少此类并发症的发生。

3. **肢体缺血坏死**　固定过紧、时间过长可使受伤的组织缺血加重，严重者可导致缺血坏死。固定后应密切观察伤肢远端血运情况，适当调整固定的松紧度。

4. **神经损伤**　急救固定时要特别注意保护伤处及需固定部位的重要神经组织，避免因固定造成神经损伤。可在固定物与皮肤之间加纱布垫或其他软衬垫等避免神经损伤。

创伤急救——搬运技术
（Techniques of First Aid—Handling）

经止血、包扎、固定等处理后，应将伤者搬运和转送到救护站或医院进行进一步治疗。搬运时要根据不同的伤情和条件，采用正确、合理的搬运方式，使伤者尽快离开受伤现场，送达医院。搬运的方式多种多样，一般轻伤者可以搀扶、抱扶、背负；较重伤者，尤其是发生脊柱骨折、昏迷、气胸的伤者，必须采用平卧式搬运，脊柱骨折需用硬质担架。运送途中急救人员应密切观察伤者病情变化，及时妥善处理。

一、目的

将伤者安全地转运至安全地带或有条件进一步救治的医疗机构。

二、适应证及禁忌证

1. 经止血、包扎、固定处理后，需进一步治疗的伤者。

2. 伤者所在环境危险，如可能发生爆炸、燃烧、生物化学毒物伤害、交通事故二次损伤、泥石流、洪水等紧急情况，应迅速将伤者转运至安全处。

3. 通常没有经过详细检查，病情不明确的伤者不能搬运。可以根据现场是否安全，将搬运分为紧急解救和非紧急解救，紧急解救即现场不安全，需尽快搬运，至安全地点后再行检查处理。

4. 病情危重，需要实施现场急救的伤者，特别是生命体征不平稳，有窒息、大出血、严重骨折、内脏外溢、昏迷、休克的伤者，或存在其他危及生命的情况，应先行有效的止血、抗休克、心肺复苏等抢救治疗，待病情基本稳定后，安排转运。

5. 没有绝对禁忌证。

三、操作前准备

1. **物品准备** 绷带、三角巾、脊柱固定板及配套头部固定器、颈托、担架、可移动生命体征监测设备、除颤设备及急救药品、输液设备等。

2. **急救人员准备**

（1）根据病情，协助伤者保持相应体位。除特殊情况外，以伤者感觉舒适体位为最佳。

（2）仰卧位：绝大部分危重伤者均可采用，尤其是脊柱骨折、下肢骨折、腹部损伤的伤者。

（3）侧卧位：伤者昏迷伴呕吐时多采用此体位。

（4）半卧位或端坐位：适用于呼吸困难、胸部外伤伴血气胸的伤者。

根据具体病情，准备合适转运器材、体位及转运方法，转运过程中密切观察伤者病情变化。

四、常用搬运方法

（一）徒手搬运

通常应用于意识清楚、病情较轻、没有脊柱损伤的短距离搬运。

1. **单人搬运**（图 2-17-55） 扶持法、抱持法、背负法等方法简单。

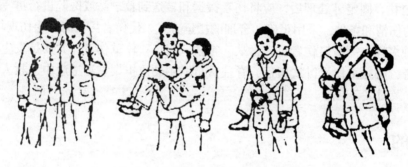

图 2-18-55 单人搬运法

2. **双人搬运**

（1）坐位搬运法（图 2-17-56）：两名急救者在伤者两侧相对而立，靠近伤者侧膝部跪地，各以一手放于伤者大腿之下互相紧握，另一手彼此交叉后抓住伤者腰带，手臂支撑伤者背部。或两名急救者双腕互握呈"#"字状置于伤者臀下，伤者分别抱持急救者颈部。

（2）拉车式搬运法（图 2-17-57）：一名急救者站在伤者头部后方，两手肘插到伤者腋下，将其抱入怀内，急救者双手交叉抓住伤者对侧腕部；另一急救者站于伤者足部一侧，固定患者踝部。

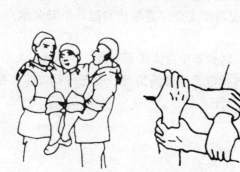

图 2-17-56 坐位搬运法

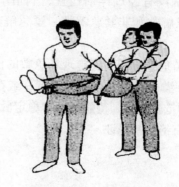

图 2-17-57 拉车式搬运法

3. **三人搬运（图 2-17-58）**　三名急救者并排站于伤者一侧，将伤者抱起，保持伤者头、颈、胸、腹部在一条直线。常用于疑有脊柱损伤者。

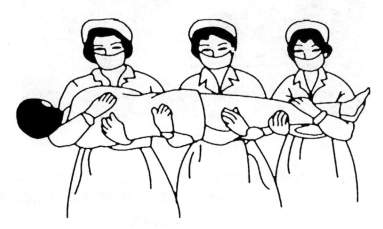

图 2-17-58　三人搬运法

（二）器械搬运

担架搬运为主，分为软式担架和硬式担架（铲式担架、脊柱固定板或简易门板、木板）。主要以脊柱损伤搬运为例进行重点学习。脊柱损伤搬运之前需要掌握头颈部固定方法、颈托使用方法、伤者翻身、平移及躯干、四肢、头部固定器使用方法等。

1. 头颈部固定法

（1）头背锁（图 2-17-59）：急救者双膝跪于伤者一侧，一手肘关节弯曲，前臂贴于脊柱部位，手掌固定于头枕部，另一手肘关节支点固定于地面，其余手掌固定于头额顶部。适用于俯卧位时限制头颈部活动。

（2）头胸锁（图 2-17-60）：急救者双膝跪于伤者一侧，一手肘关节弯曲，肘关节支点固定于胸骨，拇指和其余四指自然分开，固定于颧骨部；另一手肘关节支点固定于地面，拇指和其余四指自然分开，固定于额部。适用于仰卧位时限制头颈部的活动及转换固定手法时的过度锁法。

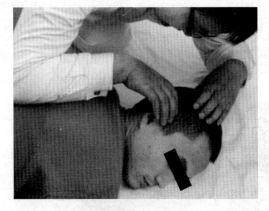

图 2-17-59　头背锁

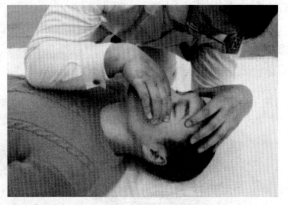

图 2-17-60　头胸锁

（3）胸背锁（图 2-17-61）：急救者前臂垂直贴于伤者背部，以一手肘关节支点固定伤者，手掌分开固定于伤者枕骨部；另一手肘关节支点贴于前胸，前臂垂直，手腕屈曲，拇指及其余四指分开，固定于颧骨部。适用于伤者坐位或者侧位时限制头颈部活动。

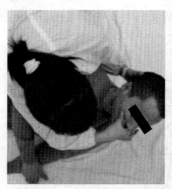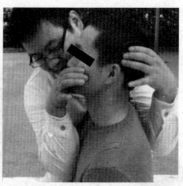

图 2-17-61 胸背锁

（4）头锁（图 2-17-62）：急救者双膝跪于伤者头部上方，肘关节固定于双侧大腿，四指自然分开，分别置于头颞两侧，双手拇指固定于前额部。适用于仰卧位头颈部的固定及头部复位手法。

（5）长短锁（图 2-17-63）：也叫头肩锁。急救者双膝跪于伤者头部上方，一手肘关节固定于翻转侧大腿，手掌托于同侧肩后，拇指固定于肩前；另一手指自然分开，置于另一侧头颞部，拇指固定于前额。翻转时手臂可承托头颈部。适用于伤者翻转时固定头颈部。

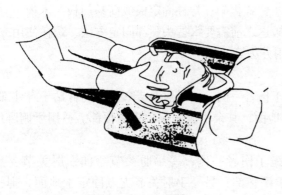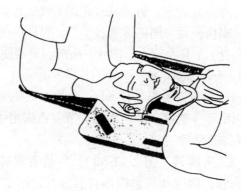

图 2-17-62 头锁　　　　　　　　　　　　　　　图 2-17-63 长短锁

（6）双肩锁（图 2-17-64）：急救者双膝跪于伤者头部上方，双手掌打开，掌心向上托于双侧肩后，双手拇指固定于肩前，两前臂夹住头部。

2. **颈托固定法（图 2-17-65）**　头锁稳定、测量颈部、调整颈托、环颈限制。颈部测量方法：拇指垂直掌心，与示指形成平面，拇指抵住伤者下颏处，测量其切线与肩峰最高处的指间距，用于调整合适的颈托长度。

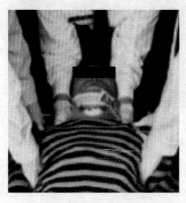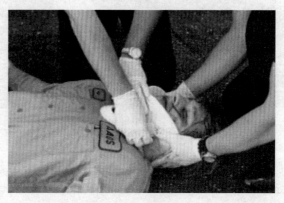

图 2-17-64 双肩锁　　　　　　　　　　图 2-17-65 颈托固定法

3. **翻转法**（图 2-17-66） 需三名急救人员协助完成。急救者 A 长短锁固定伤者头部，急救者 B 一手固定伤者肩部，另一手固定伤者髋部，急救者 C 一手固定伤者前臂，另一手固定伤者膝部。

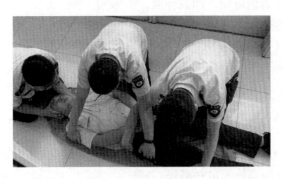

图 2-17-66　翻转法

4. **身体移动法**（图 2-17-67） 双手交叉平推伤者法。向上提拉、向下推移法，即两名急救者分别将一手掌托于伤者腋下，向上方提拉伤者的同时，另一手握于担架上方，向下推移担架。

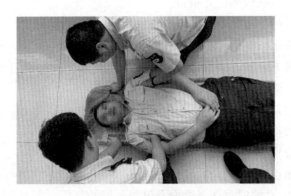

图 2-17-67　身体移动法

5. **脊柱板躯干、下肢固定带及头部固定器、上肢固定方法**（图 2-17-68） 必须先固定躯干、下肢固定带，再上头部固定器。躯干部：两条固定带交叉固定。头部固定：底板用底板固定带固定于脊柱板，两侧板依靠手柄、卡锁、底座槽固定，额部及颏部用固定带固定。上肢固定：可用三角巾在两手腕交叉固定于躯干前方。

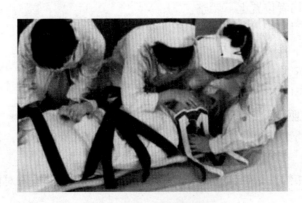

图 2-17-68　脊柱固定搬运

6. **抬起方法** 急救者四人分站伤者头、足两侧，脚前头后，四人靠近担架侧单膝跪地，一同站起。抬起及搬运时保证伤者及担架平行于地面。

7. 脊柱损伤处理及搬运具体步骤 颈托及脊柱板固定通常需由四人合作进行操作，其中 A 为指挥员，位于伤者的头顶部；B、C、D 为助手，分别位于伤者的一侧肩部、腿部及对侧腰部，脊柱板放置在单人侧备用。伤者俯卧位，四肢伸展，头偏向一侧。

（1）首先由 B 做头背锁固定并报告固定完毕。

（2）A 做头肩锁固定（拟翻向 B、C 侧，则该侧手持肩）并报告。

（3）B 解锁放手，判断意识，询问伤情并检查背部，将伤者双上肢放置于身体两侧，一手抓对侧肩，一手抓对侧髋部，准备翻身。

（4）C 检查下肢伤情，将双下肢叠放一起，一手抓伤者对侧手腕，一手抓对侧下肢膝部，准备翻身。

（5）A 口令指挥，B、C 同时用力将伤者翻向自己呈侧卧。

（6）C 扶持伤者，B 行胸背锁固定并报告。

（7）A 松开头肩锁，倒手再行头肩锁固定并报告。

（8）A 口令指挥，B、C 稍向后退，同步将伤者向自己翻转呈仰卧位。

（9）B 行头胸锁固定并报告。

（10）A 松开头肩锁，行头锁固定并报告。

（11）B 用远离头端手的中指摸到喉结，滑到伤者胸骨中线处立起。

（12）A 牵引并轻转头部，将伤者鼻尖对准中指。

（13）B 用手指测量伤者颈长，调整并安放颈托（其间 A 持续头牵引）。

（14）B 进行头、颈、胸、腹部检查，C 行下肢检查。

（15）B 行头胸锁固定并报告。

（16）A 松开头锁，改换头肩锁固定并报告。

（17）B 解锁，两手分别抓住对侧肩、髋部。

（18）C 抓住伤者对侧手腕、膝部。

（19）A 口令指挥，B、C 同时将伤者翻向自己呈侧卧位。

（20）D 协助将脊柱板对准伤者放置在其背侧。

（21）A 口令指挥，B、C 同时向前将伤者翻转仰卧在脊柱板上。

（22）B 行头胸锁固定并报告，C 将伤者双腿放上脊柱板。

（23）A 松开头肩锁，行双肩锁固定并报告。

（24）B、C 双臂叠放（D 扶持脊柱板），A 口令指挥将伤者平推至脊柱板中央。

（25）A 口令指挥，伤者位置上下调整。

（26）B、C 分别一手扶肩，一手插到伤者腋窝下向上移动。

（27）A 取双肩锁向下推移伤者。

（28）B 行头胸锁固定并报告。

（29）A 改行头锁牵引固定并报告。

（30）B、C、D 准备躯干约束带。

（31）B、D 将方扣约束带锁钩挂住伤者肩部锁眼，拉向对侧斜下方，使约束带方扣位于对侧腋前线位置。

（32）B、D 再将插扣约束带锁钩挂住伤者腰部锁眼，并将插扣插入对侧方扣，拉紧插扣约束带，固定躯体。

（33）C 将两根方扣约束带锁钩挂住伤者膝部两侧锁眼，拉向斜下方，使方扣位于对侧小腿外侧方；再将两根插扣约束带锁钩挂住伤者脚踝处锁眼，将插扣插入对侧方扣，拉紧插扣约束带固定下肢。

（34）B 行头胸锁固定并报告。

（35）A、D 安放两侧头部固定器。

（36）A 上紧头部固定器上额约束带，B 松头锁。

（37）D 上头部固定器下颏约束带，B 松胸锁。

（38）A、B 蹲跪于伤者头侧两边，C、D 蹲跪于伤者下肢两边，挺直腰背，抬起脊柱固定板。

五、转运途中注意事项

1. 密切观察心率、血压、呼吸、血氧饱和度等基础生命体征变化。如发现患者病情加重或出现呼吸、心搏骤停等，应立即进行气管插管、心肺复苏等抢救。

2. 注意伤者神志、瞳孔、面部及肢体末端血液循环情况。

3. 主要受伤部位要重点观察，注意局部渗血、绷带或三角巾、止血带的包扎松紧度等。

4. 每隔半小时对伤情重新评估，重伤者每隔 15 min 评估一次，发现问题及时处理。

5. 转运过程中注意保护伤者，避免出现患者坠地及冲撞等情况，造成二次损伤。

六、临床案例解析

临床案例 1　患者，男性，40 岁，半小时前因在工地施工时架板断裂，不慎从 3 m 高处坠落，致枕部、颈部疼痛，双下肢感觉活动差，左小腿疼痛、出血和畸形。查体：神志清，后枕部有头皮血肿，颈部压痛，左小腿中下段肿胀、畸形，局部皮肤软组织破损，活动性出血，部分骨折端外露，左足背动脉搏动满意，其他体格检查未见异常。

题目 1：请初步评估患者伤情并由三位选手共同完成患者转运。

题目 2：在搬运过程中，患者自诉头痛剧烈、躁动不安，从担架上摔到地上，右肘部着地，肘部可见肿胀、皮肤软组织擦伤，请进行处理。

题目 3：在急救车上转运途中，患者突然出现意识障碍，心搏、呼吸停止，请进行相关处理。

案例解析

题目 1：患者从高空坠落，颈部压痛，双下肢感觉活动差，左小腿疼痛、畸形等，系多发复合伤，结合体格检查，初步判断为左小腿开放性骨折、颈椎损伤可能，故三人需合理分工，明确角色，协调一致，按颈椎损伤原则进行搬运。搬运前需对左小腿创口包扎，行小夹板固定。

题目 2：在搬运过程中，患者自诉头痛剧烈、躁动不安、摔倒在地，考虑患者合并颅脑外伤致颅内高压可能性大。立即就地检查，观察瞳孔大小及双侧对称情况，必要时可降颅压处理，检查左肘部，如怀疑骨折，可予以小夹板固定或三角巾悬挂包扎，同时检查左小腿敷料、小夹板有无松动，明确是否需要重新包扎、固定，再按颈椎损伤原则搬运。

题目 3：在急救车上立即进行 CPR，不停车，就近转运。

临床案例 2　患者，男性，54 岁，酒后骑车出车祸，"120"到达现场。查体：P 120 次 / 分，R 17 次 / 分，BP 80/52 mmHg，SpO_2 98%，昏迷状态，呼之不应，右侧头颞部可见头皮破裂出血，有侧面部擦伤出血，出血量少，右侧上肢肱骨屈曲畸形，可见断端肱骨露出，无明显出血，右侧胸部可见多处皮肤擦伤，腹部膨隆，右下肢外侧局部皮肤破溃污染。

题目 1：四位选手自行分工，为患者检查以及处理。提示：患者心电监护已经连接，已经给予吸氧 5 L/min，要求选手处置患者后安全转运。

题目 2：患者到急诊后仍无法叫醒，请进一步处理。

题目 3：患者行肱骨骨折固定术后恢复较好，术后第二天下床活动时打喷嚏后突然出现右上腹痛，并大汗、意识恍惚，测血压 70/40 mmHg，请给予处理。

案例解析

题目 1：患者血压 80/52 mmHg，提示低血容量，要求先建立静脉通路、补液。车祸现场处理主要考察头部和面部包扎、下肢包扎，肱骨骨折固定并搬运。

题目 2：患者到急诊后仍无法叫醒，考虑患者昏迷，应完善颅脑、胸腹部 CT 以及实验室检查；给予纳洛酮、葡萄糖等静脉应用，促醒；应给予导尿剂；下肢外伤污染，应给予清创治疗。

题目 3：患者为迟发性肝破裂，应卧床、吸氧、监护、诊断性腹腔穿刺，但治疗前应尽快补液、联系输血，血压仍不升则加升压药，待血压升高后尽快穿刺，若穿刺出不凝血则建议立刻手术。

思考题

1. 患者，女性，25 岁，在工作中不慎右手被车床截断，你随 "120" 救护车出诊。查体：心率 110 次 / 分，呼吸 25 次 / 分，血压 85/60 mmHg，意识清醒，右上肢断端有活动性出血。请你对患者离断伤及手进行初步处理。

2. 患者，男性，40 岁，上班途中发生车祸，"120" 迅速到达现场。查体：神志清，P 120 次 / 分，R 30 次 / 分，BP 80/55 mmHg，SpO$_2$ 92%，口鼻流血，颈软，左侧胸壁触痛，骨盆挤压试验（+），左小腿异常活动，伤口渗血。请四位选手自行分工，为患者检查以及处理。

第十八章　脊柱与四肢检查
（Physical Examination of Spine and Extremities）

脊柱与四肢查体是体格检查的重要组成部分，是客观地了解和评估人体状况最基本的方法。许多相关疾病通过体格检查再结合病史就可以作出临床诊断。脊柱、四肢、膝关节查体的一般顺序为视、触、扣、动、量。

第一节　脊柱检查

一、适应证

1. 脊柱生理性弯曲者。
2. 脊柱病理性变形者（颈椎变形，脊柱后凸、前凸、侧凸）。
3. 颈部肌纤维组织炎及韧带受损、颈椎病、颈部结核或肿瘤浸润、颈椎外伤、骨折或关节脱位者。
4. 腰部肌纤维组织炎或劳损及韧带受损、腰椎椎管狭窄、椎间盘突出、腰椎结核或肿瘤、腰椎骨折或脱位的患者。脊柱压痛与叩击痛（脊椎炎、脊椎结核或肿瘤、椎间盘突出、骨折）的患者。
5. 胸椎疾病患者。

二、禁忌证

无绝对禁忌证。颈椎骨关节损伤时，一般不做叩击痛检查；若怀疑脊髓损伤，禁做活动度的检查。

三、操作前准备

1. **操作者准备**　穿工作服，戴帽子、口罩，洗手，核对患者信息。
2. **患者准备**
（1）了解脊柱查体的目的及意义，进行相关知识宣教。
（2）患者心情舒畅，积极配合。
（3）患者一般取站位、坐位、平卧位。
3. **物品准备**　叩诊锤、棉签、直尺、软尺、记号笔、快速手消毒液等。
4. **环境准备**　宽敞明亮，安静清洁，温、湿度适宜，适宜操作。

四、操作步骤

（一）视诊（站位）

1. 脱上衣和背心，充分暴露躯干，放松身体，自然站直。观察皮肤颜色是否正常，有无红肿破溃，有无外伤及手术瘢痕。

2. 评估四个生理弯曲是否正常（侧面观察，颈椎、腰椎凸向前，胸椎、骶骨凸向后）。

3. 背侧面远端指关节沿棘突由上向下滑行触诊，观察留下的红痕是否平直，判断脊柱有无侧弯。

4. 视诊完毕帮患者穿好衣物。

（二）触诊（坐位）

操作者右手拇指从枕骨粗隆开始，依次向下逐个按压棘突及椎旁肌肉，询问患者是否有压痛，如有压痛，在上下相邻椎体及椎旁行反复检查。

（三）叩诊（坐位）

1. 嘱患者坐到椅子上，双腿屈膝并拢，手臂放松，身体自然坐直。操作者左手手掌放在患者头顶，右手握拳，锤击左手手背，询问患者是否有疼痛。如无疼痛，间接叩击痛阴性；如有疼痛，则间接叩击痛阳性。

2. 自上而下依次触及棘突，叩诊锤叩击，询问患者是否有疼痛。如无疼痛，直接叩击痛阴性；如有疼痛，则直接叩击痛阳性。

（四）动量（站位）

如果怀疑脊髓损伤，禁做活动度的检查。

1. **颈椎活动度**　患者起身，双手固定患者双肩，嘱患者向前低头、向后仰头、往左边侧弯头、往右边侧弯头、向左转头、向右转头动作，判断颈部活动度是否正常（表2-19-1）。

2. **腰椎活动度**　自然站直，双脚分开与肩同宽，双手扶住患者骨盆，嘱患者向前弯腰、上身后仰、向左侧弯、向右侧弯、向左转身、向右转身动作，判断腰椎活动度是否正常（表2-18-1）。

表 2-18-1　颈、胸、腰椎及全脊椎活动范围

	前屈	后伸	左右侧弯	旋转度（一侧）
颈椎	35°~45°	35°~45°	45°	60°~80°
胸椎	30°	20°	20°	35°
腰椎	75°~90°	30°	20°~35°	30°
全脊椎	128°	125°	73.5°	115°

（五）特殊试验

1. 站位

（1）拾物试验：目的是检查脊柱前屈运动。将一物品放在地上，嘱患者拾起。健康者先弯腰，然后屈膝或不屈膝，俯身将物品拾起（图2-19-1左）。而脊柱有病变的患者拾物时，不能弯腰，而是小心翼翼地屈膝下蹲，并以一手扶膝以支起僵直的脊柱，腰部挺直地用手接近物品，此即拾物试验阳性（图2-19-1右），说明脊柱前屈运动障

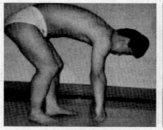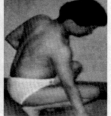

阴性表现　　阳性表现

图 2-18-1　拾物试验

碍。多见于腰椎病变如腰椎间盘突出、腰肌外伤及炎症。

（2）Schober 试验：患者直立，操作者以两髂后上棘连线的中点为起点向上 10 cm，此两点之间的距离，嘱患者最大程度弯腰（双膝直立），再测此两点间的距离。若弯腰时较站立时增加小于 4 cm 则为阳性，提示脊柱活动度减小。多用于强直性脊柱炎的检查。

2. 坐位

（1）Jackson 压头试验：患者取端坐位，操作者双手重叠置于其头顶部，向下加压，患者出现颈痛或上肢放射痛，即为阳性。多见于颈椎病及颈椎间盘突出症。

（2）前屈旋颈试验（Fenz 征）：患者头颈部前屈，并左右旋转，如颈椎处疼痛，则阳性，多提示颈椎小关节退行性改变。

（3）旋颈试验：患者取坐位，头略后仰，并自动向左、右做旋颈动作。如患者出现头晕、头痛、视物模糊，提示椎动脉型颈椎病。

（4）肱二头肌反射：患者右手肘关节半屈曲，自然放松地搭在操作者的右前臂上，操作者右手拇指按压患者肱二头肌肌腱 - 肘窝稍上 1 cm 处，叩诊锤叩击操作者的右手拇指，患者肱二头肌收缩，肘部屈曲。

（5）桡骨膜反射：患者肘部半屈曲半旋前，搭在操作者的手上，叩诊锤叩击桡骨下端，肱桡肌收缩，肘部屈曲，前臂旋前。

（6）霍夫曼（Hoffmann）征：患者手臂自然放松，操作者右手示指和中指夹住患者右手中指，其余四指自然屈曲，操作者右手拇指快速搔刮患者中指指甲，阳性表现为五指屈曲，拇指同时内收。

3. 平卧位

（1）颈静脉加压试验（压颈试验）：患者平卧，操作者双手按压患者两侧颈静脉，如其颈部及上肢疼痛加重，则为根性颈椎病，此为脑脊液回流不畅致蛛网膜下腔压力增高所致。此试验也常用于下肢坐骨神经痛患者的检查，颈部加压时若下肢症状加重，则提示其坐骨神经痛症状源于腰椎管内病变，即根性坐骨神经痛。

（2）屈颈试验：操作者一手置于其胸前，另一手置于枕部，缓慢上抬其头部，使颈前屈，若出现下肢放射痛，则为阳性。见于根肩型腰椎间盘突出症。其机制是屈颈时，硬脊膜上移，脊神经根被动牵扯，加重了突出的椎间盘对神经根的压迫，因而出现下肢的放射痛。

（3）摇摆试验：患者平卧，屈膝、髋，臀部离床，双手抱于膝前。操作者手扶患者双膝，左右摇摆，如腰部疼痛则为阳性。多见于腰骶部病变。

（4）直腿抬高试验（Lasegue，拉塞格征）：检查时患者平卧，操作者一手握住患者踝部，另一手置于膝关节上方，使膝关节保持伸直位，抬高到一定角度，患者感到下肢出现放射性疼痛或麻木或原有的疼痛或麻木加重时为阳性。记录其抬高的角度，必须注明左侧和右侧。正常人在平卧位时下肢伸直，被动抬高的角度为 60°~120°，在抬高下肢至 30°~70° 时，神经根可在椎间孔内拉长 2~5 mm，并无疼痛感，故以抬高 70° 以上为正常。在进行直腿抬高试验时，应注意两侧对比，先试验健侧，并注意其最大活动范围，便于与患侧对比。直腿抬高试验阳性多见于腰椎间盘突出症、椎管内占位性病变、梨状肌综合征等。右手握住患者足五趾，尽量背屈，抬高患肢，使坐骨神经突然牵拉，下肢出现放射性疼痛或麻木或原有的疼痛或麻木加重时为阳性。无疼痛者为阴性。直腿抬高至痛时，降低 5° 左右，再突然使足背伸，可引起大腿后侧剧痛，则为加强试验阳性。

（5）膝反射：左手托患者腘窝，使膝关节屈曲 120°，触及髌骨下方股四头肌肌腱，叩诊锤叩击，股四头肌收缩，小腿伸展。

（6）踝反射：帮助患者膝关节呈 90°，左手握住患者足部使其踝关节呈直角屈曲，叩诊锤叩击跟腱，踝跖屈［腱反射强度分 5 级：正常（++），减弱（+），消失（-），活跃（+++），亢进（++++）］。

1）减弱、消失：见于重症肌无力、周期性瘫痪、麻醉、昏迷、脊髓休克期、颅后窝肿瘤等。

2）亢进：见于锥体束病变、破伤风、癔症等。

3）其他：正常人深反射也可亢进，老年人跟腱反射可消失，故反射的不对称增强或消失更有意义。

（7）髌阵挛：患者平躺在床上，放松身体，双腿伸直。示指、拇指连续用力迅速下推髌骨下缘数次，并维持用力，如未观察到髌骨节律性上下颤动和股四头肌的节律性收缩，髌阵挛阴性；如观察到髌骨节律性上下颤动和股四头肌的节律性收缩，则髌阵挛阳性。

（8）踝阵挛：左手托起患者腘窝，使其膝关节放松、轻度屈曲；右手握住脚背，突然用力掰脚背，使患者足背屈，并维持用力，如未观察到踝关节节律性背屈、跖屈以及腓肠肌和比目鱼肌的节律性收缩，则踝阵挛阴性；如观察到踝关节节律性背屈、跖屈以及腓肠肌和比目鱼肌的节律性收缩，则踝阵挛阳性。

（9）巴宾斯基（Babinski）征：用棉签杆或叩诊锤尖划脚底，方向：脚跟→足底外侧→小趾下方转向→蹬趾，正常人表现为五个脚趾趾屈。如果蹬趾背屈，其余扇形展开，则为阳性。

（10）奥本海姆（Oppenheim）征：患者平卧，两下肢伸直。操作者以拇指和示指按压在患者的胫骨前缘上端，然后沿胫骨前缘用力向下推进至踝部，若出现蹬趾背屈，其他各趾呈扇形散开，即为阳性。

（11）查多克（Chaddock）征：用钝尖物轻划足背外侧部皮肤，正常时不出现蹬趾背屈。阳性表现为蹬趾背屈，其余四趾呈扇形散开。

（12）戈登（Gordon）征：用蹬指和其余四指分置于腓肠肌部位，然后以适度的力量捏压。正常时，不出现蹬趾背屈、其余四趾呈扇形散开的现象。阳性表现为蹬趾背屈，其余四趾呈扇形散开。

（13）舍费尔（Schaeffe）征：操作者用手挤压跟腱，正常时，不出现蹬趾背屈，其余四趾呈扇形散开的现象。阳性表现为蹬趾背屈，其余四趾呈扇形散开。

（14）贡达（Gonda）征：紧压第4趾或小趾，放手后正常时不出现蹬趾背屈，阳性表现为蹬趾背屈，其余四趾呈扇形散开。

病理征：见于锥体束病变，其中巴宾斯基征是最典型的病理反射。

4. 俯卧位 股神经牵拉试验：俯卧位，膝关节屈曲90°，上提小腿，或极度屈曲膝关节，观察是否出现大腿前侧放射性疼痛，以判断腰3/4椎间盘突出症的检查方法。

（六）查体后处理

查体结束，交代患者查体结果及下一步可能需要的其他辅助检查，整理物品，洗手做记录。

五、注意事项

1. 应以患者为中心，关心、体贴患者，有高度的责任感和良好的医德修养。

2. 检查过程中，应注意避免交叉感染。

3. 医师应仪表端庄，举止大方，态度诚恳、和蔼。

4. 医师应站在患者右侧。检查患者前，应有礼貌地对患者进行自我介绍，并说明体格检查的原因、目的和要求，便于更好地取得患者密切配合。检查结束后应对患者的配合与协作表示感谢。

5. 检查患者时光线应适当，室内应温暖，环境应安静；检查手法应规范、轻柔；被检查部位暴露应充分。

6. 检查应全面、有序、重点、规范和正确。

7. 检查要按一定顺序进行，避免重复和遗漏，避免反复翻动患者，力求建立规范的检查顺序。根据病情轻重、避免影响检查结果等因素，可调整检查顺序，利于及时抢救和处理患者。

8. 在体格检查过程中，应注意左、右及相邻部位等的对照检查。

9. 应根据病情变化及时复查，这样才利于病情观察，有助于补充和修正诊断。

第二节　四肢与关节检查

一、适应证

1. 四肢长短不一、手臂并拢与正常肢体形状不一致者（见于先天性短肢畸形、骨折重叠及关节脱位患者）。

2. 外形异常、解剖关系改变、活动受限、局部疼痛肿胀与隆起、畸形者。

二、禁忌证

无绝对禁忌证。

三、操作前准备

同脊柱检查。

四、操作步骤

（一）方法

1. **视诊**　站立，肢体处于功能位，手处于休息位，观察两侧肢体（上肢或下肢）长度是否相同、粗细和形态是否对称，肢体有无畸形以及静脉曲张，有无红肿、肌肉萎缩以及杵状指、反甲等。

2. **触诊**　皮温是否正常，四肢有无压痛、肿块，骨与关节的正常解剖标志是否改变，肌腱与滑囊是否增粗，有无肿块，按压胫前皮肤，观察有无肿胀和凹陷。

3. **运动功能检查**　观察被操作者的姿势、活动以及步态活动时是否引起疼痛，四肢和关节通常做被动活动检查。

4. **腱反射及病理征**。

（二）上肢查体

1. 观察上肢形态、皮肤。

2. 检查双侧指关节运动。

3. 检查双侧腕关节运动。

4. 分别触诊左右滑车上淋巴结。

5. 检查双侧肘关节运动。

6. 检查双侧肩关节运动。

（三）下肢查体

1. 观察下肢形态、皮肤。

2. 观察步态。

3. 检查双侧髋关节运动。

4. 检查双侧膝关节运动。

5. 检查双侧踝关节运动。

（四）肩关节检查

1. **视诊** 正常双肩对称，呈圆弧形。①方肩：三角肌萎缩、肩关节脱位及外科颈骨折。②翼状肩：胸长神经麻痹、前锯肌或菱形肌麻痹、进行性肌营养不良及进行性肌萎缩。

2. **触诊** 肩三角异常：脱位，肩胛骨的喙突端、肩峰端与肱骨大结节形成肩三角。

3. **动诊** 正常肩关节前屈 70°～90°，后伸 40°～50°，外展 90°，内收 20°～40°。肩胛带复合功能：上举 160°～180°，可以做 360° 旋转。

4. **量诊** 上肢、上臂及周径测量。

5. **特殊检查** Dugas 征（搭肩试验）：肩周炎和肩关节脱位。

（五）肘关节检查

1. **视诊** 双侧对称，伸直双上肢，手掌向前，左右对比，提携角正常，观察有无肿胀、肿块，肘后三角形态是否异常（尺骨鹰嘴突、肱骨内上髁和肱骨外上髁），有无肘内翻及肘外翻畸形。

2. **触诊** 屈肘 90°，肘后三角位置是否正常。

3. **动诊** 前臂伸直位，屈曲 135°～150°，过伸 10°，旋前 80°～90°，旋后 80°～90°。

4. **量诊** 前臂的长度和周径，肘内翻及肘外翻畸形角度。

5. **特殊检查** 腕伸肌紧张试验（腕关节伸直，前臂旋前，腕关节被动屈曲：肱骨外上髁炎）。

（六）髋关节检查（表 2-18-2）

1. **视诊** 双侧对比观察有无肿胀、畸形，肢体长短、肌萎缩以及大转子的高度。同时观察站立姿态和步态。

2. **触诊** 检查压痛点及有无内收肌挛缩。

3. **动诊** 患者取平卧位。

1）屈曲（130°～140°）：一手按压髂嵴，另一手将屈曲的膝关节推向前胸。

2）后伸（15°～30°）：一手按压臀部，另一手握小腿下端，屈膝 90° 后上提。

3）内收（20°～30°）：两腿伸直，双手握其足，使双腿充分交叉。

4）外展（35°～45°）：两腿伸直，双手握其足，使双腿充分分离。

5）旋转（45°）：屈髋、屈膝，两膝并拢，两足充分分离为内旋，双膝充分分离为外旋。

4. **量诊** 下肢的长度和周径及大粗隆的位置。

5. **特殊试验** ①"4"字试验：患者平卧位，健肢伸直，患肢膝关节屈曲 90°，屈髋后外展将小腿外旋放于健腿上，一手固定骨盆，下压患肢，阳性提示髋部和骶髂关节疾病；②髋屈曲畸形试验：患者平卧位，健侧髋关节、膝关节尽量屈曲，腰部紧贴床面。阳性提示髋部病变和腰肌挛缩（患髋不能伸直；腰部前突）。

表 2-18-2　髋关节检查方法及活动范围

检查内容	检查方法	活动度
屈曲	患者平卧，一手按压髂嵴，另一手将屈曲的膝关节向前推	130°～140°
后伸	患者平卧，一手按压臀部，另一手握小腿下端，屈膝 90° 后上提	15°～30°
内收	患者平卧，双下肢伸直，固定骨盆，一侧下肢自中立位向对侧下肢前面交叉	20°～30°
外展	患者平卧，双下肢伸直，固定骨盆，使一侧下肢自中立位外展	35°～45°
旋转	患者平卧，下肢伸直，髌骨及足尖向上，操作者双手放于患者大腿下部和膝部旋转大腿；也可让患者屈髋、屈膝 90°，操作者一手扶患者臀部，另一手握踝部，向相反方向运动，小腿做外展、内收动作时，髋关节则为外旋、内旋	45°

（七）腕关节检查（表 2-18-3）

1. 背伸、掌屈、桡偏、尺偏。
2. 握拳尺偏试验（拇指在其余四指之下，腕关节被动尺偏：桡骨茎突狭窄性腱鞘炎）。

表 2-18-3　腕关节运动范围

关节	背伸	掌屈	内收（桡侧）	外展（尺侧）
腕关节	30°~60°	50°~60°	25°~30°	30°~40°
掌指关节	伸 0°	90°	—	—
近端指间关节	0°	90°	—	—
远端指间关节	0°	60°~90°	—	—
拇指掌拇关节	—	20°~50°	可并拢桡侧示指	—
指间关节	—	90°	可横越手掌	40°

五、特别说明

1. 若做四肢查体，一般要附加感觉、肌力、肌张力的检查。
2. 单纯指关节和踝关节查体，应从视诊、触诊、动诊、量诊四个方面描述。

六、注意事项

同脊柱检查。

附：肌力检查分级

检查时令患者做肢体伸缩动作，操作者从相反方向给予阻力，测试患者对阻力的克服力量，并注意两侧对比。根据肌力的情况，一般将肌力分为以下 0~5 级，共六个级别：

0 级：完全瘫痪，测不到肌肉收缩。
1 级：仅测到肌肉收缩，但不能产生动作。
2 级：肢体能在床上平行移动，但不能抵抗自身重力，即不能抬离床面。
3 级：肢体可以克服地心引力，能抬离床面，但不能抵抗阻力。
4 级：肢体能做对抗外界阻力的运动，但不完全。
5 级：肌力正常。

第三节　膝关节检查

正规、准确的体格检查对膝关节疾病的诊断十分重要，一般顺序为视、触、动、量四个部分，先健侧，后患侧。同时还包括膝关节特有的手法检查。

一、适应证

各种原因引起的膝关节内、外翻，膝关节反张、肿胀、肌萎缩等疾病患者。

二、禁忌证

无绝对禁忌证。

三、操作前准备

同四肢检查。

四、操作步骤

（一）视诊

1. 嘱患者站立，观察有无膝内翻与膝外翻畸形、左右肢体是否对称。

2. 观察患者步态是否正常。

3. 嘱患者下蹲，观察有无下蹲困难，有无膝关节弹响。

4. 患者平卧，暴露双膝关节，观察双下肢是否等长；膝关节局部皮肤有无红肿、破溃。

（二）触诊

1. 先前方，再后方，触摸患者皮温是否正常，髌骨周围有无压痛及肿块。

2. 嘱患者屈曲双膝，触摸腘窝有无囊肿。

3. 按压髌骨两侧是否有压痛，若有，提示髌骨软骨炎；检查膝关节内外侧间隙有无压痛，若有，提示半月板损伤；按压股骨内侧髁结节，若疼痛，提示内侧副韧带损伤；按压腓骨小头上方，若疼痛，提示外侧副韧带损伤。

（三）动诊 + 量诊

正常情况下，膝关节屈曲可达 120°～150°，伸 5°～10°，内旋 10°，外旋 20°。患者取平卧位，先主动活动，后被动活动。嘱患者主动活动，测量膝关节伸、屈角度并记录，例如：0°（伸），130°（屈）；同样进行被动活动并记录。检查过伸过屈时有无疼痛，如无疼痛，则过伸过屈试验阴性；如有疼痛，则为阳性。

（四）特殊检查

1. **浮髌试验**（图 2-18-2）　患者取平卧位，操作者左手虎口置于髌骨上缘，加压压迫髌上囊，使关节液集中于髌骨底面，另一手示指垂直按压髌骨并迅速抬起。按压时髌骨与关节面有碰触感，松手时髌骨浮起，视为阳性，提示有中等以上关节积液 50 ml；否则为浮髌试验阴性。

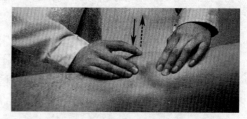

图 2-18-2　浮髌试验

2. **侧方应力试验**　患者取平卧位，膝关节伸直，操作者一手握住踝关节向外侧推抬，另一手置于膝关节外上方向内侧推压，使内侧副韧带紧张度增加。若膝关节内侧疼痛，则为阳性，提示内侧副韧带损伤；若向相反方向加压，外侧膝关节疼痛，提示外侧副韧带损伤。膝关节屈曲 20°，左手托住膝关节，同样操作再做一遍。如膝关节无疼痛，内外翻角度正常，无弹跳感，则侧方应力试验阴性。

3. **半月板旋转试验**（McMurray-Fouche 试验）　患者取平卧位，膝髋关节完全屈曲，操作者一手在关节外隙做触诊，另一手握住足后跟做小腿内旋内翻和外旋外翻，在维持旋转位置下将膝关节逐渐伸直，在伸直过程中出现响声或疼痛，为阳性。内旋内翻疼痛提示内侧半月板撕裂，外旋外翻疼痛提示外侧半月板撕裂，完全屈曲有响声提示后角损伤，伸至 90° 有响声提示体部损伤，伸直时有响声提示前角损伤。半月板旋转试验未出现响声或疼痛，则为阴性。

4. **研磨试验**　患者取俯卧，屈膝 90°，将小腿用力下压，并做内旋和外旋运动，使股骨和胫骨关节面之间发生摩擦。若外旋疼痛，提示内侧半月板损伤；将小腿上提，并做内旋和外旋运动，若外旋引起疼痛，提示内侧副韧带损伤。

5. **抽屉试验**　患者取坐位，屈膝 90°，小腿垂下，操作者固定患者足部，用双手握住胫骨上段做拉前和推后动作，并注意胫骨结节前后移动的幅度，两侧对比。前移增加：前交叉韧带断裂；后移增加：后交叉韧带断裂。胫骨结节前后移动幅度正常，抽屉试验阴性。

（五）告知患者检查结果

查体结束，告知患者查体结果是否正常。如有异常，交代异常的检查结果提示的疾病及可能需要的进一步辅助检查。

（六）整理物品，洗手记录

五、注意事项

同脊柱检查。

思考题

1. 患者，男性，26 岁，左膝外伤 1 个月就诊。当时肿痛明显，皮肤无破损，现肿胀好转，但下地走路时膝关节无力，偶有交锁症状。行 X 线片检查未见明显骨折征象。怀疑半月板和（或）膝关节韧带损伤。

要求：针对该患者进行适当查体。

2. 患者，男性，47 岁，3 个月前出现颈部疼痛，休息后症状可缓解，此后间断性发作，伴有头晕、头痛、恶心等症状，在外院行针灸治疗，症状稍改善。1 个月前因加班劳累导致病情复发，遂来就诊，给予相应查体。

3. 患者，男性，58 岁，因腰痛伴右下肢放射性疼痛 15 天就诊。既往体健，无外伤、手术史。

要求：

（1）进行问诊，并书写门诊病例。

（2）进行查体。

（3）请根据问诊及查体结果给出初步诊断。

第十九章　石膏绷带固定技术

(Plaster Fixation)

　　石膏绷带固定是维持治疗或功能体位、固定骨折脱位的专科技术。石膏绷带能密贴肢体包扎，硬化后即有相当的坚固性，是固定绷带中最佳的一种。其使用方法简单，硬化迅速，能随意与身体形态符合，因此在骨科得到了广泛的应用。

一、适应证

1. 骨折脱位的固定，包括临时固定及长期治疗所需固定。
2. 肢体肌腱、血管、神经损伤，吻合术后，维持肢体位置，保护上述组织修复。
3. 肢体矫形术后，固定肢体，对抗软组织挛缩，防止畸形再发。
4. 骨关节炎症、结核等，可固定肢体，减轻疼痛，促进修复，预防畸形。
5. 运动损伤，包括韧带、肌腱损伤，石膏固定可减轻疼痛，促进修复，减少后遗症发生。
6. 畸形的预防，如运动神经麻痹后神经功能未恢复前，预防肌肉挛缩引起的畸形，将关节固定于功能位。

二、禁忌证

1. 开放性损伤，包括软组织缺损及开放骨折。
2. 肢体严重肿胀，张力水疱形成，血液循环障碍者。
3. 局部皮肤病患者酌情应用。
4. 儿童、年老、体弱、神志不清及精神异常，及不能正确描述固定后感觉及异常者审慎使用。

三、操作前准备

　　1. **操作者准备**　穿工作服，戴帽子、口罩，洗手，核对患者信息。根据所测量长度准备合适规格的石膏；助手协助维持患者肢体位置。

　　2. **患者准备**

　　（1）询问既往病史，评估患者病情，测量生命体征。

　　（2）知情同意：告知患者和家属石膏固定的目的及必要性，交代包扎时的注意事项等相关知识。

　　（3）采取舒适体位，脱掉内外衣，暴露固定肢体。

　　（4）局部清洁，需要手法复位者可局部消毒麻醉。

　　（5）维持治疗所需要的位置，确定固定范围，测量确定石膏夹板或管型的长度。

3. **物品准备**　石膏绷带、温水（35～40℃）、普通绷带、棉衬及袜套或棉纸、剪刀、普通手套、石膏桌、软尺、记号笔、快速手消毒液、可回收垃圾桶和医疗垃圾桶等。

4. **环境准备**　宽敞明亮，安静清洁，温、湿度适宜，适宜操作。

四、操作步骤（表 2-19-1）

表 2-19-1　石膏绷带固定操作步骤

		操作者	助手
操作前准备		• **医生准备**：穿工作服，戴帽子、口罩，洗手	• **准备物品**：石膏绷带、温水（35～40℃）、普通绷带、棉衬及袜套或棉纸、剪刀、普通手套、石膏桌、软尺、记号笔、快速手消毒液、可回收垃圾桶和医疗垃圾桶等 • 测量患者生命体征，戴普通手套，协助清洗伤处皮肤、**维持患者肢体位置**
		• **评估周围环境**：温、湿度适宜，光线充足，通风良好，适宜操作 • **核对患者身份，知情同意**：询问患者姓名、床号，查看腕带，核对患者信息无误，询问既往病史，向患者交代目前状况、治疗方式及治疗过程中可能出现的风险及并发症，明确X线片、CT等影像学检查结果，使患者及家属知情同意 • **协助患者摆放体位**：显露清楚，皮肤无破损，维持复位，便于操作	
操作过程		• **测量石膏长度**：戴普通手套，根据固定肢体的粗细，选择合适规格的石膏，根据治疗所需的固定范围，测量石膏长度，裁剪相应长度的棉衬及合适大小的袜套或绵纸	
		• **制作石膏板**：根据测量的长度，在平整的桌面上反复叠加石膏绷带至12～16层（上肢12层，下肢14～16层）。用衬垫保护皮肤，特别是骨突、血管、神经部位及石膏两端，胶布固定	
		• **浸水**：将石膏放在温水内，待气泡出尽（3～5 min），手握两端，对掌轻轻挤去水分至不滴水为度	
		• **抹平**：在石膏桌上抹平	
		• **石膏固定**：将石膏置于合适的位置铺平	• 协助将患者肢体固定在治疗所需位置
		• **绷带缠绕**：石膏硬化后用绷带加固1～2层（由远端向近端缠绕，每层绷带覆盖上一层的1/3或1/2，绷带缠绕过程中不能翻转，松紧度适宜，过关节处"8"字缠绕）	
		• **塑形**：待固定可靠后，双手掌塑形，使石膏和肢体尽可能贴服，同时调整肢体关节的屈伸角度，使之匹配治疗要求	
		• 待石膏出现弹响，在适当的位置标记日期	
		• **询问**：询问患者石膏绷带固定后的舒适度	• 复原患者衣物，将患肢残余的石膏灰浆用温水擦干净
		• **观察**：检查患肢血运感觉。脱手套	• 再次监测患者生命体征
操作后处理		• **宣教**：交代注意事项，如患肢出现肿痛、青紫、麻木严重，立即去除石膏并速来院就诊。抬高患肢及加强功能锻炼	• 整理物品，垃圾分类处理，脱手套
		• 洗手，书写操作记录，下达医嘱	

五、注意事项

1. 一般固定骨折部位的远端及近端关节。

2. 下肢长骨骨折尽可能使用前后托。

3. 固定在功能位（肘关节：屈曲 90° 前臂旋转中立位；肱骨髁上骨折：肘关节大于 90° 的屈曲位；背侧移位的桡骨远端骨折：腕关节于掌屈位；桡骨远端骨折：一般不超过肘关节，但双骨折或不稳定要超过肘关节）

4. 注意训练肌肉等长收缩、未固定关节的功能活动。

5. 腓总神经麻痹是最常见及严重的并发症，表现为腓骨小头下 2~3 横指，足下垂。

6. 预防并发症的发生，如皮肤压疮、神经麻痹、骨筋膜室综合征、关节僵硬、粘连及肌肉萎缩、骨质疏松的发生。

7. 桡骨下端骨折　①伸直型（Colles 骨折）：骨折远端向背侧及桡侧移位，餐叉样畸形（侧面），枪刺样畸形（正面）；②屈曲型（Smith 骨折）：骨折远端向掌侧及桡侧移位。

8. ①手的功能位：呈握球姿势；②踝关节的中立位：足背伸 90° 与小腿呈直角；③膝关节：屈曲 10°~15°。

9. 环绕包扎时，一般由肢体近心端向远心端缠绕，不可翻转绷带。

10. 前臂石膏　患者端坐，腕关节略背伸，尺偏位，患者手掌向下，前臂中立位，屈肘 90°，肩外展 60°。

11. 小腿石膏　患者平卧，患肢髋关节、膝关节屈曲位，踝关节保持在 90°，包扎范围从胫骨结节平行于后侧至过趾间 0.5~0.8 cm。

六、常见并发症及处理（表 2-19-2）

表 2-19-2　石膏绷带固定常见并发症及处理

并发症	临床表现	处理	预防
压疮	受压部位皮肤红肿、指压不变白，可有浅表溃疡和水疱形成，水疱内液体成分为浆液或血清液体，受压部位可能有疼痛、硬肿	①尽早发现 ②及时解除压迫	①骨突处加衬垫，包扎松紧度适宜，接触皮肤面平坦 ②操作塑形及抹平石膏需用手掌，避免用手指 ③发现挤压及时矫正，恢复石膏夹板或管型表面顺滑
神经麻痹	主要发生在表浅神经，如腓总神经、尺神经等	及时解除压迫	①短腿石膏近端应远离腓骨小头 3~4 横指，长腿石膏腓骨小头处加充足衬垫，局部塑形不可过紧 ②熟悉表浅神经解剖
关节僵硬、粘连	局部肿胀、疼痛，屈伸受限	及时拆除石膏，必要时辅助理疗，或应用止痛药	尽早进行关节功能练习，恢复关节活动度
骨筋膜室综合征	详见下述		

【骨筋膜室综合征】

1. 解剖　骨筋膜室由骨、骨间膜、肌间隔和深筋膜所组成，内含肌肉、血管和神经等组织。由于骨筋膜室在组织上是封闭的，又缺乏扩张性，且室内容积不能有伸展性，因此在组织高压情况下，容易造成缺血，引起综合征。

上臂分为前、后组，大腿分为前、内及后三组，均为单一骨，间室内肌肉肿胀时，有向周围扩散的余地，压力增高不会太多，故发生缺血的机会少。

前臂及小腿为双骨，骨间膜坚厚，筋膜也较厚，形成较强韧的室壁。前臂分为掌侧和背侧两个间室，小腿分前侧、外侧、后侧浅室、后侧深室四个间室，前臂及胫后容易发生骨筋膜室综合征。

2. 机制　四肢因外伤或受压后导致骨筋膜室内的肌肉及神经缺血而发生肌肉挛缩，甚至肌肉及神经坏死。严重者可发展为挤压综合征，肾衰竭危及生命。

3. 30 mmHg 是急性骨筋膜室综合征的临界压。

4. 手术适应证

（1）有典型的临床症状。

（2）有部分临床症状且室内压＞30 mmHg。

（3）损伤肢体的动脉循环中断＞4 h。

5. 手术治疗

（1）切口选择

1）小腿（图 2-19-1）：采用内外两侧切口减压。

2）前臂（图 2-19-2）：掌侧切口减压（肱骨内上髁上方至腕横纹"S"形切口，将深筋膜彻底切开）。

（2）注意事项：①不用止血带；②手术时皮肤和筋膜的切口要够大，一般不少于 16 cm，应接近肢体全长；③深筋膜切开后，仔细观察肌肉色泽、弹性；④术中要彻底清除坏死组织及血肿；⑤创面处理采用负压吸引术；⑥严密观察尿量，尤其是肢体受压时间过长或缺血时间较长时；⑦术后常规抬高患肢、制动、消肿、抗感染、补液、扩容、保护肾功能、处理创面。

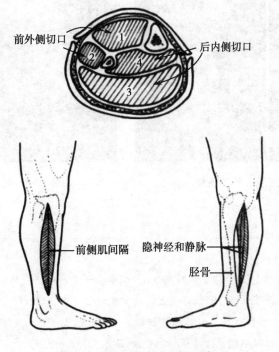

前外侧切口　　　后内侧切口

前侧肌间隔　　隐神经和静脉

胫骨

图 2-19-1　小腿内外侧切口减压

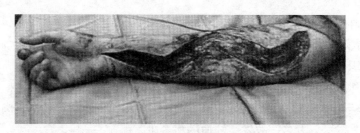

图 2-19-2　前臂掌侧切口减压

七、临床案例解析

临床案例 1　患者，女性，36 岁，跌倒后左腕部着地，致银叉状畸形，关节疼痛、肿胀和活动障碍 1 天。X 线片如图 2-19-3。请初步评估患者伤情并给予相应处理。

案例解析：患者为左侧 colles 骨折，左侧腕关节应复位后于轻度尺偏位石膏固定。待固定 2 周，水肿消退后，再行左侧腕关节中立位更换石膏托或前臂管型石膏固定。

临床案例 2　患者，男性，60 岁，摔倒致左腕肿痛、活动障碍 2 h。病史：患者 2 h 前坐电动车摔倒，左手着地，感左腕疼痛，肿胀、活动受限。X 线片如图 2-19-4 所示。就诊后给予石膏固定。3 周后患者再次到医院就诊，自述患肢不能握拳，手部肿胀、疼痛。查体：手背及手指明显肿胀，掌指关节及指间关节活动障碍，屈曲受限并疼痛。请分析患者出现该症状的原因并提出治疗方案。

案例解析：患者石膏固定 3 周后出现不能握拳，手部肿胀、疼痛。查体：手背及手指明显肿胀，掌指关节及指间关节活动障碍，屈曲受限并疼痛。其原因主要为石膏固定后功能锻炼不正确，导致关节僵硬、粘连，需要在医生指导下积极进行康复锻炼，被动和主动屈伸指间关节、掌指关节，握拳屈肘，活动锻炼肩关节等。

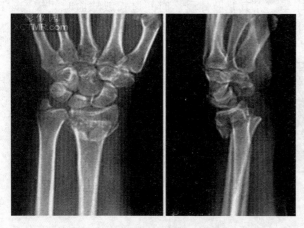

图 2-19-3　患者左腕关节 X 线片

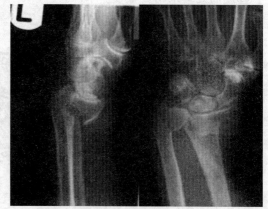

图 2-19-4　患者左腕关节 X 线片

思考题

1. 患者，女性，60 岁，左踝关节扭伤后肿痛 5 h，由家人送至急诊。查体：左踝关节周围肿胀及压痛明显，予以 X 线检查示左踝关节骨折，移位不明显。请初步评估患者伤情并给予相应处理。

2. 患者，女性，25 岁，摔伤致左前臂疼痛、肿胀、畸形、活动受限 0.5 h 入院。行左侧前臂 X 线检查示：左侧桡骨中段骨折，移位不明显，请根据准备物品给予适当的固定。

第二十章　小夹板固定技术
（Small Splint Fixation）

小夹板固定技术是广大医务工作者经过长期不断实践、逐步改进的成果，是骨折外固定技术中较常用的方法之一。

一、适应证

适用于四肢长管骨闭合性、无移位、稳定性骨折，在复位后能用小夹板固定、维持对位者。

二、禁忌证

1. 错位明显的不稳定性骨折。
2. 伴有软组织开放性损伤、感染及血循环障碍者。
3. 躯干骨骨折等难以牢固固定者。
4. 昏迷或肢体失去感觉功能者。

三、操作前准备

1. **操作者准备**　穿工作服，戴帽子、口罩，洗手，核对患者信息。根据所测量长度准备适宜大小和外形的夹板；助手协助维持患者肢体位置。

2. **患者准备**

（1）询问既往病史，评估患者病情，测量生命体征。

（2）知情同意：告知患者和家属小夹板固定的目的及必要性，交代固定时的注意事项等相关知识。

（3）采取舒适体位，暴露固定肢体。

（4）局部清洁，确认无皮肤破损，需要手法复位者可局部消毒麻醉。

（5）维持治疗所需要的位置，确定固定范围，测量确定小夹板的长度。

3. **物品准备**　大小合适的夹板（由柳条、椴木或杉木制成）、压力垫、绷带、胶布、棉垫和束带、记号笔，必要时备换药用品、快速手消毒液、可回收垃圾桶和医疗垃圾桶等。

4. **环境准备**　宽敞明亮，安静清洁，温、湿度适宜，适宜操作。

四、操作步骤（表 2-20-1）

表 2-20-1 小夹板固定技术操作步骤

	操作者	助手
操作前准备	• **医生准备**：穿工作服，戴帽子、口罩，洗手	
	• **评估周围环境**：温、湿度适宜，光线充足，通风良好，适宜操作 • **核对患者身份，知情同意**：询问患者姓名、床号，查看腕带，核对患者信息无误，询问既往病史，向患者交代目前状况、治疗方式及治疗过程中可能出现的风险及并发症，明确 X 线片影像学检查结果，使患者及家属知情同意 • **皮肤清洁**：暴露伤肢，确认无皮肤损伤（皮肤有擦伤、水疱者，应先换药或抽空水疱）	• **准备物品**：大小合适的夹板、压力垫、绷带、胶布、棉垫和束带、记号笔，必要时备换药用品、快速手消毒液、可回收垃圾桶和医疗垃圾桶等 • **测量患者生命体征**，协助清洁固定部位皮肤，维持患者肢体位置 • 皮肤有擦伤、水疱者，做好处理用物准备
操作过程	• **摆放体位**：将伤肢摆放在正确的位置。骨折需要手法复位者先行手法复位	• 助手牵引维持复位
	• **选择小夹板**：根据患者肢体大小选择合适的夹板	
	• **放置压力垫**：将压力垫准确地放在适当的位置，并用胶布固定，以免滑动	
	• **放置夹板**：按各个骨折的具体要求，依次放好夹板（夹板放在肢体前、后、内、外侧，顺序为先后方，再前方，再内外侧，一般不超过关节，宽度大约为肢体周径的 4/5）	• 助手托住加以固定
	• **束带固定**：捆绑束带，共捆四道，先捆中间两道，后捆远、近两端，打活结固定，捆绑束带时用力要均匀，其松紧度应使束带在夹板上可以不费力地上下推移 1 cm 为宜	
	• **观察**：观察肢体末端血液循环及感觉情况	• 再次监测患者生命体征
	• **标记时间**	
操作后处理	• **宣教**：交代注意事项，尤其在麻醉未失效时，搬动患者时应注意防止骨折再移位	• 复原患者衣物，整理物品，垃圾分类处理
	• 洗手，书写操作记录，下达医嘱：**复查 X 线，再次检查骨折端对位情况**	

【压力垫使用说明】

1. 肱骨干短斜形骨折，伴有成角移位，复位后用小夹板和压力垫纠正、固定。

2. 尺桡骨骨折复位后，可将分骨压力垫放在骨折部位的掌、背两侧骨间筋膜处，使骨间筋膜张开并保持紧张，防止骨折端出现靠拢移位。小夹板固定后，前臂放于旋前旋后中间位。

3. 桡骨远端骨折，远侧骨折端向桡侧和背侧移位。用压力垫和小夹板维持骨折复位后的对位。小夹板固定后，前臂放于旋前旋后中间位。

4. 胫、腓骨骨折移位整复后，用压力垫和小夹板固定，维持骨折复位后的稳定。

5. 踝关节外翻性扭伤引起的双踝骨折伴有移位时，经过压力垫和小夹板固定，可以矫正移位，并维持骨折端的对位。

五、常见并发症与处理

常见的并发症为皮肤压疮、神经麻痹、骨筋膜室综合征等。其临床表现、处理措施及预防详见第二十章相关内容。

六、注意事项

1. 抬高患肢，密切观察患肢血运。如有剧痛、严重肿胀、青紫、麻木、水疱等，应随时报告医师及时处理。

2. 骨折复位后 4 天以内，可根据肢体肿胀和夹板的松紧程度，每日适当放松一些，但仍应以能上下推移 1 cm 为宜；4 天后如果夹板松动，可适当捆紧。

3. 开始每周酌情透视或拍片 1～2 次；如骨折变位，应及时纠正或重新复位。必要时改行石膏固定。

4. 2～3 周后如骨折已有纤维连接，可重新固定，以后每周在门诊复查 1 次，直至骨折临床愈合。

5. 按医嘱适时组织、指导和帮助患者，有步骤地进行功能锻炼。

七、临床案例解析

临床案例　患者，女性，25 岁，摔伤致右小腿疼痛、肿胀、畸形、活动受限 0.5 h 入院，行下肢 X 线检查如图 2-20-1 所示：右侧胫骨中段骨折，移位不明显。

（1）请给出诊断并对患者进行小夹板固定。

（2）患者已行小夹板固定 3 天后，右足背麻木、感觉障碍，踝关节背伸功能丧失，右小腿足背动脉搏动正常，小腿局部张力不大。请分析患者此症状的原因，并进行适当处理。

案例解析：①患者为右侧胫骨中段骨折，对位、对线良好，可行小夹板固定术；②患者右小腿足背动脉搏动正常，小腿局部张力不大，可以排除骨筋膜室综合征，考虑为小夹板固定引起腓骨头卡压不适，腓总神经损伤，应重新调整小夹板，解除卡压，适当给予神经营养治疗。

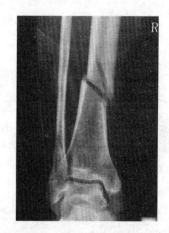

图 2-20-1　患者右侧胫骨中段 X 线片

思考题

患者，男性，26 岁，因不慎跌倒摔伤右上肢 1 h 就诊。右侧前臂肿胀、疼痛，活动受限，X 线检查如图 2-20-2 所示。请为该患者行小夹板固定治疗。

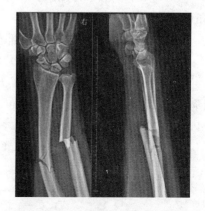

图 2-20-2　患者右上肢正位 X 线片

第二十一章　膝关节穿刺术
（Knee Joint Cavity Paracentesis）

　　膝关节穿刺常用于检查膝关节腔内积液性质，或抽液后向关节腔内注药。关节腔内积液需行关节穿刺抽液检查或引流，或注射药物进行治疗。关节腔内注射空气或造影剂行关节造影术，以了解关节软骨或骨端的变化。

一、适应证

1. 四肢关节肿胀、积液，行穿刺抽液检查或引流，或注射药物进行治疗。
2. 关节腔内注入空气或造影剂，行关节造影术，以了解关节软骨或骨端变化。

二、禁忌证

1. 穿刺部位皮肤破溃、感染等。
2. 凝血功能障碍或伴有出血性疾病等。

三、操作前准备

　　1. **操作者准备**　穿工作服，戴帽子、口罩，洗手，核对患者信息。充分了解解剖结构，掌握相关知识和技能。

　　2. **患者准备**

　　（1）询问既往病史，评估患者病情，测量生命体征。

　　（2）知情同意：告知患者和家属小夹板固定的目的及必要性，交代固定时的注意事项等相关知识。

　　（3）采取仰卧位，暴露穿刺部位。

　　（4）做浮髌试验明确病变情况。

　　3. **物品准备**　换药包1个、无菌棉球若干、5 ml注射器1支、皮肤消毒液、外科无菌手套1副、一次性无菌孔巾、无菌纱布、胶布、记号笔、2%利多卡因、标本管若干、快速手消毒液、可回收垃圾桶和医疗垃圾桶等。

　　4. **环境准备**　宽敞明亮，安静清洁，温、湿度适宜，适宜操作。

四、操作步骤（表 2-21-1）

表 2-21-1　膝关节穿刺操作步骤（以单人操作为例）

	操作步骤
操作前准备	• **医生准备**：穿工作服，戴帽子、口罩，洗手
	• **评估周围环境**：温、湿度适宜，光线充足，通风良好，适宜操作
	• **准备物品**：换药包 1 个、无菌棉球若干、5 ml 注射器 1 支、皮肤消毒液、外科无菌手套 1 副、一次性无菌孔巾、无菌纱布、胶布、记号笔、2% 利多卡因、标本管若干、快速手消毒液、可回收垃圾桶和医疗垃圾桶等。**要求**：物品准备齐全，包装完好，无漏气，在有效期内
	• **核对患者身份，知情同意**：询问患者姓名、床号，查看腕带，核对患者信息无误，向患者交代操作目的、过程、可能的风险，确认患者无穿刺禁忌证及麻醉药物过敏史，告知患者需要配合的注意事项，签署知情同意书
	• **摆放体位**：患者取仰卧位，充分暴露穿刺部位，膝关节伸直，腿部肌肉放松，做浮髌试验明确病变情况
操作过程	• **选择穿刺点**（图 2-21-1）：根据穿刺需要，可以髌骨上缘的水平线与髌骨外缘的重直线的交点为穿刺点，经此点向内下方刺入关节腔；也可经"膝眼"处进针穿刺。准确判断穿刺点并标记
	• **无菌物品准备**：打开换药包，将无菌物品放入，并戴无菌手套
	• **消毒**：消毒顺序：以穿刺点为圆心，由内向外。消毒直径 15 cm 以上，消毒 3 次，消毒不留空隙，每次范围小于前一次，最后范围大于孔巾直径，消毒完毕后，铺孔巾
	• **局麻**：用 2% 利多卡因局部麻醉
	• **穿刺**：操作者将左手示指和中指稍用力固定皮肤，于穿刺点行皮丘注射，然后在标记点处向关节囊方向进针，边进针，边回抽及推药，至有突破感。操作穿刺针进入关节腔后，轻轻回抽可见关节液，确认在关节腔内后，抽取适量关节液送检或注入治疗药物，拔出穿刺针后用无菌纱布按压穿刺点 1 ~ 2 min，并将关节液分装于标本管内
	• **观察固定**：穿刺后观察穿刺部位是否有出血、肿胀、疼痛现象，再次消毒穿刺点，无菌纱布覆盖，胶布固定，如积液明显，可适当加压包扎。嘱患者平卧休息，再次监测生命体征
	• **标本送检**：将检查信息条形码贴于标本管外送检
操作后处理	• **宣教**：交代注意事项
	• **整理**：整理患者衣物，垃圾分类处理，器械置入器械回收箱
	• 洗手，书写操作记录

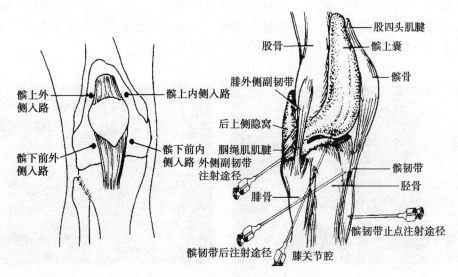

图 2-21-1　膝关节穿刺入路示意图

五、注意事项

1. 严格无菌操作，避免关节腔感染。

2. 穿刺时应边抽吸，边进针，注意有无新鲜血流，如有，提示刺入血管，应将穿刺针退出少许，改变方向后再继续进针。

3. 当穿刺抽出液体后，再稍微将穿刺针刺入少许，尽量抽尽关节腔内的积液。

4. 动作要轻柔，不可刺入过深，以免损伤关节软骨。

5. 注意关节腔积液与血性滑液的鉴别。

6. 关节腔有明显积液者，穿刺后应加压包扎，适当固定。

7. 操作过程中，注意询问患者感受，如患者出现头晕、面色苍白、出汗、心悸，应立即停止穿刺。

8. 穿刺后观察穿刺部位是否有出血、肿胀、疼痛现象。若有异常，及时就诊或告知医生。

六、常见并发症与处理（表 2-21-2）

表 2-21-2　膝关节穿刺常见并发症与处理

并发症	临床表现	处理	预防
出血	穿刺处可见渗血	①少量出血加压包扎 ②必要时明确出血原因，对症治疗	①保证凝血功能正常 ②穿刺点出血可局部按压
感染	常常伴有发热、穿刺点出现红肿、有分泌物等症状	①抗感染治疗 ②必要时手术治疗	严格执行无菌操作原则
肿胀	穿刺术后再次出现肿胀、疼痛	①与感染相鉴别 ②局部冰敷及止痛药物对症治疗	可能是药物等因素刺激关节腔滑膜引起，一般在注射后 48 h 内缓解

七、临床案例解析

临床案例　患者，男性，60 岁，右膝肿痛伴发热 7 天，有跌伤史，初始高热、寒战，体温达到 39℃，左膝肿痛，行走时疼痛，浮髌试验阳性，白细胞计数增高。影像学检查结果见图 2-21-2 和图 2-21-3。患者目前首先考虑的诊断是什么？请给予适当处理。

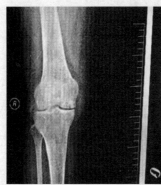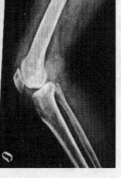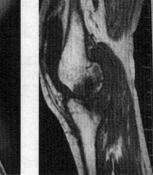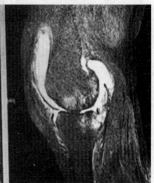

图 2-21-2　患者右膝关节 X 线片　　　　　图 2-21-3　患者右膝关节 MRI 图像

案例解析： ①根据患者病史、体格检查及实验室检查综合判断，目前患者首先考虑的诊断是膝关节化脓性关节炎；②化脓性关节炎早期诊断中最有价值的方法为膝关节穿刺＋积液检查，故应立即行膝关节穿刺术；③关节腔抽液＋注入抗生素。

思考题

患者，男性，25 岁，篮球运动员，因右膝扭伤后肿胀、疼痛 1 天就诊。右膝关节 MRI 典型损伤层面见图 2-21-4。

要求：

（1）请对患者进行相应部位的运动系统病理学检查，并根据检查结果写出疾病诊断名称。

（2）患者膝关节明显疼痛、肿胀，浮髌试验阳性，为及时缓解患者症状，请对患者进行相应的初步处理。

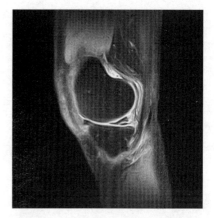

图 2-21-4　患者右膝关节 MRI 图像

第三部分

妇 产 科

第一章　四步触诊检查
(Four Maneuvers of Leopold)

规范的产前检查是保障孕妇及胎儿安危的重要手段，可及早发现妊娠并发症或合并症及胎儿异常，指导孕期保健，协助确定分娩时机与分娩方式。产前检查内容包括：详细询问病史、全面体格检查、产科检查、相关辅助检查及健康指导。目前推荐检查的孕周为（每个孕周 1 次）：6 ~ 13^{+6} 周、14 ~ 19^{+6} 周、20 ~ 24 周、25 ~ 28 周、29 ~ 32 周、33 ~ 36 周及 37 ~ 41 周。存在高危因素者，需酌情增加检查次数。

产科检查的内容包括：腹部检查、骨盆测量和阴道检查，其中腹部检查主要是指四步触诊检查法，协助判断子宫大小是否符合孕周、胎产式、胎方位、胎先露及胎先露是否衔接入盆，初步评估胎儿大小及羊水量。如存在妊娠合并症或并发症，如妊娠合并阑尾炎、妊娠合并胆囊炎、妊娠合并附件扭转、HELLP 综合征、先兆子宫破裂等疾病，除四步触诊检查外，还应完善相关疾病的特征性检查。

一、适应证

妊娠中晚期的孕妇。

二、禁忌证

无绝对禁忌证。

三、沟通要点

了解孕妇孕产史，产检情况，有无妊娠合并症、并发症，目前有无不适。
告知孕妇检查的目的、内容及可能出现的情况，征得其同意与配合。

四、操作相关物品

1. 皮尺，速干手消毒液，一次性臀垫，多普勒胎心听诊仪，屏风，纸巾，生活垃圾桶及医疗垃圾桶等。
2. 操作模具　孕妇模拟人，全身或半身模型。

五、操作前准备

1. 医生准备　穿工作服，戴帽子、口罩，洗手，站于孕妇右侧，男性医生需女性医务人员陪同。

2. **孕妇准备**　排空膀胱，自然放松，平卧于检查床，暴露腹部。

3. **医患沟通**　医生自我介绍，核对孕妇床号、姓名，测定血压、心率，明确检查内容，安抚并取得孕妇配合。

4. **环境及物品准备**　调节室温，屏风隐私保护。准备操作相关物品，核对有效期。

5. **体位准备**　患者仰卧位，头部稍垫高。

六、操作步骤（表 3-1-1）

表 3-1-1　四步触诊操作步骤

视诊	• 腹型，有无水肿、妊娠纹、皮疹、陈旧性瘢痕等
测量	• 双腿伸直并拢，测定宫高、腹围，读数
四部触诊 （图 3-1-1）	• 嘱孕妇双腿略屈曲，放松腹部，有宫缩时应在宫缩间歇期触诊 面向孕妇头侧
	• 第一步：两手置于宫底，判断宫底高度是否与孕周相符，两手指腹轻推，判断胎儿身体部位
	• 第二步：两手置于腹部两侧，一手固定，另一手轻按，判断胎背、胎儿肢体位置
	• 第三步：右手拇指与其余四指分开，于耻骨联合上方握住胎先露，判断胎先露部，左右轻推，判断是否衔接
	• 第四步：面向孕妇足侧，双手置于胎先露两侧，沿骨盆入口向下深按，进一步核实先露部，并确定入盆程度
胎心听诊	多普勒胎心听诊仪置于胎背侧腹壁，听诊胎心 1 min，读数
沟通与整理	• 交代查体结果，包括：胎产式、胎方位、胎先露、胎心率 • 协助孕妇穿衣复位，再次洗手 • 整理物品，医疗垃圾分类处理 • 记录测量结果，进行孕期保健指导

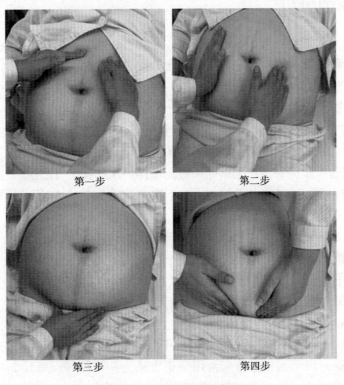

第一步　　　　　　　　第二步

第三步　　　　　　　　第四步

图 3-1-1　四部触诊示意图

➢ **操作流程与关键步骤图示**

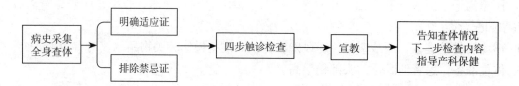

七、宣教

1. 根据孕周需求完善辅助检查，如血常规、OGTT、产科 B 超等，检查项目参考孕期保健内容；如存在合并症或并发症，需完善疾病相关的辅助检查。

2. 指导合理饮食，控制体重，适当活动，监测胎动。

3. 告知下次产检复查时间，如有腹痛、阴道流血流水或胎动异常等不适，及时来院。

4. 住院患者如有不适，及时告知医务人员。

5. 孕周≥34 周者，需进一步完善胎心监护检查。

八、人文关怀与职业素养

1. 调节室温至适宜温度，注意保护患者隐私，男性医生要求有女性医务工作者陪同。

2. 保持双手温暖，查体手法轻柔，注意观察和询问患者有无不适。

3. 检查结束后，帮助患者穿衣复位。

4. 告知患者检查结果，指导孕期保健。

5. 存在合并症或并发症者，及时做出诊断及处理，避免延误病情。

九、临床案例解析

临床案例 1 孕妇赵某，24 岁，已婚，$G_1P_0A_0L_0$，月经规律，现孕 17 周来门诊产检。

题目 1：请行产科腹部查体，并记录查体结果。

题目 2：此次产检应完善哪些重要检查？

题目 3：请对下次产检做出指导。

案例解析：①孕妇目前孕周小，腹部查体主要为宫高、腹围及胎心率的测定，检查结束后记录数值；孕 28 周后可通过腹部四步触诊检查了解胎产式、胎先露及胎方位；②孕 17 周应为妊娠期第 2 次产检，需完善产前筛查或产前诊断（根据个体情况选择），注意查看前次产检完成的辅助检查，如未做或检查不全，应补全相关检查；③下次产检在孕 20 ~ 24 周，检查项目包括产科腹部查体、胎儿系统超声筛查、血常规、尿常规等。

临床案例 2 孕妇王某，32 岁，已婚，$G_3P_1A_1L_1$，既往多囊卵巢综合征病史，5 年前顺产 1 女，现体健。此次妊娠系促排卵怀孕，早孕期因"先兆流产"保胎治疗，现停经 30^{+4} 周，常规来门诊产检。

题目 1：请行产科腹部查体，并记录查体结果。

题目 2：检查发现胎位为臀位，请给出下一步处理。

案例解析：①腹部查体包括宫高、腹围测定，四部触诊检查了解胎产式、胎先露及胎方位，判断胎先露入盆程度，听诊胎心率；②臀先露可于妊娠 30 周前自行转为头先露，无需特殊处理，如 30 周后仍为臀先露，可予纠正胎位。常用矫正方法为胸膝卧位，每日 2 ~ 3 次，每次 15 min，可使胎臀退出盆腔，借助重心改变完成头先露的转位，1 周后复查。亦可取胎背对侧侧卧，促进胎儿俯屈转位，或采取针灸、激光照射或艾灸至阴穴等方法。另外，妊娠 36～37 周可行外倒转术纠正胎位，但应注意此方法存在胎盘早剥、胎儿窘迫、胎膜早破、早产等潜在风险，需在超声及胎心监护的严密监测下进行，并做好紧急剖宫产准备。

临床案例 3　孕妇李某，29 岁，已婚，$G_3P_0A_2L_0$，既往胚胎停育、流产 2 次，经检查诊断为抗磷脂抗体综合征，此次妊娠系自然受孕，一直应用阿司匹林 100 mg qd 口服。现停经 32^{+2} 周，常规来门诊产检。

题目 1：请行产科腹部查体，并记录查体结果。

题目 2：检查发现宫高位于脐上三横指，请给出下一步处理，并沟通交代病情。

案例解析：①测定宫高、腹围，了解是否符合相应孕周，四步触诊检查判断胎产式、胎先露及胎方位，判断胎先露入盆程度，听诊胎心率；②掌握宫底高度与孕周的对应关系，孕 32 周时宫底应达脐与剑突间，此孕妇查体宫底高度小于 32 周，应考虑孕周计算错误、胎儿生长受限、羊水过少等可能，下一步需完善产科 B 超及脐血流 S/D 检查，了解胎儿大小、羊水量及胎盘脐带情况。

临床案例 4　孕妇刘某，37 岁，已婚，$G_3P_1A_1L_1$，10 年前剖宫产一男婴，现体健，此次妊娠未规律产检，现停经 35^{+5} 周，下肢水肿 1 个月，头痛、头晕 3 天，视物模糊 1 天。今日感下腹胀痛伴少许阴道血性分泌物，遂来产科门诊就诊。查体：血压 176/102 mmHg，心率 102 次/分。

题目 1：请行产科腹部查体。可能的阳性体征有哪些？

题目 2：下一步应完善哪些检查？

题目 3：查体发现子宫张力较大，宫缩间歇期不能完全放松，压痛（＋），胎心监护提示频发变异减速，产科 B 超提示胎盘局部增厚约 6.8 cm，考虑可能的诊断是什么？下一步该如何处理？

案例解析：根据患者的临床症状及查体，考虑妊娠期高血压疾病、重度子痫前期，要仔细询问病史，包括前次妊娠期高血压病史、孕前血压及孕期血压情况；因有腹痛、阴道流血表现，需鉴别先兆早产、胎盘早剥、前置胎盘等产前出血性疾病。①四部触诊检查时应注意子宫张力大小，有无压痛，宫缩情况，宫缩间歇期能否完全放松，监测胎心变化，同时应注意腹壁水肿、腹水及会阴、下肢水肿情况；②为明确诊断及判断病情，应进一步完善血常规、凝血、尿常规、肝肾功能、血生化、LDH 等血液学检查，以及产科 B 超、腹部超声、心脏彩超及心电图等检查，并需联系眼科、心内科等相关会诊，协助诊疗；③根据查体表现，考虑并发胎盘早剥可能，目前胎心异常，需尽快剖宫产终止妊娠。需向患者家属充分沟通，交代孕妇病情及新生儿可能的预后，术前充分备血，并联系新生儿科、麻醉科，做好新生儿抢救准备。

思考题

临床案例 1　孕妇李某，25 岁，$G_1P_0A_0L_0$，既往月经规律，孕期规律产检，现孕 34 周，近 1 周自觉手脚瘙痒，夜间加剧，今日来产科门诊就诊。

题目 1：请行产科腹部查体。

题目 2：为进一步明确诊断，还需完成哪些检查？

题目 3：请与患者沟通，交代下一步处理方案。

临床案例 2　孕妇王某，28 岁，$G_2P_0A_1L_0$，定期产检，现孕 25^{+4} 周，6 h 前出现上腹不适，伴恶心，呕吐 1 次，2 h 前感阵发性下腹痛，右下腹为著，无阴道流血、流水，遂来院急诊。

题目 1：作为急诊医生，请完成相关查体。

题目 2：为进一步明确诊断，还需完成哪些检查？

题目 3：辅助检查提示妊娠合并急性阑尾炎，请与患者及家属沟通，给出下一步处理方案。

第二章 骨盆测量

(Pelvimetry)

骨盆测量是孕妇骨产道检查的重要方法，包括骨盆内测量和骨盆外测量，可直接或间接反映骨盆入口平面、中骨盆平面及出口平面的各径线值及耻骨弓角度、骶棘韧带宽度，了解骨盆的大小和形态，评估骨产道情况，为分娩方式的选择提供参考。

一、适应证

1. **骨盆外测量** 适合所有妊娠孕妇，妊娠任何阶段均可进行。
2. **骨盆内测量** 妊娠 24～36 周，临产前或产时需确定产道情况时均可进行测量。

二、禁忌证

1. **骨盆外测量** 无绝对禁忌证。
2. **骨盆内测量** 完全性前置胎盘。

三、沟通要点

了解孕妇既往有无佝偻病史、骨盆畸形、骨盆外伤手术史等，询问是否有骨盆 X 线检查结果或诊断，告知孕妇检查目的、内容及可能带来的不适，征得其同意与配合。

四、操作相关物品

1. 外阴消毒包，包括弯盘，治疗碗，卵圆钳，棉球，纱布。
2. 骨盆测量器，直尺，速干手消毒液，一次性臀垫，一次性检查手套，无菌手套，消毒液（1% 聚维酮碘，碘过敏者可选择 1/1000 苯扎溴铵溶液），无菌石蜡油。
3. 立灯，屏风，可回收垃圾桶及医疗垃圾桶等。
4. 操作模具 孕妇全身或半身模型（含骨盆内测量模块）。

五、操作前准备

1. **医生准备** 穿工作服，戴帽子、口罩，洗手，男性医生需女性医务人员陪同。
2. **孕妇准备** 排空膀胱，自然放松。
3. **医患沟通** 自我介绍，核对孕妇床号、姓名，核查血压、心率，明确检查内容，安抚并取得孕妇配合。

4. **环境及物品准备** 调节室温，打开立灯，屏风遮挡保护隐私。准备操作相关物品，查看包装完整性，核对有效期。

5. **体位准备** 骨盆外测量先取仰卧位，头部稍垫高，双下肢伸直，根据测量内容调整体位，包括左侧卧位、膀胱截石位；骨盆内测量取膀胱截石位。

六、操作步骤（表 3-2-1）

表 3-2-1 骨盆测量操作步骤

骨盆外测量	• 孕妇取仰卧位，垫臀巾，暴露腹部至大腿根部，双下肢伸直并拢，检查者站于孕妇右侧
	• 髂棘间径（图 3-2-1）：触及并测定两侧髂前上棘外侧缘的距离，正常值 23～26 cm
	• 髂嵴间径（图 3-2-2）：触及并测定两侧髂嵴外侧缘的距离，正常值 25～28 cm
	• 骶耻外径（图 3-2-3）：孕妇左侧卧位，左腿屈曲、右腿伸直，测定耻骨联合上缘中点至第 5 腰椎棘突下的距离；正常值 18～20 cm
	• 坐骨结节间径（图 3-2-4）：孕妇平卧并脱去一侧裤腿，取膀胱截石位，双手抱膝；检查者戴一次性检查手套，站于孕妇两腿间、面向孕妇，触及并测定两侧坐骨结节内侧缘的距离；正常值 8.5～9.5 cm，如＜8 cm，加测出口后矢状径
	• 耻骨弓角度（图 3-2-5）：两手拇指尖端对拢于耻骨联合下缘，两拇指置于两侧耻骨降支上，测定所呈角度，正常值＞90°，＜80° 为异常
骨盆内测量	• 孕妇脱去一侧裤腿，取膀胱截石位，检查者站于孕妇两腿间，面向孕妇
	• 检查者戴无菌手套，用聚维酮碘棉球依次消毒外阴 3 遍，消毒顺序为：小阴唇—大阴唇—阴阜—大腿内上 1/3—会阴肛门区
	• 润滑右手示指、中指，两指并拢沿阴道后壁缓缓伸入，拇指伸直，其余各指屈曲
	• 坐骨棘间径（图 3-2-6）：触及两侧坐骨棘，估测其间的距离；正常值 10 cm
	• 坐骨切迹宽度（骶棘韧带）（图 3-2-7）：示指自坐骨棘向骶骨下段移动，估测其间距离；正常值 5.5～6 cm（容纳 3 横指）
	• 对角径（图 3-2-8）：中指指尖触及骶岬上缘中点，示指上缘紧贴耻骨联合下缘，另一手标记此接触点，撤出手指，测定中指尖至此点的距离；正常值 12.5 cm，如不能触及骶岬上缘中点，提示＞12.5 cm
	• 出口后矢状径（图 3-2-9）：润滑示指，伸入肛门，与拇指共同触及骶骨尖端，放置骨盆出口测量器（一端置于坐骨结节中点，另一端置于骶骨尖端测量）进行测定；正常值 8~9 cm；坐骨结节间径＋出口后矢状径＞15 cm，表示骨盆出口平面狭窄不明显
沟通与整理	• 交代查体结果，协助患者穿衣复位 • 整理物品，医疗垃圾分类处理；再次洗手；记录查体结果

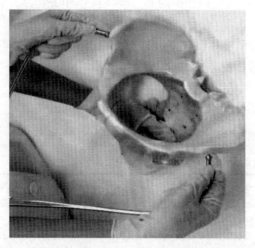

图 3-2-1 髂棘间径

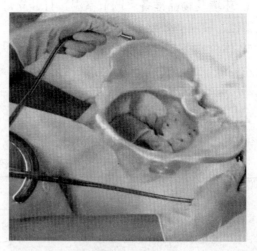

图 3-2-2 髂嵴间径

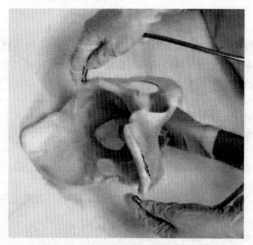

图 3-2-3 骶耻外径

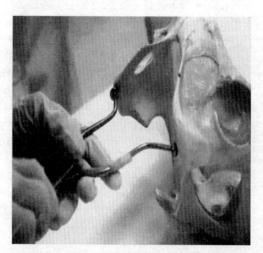

图 3-2-4 坐骨结节间径

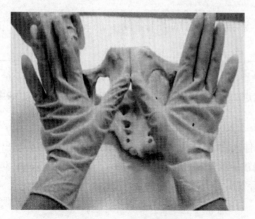

图 3-2-5 耻骨弓角度

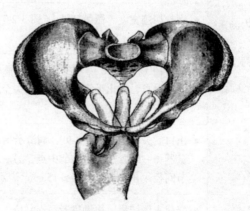

图 3-2-6 坐骨棘间径

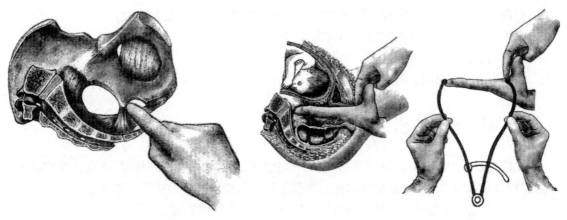

图 3-2-7　坐骨切迹宽度　　　　　　　　　　图 3-2-8　对角径

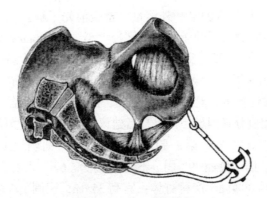

图 3-2-9　出口后矢状径

> **操作流程与关键步骤图示**

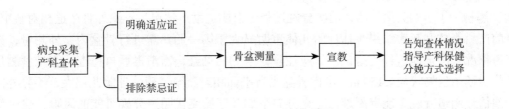

七、宣教

1. 测定骨盆径线相对狭窄者，结合患者病史及胎儿情况，指导孕期营养与孕期保健，提高阴道分娩成功率。

2. 骨盆畸形、骨盆骨折手术等特殊情况者，根据个体情况权衡选择分娩方式。

3. 骨盆内测量后可能会有少许阴道流血，应注意观察，如有腹痛，阴道流血、流液等不适，及时就诊或告知医务人员。

八、人文关怀与职业素养

1. 查体前调节室温至适宜温度，注意保护患者隐私，男性医生要求有女性医务工作者陪同。

2. 合理安排检查内容和顺序，尽量减少体位变动次数及进出阴道的次数。

3. 查体时手法轻柔，注意观察和询问患者有无不适。

4. 检查结束后，帮助患者穿衣、坐起。

5. 告知患者检查结果，指导孕期保健。

九、临床案例解析

临床案例 1 孕妇田某，25 岁，第一胎，$G_1P_0A_0L_0$，规律产检，现停经 35 周，来门诊产检，四步触诊检查发现胎头高浮，跨耻征阳性。既往未行骨盆检查，请为其行骨盆测量。

题目 1：骨盆外测量示：坐骨结节间径 7.5 cm，下一步如何处理？

题目 2：骨盆内测量示：对角径 9.5 cm，坐骨棘间径 10 cm，骶棘韧带可容纳 3 横指，请与患者沟通。

案例解析：骨盆的测量包括内测量和外测量，检查前先了解有无骨盆畸形及外伤骨折史，除外前置胎盘。①坐骨结节间径直接反映骨盆出口横径大小，如<8 cm，需加测后矢状径，如两者之和>15 cm，可尝试经阴道试产；②骨盆内测量中对角径反映骨盆入口平面前后径大小，根据其数值将骨盆入口平面狭窄分为 3 级：Ⅰ级为临界性狭窄，对角径 11.5 cm；Ⅱ级为相对性狭窄，对角径 10 ~ 11 cm；Ⅲ级为绝对性狭窄，对角径≤9.5 cm。此孕妇存在骨盆入口平面绝对性狭窄，胎头高浮，跨耻征阳性，估计阴道分娩困难，待足月后建议行剖宫产终止妊娠。

临床案例 2 孕妇王某，32 岁，第一胎，$G_2P_1A_0L_1$，5 年前阴道助产分娩一女婴，出生体重 3.1 kg，此次妊娠规律产检。因"停经 39^{+2} 周、不规律下腹痛 6 h"入院，已见红，无阴道流液，1 周前产科 B 超估测胎儿体重约 3980 g。产科查体：宫高 35 cm，腹围 103 cm，LOA，胎心 145 次 / 分，要求阴道试产。

题目 1：请为其完成骨盆测量，评估骨产道情况。

题目 2：骨盆外测量示：坐骨结节间径 7.8 cm，耻骨弓角度 85%，对角径 12 cm，坐骨棘间径 10 cm，测后矢状径为 7.0 cm，下一步如何处理？

案例解析：①孕妇为第二胎，前次分娩过程中有阴道助产情况，不除外骨产道相对狭窄可能，结合目前产科查体和超声结果，估计胎儿体重明显大于第一胎，需进行骨盆内、外测量，充分评估骨产道情况，决定能否经阴道试产。应注意，孕妇已见红，需消毒后再检查。②骨盆测量显示坐骨结节间径 + 后矢状径<15 cm，考虑骨盆出口平面相对狭窄，现估计胎儿偏大，不除外巨大儿可能，预估经阴道分娩可能有困难，应充分向孕妇及家属交代阴道分娩可能的风险，建议剖宫产终止妊娠相对安全。

临床案例 3 孕妇孙某，21 岁，第一胎，$G_2P_0A_1L_0$，规律产检，因"停经 37^{+5} 周、阴道流液 2 h"入院，现不规律宫缩，孕妇既往有骨盆外伤手术病史，B 超估测胎儿体重约 3340 g。产科查体：宫高 35 cm，腹围 95 cm，LOA，胎心监护正常。

题目 1：请为其完成骨盆测量，评估骨产道情况。

题目 2：查体示骨盆外测量径线均正常范围，坐骨棘突出，坐骨棘间径估测约 8 cm，骶棘韧带可容纳 3 横指，尾骨尖翘，活动度差，请给予进一步处理。

案例解析：①孕妇既往有骨盆外伤手术病史，可能存在骨盆形态异常，需进行骨盆内、外测量，充分了解骨盆各径线值，评估骨产道情况。目前已破膜，需消毒后行骨盆内测量。②骨盆内测量发现坐骨棘间径<10 cm，提示中骨盆平面狭窄（Ⅲ级），且有尾骨异常，阴道分娩过程中可能出现胎头旋转受阻导致持续性枕后（横）位、继发性宫缩乏力、产程延长、滞产等问题，增加助产、新生儿产伤及软产道损伤等风险，需充分向孕妇及家属交代阴道分娩风险，密切观察产程进

展。出现产程异常、胎头下降受阻、胎儿窘迫等情况者，应及时剖宫产终止妊娠。

思考题

　　临床案例　患者王某，35 岁，$G_3P_1A_1L_1$，第二胎，孕期规律产检，孕 4 个月因"阴道流血"住院保胎治疗，现停经 36^{+1} 周，4 h 前出现不规律下腹痛，伴少量阴道流血，色鲜红，遂来急诊就诊。

　　题目 1：为明确诊断，应首先了解哪些病史？完成哪些检查？

　　题目 2：产科 B 超提示：宫内单胎，胎盘位于子宫前壁，下缘部分覆盖宫颈内口，请完成相关产科查体。

　　题目 3：请与患者及家属沟通，交代下一步处理。

第三章 阴道检查
(Vaginal Examination)

阴道检查是产科查体的重要方法，可由此了解骶骨弯曲度、坐骨棘间径、坐骨切迹宽度及骶尾关节活动度，评估产道情况，确定胎方位、胎先露及先露位置，了解宫颈位置、质地、长度及宫颈口扩张程度，进行宫颈 Bishop 评分，了解是否破膜、有无分泌物异常，并协助分娩方式的选择及评估产程的进展。

一、适应证

1. 宫口扩张及胎头下降程度不明者。
2. 疑有脐带先露或脐带脱垂者。
3. 轻度头盆不称、阴道试产 4 h 产程进展缓慢者。
4. 产程异常需排除头盆不称者。

二、禁忌证

1. 无绝对禁忌证。
2. 相对禁忌证　阴道流血不能除外前置胎盘者，要在建立静脉通路、配血的前提下进行检查。

三、沟通要点

了解孕妇既往孕产史、分娩史，有无佝偻病、骨盆畸形、骨盆外伤手术史等，了解孕期产检情况，包括查体、产科 B 超等，确认目前病情，如有无腹痛、阴道流血、流液等症状及胎心、胎动情况，告知检查目的、内容及可能带来的不适，征得其同意与配合。

四、操作相关物品

1. 外阴消毒包，包括弯盘，治疗碗，卵圆钳，棉球，无菌纱布。
2. 速干手消毒液，一次性臀垫，无菌手套，0.5% 聚维酮碘消毒液，无菌石蜡油。
3. 立灯，屏风，可回收垃圾桶及医疗垃圾桶等。
4. 操作模具　孕妇全身 / 半身模型，或会阴模块。

五、操作前准备

1. **医生准备**　穿工作服，戴帽子、口罩，洗手，男性医生需女性医务人员陪同。
2. **孕妇准备**　排空膀胱，自然放松，仰卧于检查床，脱去一侧裤腿。
3. **医患沟通**　医生自我介绍，核对孕妇床号、姓名，核查血压、心率，明确检查内容，安抚并取得孕妇配合。
4. **环境及物品准备**　调节室温，打开立灯，屏风保护隐私。准备操作相关物品，查看包装完整性，核对有效期。
5. **体位准备**　孕妇取膀胱截石位。

六、操作步骤（表 3-3-1）

表 3-3-1　阴道检查操作步骤

阴道检查	• 孕妇取膀胱截石位，垫臀巾，暴露会阴部，聚维酮碘棉球依次消毒外阴 3 遍，消毒顺序为：小阴唇—大阴唇—阴阜—大腿内上 1/3—会阴肛门区
	• 戴无菌手套，左手拇指、示指分开阴唇，暴露阴道口，右手持窥器，润滑后将前后叶闭合、斜行 45° 沿阴道后壁缓慢放入阴道，边推进边旋转，转正并张开两叶，观察阴道壁和宫颈情况，缓慢取出窥器 • 破膜者可观察阴道后穹隆处有无液池，了解羊水性状，并行胎膜早破试验
	• 肛门覆盖无菌纱布 • 润滑右手示指、中指，两指并拢、缓慢进入阴道，拇指伸直，其余各指屈曲 • 中指指尖沿骶骨触摸骶骨岬，了解骶骨弯曲度；触及左右两侧坐骨棘，了解坐骨棘间径大小、坐骨棘是否突出；触及两侧骶棘韧带，了解坐骨切迹宽度；触及尾骨，了解其活动度
	• 判断胎先露及先露位置（图 3-3-1）
	• 触及宫颈，了解宫颈位置、质地、长度及宫口扩张情况（图 3-3-2）；了解脐带有无脱垂、宫口有无胎盘组织
沟通与整理	• 交代查体结果及注意事项，协助孕妇穿衣复位 • 整理物品，医疗垃圾分类处理，再次洗手，记录查体结果

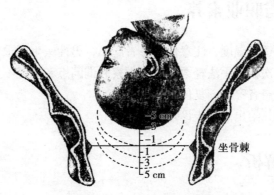

图 3-3-1　判断胎先露位置

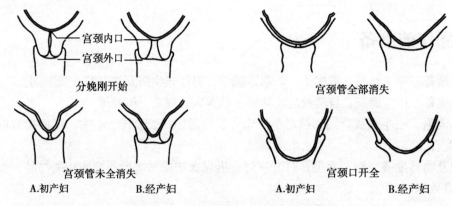

宫颈内口
宫颈外口

分娩刚开始　　　　　　　　　　　　　　宫颈管全部消失

宫颈管未全消失　　　　　　　　　　　　宫颈口开全

A.初产妇　　　B.经产妇　　　　　　　A.初产妇　　　B.经产妇

图 3-3-2　判断宫颈口扩张及容受情况

> **操作流程与关键步骤图示**

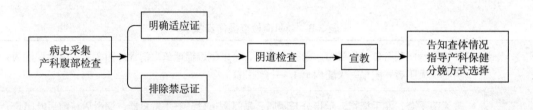

病史采集
产科腹部检查 → 明确适应证 / 排除禁忌证 → 阴道检查 → 宣教 → 告知查体情况 指导产科保健 分娩方式选择

七、宣教

1. 检查结束后注意观察腹痛、阴道流血流液，出现不适及时告知医务人员。

2. 分泌物异常者，完善分泌物检查，根据结果对症治疗。

3. 阴道流血者，进一步完善产科 B 超等相关检查，鉴别前置胎盘、胎盘早剥、先兆流产或先兆早产等产前出血性疾病，给出下一步治疗方案。

4. 阴道流液者，如明确存在胎膜早破，不论孕周大小，均应住院，根据孕周大小制订下一步诊疗方案。

5. 合并骨盆异常者，需充分权衡选择恰当的分娩方式。

6. 脐带脱垂或脐带先露者，应紧急剖宫产终止妊娠。

7. 产程中发现头盆不称，或无头盆不称但合并异常产程、估计阴道分娩困难者，应及时剖宫产终止妊娠。

八、人文关怀与职业素养

1. 查体前调节室温至适宜温度，注意保护患者隐私，男性医生要求有女性医务工作者陪同。

2. 减少手指进出阴道次数；手法轻柔，注意观察和询问患者有无不适。

3. 检查结束后，帮助患者穿衣、复位。

4. 告知患者检查结果，给出下一步诊疗方案。

九、临床案例解析

临床案例 1　孕妇李某，27 岁，第一胎，$G_1P_0A_0L_0$，月经规律，定期产检。今日停经 33^{+2} 周，不规律下腹痛 6 h，已见红，无阴道流水，遂来产科门诊。查体：血压 122/67 mmHg，心率 87 次 / 分。产科腹部查体：宫高 31 cm，腹围 95 cm，头先露，LOA，胎头已衔接入盆，胎心率 142 次 / 分，可及不规律宫缩。

题目 1：为了解病情，请完成阴道检查，并进行宫颈 Bishop 评分。

题目 2：产科 B 超提示：单胎妊娠，宫颈内口呈"V"形扩张，闭合段宫颈长约 0.5 cm，下一步应如何处理？

案例解析：根据孕妇临床表现，考虑先兆早产可能，注意应与前置胎盘、胎盘早剥等产前出血性疾病相鉴别。①为了解病情，可行阴道检查了解先露情况及宫颈变化。进行阴道检查前需先了解患者有无前置胎盘病史，排除禁忌证；根据胎先露位置、宫口开大、宫颈管消退、宫颈硬度及位置进行 Bishop 评分。②根据产科 B 超结果，患者目前已出现宫颈管缩短、宫颈内口扩张，考虑先兆早产诊断明确，建议住院治疗，同时需鉴别宫颈功能不全。

临床案例 2　孕妇张某，37 岁，$G_4P_1A_2L_1$，10 年前顺产 1 子，出生体重 3.6 kg，分娩过程顺利，现体健。此次妊娠产检不规律，现停经 37^{+4} 周，因"阵发性下腹痛 5 h"来急诊。

题目 1：请完成阴道检查，评估阴道试产条件。

题目 2：检查发现胎位为臀位，请与孕妇及家属沟通。

案例解析：①孕妇系经产妇，第二胎，既往分娩过程顺利，目前已有产兆，可行阴道检查，了解骨盆及宫颈情况，确定胎方位、胎先露及先露位置，评估阴道试产条件。②查体发现目前为臀先露，由于分娩时软而小的臀部先娩出，较大的胎头后娩出，易发生脐带脱垂、胎儿窘迫、难产、新生儿窒息甚至预后不良等可能，应综合考虑孕妇的年龄、本次妊娠经过、胎产次、骨盆类型、臀先露类型、胎儿大小、胎儿发育是否正常以及有无妊娠合并症与并发症等，综合评估后决定恰当的分娩方式。如有难产史、妊娠合并症或并发症，存在骨盆狭窄、瘢痕子宫、胎儿体重大于 3500 g、胎儿生长受限、胎儿窘迫、胎头仰伸、脐带先露、完全或不完全臀先露等情况，建议剖宫产更为安全。同时，需充分向其讲明阴道分娩与剖宫产的利弊，做好医患沟通。

思考题

临床案例　孕妇王某，25 岁，$G_2P_0A_1L_0$，第一胎，孕期规律产检，因"停经 40^{+4} 周，阴道流液 2 h"入院。产科查体：宫高 38 cm，腹围 110 cm，LOA，胎心 138 次 / 分，骨盆外测量示出口横径 8 cm，要求经阴道试产。现规律宫缩 10 h，胎心、胎动好，胎膜已破。

题目 1：请为其行阴道检查，进行宫颈 Bishop 评分，了解产程进展情况。

题目 2：查体发现羊水Ⅲ度污染，下一步如何处理？

题目 3：规律宫缩 14 h，阴道检查示：宫口开大 4 cm，容受 100%，质软，先露 S^{-1}，枕左后位（LOP），下一步如何处理？

第四章　盆腔检查
（Pelvic Examination）

　　盆腔检查是辅助诊断女性生殖器疾病的重要手段，检查内容包括外阴、阴道、宫颈、宫体、双侧附件及临近宫旁组织，涉及双合诊、三合诊和肛诊操作。通过盆腔检查可了解女性生殖器的病变情况，有助于相关疾病的鉴别诊断。

　　双合诊指检查者一手手指置于阴道，另一手于腹部配合完成检查。三合诊是双合诊的补充，指经直肠、阴道、腹部联合检查，对于生殖器肿瘤、结核、子宫内膜异位症、炎症、子宫切除术后的检查尤为重要。肛诊是指经直肠、腹部联合检查，适用于无性生活史、阴道闭锁或有其他原因不宜行双合诊者。

一、适应证

1. 怀疑有妇产科疾病或需排除妇产科疾病者。
2. 常规妇科查体者。

二、禁忌证

无绝对禁忌证。

三、沟通要点

　　了解患者性生活史、月经婚育史，有无生殖器畸形、妇科手术史等，确认目前病情，如有无腹痛、阴道流血、分泌物异常、排尿异常等症状，告知检查目的、内容及可能带来的不适，征得其同意与配合。

四、操作相关物品

　　1. 一次性臀垫，速干手消毒液，无菌手套，一次性检查手套，窥器，长棉签，小棉签，宫颈细胞刷或刮板，载玻片，标本瓶，标本试管，0.5% 聚维酮碘消毒液，生理盐水，10% 氢氧化钾，无菌石蜡油，95% 乙醇等。

　　2. 标本检查申请单，标记笔，立灯，屏风，可回收垃圾桶及医疗垃圾桶等。

　　3. 操作模具　妇科半身模型。

五、操作前准备

1. **医生准备**　穿工作服，戴帽子、口罩，洗手，男性医生需女性医务人员陪同。

2. **患者准备**　排空膀胱（盆腔器官脱垂及尿失禁患者，不应排空膀胱）；存在排尿困难需排空膀胱后检查者，必要时进行导尿；如需肛诊，检查前需排便，排便困难者可给予灌肠处理。

3. **医患沟通**　自我介绍，核对患者信息，明确检查内容，安抚并取得患者配合。

4. **环境及物品准备**　调节室温，打开立灯，屏风保护隐私。准备操作相关物品，查看包装完整性，核对有效期。

5. **体位准备**　患者取膀胱截石位。

六、操作步骤（表 3-4-1）

表 3-4-1　盆腔检查操作步骤

	操作步骤
外阴检查	• 患者取膀胱截石位，垫臀垫，暴露会阴部，检查者戴无菌手套或一次性检查手套 • 阴道异常流血者需消毒外阴
	视诊： • 观察外阴发育、阴毛分布，有无畸形、皮炎、赘生物或肿块，皮肤黏膜色泽，有无增厚、变薄或萎缩，有无手术瘢痕等 • 左手拇指、示指分开大小阴唇，暴露阴道前庭，观察阴道口、尿道口，观察黏膜色泽及有无赘生物，判断处女膜婚产式、有无闭锁或突出 • 嘱患者屏气用力，观察有无阴道前后壁脱垂、子宫脱垂；嘱患者咳嗽，观察有无尿液溢出；并可行压力试验、指压试验（图 3-4-1）及棉签试验（图 3-4-2），帮助疾病诊断
	触诊： • 触摸大阴唇下 1/3，了解有无前庭大腺囊肿，如有，则进一步明确其大小、质地、边界及触痛情况，挤压观察腺体开口有无异常分泌物；触摸其他外阴皮肤及黏膜，了解有无异常
阴道窥器检查 （图 3-4-3）	• 放置窥器：左手拇指、示指分开大小阴唇，暴露阴道口，右手持窥器，前后叶闭合、斜行 45°沿阴道侧后壁缓缓放入阴道，边推进，边转正窥器并张开两叶，暴露宫颈、阴道壁及穹隆部
	• 旋转窥器观察： ①阴道黏膜颜色、皱襞多少，有无赘生物、溃疡、囊肿及畸形，后穹隆有无饱满、变浅等 ②阴道分泌物的量、性质、色泽，有无异味；异常者留取标本送检 ③宫颈大小、颜色、外口形状，有无肥大、糜烂、赘生物、溃疡等，有无出血或分泌物 ④需要时可行阴道分泌物检查、TCT 或 HPV 检查
	• 取出窥器：将窥器两叶退至宫颈下方，合拢后倾斜 45°，沿阴道侧后壁缓缓退出
双合诊 （图 3-4-4）	• 更换无菌手套 • 一手拇指、示指分开大小阴唇，另一手示指、中指润滑后并拢，沿阴道侧后壁缓慢进入阴道，了解阴道通畅度、深度、弹性，有无畸形、瘢痕、肿块及穹隆情况；触及宫颈，了解宫颈大小、形态、质地、举痛及摇摆痛等 • 阴道内手指置于宫颈后方，向上、向前抬举宫颈，另一手置于下腹部平脐处，向下随患者呼吸轻轻按压腹壁，并向耻骨联合部移动，两手指配合了解子宫位置、大小、形状、质地、活动度及有无压痛等 • 阴道内手指移至一侧穹隆部，向上扪及盆腔深部，另一手从下腹壁同侧髂嵴水平起轻轻按压腹壁并向下移动，与阴道内手指对合，了解该侧附件区有无增厚、肿块或压痛，如扪及肿块，进一步描述其位置、大小、质地、形状、活动度、边界、与子宫的关系及有无压痛等 • 检查过程中应观察并询问患者有无不适 • 检查完毕后慢慢退出手指，并查看指套有无染血

续表

	操作步骤
三合诊 （图 3-4-5）	• 更换无菌手套 • 石蜡油润滑一手示指、中指，示指缓缓放入阴道，中指缓缓放入直肠；另一手置于腹部，其余检查步骤同双合诊，两手配合检查，了解后倾或后位子宫大小，子宫后壁、宫颈旁、子宫直肠陷凹、宫骶韧带和盆腔后部病变，估计盆腔内病变范围及其与子宫或直肠的关系，注意阴道直肠隔、骶骨前方或直肠内有无病变 • 检查完毕后慢慢退出手指，并查看指套有无染血
肛诊 （图 3-4-6）	• 戴一次性手套或无菌手套 • 石蜡油润滑一手示指，轻轻按摩肛门周围，嘱患者像排便一样屏气用力，同时示指缓慢伸入直肠，另一手置于腹部，自平脐处向下随患者呼吸按压腹壁，两手配合，其余检查步骤同双合诊，了解子宫及双侧附件情况 • 检查完毕后慢慢退出手指，并查看指套有无染血
沟通与整理	• 交代查体结果及注意事项，协助患者穿衣复位 • 整理物品，医疗垃圾分类处理，再次洗手，记录查体结果

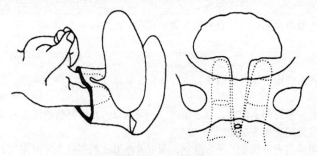

图 3-4-1 指压试验

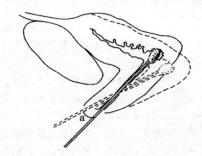

图 3-4-2 棉签试验

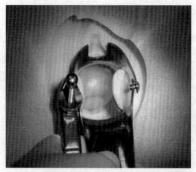

图 3-4-3 阴道窥器检查

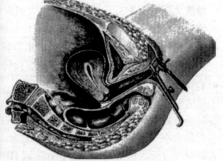

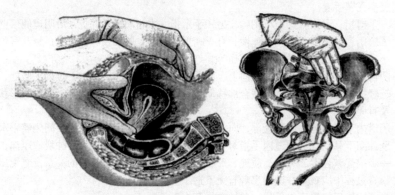

图 3-4-4 双合诊

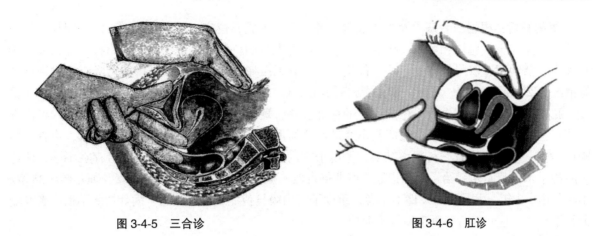

图 3-4-5　三合诊　　　　　　　　　　图 3-4-6　肛诊

> **操作流程与关键步骤图示**

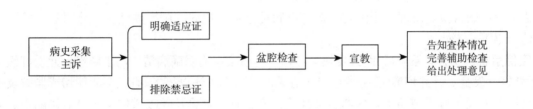

七、宣教

1. 根据查体结果及患者病情，交代注意事项。
2. 如同时进行阴道分泌物、TCT 或 HPV 检查者，根据结果对症治疗，并指导随访。
3. 存在腹痛、阴道异常流血等阳性体征者，或肥胖、查体不满意者，应进一步完善妇科 B 超及相关血液学检查等项目，根据检查结果给出下一步治疗方案。

八、人文关怀与职业素养

1. 查体前调节室温至适宜温度，注意保护患者隐私，男性医生要求有女性医务工作者陪同。
2. 窥器及手指进出阴道或肛门时动作轻柔，注意观察和询问患者有无不适。
3. 检查结束后，帮助患者穿衣、坐起。
4. 告知患者检查结果，给出下一步诊疗方案。

九、临床案例解析

临床案例 1　患者宋某，35 岁，已婚，经产妇，$G_2P_1A_1L_1$，平素月经规律，痛经进行性加重 3 年，未避孕未孕 2 年。现月经干净 1 周，前来就诊，请作为妇产科医生接诊此患者。

题目 1：为了解病情，请完成妇科检查。

题目 2：下一步还需完成哪些检查？

题目 3：妇科 B 超提示：子宫正常大小，内膜厚约 0.7 cm，双侧附件区可见囊肿，左侧大小约 5 cm×4 cm，右侧大小约 7 cm×5 cm，内见细密点状回声，下一步应如何处理？

案例解析：根据患者病史及临床表现，考虑子宫内膜异位症、子宫腺肌症可能，应与卵巢恶性肿瘤、盆腔炎性包块相鉴别。①为了解病情，可先行妇科检查了解子宫、双附件情况，关注子宫大小、活动度，双附件有无包块、包块大小及有无压痛，并行三合诊了解后穹隆有无触痛结节等情况。②为明确病情，可进一步完成妇科 B 超、CA125、HE4 检查，必要时行盆腔 CT 或 MRI 检查。腹腔镜检查是子宫内膜异位症诊断的标准方法，疑为子宫内膜异位症的不孕患者、妇科检查及超声检查无阳性发现的慢性腹痛及痛经进行性加重者、有症状特别是 CA125 升高者，应首选腹腔镜检查。③结合患者妇科超声结果，考虑子宫内膜异位症诊断基本明确，患者存在不孕，建议腹腔镜手术治疗，术后给予生育指导，可期待自然妊娠 6 个月。如存在高危因素，如年龄>35 岁，不孕年限>3 年，尤其是原发性不孕者，重度子宫内膜异位症、盆腔粘连、病灶切除不彻底者及输卵管不通者，应积极行辅助生殖技术助孕。

临床案例2 患者刘某，32 岁，$G_4P_2A_2L_2$，20 天前于外院阴道分娩一男婴，因"发热 2 天"来本院急诊就诊，请作为妇产科医生接诊此患者。

题目 1：为明确病情，请给出需了解的病史以及完善的检查。

题目 2：患者仍有少许血性恶露，请完成妇科检查。

题目 3：妇科检查发现会阴侧切口局部有脓性渗液，皮肤红肿、硬结，压痛明显，并有波动感，请给出下一步处理。

案例解析：①患者系产后 20 天发热，考虑产褥感染，为明确病情，需了解患者此次妊娠经过（有无妊娠并发症、合并症等）、分娩经过（有无产后出血、输血等），有无会阴侧切或撕裂及伤口愈合情况，有无上呼吸道感染、尿路感染症状，家属有无发热及呼吸道传染病可能接触史。需完善妇科查体、妇科超声、血常规、CRP、血培养、尿常规等相关检查。②患者仍有血性恶露，查体前需给予外阴消毒，注意观察会阴有无切口及其愈合情况，观察阴道分泌物性状、有无异味，宫颈恢复情况，子宫大小、活动度及有无压痛，双侧附件区有无包块、压痛等异常。必要时行阴道或宫颈分泌物培养。③根据查体结果，考虑会阴侧切刀口感染、脓肿形成，应及时行脓肿切口引流术，并对脓液进行细菌学培养，同时应用抗生素抗感染治疗，根据药敏结果调整抗生素治疗方案。

思考题

临床案例 患者孙某，20 岁，未婚，因"右下腹痛 6 h、进行性加重 2 h"就诊。请作为妇产科急诊医生接诊此患者。

题目 1：为明确病情，建议行盆腔检查，请与患者及家属沟通。

题目 2：肛诊发现右下腹附件区可触及一包块，质中，大小约 5 cm×4 cm，压痛（+），活动度良好，下一步如何处理？

题目 3：妇科超声示：右侧卵巢见一囊实性包块，大小约 5.4 cm×4.4 cm，可见血管漩涡征，盆腔少量积液；β-HCG（−）。请与患者及家属进行沟通，并给出下一步治疗方案。

第五章 阴道分泌物检查
（Examination of Vaginal Discharge）

阴道分泌物由阴道黏膜渗出物、宫颈管、子宫内膜及输卵管腺体分泌物、以上组织的脱落细胞及阴道内的病原菌等组成。阴道分泌物检查是女性生殖道炎性疾病诊治的重要手段，并可辅助了解卵巢功能、宫颈病变及病毒感染情况。临床上导致疾病的常见病原菌有阴道毛滴虫、念珠菌、细菌、衣原体、支原体、淋球菌、HPV 病毒等，通过检查鉴别病原菌类型，制订疾病的临床诊疗方案。

一、适应证

1. 正常体检者。
2. 可疑有生殖道炎性疾病者。
3. 需了解卵巢功能者，行阴道脱落细胞学检查，现临床已少用。
4. 需进行宫颈细胞学检查或 HPV 检测者。

二、禁忌证

1. 取材前 24 ~ 48 h 有性生活、阴道检查、阴道灌洗、阴道用药等操作。
2. 有阴道流血时不宜取材。

三、沟通要点

了解患者性生活史、月经史、分泌物异常史，确认目前病情，了解有无腹痛、阴道流血、排尿异常等症状，告知检查目的、内容及可能带来的不适。

四、操作相关物品

1. 一次性臀垫，速干手消毒液，无菌手套，一次性检查手套，窥器，长棉签，大棉签，小棉签，载玻片，无菌刮板，滴管，标本瓶，试管，培养管，显微镜，生理盐水，10% 氢氧化钾，95% 乙醇等。
2. 标本申请单，标记笔，立灯，屏风，可回收垃圾桶及医疗垃圾桶等。
3. 操作模具 妇科查体半身模型。

五、操作前准备

1. **医生准备** 穿工作服，戴帽子、口罩，洗手，男性医生需女性医务人员陪同。

2. **患者准备**　排空膀胱。

3. **医患沟通**　医生自我介绍，核对患者信息，明确检查内容，安抚并取得患者配合。

4. **环境及物品准备**　调节室温，打开立灯，屏风保护隐私。准备操作相关物品，查看包装完整性，核对有效期。

5. **体位准备**　患者取膀胱截石位。

六、操作步骤（表 3-5-1）

表 3-5-1　阴道分泌物检查操作步骤

操作前	• 患者取膀胱截石位，垫臀垫，暴露会阴部 • 检查者戴无菌手套或一次性检查手套，站于患者两腿之间
放置窥器	• 正确放置窥器，不应消毒或使用润滑剂 • 放置方法：左手分开大小阴唇暴露阴道口，右手持窥器，前后叶闭合、斜行 45° 沿阴道侧后壁缓缓放入阴道，边推进，边转正窥器并张开两叶，暴露宫颈、阴道壁及穹隆部 • 观察阴道分泌物的量、性质、色泽、有无异味，黏膜有无炎症、异常，宫颈口有无异常分泌物及其性状
阴道分泌物取材	• 用长棉签于阴道侧壁上 1/3 部蘸取分泌物
	• 涂于 3 张载玻片上，分别滴 1~2 滴生理盐水、10% 氢氧化钾、10% 氢氧化钾，亦可先滴加溶液，再将蘸取的分泌物涂于载玻片上送检
	• 可疑淋病者：先用大棉签擦净宫颈表面分泌物，无菌长棉签伸入宫颈管 1.5~2 cm，转动并停留 20~30 s 后取出，或经阴道前壁向耻骨联合方向挤压尿道或尿道旁腺，蘸取尿道口分泌物，均匀涂抹在载玻片上，行革兰氏染色寻找革兰氏阴性双球菌，或直接接种于培养基中培养，或行 PCR 核酸检测
	• 卵巢内分泌功能检查：用无菌刮板于阴道侧壁上 1/3 部轻轻刮取黏液及细胞，均匀涂抹在玻片上，95% 乙醇固定后行巴氏染色，观察细胞形态
	• 宫颈细胞学及 HPV 检查（图 3-5-1）：暴露宫颈，干棉签轻轻蘸取分泌物，用宫颈刮板在宫颈外口鳞 - 柱状上皮交界处轻轻刮取 1 周，尽量避免组织损伤出血影响检查结果；或用专用细胞刷伸入宫颈管内，同向旋转数周后取出，将细胞刷放入保存液中，进行薄层液基细胞学检查（TCT）或 HPV 核酸检测
	• 正确取出窥器：将窥器两叶退至宫颈下方，合拢后倾斜 45° 沿阴道侧后壁缓缓退出
标本送检 (图 3-5-2 至图 3-5-5)	• 及时送检，注意保暖 • 根据检测目的，选择检测方法：悬滴法、玻片法、培养法、PCR 核酸测定、细胞学检查
沟通与整理	• 交代注意事项，协助患者穿衣复位 • 整理物品，医疗垃圾分类处理；再次洗手

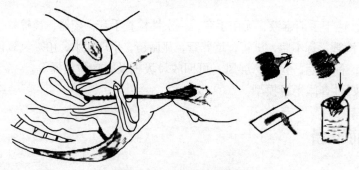

图 3-5-1　宫颈细胞学检查

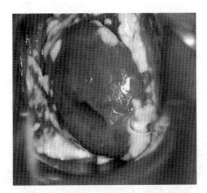

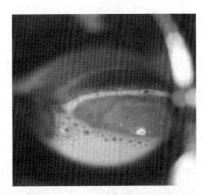

图 3-5-2　真菌性阴道炎（肉眼观）　　　　图 3-5-3　滴虫性阴道炎（肉眼观）

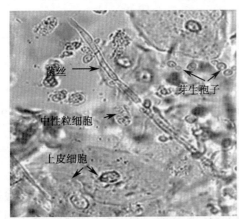

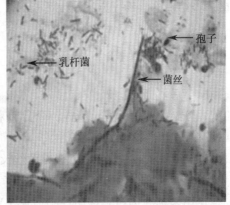

图 3-5-4　真菌性阴道炎（湿片法与革兰氏染色涂片）

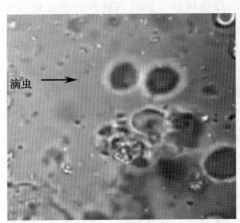

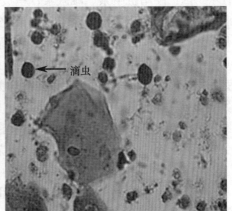

图 3-5-5　滴虫性阴道炎（湿片法与革兰氏染色涂片）

➢ **操作流程与关键步骤图示**

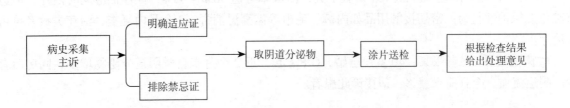

七、宣教

1. 根据阴道分泌物检查结果给出恰当的治疗。
2. 指导随访及夫妻生活。

八、人文关怀与职业素养

1. 查体前调节室温至适宜温度，注意保护患者隐私，男性医生要求有女性医务工作者陪同。
2. 窥器进出阴道时动作轻柔，注意观察和询问患者有无不适。
3. 无性生活史者应避免使用窥器。
4. 检查结束后，帮助患者穿衣、坐起。
5. 根据检查结果给出诊疗方案及生活指导。

九、临床案例解析

临床案例1 患者王某，26岁，已婚，$G_2P_0A_2L_0$，平素月经不规律，近1周自觉外阴瘙痒难忍，夜间加重，分泌物增多，呈豆渣样，今日前来就诊，请接诊此患者。

题目1：为了解病情，请完成相关操作。

题目2：白带常规示 pH<4.5，可查见菌丝及孢子，请给出下一步治疗方案。

案例解析：①根据患者病史及临床表现，考虑存在生殖道炎症，需行阴道分泌物检查以明确病原菌。②根据结果判断为白念珠菌性阴道炎（VVC），此类患者常有外阴抓痕、大小阴唇黏膜红肿、阴道黏膜红肿及表面覆盖大量的白色块状物，合并细菌感染者可呈黄绿色块状分泌物。治疗方案：a.消除诱因：停用抗生素、雌激素，积极治疗糖尿病，勤换内裤并烫洗处理；b.局部用药为主：阴道给药，如克霉唑、制霉菌素、咪康唑；c.全身用药：未婚、不宜局部用药者，氟康唑150 mg 口服 st；d.重度 VVC 需延长一个治疗疗程；e.复发性 VVC 延长 1~2 个治疗疗程后给予巩固治疗（可给予氟康唑口服每周1次，连续6个月，或每月1个疗程局部用药，连续6个月）。性伴侣如有龟头炎、包皮过长等情况，建议行念珠菌检查及治疗。

临床案例2 患者孙某，35岁，已婚，$G_2P_1A_1L_1$，近半个月来自觉外阴瘙痒明显，分泌物增多，呈稀薄脓性、泡沫状，有异味。今日前来就诊，请接诊此患者。

题目1：为明确病情，需了解哪些病史，请完善相关检查。

题目2：此患者阴道检查可能有哪些表现？

题目3：白带检查结果示：pH 5.6，可查见阴道毛滴虫，请给出下一步处理。

案例解析：①根据患者临床表现，应了解性生活史及性伴侣情况、既往阴道炎病史，为明确诊断，需行阴道分泌物检查。②根据患者白带性状，考虑滴虫性阴道炎可能，查体可有阴道黏膜充血、散在出血点、草莓样宫颈表现。③根据白带检查结果，考虑滴虫性阴道炎诊断明确，可能同时存在尿道、尿道旁腺、前庭大腺等多部位感染，需全身用药。常用方案为：甲硝唑或替硝唑2 g单次口服，或甲硝唑 400 mg bid 口服 7 天，治愈率可达 90%~95%；性伴侣应同时治疗，治愈前避免无保护性行为；密切接触用品如内裤、毛巾等需高温消毒。3 个月内复查，治疗失败者可再次治疗。

临床案例3 患者张某，40岁，已婚，$G_5P_2A_3L_2$，近2个月来自觉阴道分泌物增多，同房后有少许阴道流血，今日前来就诊，请接诊此患者。

题目1：为明确病情，请进行相关检查。

题目2：TCT 检查结果示：ASC-US，高危型 HPV 阳性，请给出下一步处理。

案例解析：①结合患者临床症状，为明确诊断，需行阴道分泌物检查、TCT 及 HPV 检查。②HPV 感染后鳞状上皮细胞可见挖空细胞、不典型角化不全细胞及反应性外底层细胞。TCT 检查是宫颈癌筛查的基本方法，根据 TBS 分类法做出诊断，分为：未见上皮内病变细胞及恶性细胞和上皮细胞异常，后者包括鳞状上皮细胞异常（ASC、LSIL、HSIL、鳞状细胞癌）和腺上皮细胞异常（AGC、AIS、腺癌），或其他恶性肿瘤。根据患者目前 TCT 及 HPV 检查结果，目前存在不典型鳞状细胞、合并高危型 HPV 感染，建议进一步行阴道镜检查，在醋酸试验及碘试验异常部位或可疑部位取活检送病理检查，根据病理结果决定进一步诊疗方案。

思考题

临床案例　患者李某，29 岁，已婚，$G_3P_1A_2L_1$，既往月经规律，1 周前有不洁性生活史。近日自觉外阴瘙痒，时有灼热，阴道分泌物明显增多，分泌物黏稠、脓性。昨日感尿频、尿急、尿痛，遂来妇产科门诊就诊，请接诊此患者。

题目1：为明确病情，请进行妇科检查。

题目2：查体发现：阴道内分泌物较多，黏稠、脓性，宫颈充血、水肿、黏膜外翻，可见黏液脓性分泌物自宫颈管流出，需完善哪些辅助检查？

题目3：妇科查体：宫颈无举痛、摇摆痛，子宫后位，无压痛，双附件（-）。白带常规：白细胞明显增多。宫颈分泌物涂片见：中性粒细胞中革兰氏阴性双球菌。请与患者及家属进行沟通，给出下一步治疗方案。

第六章　电子胎心监护
（Electronic Fetal Monitoring）

产前电子胎心监护是目前产科临床上监测和评估胎儿宫内情况的重要手段，能够连续观察并记录胎心率的动态变化，描记子宫收缩和胎动情况，并可直接反映胎心、胎动及宫缩三者间的关系，帮助做出合适的临床决策。

临床上可通过无应激试验（NST）和缩宫素激惹试验（OCT）来预测胎儿的宫内储备能力。产程中给予持续胎心监护有助于及时发现产时胎儿缺氧并做出临床干预。

一、适应证

1. 所有妊娠 34 周以上的孕妇，高危妊娠根据病情可酌情提前，并增加检查频次。
2. 临产后孕妇，可同时监测胎心与宫缩情况。

二、禁忌证

无绝对禁忌证。

三、沟通要点

了解孕妇孕产史、产检情况，有无妊娠合并症及并发症，有无宫缩、阴道流血流液及胎动情况等，告知检查的目的及内容，征得其同意与配合。

四、操作相关物品

1. 速干手消毒液，电子胎心监护仪，耦合剂，探头固定带，屏风，纸巾，可回收垃圾桶及医疗垃圾桶等。
2. 操作模具　孕妇模拟人，全身或半身模型。

五、操作前准备

1. **医生准备**　穿工作服，戴帽子、口罩，洗手，站于孕妇右侧，男性医生需女性医务人员陪同。
2. **孕妇准备**　排空膀胱，自然放松，暴露腹部。
3. **医患沟通**　医生自我介绍，核对孕妇床号、姓名，测定血压、心率，明确检查内容，安抚并取得孕妇配合。

    4. 环境及物品准备   调节室温，屏风保护隐私。准备操作相关物品，检查仪器能否正常使用。

    5. 体位准备   孕妇取仰卧位，头部稍垫高，或半坐位。

六、操作步骤（表 3-6-1）

表 3-6-1 电子胎心监护操作步骤

操作前	• 孕妇仰卧位或半坐位，腰部预先放置电子胎心监护仪探头固定带 • 打开电子胎心监护仪，调整走纸速度
四部触诊	• 孕妇双腿略屈曲，放松腹部，有宫缩时应在宫缩间歇期触诊 • 站于孕妇右侧，面向孕妇头侧： 第一步：两手置于宫底，判断宫底高度是否与孕周相符，两手指腹轻推，判断胎儿身体部位 第二步：两手置于腹部两侧，一手固定，另一手轻按，判断胎背、胎儿肢体位置 第三步：右手拇指与其余四指分开，于耻骨联合上方握住胎先露，判断胎先露部，左右轻推判断是否衔接 第四步：面向孕妇足侧，双手置于胎先露两侧，沿骨盆入口向下深按，进一步核实先露部，并确定入盆程度
电子胎心监护	• 确定胎方位后，在胎背处腹壁上涂抹适量耦合剂，放置胎心探头，清楚闻及胎心后固定探头 • 将宫缩探头置于宫底部，固定探头 • 将胎动按钮交给孕妇，感知胎动时按下按钮（能够自动感知胎动的胎心监护仪无需此步骤） • 打开描记开关，观察胎心、宫缩情况 • 持续监护过程中，仰卧位者可更换体位为左侧卧位、右侧卧位，监护 20 min • 根据电子胎心监护结果决定是否延长监护时间
沟通与整理	• 电子胎心监护判读，告知孕妇结果（常见结果见图 3-6-1 至图 3-6-4） • 撤掉胎心探头和宫缩探头，帮助擦拭腹部耦合剂，协助患者穿衣复位 • 整理物品、仪器，医疗垃圾分类处理；再次洗手 • 电子胎心监护报告单标记孕妇姓名、年龄、孕周及时间，并指导孕期保健

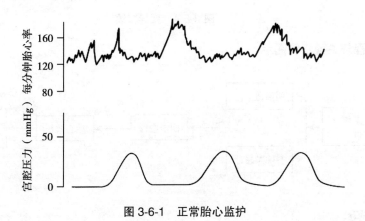

图 3-6-1 正常胎心监护

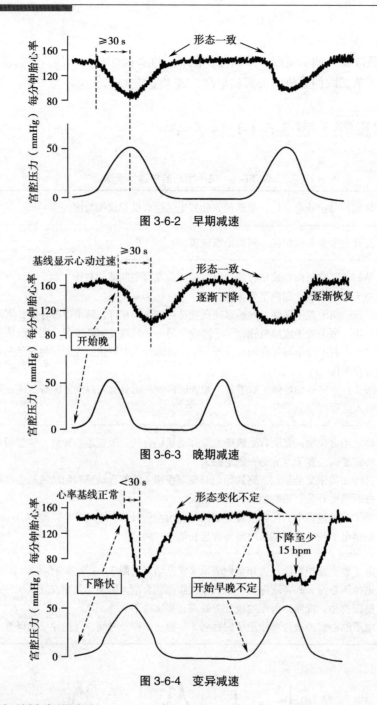

图 3-6-2 早期减速

图 3-6-3 晚期减速

图 3-6-4 变异减速

> **操作流程与关键步骤图示**

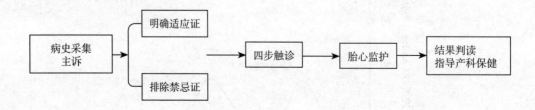

七、宣教

1. 根据孕周及胎心监护情况指导孕期保健，如存在合并症或并发症，需完善疾病相关的辅助检查。

2. 指导自数胎动，胎动异常及时就诊。

3. 告知下次产检复查时间，如有腹痛、阴道流血流液等不适及时就诊。

八、人文关怀与职业素养

1. 调节室温至适宜温度，注意保护患者隐私，男性医生要求有女性医务工作者陪同。

2. 保持双手温暖，查体手法轻柔，注意观察和询问患者有无不适。

3. 检查结束后，帮助患者穿衣复位，指导孕期保健。

4. 存在合并症或并发症者，及时做出诊断及处理，避免延误病情。

九、临床案例解析

临床案例 1　孕妇王某，38 岁，已婚，$G_3P_1A_1L_1$，孕期规律产检，现孕 36 周，昨日自觉胎动频繁，今来门诊就诊，请接诊此患者。

题目1：请为患者行电子胎心监护检查。

题目2：电子胎心监护结果如下图所示，请做出下一步处理。

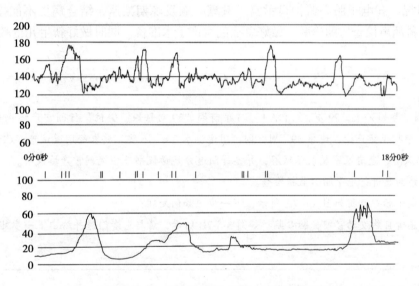

图 3-6-5　患者王某电子胎心监护结果

案例解析：①孕妇目前孕周 36 周，自觉胎动异常，有电子胎心监护检查的指征。先通过腹部四步触诊检查了解胎产式、胎先露及胎方位，行电子胎心监护 20 min，根据胎心监护结果决定是否延长监护时间。②根据电子胎心监护结果，判断胎心基线正常、变异良好、加速正常，可见不规律宫缩，强度弱，结合孕周，建议密切观察随访，胎动异常或出现腹痛、阴道流血流液等异常情况及时就诊。

临床案例 2　孕妇李某，22 岁，已婚，$G_2P_0A_1L_0$，既往计划外妊娠流产 1 次，此次受孕与前次流产时间间隔 2 个月，目前孕 33 周，3 h 前自觉下腹痛，伴阴道少量流血，鲜红色，遂来妇产科门诊就诊，请接诊此患者。

题目1：为明确病情，需完善哪些检查？

题目2：请为患者行电子胎心监护检查。

题目3：电子胎心监护如下图所示，请给出下一步处理。

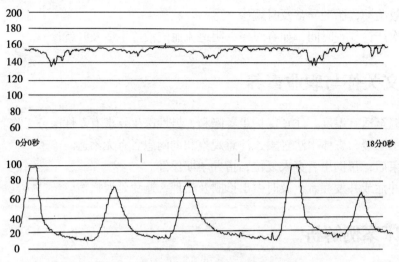

图 3-6-6　患者李某电子胎心监护结果

案例解析：①根据患者病史及临床表现，应注意鉴别早产、前置胎盘、胎盘早剥等，因此，需行产科查体、电子胎心监护及产科超声检查。②腹部四步触诊查体应注意宫高、子宫张力、子宫压痛情况，在宫缩间歇期触诊胎产式、胎先露及胎方位，并给予持续电子胎心监护，了解胎心、胎动及宫缩情况。③电子胎心监护显示宫缩频繁、频发晚期减速，结合病史不能排除胎盘早剥，进一步完善产科超声检查协助诊断，做好急症剖宫产手术准备，同时做好新生儿抢救准备工作。

思考题

　　临床案例　孕妇孙某，29 岁，$G_2P_1A_0L_1$，3 年前因"39 周妊娠、臀位"行剖宫产终止妊娠，此次妊娠自然受孕，孕期规律产检，现孕 39^{+5} 周，因"阴道流水 3 h"入院。要求经阴道试产，已讲明剖宫产后再分娩可能的风险，患者及家属表示理解，并签署阴道分娩协议书及拒绝剖宫产协议书。

　　题目 1：请为患者行电子胎心监护检查。

　　题目 2：电子胎心监护如图 3-6-7A 所示，下一步应如何处理？

　　题目 3：患者自然发动宫缩，胎心监护如图 3-6-7B 所示，请与患者沟通并给出下一步处理方案。

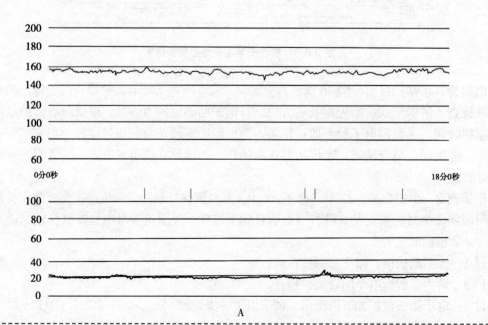

A

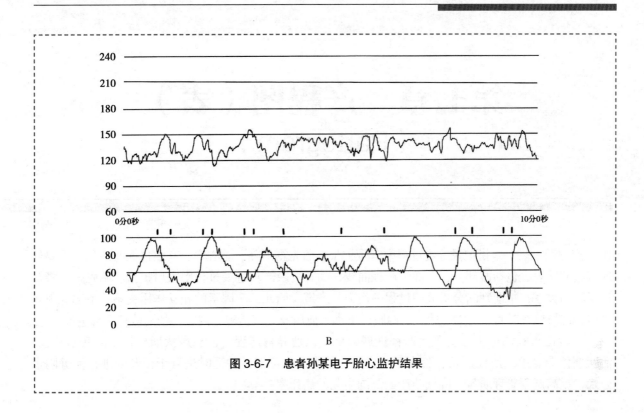

图 3-6-7 患者孙某电子胎心监护结果

第七章 产程图（表）
（Partogram）

产程图（表）是指记录分娩过程中宫颈扩张、胎先露下降、胎心率、宫缩情况及产程中重要处理措施的图表，包括两部分：上部为产程曲线，动态反映产程进展过程中宫口扩张、胎先露下降及相互间的关系，帮助判断分析分娩过程中产力、产道及胎儿三个因素的相互作用关系；下部为附属表格，记录检查时间、宫缩、胎心、胎膜、羊水、血压及处理措施等内容，帮助监控产程进展。

产程图可在临床上帮助观察产程进展，早期识别异常产程，包括潜伏期延长、活跃期延长、活跃期停滞、第二产程延长、胎头下降延缓、胎头下降停滞，并适时进行干预及处理，促进阴道分娩，提高产程管理质量，降低孕产妇及围生儿的病死率。

一、适应证

所有临产的产妇均可使用产程图表，通常在产妇宫口扩张 2 cm 以上时开始进行产程图表的记录。

二、禁忌证

无。

三、操作相关物品

产程图表，红蓝笔，黑色或蓝黑色钢笔或中性笔，直尺，橡皮。

四、操作步骤（表 3-7-1）

表 3-7-1 绘制疗程图（表）操作步骤

	操作步骤
操作前	• 详细了解产程图（表）的内容（图 3-7-1）： ①上部绘制产程曲线：横坐标为时间，以小时（h）为单位，纵坐标分别表示宫颈扩张、胎先露下降程度，以厘米（cm）为单位 ②下部为表格：记录检查日期、宫缩、胎心、胎膜、羊水、血压及处理措施等信息
产程曲线绘制	• 明确规律宫缩起始时间，以宫口扩张 2 cm 为起点 • 红色"○"表示宫颈扩张，蓝色"×"表示胎先露下降，将每一次检查数据标示在产程曲线上 • 红笔连接红色的"○"得到宫口扩张曲线，蓝笔连接蓝色的"×"得到胎先露下降曲线 • 注意产程曲线有以下两种画法： ①"×"交叉型，即宫口扩张曲线自左向右、自下向上，胎先露下降曲线自左向右、自上向下，两条曲线交叉走行 ②伴行型：宫口扩张曲线与胎先露下降曲线均为自左向右、自下向上，伴行走行

续表

	操作步骤
附属表格填写	• 根据病例信息，将每一次检查和处理信息记录在产程图的下部分表格中，内容包括：检查日期、宫缩、胎心、胎膜、羊水、血压及处理措施，并进行签名
描画警戒线及异常线	• 警戒线：以宫口扩张 3 cm 为起点，与之相距 4 h 的宫颈扩张 10 cm 的标志点处画一斜行连线 • 异常线：距警戒线 4 h 处画一与之平行的斜线 • 两条线之间的区域即为警戒区
判断产程	• 根据绘制的产程图表，正确识别异常产程，给予恰当的临床处理
整理	• 整理物品，洗手

产 程 图（表）

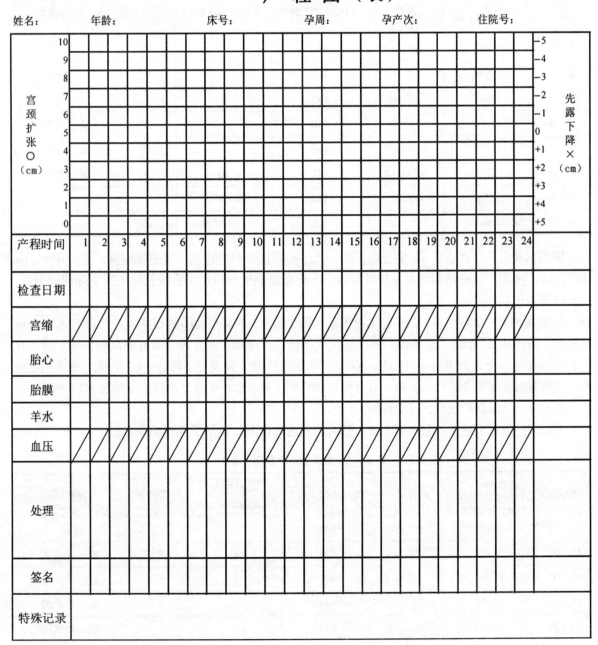

图 3-7-1 产程图（表）

五、临床案例解析

临床案例1 孕妇王某，28岁，$G_1P_0A_0L_0$，自然受孕，孕期规律产检，因"停经37^{+6}周，不规律下腹痛6 h"，于2022年1月2日凌晨2：00入院。查体：血压100/65 mmHg，胎心140次/分。阴道检查示：先露头，$S^{-2.5}$，宫口开大1 cm，胎膜未破。于3：00开始规律宫缩。产程情况如表3-7-2所示。

题目1：请绘制产程图，写出诊断。

题目2：请给予恰当处理。

表3-7-2　患者王某产程图（表）

时间	血压（mmHg）	宫缩	胎心（次/分）	宫口开大（cm）	先露位置	胎膜情况
5：00	112/65	30″/5′	142	2	S^{-2}	未破
8：00	109/61	30″/5′	138	3	$S^{-1.5}$	未破
10：00	110/67	35″/4′	145	4	S^{-1}	未破
12：00	121/70	35″/4′	140	6	S^0	破，羊水清
14：00	118/65	35″/3′~4′	135	8	S^{+2}	破，羊水清
15：00	112/63	40″/3′~4′	141	10	S^{+3}	破，羊水清
17：30	123/65	40″/3′	132	胎儿娩出		
17：40	116/60			胎盘娩出		

案例解析：①患者系足月妊娠分娩，第一胎，从规律宫缩开始记录产程开始时间，宫口开大2 cm开始绘制产程图；注意绘制警戒线与异常线；②根据绘制的宫口扩张曲线及胎先露下降曲线分析，此产程图为正常产程图。

临床案例2 孕妇李某，32岁，$G_3P_1A_1L_1$，第2胎，5年前在会阴侧切术＋产钳助产术下分娩一男婴，出生体重3.2 kg，现体健。此次妊娠规律产检，孕期检查发现合并妊娠期糖尿病，经治疗后血糖控制可。于2022年1月12日9：00因"停经38^{+1}周，阵发性下腹痛1 h"入院，要求阴道试产，已签署阴道分娩协议书。于11：00开始规律宫缩，胎心监护正常。产程情况如表3-7-3所示。

题目1：请绘制产程图，写出诊断。

题目2：阴道检查示：胎位为LOP，结合产程进展情况，请给予恰当处理。

表3-7-3　患者李某产程图（表）

时间	血压（mmHg）	宫缩	胎心（次/分）	宫口开大（cm）	先露位置	胎膜情况
12：00	102/65	30″/5′	146	2	$S^{-2.5}$	未破
14：00	106/60	30″/4′~5′	133	4	S^{-2}	破，羊水清
15：00	112/62	35″/4′	141	6	S^{-1}	破，羊水清
17：00	122/65	35″/4′	144	6	S^{-1}	破，羊水清
19：00	113/61	35″/3′~4′	135	6	S^{-1}	破，羊水清
20：00	114/64	40″/3′~4′	146	6	S^{-1}	破，羊水Ⅱ度污染

案例解析：患者合并妊娠期糖尿病，前次分娩有阴道助产病史，此次妊娠可能合并巨大儿情况，分娩前应充分评估骨盆、软产道条件及胎儿大小，严密观察产程进展。观察绘制的产程图，宫口扩张 4 cm 时胎膜自破，宫口扩张至 6 cm 后持续 5 h 产程无进展，宫缩良好、胎膜已破，结合阴道检查，考虑持续性枕后位、相对头盆不称，诊断活跃期停滞，建议尽早剖宫产终止妊娠为宜。

思考题

临床案例　孕妇刘某，35 岁，$G_3P_1A_1L_1$，第 2 胎，8 年前经阴道分娩一女婴，分娩过程顺利，现体健。此次妊娠规律产检，孕期无特殊。于 2022 年 1 月 21 日 7：00 因"停经 41 周，不规律下腹痛 5 h"入院，孕妇及家属要求经阴道试产，已签署阴道分娩协议书。于 9：00 规律宫缩，胎心监护正常，于 11：00 因不能耐受疼痛行无痛分娩，产程情况如表 3-7-4 所示。

题目 1：请绘制产程图，写出诊断。

题目 2：阴道检查示：胎位为 LOA，无明显头盆不称，结合产程进展情况，请给予恰当处理。

表 3-7-4　患者刘某产程图（表）

时间	血压 （mmHg）	宫缩	胎心（次/分）	宫口开大（cm）	先露位置	胎膜情况
11：00	112/67	30″/5′	140	2	S^{-2}	未破
13：00	112/62	35″/5′	138	5	S^{-1}	未破
14：00	121/68	35″/4′	148	6	S^0	破，羊水清
15：00	127/70	35″/4′	140	8	S^{+1}	破，羊水清
16：00	118/66	30″/4′~5′	132	10	S^{+2}	破，羊水清
18：00	116/61	20-30″/5′~6′	142	10	S^{+3}	破，羊水清
19：30	131/67		135	胎儿娩出		
19：45				胎盘娩出		

第八章　阴道分娩
（Vaginal Delivery）

阴道分娩是指妊娠达到及超过 28 周（196 日），胎儿及附属物从临产开始至全部从母体娩出的过程。妊娠达到 28 周至 36⁺⁶ 周（196～258 日）分娩者称为早产（premature labor）；妊娠 37 周至 41⁺⁶ 周（259～293 日）分娩者为足月产（term labor）；妊娠达到及超过 42 周（≥294 日）分娩者称为过期产（postterm labor）。

决定分娩的因素包括产力、产道、胎儿及社会心理因素，各因素正常并相互适应，胎儿经阴道顺利娩出，为正常分娩，由助产士或医生协助完成。

一、适应证

1. 具备阴道分娩条件者。
2. 接产时机：初产妇宫口开全，经产妇宫口扩张 6 cm 且宫缩规律有力。

二、禁忌证

1. 存在骨产道异常或胎儿异常，不具备阴道分娩条件。
2. 存在软产道异常，如阴道、宫颈先天发育异常，阴道、宫颈或盆腔内肿物影响胎先露下降，宫颈粘连和瘢痕，宫颈坚韧或水肿经处理后无改善，宫颈癌等。
3. 存在明显的头盆不称，如持续性枕后位 / 枕横位、前不均倾位、高直后位、颏后位，难以经阴道分娩者。
4. 急性或慢性胎儿窘迫、脐带脱垂且胎儿存活，短时间内不能经阴道分娩者。
5. 前置胎盘伴出血、胎盘早剥。
6. 先兆子宫破裂或子宫破裂。
7. 引产失败、存在妊娠期合并症或并发症，需短时间内终止妊娠者。

三、沟通要点

了解孕妇既往孕产史、分娩史，有无佝偻病、骨盆畸形、骨盆外伤手术史等，了解孕期产检情况，有无妊娠并发症与合并症，了解产程进展、胎心、有无破膜及羊水情况，行阴道检查明确接产适应证、排除禁忌证，签署阴道分娩协议书，指导患者产时用力，安抚并取得孕妇配合。

四、操作相关物品

1. 产包　中碗 1 个（盛放胎盘用），治疗碗 1 个，弯盘 1 个，弯钳 1 把，直钳 2 把，侧切剪 1

把，直剪1把，持针器1把，卵圆钳1把，牙镊1把，平镊1把，纱布数块，无菌洞巾，无菌中单，无菌腿套，尾纱，集血器。

2. 速干手消毒液，一次性臀垫，无菌手套，0.5%聚维酮碘消毒液，2%盐酸利多卡因注射液，生理盐水，20 ml注射器，无菌手术衣，抢救车，新生儿复苏用品，复温台，包被等。

3. 立灯，屏风，可回收垃圾桶及医疗垃圾桶等。

4. 操作模具 孕妇分娩模型。

五、操作前准备

1. **医生准备** 穿工作服，戴帽子、口罩，洗手，男性医生需女性医务人员陪同。

2. **孕妇准备** 排空膀胱，排尿困难者可予导尿，仰卧于检查床，肥皂水冲洗外阴，持续胎心监护、心电监护，建立静脉通路，配合宫缩屏气用力。

3. **医患沟通** 自我介绍，核对患者床号、姓名，测定血压、心率，准备接生，安抚并取得患者配合。

4. **环境及物品准备** 调节室温，打开立灯，屏风保护隐私。准备操作相关物品、仪器，查看包装完整性，核对有效期，打开产包，预热复温台。

5. **体位准备** 孕妇取膀胱截石位。

六、操作步骤（表3-8-1）

表 3-8-1 经阴道分娩操作步骤

	操作步骤
接产时机	• 初产妇宫口开全、经产妇宫口开大6 cm时，移至产床 • 放置一次性臀垫，取膀胱截石位
会阴消毒	• 聚维酮碘棉球依次消毒小阴唇、大阴唇、阴阜、大腿内上1/3、会阴及肛门，消毒3遍，不留空隙，每次范围略小于前次
上台铺巾	• 外科洗手，穿手术衣，戴无菌手套，站于孕妇两腿之间的产台右侧 • 铺巾：严格遵守无菌原则，依次铺无菌臀巾—穿对侧裤腿—穿同侧裤腿—铺腹部无菌巾；如为一次性组合大单，按照箭头方向对折，无菌面在内、非无菌面在外，左右打开铺于接产台，先穿对侧裤腿、再穿同侧裤腿，洞巾正中对准会阴部，将对折的大单向上展开覆盖孕妇腹部，后将产台左右两侧及下侧的产单边缘向上折起 • 整理摆放器械
接产 （第二产程）	• 当胎头拨露、阴唇后联合紧张时，开始保护会阴（图3-8-1） • 肛门覆盖1块纱布，于会阴部盖1块消毒巾 • 接产者右肘支在产床上，右手拇指与四指分开，用鱼际部顶托会阴部，宫缩时向上向内托压，左手轻压胎头枕部，协助胎头俯屈（图3-8-1）及缓慢下降，宫缩间歇时右手可稍放松 • 当胎头枕骨粗隆在耻骨联合下露出时，左手协助胎头仰伸（图3-8-2），并嘱产妇张口哈气，宫缩间歇时稍用腹压，使胎头缓慢娩出；胎头娩出后一手自鼻根向下颌挤压（第一挤），挤出口鼻内黏液和羊水，协助胎头复位和外旋转，随后一手向下轻压胎儿颈部，协助前肩娩出（图3-8-3），再上托胎颈，协助后肩娩出（图3-8-4），然后松开保护会阴的右手，双手协助胎儿身体和下肢以侧位娩出 • 胎儿前肩娩出后，台下助手立即给予缩宫素10 IU肌内注射，促进子宫收缩，预防产后出血 • 羊水流净后，臀下放置集血器，测定阴道流血量

续表

	操作步骤
接产 （第二产程）	• 新生儿处置：胎儿娩出后立即挤压口鼻（第二挤），并用吸痰管或吸耳球清理口鼻内黏液和羊水（一吸），快速擦干全身，轻弹足底刺激啼哭，延迟断脐 1 min，距离脐带根部 15 ~ 20 cm 处用两把止血钳夹闭并剪断脐带；距脐带根部 0.5 cm 处结扎脐带（脐带圈或脐带夹，如脐带过粗可用丝线结扎），挤净断端残血，断端涂抹 20% 高锰酸钾，再次检查结扎位置适宜、无松动滑脱及出血渗血，放置护脐 • 托举新生儿让产妇确认性别，将新生儿放于产妇胸腹部，纵轴与产妇相一致，头偏向一侧，进行皮肤接触，将包被盖于新生儿身上保暖，避免污染无菌区，随后将新生儿交由台下人员移至复温台
	• 台下人员仔细擦拭去除新生儿皮肤附着的胎脂、羊水及血液，检查外观有无发育畸形或异常，完成称重、按新生儿脚印及母亲手印，与产妇核对孕妇本人姓名、新生儿性别、住院号，并系腕带，填写新生儿病历
第三产程	• 确定胎盘已剥离后，左手轻轻按压宫底，右手轻拉脐带（图 3-8-5），胎盘娩出至阴道口时，双手握住胎盘向一个方向旋转并缓慢牵拉，协助胎盘胎膜完整娩出（图 3-8-6）
	• 检查胎盘胎膜完整性：将胎盘平铺，检查胎盘小叶对合是否完整、有无缺损，胎膜是否完整，脐带附着点位置，有无异常走行血管、副胎盘等，测量胎盘大小及脐带长度
	• 由外向内依次检查软产道：会阴有无裂伤，阴道黏膜有无裂伤、血肿、活动性出血，宫颈有无裂伤、活动性出血。如有异常，应及时缝合止血或进行血肿切开缝合处理
直肠指诊	• 润滑示指，轻轻插入肛门，并嘱产妇配合屏气用力，明确有无直肠肛门损伤及血肿形成，指退观察指套有无血迹，观察并询问产妇有无不适
沟通与整理	• 清理产台，统计出血量，整理物品，垃圾分类处理 • 交代分娩结局及产后注意事项 • 协助患者穿衣复位 • 脱去手术衣、手套，再次洗手；书写分娩记录，下达医嘱

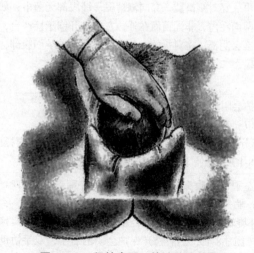

图 3-8-1　保护会阴，协助胎头俯屈

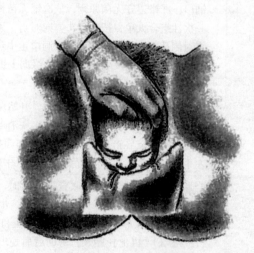

图 3-8-2　协助胎头仰伸

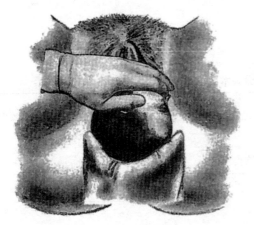

图 3-8-3　协助前肩娩出

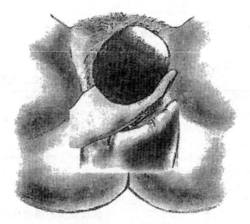

图 3-8-4　协助后肩娩出

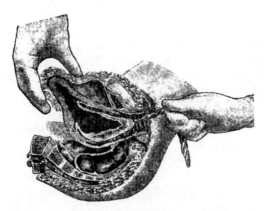

图 3-8-5　右手轻拉脐带

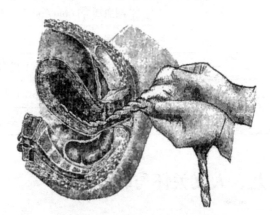

图 3-8-6　双手协助胎盘娩出

➤ **操作流程与关键步骤图示**

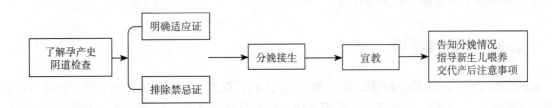

七、宣教

1. 产后 2 h 在产房内观察，注意宫缩、阴道流血及生命体征情况，无异常再返回普通病房。
2. 新生儿早吮吸、早开奶，指导母乳喂养。
3. 指导饮食，鼓励勤排尿，预防产后尿潴留的发生。
4. 适当下床活动，预防下肢血栓形成。
5. 规范进行新生儿疫苗注射、听力筛查及代谢性疾病筛查。

八、术后医嘱（表 3-8-2）

表 3-8-2　经阴道分娩术后医嘱

日期 - 时间	产后护理常规
—	二级护理（视病情）
—	普通饮食（糖尿病者低糖饮食）
—	留陪人
—	注意宫缩及阴道流血情况
—	会阴护理 bid
—	测血压 qd / bid / tid 等（视病情）
—	乳房护理 qd
—	抗生素 po 或 ivdrip（视病情）
—	缩宫素 im 或 ivdrip（视病情）
—	五加生化胶囊口服

九、人文关怀与职业素养

1. 调节产房温度适宜，注意保护患者隐私，男性医生要求有女性医务工作者陪同。

2. 给予患者鼓励与支持，指导产时用力，协助补充适当的食物及水，增强患者成功分娩的自信心。

3. 新生儿处置完毕后，放于产妇视线范围内。

4. 分娩结束后，帮助产妇整理衣物。

十、临床案例解析

临床案例 1　孕妇张某，24 岁，第一胎，$G_1P_0A_0L_0$，自然受孕，规律产检，因"停经 38^{+2} 周，不规律下腹痛 6 h"入院，自然临产，胎膜已破，患者及家属要求经阴道分娩，已签署阴道分娩协议书。现规律宫缩 8 h，宫口开全，胎心率 145 次 / 分。辅助检查无明显异常。入院后行产科 B 超估计胎儿体重约 3920 g。

题目 1：请为孕妇进行阴道分娩接生。

题目 2：胎头娩出后出现"龟缩征"，请立即给予处理。

案例解析：孕妇系足月妊娠分娩，产科 B 超估计胎儿偏大，不除外巨大儿可能，胎头娩出后即出现"龟缩征"，考虑发生肩难产，立即启动急救流程，呼叫帮助，联系上级医师、麻醉师、儿科医师到场，准备新生儿窒息复苏及产后出血急救物品等，可采用屈大腿法（McRoberts 法）、耻骨联合上加压法、旋肩法、牵后臂娩后肩法、四肢着床法等协助娩出胎儿，当以上方法均无效时，还可采取胎头复位法、耻骨联合切开、断锁骨法，但可导致不良预后，需谨慎使用。

临床案例 2　孕妇刘某，39 岁，$G_4P_1A_2L_1$，12 年前在会阴侧切下娩 1 男婴，出生体重 3.3 kg，现体健。此次妊娠规律产检，孕期检查无明显异常，因"停经 38⁺⁵ 周，阵发性下腹痛 3 h"入院，要求阴道试产，已签署阴道分娩协议书。现宫缩规律，宫口开大 6 cm，胎膜未破，胎心监护正常。

题目 1：请为孕妇进行阴道分娩接生。

题目 2：胎儿娩出顺利，出生体重 4080 g，胎盘娩出后阴道流血估计约 500 ml，考虑可能的原因有哪些？

题目 3：经检查：宫底脐上一指，轮廓不清，质软，胎盘胎膜完整，软产道无明显裂伤及活动性出血，阴道流血见血凝块，请给予处理。

案例解析：①孕妇系高龄产妇，既往分娩过程顺利，前次分娩新生儿出生体重中等，接生前需充分评估骨盆、软产道条件，估计胎儿大小，如估计胎儿偏大，应注意掌握会阴切开指征，避免出现严重的软产道撕裂伤。②新生儿出生体重＞4 kg，为巨大儿，阴道流血≥500 ml，考虑存在产后出血，可能原因有：子宫收缩乏力、胎盘因素、软产道裂伤、凝血异常。针对可能病因逐项检查宫缩、胎盘胎膜完整性、软产道损伤情况，并完善血常规、凝血、"3P"实验、血气分析等相关检查，去除病因的同时应立即交叉配血，做好输血准备。③查体发现宫缩欠佳，排除胎盘因素、软产道因素及凝血因素导致的产后出血，处理原则为：针对出血原因，迅速止血，补充血容量，纠正失血性休克，防止感染。此患者先给予按摩子宫并配合使用宫缩剂，效果不佳可选择宫腔纱条或球囊填塞法、介入栓塞法。若保守治疗无效需开腹手术，常用的术式有子宫压迫缝合术、结扎盆腔血管，当积极治疗无效、危及产妇生命时，应尽早行子宫次全切除或全子宫切除术，以挽救产妇生命。

思考题

临床案例 孕妇孙某，35 岁，G₃P₁A₁L₁，第 2 胎，6 年前因"39 周妊娠、臀位"行剖宫产术终止妊娠，手术顺利。此次妊娠规律产检，今日因"停经 40⁺² 周，不规律下腹痛 2 h"入院，产科查体：宫高 33 cm，腹围 102 cm，LOA，胎心 148 次/分。阴道检查示：先露头，S⁻²，宫口容指，宫颈容受 85%，质中，位置偏后。骨盆外测量示出口横径 8.5 cm。产科 B 超估计胎儿体重约 3730 kg，子宫下段瘢痕较薄处约 0.2 cm。孕妇及家属要求经阴道试产。现胎心监护正常。

题目 1：请与孕妇及家属充分沟通分娩风险。

题目 2：现规律宫缩 10 h，宫口开全，胎膜已破，请为患者进行阴道分娩接生。

题目 3：产程中患者突然感觉腹痛加剧，烦躁不安，下腹拒按，胎心监护显示胎心下降，最低降至 80 次/分，恢复缓慢，阴道检查示：先露 S⁺¹，宫口开全，LOA 位。下一步该如何处理？

第九章 经阴道后穹隆穿刺术
（Transvaginal Culdocentesis）

经阴道后穹隆穿刺术是妇产科常用的辅助诊断方法，是腹腔穿刺检查的一种途径，可用于判断盆腹腔积液性质、盆腔肿物的穿刺取材、穿刺给药及穿刺取卵，协助疾病的诊断和治疗，如异位妊娠、盆腔炎性疾病、子宫内膜异位症、卵巢肿瘤等疾病及辅助生殖技术。

一、适应证

1. 疑有腹腔内出血者，如异位妊娠、黄体破裂、卵巢滤泡破裂等。
2. 疑有盆腔内积液、积脓者，穿刺抽液了解积液性质、脓肿穿刺引流及局部药物治疗。
3. 盆腔肿块位于子宫直肠陷凹者，穿刺抽取肿块内容物进行涂片或细胞学检查。如可疑恶性肿瘤，可行细针穿刺活检送组织学检查。
4. 子宫内膜异位囊肿、盆腔包裹性积液者，超声引导下穿刺诊断及治疗。
5. 输卵管妊娠者，超声引导下进行药物注射治疗。
6. 辅助生殖技术，超声引导下穿刺取卵。

二、禁忌证

1. 严重的盆腔粘连、可疑肠管与子宫后壁粘连。
2. 子宫直肠陷凹完全被巨大肿物占据。
3. 异位妊娠拟行非手术治疗者，应避免穿刺，以免引起感染。
4. 高度怀疑恶性肿瘤者，部分学者主张尽量避免后穹隆穿刺，以免肿瘤细胞种植转移。
5. 合并严重的阴道炎症。
6. 阴道畸形、阴道闭锁等无法暴露阴道后穹隆者。
7. 腹腔内出血合并骨盆骨折、下肢骨折等，不宜取膀胱截石位者。
8. 精神行为异常或意识不清不能配合完成者。
9. 盆腹腔大量积液，病情紧急时首选经腹壁腹腔穿刺检查。

三、沟通要点

1. 操作前充分告知患者及家属操作目的及必要性，讲明可能的风险及并发症，如出血、感染、邻近脏器损伤等，征得患者的同意与配合，并签署知情同意书。
2. 无性生活史者，如病情所需必须行后穹隆穿刺术，需充分告知患者操作可能的影响，征得其同意并签署知情同意书。

四、操作相关物品

1. 后穹隆穿刺包　弯盘或治疗碗，卵圆钳，窥器，宫颈钳，10 ml 或 20 ml 无菌注射器，穿刺针，无菌洞巾，纱布，棉球。

2. 无菌手套，消毒液（1% 聚维酮碘，2.5% 碘酊，75% 乙醇，碘过敏者可选择 1/1000 苯扎溴铵溶液），一次性臀垫，标本容器，根据实际情况准备玻片、培养皿、无水乙醇等。

3. 立灯，屏风，速干手消毒液，生活垃圾桶及医疗垃圾桶等。

4. 备用药品　0.9% 氯化钠溶液，抗生素，抢救用药等。

5. 操作模具　后穹隆穿刺模型。

五、操作前准备

1. **医生准备**　穿工作服，戴帽子、口罩，洗手，男性医生需女性医务人员陪同。

2. **患者准备**　排空膀胱；生命体征不稳定者，需先建立静脉通道、吸氧、连接心电监护，给予补液、输血等治疗纠正休克，待生命体征稳定后进行操作。严重盆腹腔出血、盆腹腔大量积液等具备腹腔穿刺条件时可优先选择腹腔穿刺术，协助明确诊断。

3. **医患沟通**　自我介绍，核对患者床号、姓名，测定血压、心率，确认操作指征明确（病史、查体、辅助检查），排除禁忌证，已签署手术知情同意书，安抚并取得患者配合。

4. **环境及物品准备**　调节室温，屏风保护隐私，打开立灯。准备操作相关物品，查看包装完整性，核对有效期；打开后穹隆穿刺包，检查灭菌指示卡，清点并整理物品，倒入消毒液，检查穿刺针通畅性。

5. **体位准备**　患者取膀胱截石位。

六、操作步骤（表 3-9-1）

表 3-9-1　经阴道后穹隆穿刺术操作步骤

	操作步骤
消毒铺巾	• 取膀胱截石位，放置一次性臀垫，操作者立于患者两腿之间 • 戴无菌手套，聚维酮碘棉球依次消毒外阴 3 遍，消毒顺序为：小阴唇—大阴唇—阴阜—大腿内上 1/3—会阴肛门区 • 铺无菌洞巾 • 放置窥器：左手拇指、示指分开大小阴唇，暴露阴道口，右手持窥器，前后叶闭合、斜行 45° 沿阴道侧后壁缓缓放入阴道，边推进边转正窥器并张开两叶，暴露宫颈、阴道壁及穹隆部 • 边旋转窥器边消毒阴道 3 遍，轻轻取出窥器
双合诊	• 了解阴道、宫颈、子宫及双侧附件情况（要求描述可能的阳性体征）
暴露	• 更换无菌手套 • 更换窥器，暴露宫颈并固定窥器，再次消毒阴道及宫颈，宫颈钳钳夹宫颈后唇并向前提拉，充分暴露阴道后穹隆并再次消毒穿刺部位
穿刺抽液 （图 3-9-1）	• 穿刺点选择：阴道后穹隆中央或稍偏患侧，或阴道后壁与宫颈交界处稍下方 • 穿刺针连接注射器，左手向前上方牵拉宫颈后唇，右手持注射器于穿刺点处平行宫颈管刺入 2 ~ 3 cm，有落空感后立即抽取液体，如无液体抽出，适当改变进针深度或方向，边退针边抽吸，必要时嘱患者半坐卧位或适当改变方向

续表

	操作步骤
穿刺抽液 （图 3-9-1）	• 拔出穿刺针，观察穿刺点有无活动性出血，如有，可用干棉球压迫止血 • 再次消毒穿刺部位，依次取出宫颈钳、窥器
标本处置	• 如为血液，静置 10 min，观察是否为不凝血 • 如为脓液，应行细菌培养及药敏；如为腹水或积液，行常规检查、细胞学检查等；如为组织，送组织学检查 • 如行细胞学检查，应立即涂片，干燥后用 95% 乙醇固定或置于细胞固定液中送检
术后处理	• 撤去洞巾、臀垫，脱手套，交代术后注意事项，协助患者穿衣复位，复测血压 • 整理物品，医疗垃圾分类处理，再次洗手 • 书写操作记录，下达术后医嘱

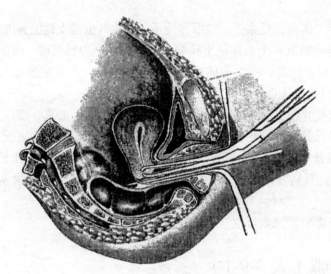

图 3-9-1　经阴道后穹隆穿刺术

> **操作流程与关键步骤图示**

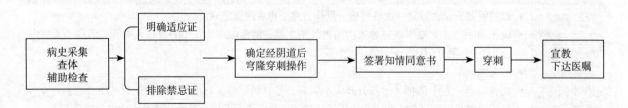

七、宣教

1. 注意腹痛、阴道流血情况，监测生命体征，如有不适及时告知医务人员。

2. 交代病情，如为腹腔内出血，继续抗休克治疗的同时积极准备手术，进行术前谈话；如为感染性积液，依据临床经验应用抗生素，并根据细菌培养和药敏结果调整用药。

3. 其他性质积液，根据结果决定治疗方案。

八、术后医嘱（表 3-9-2）

表 3-9-2 经阴道后穹隆穿刺术术后医嘱

日期 - 时间	妇科护理常规
—	一 / 二级护理（视病情）
—	禁饮食 / 普通饮食 / 低糖饮食（视病情）
—	留陪人
—	注意腹痛及阴道流血情况
—	会阴护理 qd
—	测血压 qd /bid/ tid 等（视病情）
—	持续心电监护（视病情）
—	抗生素（视病情）
—	液体（视病情）
—	标本送检 st

九、人文关怀与职业素养

1. 操作前调节室温至适宜温度，注意保护患者隐私，男性医生要求有女性医务工作者陪同。

2. 指导并协助患者取膀胱截石位。

3. 操作轻柔、忌粗暴，注意观察和询问患者有无不适，操作时间不宜过久，减少暴露时间。

4. 操作过程中如出现并发症，如误伤血管、误伤直肠，立即积极对症处理，做好医患沟通，避免纠纷。

5. 操作结束后，帮助患者擦拭外阴，协助患者穿衣复位。

6. 告知患者操作过程及术后注意事项，辅助检查结果获得途径，必要时对可能的下一步处理做出解释和安排。

十、常见并发症的处理及预防（表 3-9-3）

表 3-9-3 经阴道后穹隆穿刺术常见并发症的处理及预防

并发症	临床表现	处理	预防
误伤血管	抽出血液静置后凝固 原因：进针方向错误，误入血管	• 密切观察生命体征，注意腹痛、肛门坠胀感 • 及时行盆腔检查 • B超了解有无内出血、血肿，必要时手术治疗 • 做好医患沟通，交代病情，避免纠纷	①选择正确的穿刺点 ②进针应平行于宫颈管方向

续表

并发症	临床表现	处理	预防
误伤直肠	抽出淡黄色液体 **原因**：进针方向偏后，误入直肠	• 更换注射器和针头，重新消毒后再行穿刺 • 一般无需特殊处理，如直肠损伤破口较大，出现相应症状，应联系外科会诊，制订治疗方案 • 做好医患沟通，交代病情，避免纠纷	①选择正确的穿刺点 ②进针应平行于宫颈管方向 ③盆腔轻度粘连者，确需穿刺时可在 B 超引导下进行
感染	腹痛、发热、下腹坠胀不适等 **原因**：阴道炎症，未遵循无菌原则	• 阴道炎症治疗后再穿刺 • 应用抗生素抗感染治疗	①严格把握禁忌证 ②严格无菌操作

十一、临床案例解析

临床案例 1 患者刘某，25 岁，已婚，$G_1P_0A_1L_0$，既往人工流产 1 次，平素月经规律，左下腹痛 3 h，呕吐 1 次，伴肛门坠胀感，无腹泻、腹胀。自诉 10 天前月经来潮，阴道流血量少，持续 2 天。查体：BP 91/55 mmHg，P 105 次 / 分，痛苦面容，面色略发白，左下腹压痛、反跳痛明显。

题目 1：为明确诊断，下一步需完成哪些相关检查？

题目 2：辅助检查结果示：血 β-HCG 2315 mIU/ml，Hb 89 g/L。妇科查体宫颈举痛、摇摆痛明显，后穹隆饱满。妇科 B 超示：宫腔内未见明显 GS 回声，子宫内膜厚约 1.3 cm，左侧附件区有一不均质回声包块，大小约 3.2 cm×2.8 cm，盆腔积液深约 3.5 cm。请完成相关操作，以明确诊断。

案例解析：患者为育龄期女性，以左下腹痛为主要症状，应与几种常见的急腹症进行鉴别，如异位妊娠、黄体破裂、卵巢囊肿蒂扭转等。①为明确诊断，需完善妇科查体、血常规、血尿 β-HCG、凝血、妇科 B 超等相关检查。②根据病史、查体及辅助检查结果，考虑异位妊娠破裂、腹腔内出血可能，有后穹隆穿刺指征。如穿刺抽出不凝血，抗休克治疗的同时急症行手术治疗。

临床案例 2 患者王某，20 岁，未婚，家属陪同来院，患者沉默寡言，自诉下腹疼痛，不愿回答其他任何问题。查体：BP 115/75 mmHg，P 98 次 / 分。请作为门诊医生接诊此患者。

题目 1：请正确进行医患沟通，给出下一步处理。

题目 2：辅助检查结果示：血 β-HCG 1092 mIU/ml，Hb 115 g/L，右下腹轻压痛，无反跳痛，妇科查体拒绝。妇科 B 超示：宫腔内未见明显 GS 回声，子宫内膜厚约 1.1 cm，双侧附件区未见 GS 回声。请给出下一步恰当处理。

题目 3：患者治疗过程中，突然出现右下腹撕裂样疼痛，伴肛门坠胀感，BP 93/56 mmHg，P 112 次 / 分，为尽快明确诊断，请进行下一步处理。

案例解析：①患者未婚，有家属陪同、沉默寡言表现，先要明确患者能否正常沟通，必要时需安排家属回避，明确其月经史、有无性生活等。为明确诊断，需进一步完善妇科查体、血常规、血尿 β-HCG、凝血、妇科 B 超等相关检查，如无性生活史、且必须行妇科查体时，需充分征得患者及家属同意，并签署知情同意书。②根据病史、查体及辅助检查结果，考虑异位妊娠不除外，建议住院观察，动态监测血 β-HCG，定期复查妇科 B 超。如明确为异位妊娠，根据病情选择恰当的治疗方案，如药物治疗、手术治疗（保守手术、根治性手术）。药物治疗主要为甲氨蝶呤（MTX），全身或局部用药，局部用药可在超声引导下穿刺或腹腔镜下将 MTX 直接注入妊娠囊。③患者目前突发左下腹撕裂样疼痛，伴血压下降，考虑异位妊娠破裂，需行妇科查体，明确有无宫颈举痛、摇摆痛、后穹隆饱满表现等后穹隆穿刺指征。如穿刺抽出不凝血，抗休克治疗同时，急症行手术治疗。

思考题

　　临床案例　患者李某，35岁，$G_3P_1A_0L_1$，平素月经规律，痛经明显，育有1子，现体健。3年前因"异位妊娠"行腹腔镜保守手术。近2年来痛经进行性加重，半年前常规查体发现左卵巢囊肿，约5.2 cm×4.2 cm大小。今日复查B超示：子宫后位，大小正常，左卵巢囊肿，大小约6.4 cm×7.1 cm，内见细小絮状观点。

　　题目1：为明确诊断，下一步需完成哪些检查？

　　题目2：请完成下一步相关操作，以明确囊肿性质。

　　题目3：患者拟生育二胎，请给出合适的治疗方案。

第十章　刮宫术

（Curettage）

刮宫术是子宫疾病病理学检查的重要手段，可直接反映子宫内膜及子宫颈病变，间接反映卵巢功能，并可用于辅助相关疾病的诊断和治疗。刮宫术包括诊断性刮宫术和分段诊断性刮宫术。诊断性刮宫术简称诊刮，常用于异常子宫出血（除外恶性病变）、流产、异位妊娠、子宫内膜炎症、子宫内膜结核、不孕症、闭经等疾病的诊断和（或）治疗。分段诊断性刮宫术常用于子宫内膜癌、宫颈癌等恶性生殖道肿瘤的诊断和鉴别。

一、适应证

1. 诊断性刮宫术

（1）异常子宫出血（除外恶性病变）的诊断和治疗。

（2）不全流产的诊断和治疗，异位妊娠的鉴别诊断。

（3）不孕症、子宫性闭经者，了解有无排卵、子宫内膜情况。

（4）可疑子宫内膜结核者。

（5）月经失调者，协助判断类型。

（6）人工流产、葡萄胎、宫腔组织残留等需清除宫腔内容物者。

2. 分段诊断性刮宫术

（1）子宫异常出血或阴道排液，可疑子宫内膜、宫颈癌等恶性病变者。

（2）子宫颈脱落细胞学提示子宫内膜来源的不典型腺细胞。

（3）影像学检查提示宫腔占位，不除外恶性病变者。

二、禁忌证

1. 急性、亚急性生殖器炎症或盆腔炎性疾病。

2. 严重的全身疾病。

3. 手术当日体温＞37.5℃。

4. 可疑妊娠。

三、沟通要点

操作前充分告知患者及家属操作的目的和必要性，讲明可能的风险及并发症，如子宫穿孔、出血、感染、脏器损伤、宫腔粘连等，征得患者的同意与配合，签署知情同意书。过度焦虑紧张者可在麻醉下进行操作，并应交代麻醉相关风险，签署麻醉知情同意书。

四、操作相关物品

1. **刮宫包** 弯盘或治疗碗，卵圆钳，窥器，宫颈钳，宫颈扩张棒，探针，刮匙，无菌洞巾，无菌纱布，棉球。

2. 无菌手套，消毒液（1% 聚维酮碘，2.5% 碘酊，75% 乙醇，碘过敏者可选择 1/1000 苯扎溴铵溶液），一次性臀垫，10% 甲醛溶液，标本容器，病理单。

3. 立灯，屏风，速干手消毒液，生活垃圾桶及医疗垃圾桶等。

4. **备用药品** 2% 利多卡因注射液，阿托品，镇静剂，抢救用药及液体等。

5. **操作模具** 刮宫模型。

五、操作前准备

1. **医生准备** 穿工作服，戴帽子、口罩，洗手，男性医生需女性医务人员陪同。

2. **患者准备** 排空膀胱，仰卧于检查床，暴露会阴部。

（1）了解卵巢功能：月经来潮前 1~2 天或月经来潮 6 h 内，宫腔前后壁各刮取一条内膜即可；闭经者除外妊娠后随时可取材；疑子宫内膜不规则脱落者，应于月经第 5~7 天取材；原发性不孕者应于月经前 1~2 天取材。

（2）子宫内膜结核：月经来潮前 1 周或月经来潮 6 h 内取材，注意两侧宫角部搔刮，术前 3 天及术后 4 天均需抗结核治疗，以免结核病灶扩散。

（3）止血治疗：除外禁忌证后急症完成；合并感染者（如不全流产），可先用卵圆钳钳夹取出大块组织，积极抗感染治疗后再全面刮宫。

（4）子宫内膜癌：除外禁忌证后随时可取材，不要求刮出宫腔内所有组织。

3. **医患沟通** 医生自我介绍，核对患者信息，测定血压、心率，确认操作指征明确（病史、查体、辅助检查），排除禁忌证，已签署手术知情同意书，安抚并取得患者配合。

4. **环境及物品准备** 调节适宜室温，屏风保护隐私，打开立灯。准备操作相关物品，查看包装完整性，核对有效期；打开刮宫包，检查灭菌指示卡，清点整理物品，倒入消毒液。

5. **体位准备** 患者取膀胱截石位。

六、操作步骤

1. **诊断性刮宫术**（表 3-10-1）

表 3-10-1 诊断性刮宫术操作步骤

	操作步骤
消毒铺巾	• 患者取膀胱截石位，放置一次性臀垫，操作者立于患者两腿之间 • 戴无菌手套，聚维酮碘棉球依次消毒外阴 3 遍，消毒顺序为：小阴唇—大阴唇—阴阜—大腿内上 1/3—会阴肛门区 • 铺无菌洞巾 • 放置窥器：左手拇指、示指分开大小阴唇，暴露阴道口，右手持窥器，前后叶闭合、斜行 45°沿阴道侧后壁缓缓放入阴道，边推进边转正窥器并张开两叶，暴露宫颈、阴道壁及穹隆部 • 边旋转窥器，边消毒阴道 3 遍，轻轻取出窥器
双合诊	• 了解阴道、宫颈、子宫及双侧附件情况（要求描述可能的阳性体征）

	操作步骤
暴露	• 更换无菌手套 • 更换窥器，暴露宫颈并固定窥器，宫颈钳钳夹宫颈前唇，再次消毒阴道、宫颈
刮宫	• 探针探查宫腔（图3-10-1），记录宫腔深度 • 依次扩宫（4~6号宫颈扩张棒），宫颈口松者可不扩宫 • 放置无菌纱布（图3-10-2），顶端至后穹隆处，小刮匙慢慢深入达宫底，自宫底至宫颈内口按顺序搔刮宫腔四壁、宫底及两侧宫角部（图3-10-3），注意宫腔形态有无异常 • 取出纱布置于操作台上 • 探针再次探查宫腔深度
	• 清理阴道内积血，观察无活动性出血 • 再次消毒，依次取出宫颈钳、窥器
标本处置	• 将组织放入标本容器中，标记、固定，填写病理申请单并送病理检查
术后处理	• 撤去洞巾、臀垫，脱手套，交代术后注意事项，协助患者穿衣复位，复测血压 • 整理物品，医疗垃圾分类处理，再次洗手 • 书写操作记录，下达术后医嘱

2. **分段诊断性刮宫术**（表3-10-2）

表3-10-2 分段诊断性刮宫术操作步骤

	操作步骤
消毒铺巾	同诊刮术
双合诊	同诊刮术
暴露	同诊刮术
分段诊刮	• 放置无菌纱布，顶端至后穹隆处，小刮匙慢慢伸入颈管2~2.5 cm，自宫颈内口向外口顺序搔刮宫颈管1周（图3-10-4），取出纱布置于操作台上，不要污染其他器械
	• 探针探查宫腔（图3-10-1），记录宫腔深度 • 依次扩宫（4~6号宫颈扩张棒），宫颈口松者可不扩宫
	• 另取一块无菌纱布置于后穹隆处（图3-10-2），更换小刮匙慢慢深入宫腔至宫底，自宫底至宫颈管内口按顺序搔刮宫腔四壁、宫底及两侧宫角部（图3-10-3），注意宫腔形态有无异常 • 取出纱布置于操作台上，分开放置 • 探针再次探查宫腔深度
	• 清理阴道内积血，观察无活动性出血 • 再次消毒，依次取出宫颈钳、窥器
标本处置	• 将颈管组织与宫腔组织分别放入标本容器中，标记、固定，填写病理申请单并送病理检查
术后处理	• 撤去洞巾、臀垫，脱手套，交代术后注意事项，协助患者穿衣复位，复测血压 • 整理物品，医疗垃圾分类处理，再次洗手 • 书写操作记录，下达术后医嘱

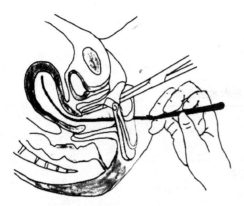

图 3-10-1 探针探查宫腔

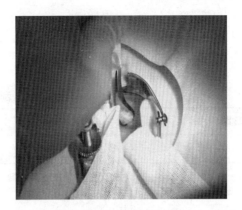

图 3-10-2 放置阴道纱布

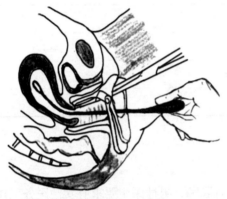

图 3-10-3 搔刮宫腔

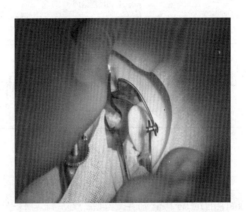

图 3-10-4 搔刮宫颈管组织

➢ **操作流程与关键步骤图示**

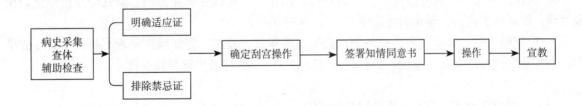

七、宣教

1. 术后 2 周内禁同房、盆浴。

2. 术后可有少量阴道流血，如有腹痛、阴道流血多等不适，及时告知医务人员。

3. 长期流血、合并贫血、糖尿病等情况时，术前、术后应使用抗生素预防感染。

4. 病理检查结果返回后及时告知患者。

八、术后医嘱（表 3-10-3）

表 3-10-3　刮宫术术后医嘱

日期 - 时间	妇科护理常规
—	一 / 二级护理（视病情）
—	普通饮食（糖尿病者低糖饮食）
—	留陪人
—	注意腹痛及阴道流血情况
—	会阴护理 qd
—	测血压 qd（bid / tid）
—	抗生素 po 或 ivdrip（视病情）
—	缩宫素 im 或 ivdrip（视病情）
—	组织送病理检查 st

九、人文关怀与职业素养

1. 操作前应调节室温至适宜温度，注意保护患者隐私，男性医生要求有女性医务工作者陪同。

2. 操作过程中注意观察和询问患者有无不适，操作时间不宜过久，若估计操作时间较久或在麻醉下操作，应在患者腿架放置厚纱布垫，以减轻下肢组织的压迫。

3. 操作要轻柔、忌粗暴；正确放置和取出窥器，宫颈扩张棒应缓缓插入、逐级扩张，刮宫应轻柔，减少刮匙进出宫颈次数，避免人为造成宫颈和子宫的损伤。

4. 操作过程中如出现并发症，如子宫穿孔、出血、可疑腹腔脏器损伤，需立即停止操作，积极处理，做好医患沟通，避免纠纷产生。

5. 操作结束后，帮助患者擦拭外阴，协助患者穿衣、复位，告知操作是否顺利及术后注意事项，告知辅助检查结果获得途径，必要时对可能的下一步处理做出解释和安排。

十、常见并发症的处理及预防（表 3-10-4）

表 3-10-4　刮宫术常见并发症的处理及预防

并发症	临床表现	处理	预防
子宫穿孔	无底感、宫腔深度大于初始深度 **原因**：哺乳期、绝经后、子宫恶性肿瘤、子宫形态或位置异常	• 立即停止操作，密切观察腹痛及生命体征变化 • 可予缩宫素加强宫缩 • 妇科 B 超监测有无内出血 • 做好医患沟通，交代病情 • 治疗：破口小、生命体征稳定、无明显内出血者，可保守治疗；破口大、有内出血、脏器损伤者，需手术治疗	①了解有无子宫畸形、子宫及宫腔手术、子宫穿孔等病史 ②操作前探查宫腔位置、形态 ③操作轻柔

续表

并发症	临床表现	处理	预防
出血	阴道流血量多 原因：稽留流产、黏膜下肌瘤、子宫内膜癌	• 除恶性肿瘤或活检外，均应全面刮宫	①术前开放静脉通路、配血 ②做好开腹手术准备
感染	腹痛、发热、阴道脓性分泌物 原因：长期流血、合并贫血、糖尿病、免疫抑制剂应用	• 应用抗生素抗感染治疗 • 积极处理原发病	①手术前后预防性应用抗生素 ②术中严格无菌操作 ③术后禁同房、盆浴，注意个人卫生
宫腔粘连	经量减少、闭经、周期性下腹痛 原因：刮匙反复进出宫腔，刮宫损伤子宫内膜基底层甚至肌层	• 宫颈粘连：用探针或小号宫颈扩张棒扩张宫颈 • 宫腔粘连：宫腔镜下粘连分离术，术后放置含孕激素宫内节育器预防再次粘连；人工周期2~3个周期，促进内膜生长	①减少器械进出宫腔次数 ②刮宫要轻柔 ③严格无菌操作

十一、临床案例解析

临床案例 1 患者孙某，40 岁，$G_3P_1A_2L_1$。1 次剖宫产手术史，2 次自然流产史。既往月经规律。近半年来月经周期缩短，经量增多，基础体温呈双相型，高温相 9 天。拟再生育，今日来妇科门诊就诊。

题目 1：为明确诊断，请完成相关操作。

题目 2：操作过程中，刮匙深入突然感觉有无底感，请立即给出恰当的处理。

案例解析：患者为育龄期女性，有再生育需求，基础体温呈双相型，月经周期、经量改变，考虑为排卵性异常子宫出血、黄体功能不足。①为明确诊断，选择诊断性刮宫操作，明确子宫内膜病理变化，刮宫时机为月经来潮前 1~2 天或月经来潮 6 h 内，操作前应完善相关检查以排除禁忌证。②操作过程中出现无底感考虑子宫穿孔，需立即停止操作，平卧吸氧，持续心电监护，缩宫素加强宫缩，密切观察腹痛及生命体征变化，B 超监测有无内出血，并做好医患沟通，交代病情。如破口小、生命体征稳定、无明显内出血，可保守治疗；如破口大、有内出血或脏器损伤，需立即行手术治疗。

临床案例 2 患者黄某，56 岁，绝经 8 年，$G_4P_3A_1L_2$。近 1 个月出现间断少量阴道流血，色暗红，无腹痛。糖尿病病史 15 年，口服降糖药物治疗，血糖控制不佳。否认高血压、冠心病等重大疾病及传染病病史，无药物过敏史。今日来妇科门诊。

题目 1：为明确诊断，需完善哪些检查？

题目 2：妇科 B 超提示：子宫后位，大小约 7 cm×5 cm×4 cm，子宫内膜厚约 1.1 cm，局部回声不均质，宫腔线消失，双侧附件未见明显异常。TCT 提示 AGC，鳞状细胞病变阴性；HPV 阴性。为明确诊断，请进行下一步处理。

案例解析：患者有糖尿病病史多年，为子宫内膜癌的高危因素，绝经后出现不规则阴道流血，考虑生殖道恶性疾病可能。①为明确诊断，需进一步完善妇科查体、妇科 B 超及血常规、凝血、β-HCG、肿瘤指标等血液学检查，TCT 及 HPV 检查，必要时行盆腹腔 CT、MRI 检查。②结合辅助检查结果，考虑子宫内膜癌可能，病理学诊断首选分段诊刮或宫腔镜检查直视下活检。怀疑子宫内膜癌者，操作前应建立静脉通路，配血，刮出组织如肉眼观察为糟脆组织，应停止继续刮宫，注意阴道出血情况，必要时备皮，做好开腹手术准备。

临床案例3 患者王某，35 岁，$G_2P_1A_1L_1$。8 年前剖宫产娩 1 女婴，6 年前放置宫内节育器避孕。既往月经规律，半个月前因"停经 50 天、带器妊娠"行宫内节育器取出 + 人工流产术。术后阴道流血不净，近 2 天流血较前增多，遂来院就诊。

题目 1：根据患者病情，考虑可能的诊断是什么？需进一步完善哪些检查？

题目 2：查体：T 36.8℃，P 89 次 / 分，BP 98/67 mmHg。妇科检查：阴道内见鲜红色血迹，仍有血液自宫颈口流出，子宫前位，略大，无压痛、反跳痛，双附件未及异常。妇科 B 超提示：宫腔内有一不均质回声，大小约 3.2 cm × 2.8 cm。血 β-HCG：203 U/L，Hb 95 g/L，WBC 9.2×10^9/L，CRP、凝血未见异常。请进行下一步处理。

案例解析： 患者有带器妊娠、取环 + 人流史，接诊医生应首先了解患者取环 + 人流手术前的辅助检查情况（白带常规、妇科 B 超）、术中情况（取环是否完整、刮出组织有无绒毛及送病理检查）、术后情况（口服药物、阴道流血及腹痛情况）。①根据病史及临床表现，考虑吸宫不全可能，需完善妇科查体、血常规、凝血、CRP、β-HCG 等血液学检查及妇科 B 超检查，协助明确诊断。②根据辅助检查结果，下一步应行诊断性刮宫术，因阴道流血时间较久，术前、术后需应用抗生素预防感染，宫腔刮出物送病理检查协助明确诊断。

【注意】 合并感染者，不宜急症下刮宫，以免造成感染扩散。阴道流血不多者，可先予以抗生素抗感染治疗，缩宫素加强宫缩减少出血，待感染控制、病情稳定后，再予以刮宫；阴道大量流血、危及生命安全者，积极抗休克、抗感染治疗同时，可先用卵圆钳将宫口堵塞物或宫腔内残留的大块组织夹出，辅以缩宫素减少出血，待感染控制后再彻底刮宫。

临床案例4 患者王某，32 岁，$G_1P_0A_0L_0$。5 年前因"左侧输卵管妊娠"行腹腔镜下开窗取胚术保守治疗，术后未避孕，未孕至今。平素月经规律，经量适中，无痛经，近 3 年来经量减少，伴下腹坠痛、乏力、盗汗、低热不适。今日来妇科门诊就诊。查体：血压、心率正常。妇科检查示：子宫后位，大小正常，活动可，双附件区略厚，无压痛。

题目 1：为明确诊断，下一步需完善哪些检查及操作？

题目 2：妇科 B 超及卵巢功能检查未见明显异常。子宫输卵管碘油造影示：宫腔形态局部狭窄变形，边缘呈锯齿状，输卵管管腔狭窄、走行僵直，局部呈串珠状。盆腔 X 线检查示：盆腔孤立钙化灶。为明确诊断，请完成相关操作。

案例解析： 患者为育龄期女性，宫外孕 + 不孕病史，结合病史及临床表现提示生殖器结核可能。①为明确诊断，需完善妇科 B 超、白带常规、胸部 X 线、盆腔 X 线、子宫输卵管碘油造影、PPD 或 γ- 干扰素释放试验（IGRAs）、血常规和血沉等血液学检查，子宫内膜病理检查是诊断子宫内膜结核最可靠的依据，必要时可腹腔镜直视下取材检查。②结合病史、查体及辅助检查结果，考虑子宫内膜结核，应行诊断性刮宫术，刮宫时机应在月经来潮前 1 周或月经来潮后 6 h，术前 3 天及术后 4 天予抗结核治疗，两侧宫角不要漏刮，刮取组织送病理检查（看结核结节）与结核分枝杆菌相关检查（结核分枝杆菌培养及 PCR 检测）。如宫腔小而坚硬，无组织刮出，结合病史及症状，也应考虑为子宫内膜结核，并行进一步检查。

临床案例5 患者李某，31 岁，$G_1P_0A_1L_0$，肥胖，1 年前自然流产 1 次。平素月经不规律，经量偏多，无痛经，经期较长，伴有下腹坠胀不适。今日月经干净后 5 天，来妇科门诊行孕前查体，妇科检查未见明显异常。妇科 B 超示：子宫前位，大小正常，子宫内膜增厚，内见 2 个强回声团，呈水滴状，大小分别约 4 cm × 3 cm、2 cm × 1 cm，CDFI 可见血流信号，双侧附件区未见明显异常。

题目 1：为明确诊断，下一步首选什么操作？

题目 2：因本院不具备宫腔镜检查条件，为明确诊断，请完成相关操作。

案例解析：患者为育龄期女性，有肥胖高危因素，月经异常表现，有明确的生育要求。①为明确诊断，需注意排查有无排卵相关异常子宫出血、PCOS、子宫内膜息肉、子宫肌瘤等相关疾病，应完善妇科查体、妇科 B 超、内分泌激素测定、血常规、凝血等相关血液学检查，结合病史、查体及妇科 B 超结果，考虑子宫内膜息肉可能，其确诊和治疗首选宫腔镜下息肉摘除术，有生育要求者建议手术后再试孕。②如无宫腔镜检查条件，可行诊断性刮宫术，但存在遗漏风险，需做好医患沟通。如短期内无生育计划，术后可口服短效避孕药或左炔孕酮宫内缓释系统（LNG-IUS）减少复发；多次复发者、无再生育要求者，建议行子宫内膜切除术；对于 40 岁以上、恶变风险大者，可考虑子宫切除。

思考题

　　临床案例　患者王某，39 岁，$G_2P_1A_1L_1$，10 年前顺产 1 女，现体健，3 年前自然流产 1 次。既往月经规律，痛经。近半年来，痛经进行性加重，经期延长，经量明显增多，现月经第 9 天，阴道流血仍较多，遂来妇科门诊。查体：BP 95/62 mmHg，心率 98 次 / 分，贫血貌，Hb 86 g/L，WBC $9.8×10^9$/L，N 78.2%，PLT $176×10^9$/L。妇科 B 超示：子宫前位，体积均匀增大，双侧附件区未见明显异常。

　　题目 1：为明确诊断，还应完成哪些检查？

　　题目 2：请完成下一步相关操作，协助治疗。

　　题目 3：操作过程中，患者突然出现面色苍白，头晕，胸闷，大汗淋漓，血压下降，心动过缓，甚至昏厥、抽搐，考虑什么原因？该如何处理？如何预防？

　　题目 4：术前探查宫腔深度 4.5 cm，考虑什么原因？应如何处理？

第十一章　宫内节育器放置术
（Insertion of IUD）

　　避孕是指采用科学的手段使女性不能受孕，其主要机制为：①抑制精子与卵子产生；②阻止精子与卵子结合；③使子宫环境不利于精子获能、生存，或阻碍受精卵着床和发育。目前常用的避孕方法有宫内节育器避孕、药物避孕、外用避孕等。

　　宫内节育器（Intrauterine device，IUD）是一种安全、有效、简便、经济、可逆的避孕工具，目前临床主要包括含铜宫内节育器和含药宫内节育器，后者主要为含孕激素和含吲哚美辛的宫内节育器。

一、适应证

1. 育龄期女性自愿要求放置且无禁忌证者。
2. 要求紧急避孕或继续以 IUD 避孕且无禁忌证者。
3. 疾病的辅助治疗，如宫腔粘连、排卵障碍相关的异常子宫出血、子宫腺肌症等。

二、禁忌证

1. 严重的全身性疾病。
2. 生殖器官炎症，盆腔结核，各种性病未治愈者。
3. 妊娠或可疑妊娠。
4. 生殖器肿瘤。
5. 生殖器畸形，如双角子宫、双子宫、纵隔子宫等。
6. 人工流产出血过多，或怀疑妊娠组织残留或感染，中期妊娠引产、分娩或剖宫产胎盘娩出后，子宫收缩不良，有出血或潜在感染可能。
7. 产后 42 天恶露未净，和（或）会阴切口未愈合。
8. 宫颈内口过松、重度陈旧性宫颈裂伤、子宫脱垂。
9. 宫腔深度<5.5 cm 或>9 cm（人工流产、足月妊娠分娩、大月份引产后或放置含铜无支架宫内节育器除外）。
10. 近 3 个月内有月经失调、阴道不规则流血者。
11. 对铜有过敏史者。

三、沟通要点

　　详细询问病史，了解月经史、流产史、分娩史、子宫手术史及用药史等，有无子宫畸形、炎症等操作禁忌证，充分告知患者及家属操作可能的风险及并发症，如不规则阴道流血、感染、疼痛、子宫穿孔、邻近脏器损伤及宫内节育器异位、脱落、带器妊娠等，征得患者的同意与配合，签署知情同意书。

四、操作相关物品

1. **放环包**　弯盘或治疗碗，卵圆钳，窥器，宫颈钳，探针，放置叉，无菌洞巾，纱布，棉球。
2. **宫内节育器**（合适型号），无菌手套，无菌棉签，消毒液（1% 聚维酮碘，2.5% 碘酊，75% 乙醇，碘过敏者可选择 1/1000 苯扎溴铵溶液），一次性臀垫，10 ml 注射器。
3. **立灯**，屏风，速干手消毒液，可回收垃圾桶及医疗垃圾桶等。
4. **备用药品**　0.9% 氯化钠溶液，2% 利多卡因，阿托品，抢救用药等。
5. **操作模具**　宫内节育器放置模型。

五、操作前准备

1. **医生准备**　穿工作服，戴帽子、口罩，洗手，男性医生需女性医务人员陪同。
2. **患者准备**　排空膀胱，仰卧于检查床，暴露会阴部，放置时机：①月经干净 3～7 天，无性生活；②人工流产后、中期妊娠引产或流产 24 h 内清宫术后立即放置；③自然流产正常转经后、药物流产 2 次正常月经后放置；④产后 42 天恶露已净，会阴切口愈合良好，子宫恢复正常；⑤月经延迟或哺乳期应除外妊娠；⑥性交后 5 日内紧急避孕。
3. **医患沟通**　医生自我介绍，核对患者床号、姓名，测定血压、心率，确认操作指征明确（病史、查体、辅助检查），排除禁忌证，已签署手术知情同意书，安抚并取得患者配合。
4. **环境及物品准备**　调节适宜室温，屏风保护隐私，打开立灯。准备操作相关物品，查看包装，核对有效期；打开放环包，检查灭菌指示卡，清点整理物品，倒入消毒液。
5. **体位准备**　患者取膀胱截石位。

六、操作步骤（表 3-11-1）

表 3-11-1　宫内节育器放置术操作步骤

	操作步骤
消毒铺巾	• 患者取膀胱截石位，放置一次性臀垫，操作者立于患者两腿之间 • 戴无菌手套，聚维酮碘棉球依次消毒外阴 3 遍，消毒顺序为：小阴唇—大阴唇—阴阜—大腿内上 1/3—会阴肛门区 • 铺无菌洞巾 • 放置窥器：左手拇指、示指分开大小阴唇，暴露阴道口，右手持窥器，前后叶闭合、斜行 45° 沿阴道侧后壁缓缓放入阴道，边推进，边转正窥器并张开两叶，暴露宫颈、阴道壁及穹隆部 • 边旋转窥器，边消毒阴道 3 遍，轻轻取出窥器
双合诊	• 了解阴道、宫颈、子宫及双侧附件情况
暴露宫颈	• 更换无菌手套 • 更换窥器，暴露宫颈并固定窥器，宫颈钳钳夹宫颈前唇，再次消毒阴道、宫颈及颈管（棉签消毒 2 次）

续表

	操作步骤
放环 （图3-11-1至 图3-11-5）	• 探针探查宫腔，记录宫腔深度 • 必要时扩宫（4~6号宫颈扩张棒依次扩张宫颈），宫颈口松者可不扩宫，过紧者可用1%利多卡因棉签置入宫颈管2 min或宫颈4点及8点处局部注射1~2 ml，局部麻醉5 min
	• 将准备放置的节育器告知患者并示以实物 • 用放置叉正确安放节育器，调整限位块使放入深度与宫腔深度一致，将节育器推送至宫底，固定内芯，后退套管，并上推内芯送出节育器，然后退出放置叉 • 宫型或环型节育器放置时，放置器退至近内口处，再向上顶送节育器下缘后撤出 • 带尾丝者保留颈管外尾丝长1.5~2 cm
	• 观察无活动性出血，再次消毒，依次取出宫颈钳、窥器
术后处理	• 撤去洞巾、臀垫，脱手套，交代术后注意事项，协助患者穿衣复位，复测血压 • 整理物品，医疗垃圾分类处理，再次洗手 • 书写操作记录，下达术后医嘱

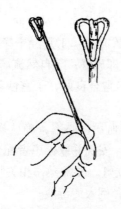

图 3-11-1　宫型节育器放置
（套管式放置叉）

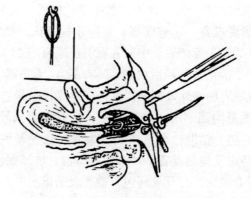

图 3-11-2　环型节育器放置（放置叉）

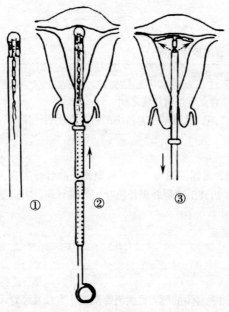

图 3-11-3　T型节育器放置（横臂下褶型）

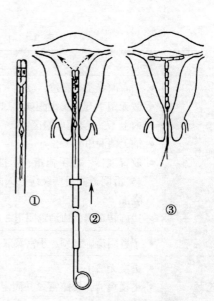

图 3-11-4　T型节育器放置（横臂上举）

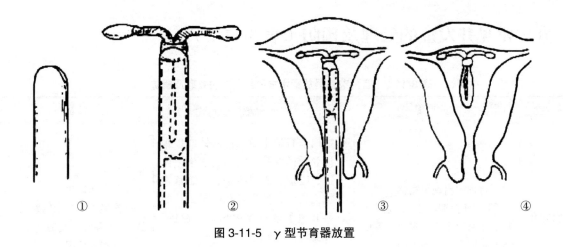

图 3-11-5　γ 型节育器放置

> **操作流程图与关键步骤图示**

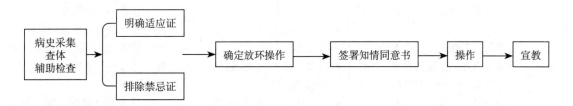

七、宣教

1. 休息 3 日，1 周内忌重体力劳动，2 周内禁同房、盆浴；保持外阴清洁。
2. 术后第 1、3、6、12 个月随访复查，之后每年随访 1 次直至停用。
3. 术后前 3 个月注意月经期有无环排出。
4. 出现腹痛、发热、阴道流血多等异常情况随诊。

八、人文关怀与职业素养

1. 充分告知患者相关避孕方法，根据个人情况及意愿选择避孕方式。
2. 操作前应调节室温至适宜温度，注意保护患者隐私，男性医生要求有女性医务工作者陪同。
3. 操作要轻柔、忌粗暴，注意观察和询问患者有无不适，操作熟练完成。
4. 操作中发现宫腔深度或形态异常、不宜放置节育器者，与患者充分沟通解释，并提供替代避孕方案。
5. 操作结束后，帮助患者擦拭外阴，协助患者穿衣、复位。
6. 告知患者操作情况及术后注意事项，安排随访时间。

九、常见并发症的处理及预防（表3-11-2）

表3-11-2 宫内节育器放置术常见并发症的处理及预防

并发症	临床表现	处理	预防
子宫穿孔	放置过程中出现无底感 **原因**：哺乳期、子宫过度倾屈、子宫手术史、多次人流史等高危因素，操作不当	• 宫内节育器未放入：探针或扩张棒导致的穿孔，密切观察生命体征、腹痛、肛门坠胀感；缩宫素加强宫缩、抗生素预防感染；妇科B超了解有无内出血、血肿，必要时手术探查 • 宫内节育器放入宫外：腹腔镜手术取出节育器，修补穿孔；合并脏器损伤或内出血时及时开腹探查	①充分了解病史 ②操作轻柔、技术娴熟 ③放置遇阻时及时停止操作，并查找原因
感染	下腹痛、发热，阴道分泌物异常 **原因**：存在人工流产不全、生殖道炎症、性传播疾病，操作违反无菌原则，尾丝过长，术后过早性生活，会阴部卫生状况差	• 抗生素抗感染治疗，并取出宫内节育器 • 宫颈分泌物培养及药敏试验，选择敏感药物 • 中药或理疗辅助治疗	①严格无菌操作 ②严格遵守操作禁忌证 ③存在感染高危因素者，术后建议预防性应用抗生素 ④术后2周禁同房、盆浴，保持会阴清洁
不规则阴道流血	月经量增多、经期延长，点滴不规则阴道流血等 **原因**：节育器对子宫内膜的机械性刺激	• 保守治疗：应用抗纤溶活性药物、前列腺素合成酶抑制剂、类固醇类药物减少出血，抗生素抗感染治疗 • 治疗无效者需取出宫内节育器	①严格把握适应证与禁忌证 ②选用合适的宫内节育器
疼痛	腰腹坠胀、疼痛感 **原因**：节育器刺激子宫收缩，节育器型号偏大或位置异常	• 排除感染因素，检查节育器大小是否与宫腔匹配，位置是否正常，必要时口服吲哚美辛 • 疼痛持续或治疗无效应及时取出节育器	①选择合适的宫内节育器 ②放置节育器位置正常
宫内节育器异常	多无症状，可有腰骶部酸痛、下腹坠胀或阴道不规则流血；当节育器穿透子宫或伤及肠管、膀胱时可引起相应症状 **原因**：操作不当，节育器类型、大小不合适，子宫因素如过度倾屈、多次手术史、子宫壁薄软等，带器时间过长	• 完善妇科B超、X线检查，必要时行宫腔镜、子宫碘油造影以明确节育环的位置 • 节育器嵌顿于肌层：较浅者可尝试先刮宫、再取环，深者应在宫腔镜下取环；完全嵌入或断裂残留于肌层者，需开腹或腹腔镜手术取出 • 异位至子宫外：根据有无脏器损伤，选择开腹或腹腔镜下取环	①严格操作规范，正确放置节育器 ②严格把握适应证与禁忌证 ③选用合适的宫内节育器

续表

并发症	临床表现	处理	预防
宫内节育器下移或脱落	常见于放环1年内 原因：操作不规范，节育器未置于宫底，节育器与子宫形态不符，月经量过多，宫颈内口过松或子宫过度敏感	• 取出宫内节育器	①严格操作规范，正确放置节育器 ②选择合适的宫内节育器 ③严格把握禁忌证
带器妊娠	避孕失败，宫内妊娠或异位妊娠 原因：节育器下移、脱落或异位，带器时间长	• 终止妊娠同时取出宫内节育器	①严格操作规范，正确放置节育器 ②根据节育器使用年限定期更换 ③定期随访，及时发现节育器异常

十、临床案例解析

临床案例 1　患者王某，36 岁，已婚，$G_3P_2A_1L_2$，既往月经规律，痛经（+），近 2 年来痛经进行性加重，月经量增多。既往偏头痛病史，反复发作。患者无再生育要求，要求避孕。

题目 1：作为接诊医生，请协助患者选择合适的避孕方式，下一步需完善哪些检查？

题目 2：妇科 B 超检查提示子宫腺肌症，白带无异常，Hb 95 g/L，凝血功能正常，请完成相关操作。

案例解析：常见的避孕方式包括宫内节育器、激素避孕、外用避孕、自然（安全期）避孕、手术避孕（输卵管结扎），临床上需根据个体情况和患者意愿选择恰当的避孕方式。对于不宜口服避孕药物者，可放置合适类型的宫内节育器。此患者既往偏头痛病史，合并子宫腺肌症，不宜口服避孕药，可选择左炔诺孕酮宫内节育器（LNG-IUD）。其避孕机制为促使子宫内膜变化不利于受精卵着床、宫颈黏液变稠不利于精子穿透及抑制排卵作用，有效率达 99% 以上。放置此环可能会导致月经变化，如点滴出血、经量减少甚至闭经，取环后可恢复正常。

临床案例 2　患者刘某，28 岁，已婚，$G_2P_2A_0L_2$，现剖宫产术后 10 个月，正常哺乳，月经已复潮，周期不规律。现月经干净 5 天，因无再生育需求，咨询是否能够放置宫内节育器避孕，请作为门诊医生接诊。

题目 1：下一步需完善哪些检查？

题目 2：辅助检查已排除禁忌证，请完成相关操作。

题目 3：操作过程中突然感无底，应如何处理？

案例解析：哺乳期女性避孕方式可选择阴茎套、宫内节育器、单雌激素长效避孕针或皮下埋植剂。①患者目前处于哺乳期，月经已复潮，要求放置宫内节育器避孕，需先了解有关病史，完善妇科查体、白带常规、血尿 HCG、妇科 B 超等相关辅助检查，排除妊娠及操作禁忌证。②操作过程中应注意：根据宫腔大小选择合适的节育器类型和型号，且哺乳期子宫较软，应避免子宫穿孔。③操作时如突然出现无底感，应根据节育器是否已置入选择恰当的处理：如节育器未置入，探针或扩张棒导致穿孔，可予缩宫素加强宫缩、抗生素预防感染，密切观察生命体征变化及有无腹痛、肛门坠胀感，妇科 B 超了解有无内出血、血肿，如疑内出血，必要时行腹腔镜探查术；如节育器已置入宫外，应行腹腔镜手术取出节育器，并修补子宫穿孔，如合并脏器损伤、内出血等复杂情况，应及时开腹探查。

思考题

　　临床案例　患者钱某，37岁，$G_3P_2A_1L_2$，5年前因妊娠合并急性乙型肝炎行剖宫产术终止妊娠，积极治疗后肝功能正常。半年前因"早孕、计划外妊娠"行人工流产术。平素月经规律，（4~5）/30天，末次月经14天前。2天前有无保护性生活，现来咨询紧急避孕方法，请作为接诊医生给予指导。

　　题目1：此患者适合选择哪种避孕方式？

　　题目2：为排除禁忌证，下一步需完成哪些检查？

　　题目3：请完成相关操作。

第十二章 宫内节育器取出术

（Remove of Intrauterine Device）

将放置在子宫腔内的避孕装置在适当的情况下取出，称为宫内节育器取出术。

一、适应证

1. 计划再生育者。
2. 无性生活不再需避孕者。
3. 放置期限满，需更换者。
4. 绝经过渡期停经 1 年内。
5. 拟改用其他避孕措施或绝育者。
6. 放环后出现并发症或副作用，经治疗无效者。
7. 带器妊娠，包括宫内和宫外妊娠。

二、禁忌证

1. 严重的全身性疾病。
2. 各种疾病的急性期。
3. 生殖道急性炎症。

三、沟通要点

全面了解月经史、妊娠分娩史，取器原因及月经情况。根据 B 超检查或 X 线检查，确定节育器的位置和种类。充分告知患者及家属操作可能的风险及并发症，如出血、感染、子宫穿孔、邻近脏器损伤、取环困难或失败等，征得患者的同意与配合，签署知情同意书。

四、操作相关物品

1. 取环包　弯盘或治疗碗，卵圆钳，窥器，宫颈钳，探针，扩宫棒，取环勾或取环钳，长弯钳，无菌洞巾，纱布，棉球。
2. 无菌手套，无菌棉签，消毒液（1% 聚维酮碘，2.5% 碘酊，75% 乙醇，碘过敏者可选择 1/1000 苯扎溴铵溶液），一次性臀垫，10 ml 注射器。
3. 立灯，屏风，速干手消毒液，可回收垃圾桶及医疗垃圾桶等。
4. 备用药品　0.9% 氯化钠溶液，阿托品，2% 利多卡因，抢救用药等。

5. 操作模具　宫内节育器取出模型。

五、操作前准备

1. **医生准备**　穿工作服，戴帽子、口罩，洗手，男性医生需女性医务人员陪同。

2. **患者准备**　排空膀胱，仰卧于检查床，暴露会阴部，取环时机：①月经干净 3～7 天，无性生活；②带器早期妊娠行人工流产同时取器；③带器异位妊娠术前行诊断性刮宫时，或术后、出院前取器；④子宫不规则出血者随时取器，同时行诊断性刮宫术明确子宫内膜病变；⑤绝经 1 年以上，取器前可先予雌激素口服 5～7 天。

3. **医患沟通**　医生自我介绍，核对患者床号、姓名，测定血压、心率，确认操作指征明确，排除禁忌证，已签署手术知情同意书，安抚并取得患者配合。

4. **环境及物品准备**　调节适宜室温，屏风保护隐私，打开立灯。准备操作相关物品，查看包装完整性，核对有效期；打开取环包，检查灭菌指示卡，清点整理物品，倒入消毒液。

5. **体位准备**　患者取膀胱截石位。

六、操作步骤（表 3-12-1）

表 3-12-1　宫内节育器取出术操作步骤

消毒铺巾	• 取膀胱截石位，放置一次性臀垫，操作者立于患者两腿之间 • 戴无菌手套，聚维酮碘棉球依次消毒外阴 3 遍，消毒顺序为：小阴唇—大阴唇—阴阜—大腿内上 1/3—会阴肛门区 • 铺无菌洞巾 • 放置窥器：左手拇指、示指分开大小阴唇，暴露阴道口，右手持窥器，前后叶闭合、斜行 45°沿阴道侧后壁缓缓放入阴道，边推进，边转正窥器并张开两叶，暴露宫颈、阴道壁及穹隆部 • 边旋转窥器，边消毒阴道 3 遍，轻轻取出窥器
双合诊	• 了解阴道、宫颈、子宫及双侧附件情况
暴露宫颈	• 更换无菌手套 • 更换窥器，暴露宫颈并固定窥器，宫颈钳钳夹宫颈前唇，再次消毒阴道、宫颈及颈管
取环	带尾丝节育器： • 长弯钳轻轻牵拉宫颈口的尾丝，取出节育器 不带尾丝节育器： • 探针探查宫腔，注意宫腔形态、深度及节育器位置 • 必要时扩宫 • 取环勾或取环钳缓慢进入宫腔，触及节育器后转动勾住或钳夹节育器，并缓慢取出 • 取出困难者不可强行牵拉，应退出取环勾或取环钳，进一步查清原因，必要时在 B 超引导下或宫腔镜下取出 • 检查节育器完整性，并交由患者过目 • 观察无活动性出血，再次消毒，依次取出宫颈钳、窥器
术后处理	• 撤去洞巾、臀垫，脱手套，交代术后注意事项，协助患者穿衣复位，复测血压 • 整理物品，医疗垃圾分类处理，再次洗手 • 书写操作记录，下达术后医嘱

环型节育器嵌顿取出方法（图 3-12-1）：取环勾钩住节育器下缘，缓慢牵拉出宫颈口外，拉直螺旋丝见环结后剪断抽出。

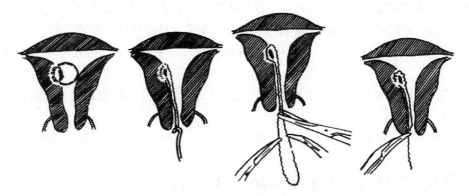

图 3-12-1 环型节育器嵌顿取出方法

➤ **操作流程图与关键步骤图示**

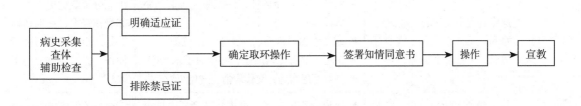

七、宣教

1. 注意休息，2 周内禁同房、盆浴，保持会阴清洁。
2. 无再孕计划者予指导避孕，出现腹痛、阴道流血多、发热等不适时就诊。
3. 取环同时行诊断性刮宫，刮取组织送病理检查，待结果返回及时告知患者。

八、术后医嘱（表 3-12-2）

表 3-12-2 宫内节育器取出术术后医嘱

日期 - 时间	妇科护理常规
—	二级护理（或一级护理）（视病情）
—	普通或特殊饮食（视病情）
—	留陪人
—	注意腹痛及阴道流血情况
—	会阴护理 qd
—	测血压 qd/tid（视病情）
—	抗生素（视病情）

九、人文关怀与职业素养

1. 操作前应调节室温至适宜温度，注意保护患者隐私，男性医生要求有女性医务工作者陪同。
2. 操作轻柔、忌粗暴，注意观察和询问患者有无不适，操作应熟练完成，减少暴露时间。
3. 取环过程中如发生子宫穿孔，甚至脏器损伤，应及时对症处理，并做好医患沟通，避免纠纷产生。
4. 操作结束后，将节育器交由患者过目，交代环完整性，并帮助患者擦拭外阴，协助患者穿衣、复位。
5. 告知患者操作是否顺利，交代术后注意事项。

十、常见并发症的处理及预防（表 3-12-3）

表 3-12-3　宫内节育器取出术常见并发症的处理及预防

并发症	临床表现	处理	预防
子宫穿孔	操作过程中突然有无底感 **原因**：操作不当，子宫肌层薄弱，子宫手术史等	• 密切观察生命体征，注意腹痛、肛门坠胀感 • 缩宫素加强宫缩、抗生素预防感染 • B超了解有无内出血，必要时手术治疗 • 做好医患沟通，交代病情，避免纠纷产生	①充分了解病史 ②操作轻柔、技术娴熟 ③如遇阻力，不可强行操作，必要时宫腔镜下取环
节育器嵌顿或断裂	节育器取出困难或取出时断裂 **原因**：节育器放置时损伤子宫壁，或带器时间过长，致使部分嵌入宫壁或发生断裂	• 取出过程困难者，可先将节育器牵拉至宫颈口外，拉直螺旋丝，找到环接口，剪断后将环取出，并仔细检查环的完整性，避免残留 • 必要时在超声引导下或宫腔镜下取环	①充分了解病史 ②操作轻柔、技术娴熟 ③取环过程不能强行牵拉，必要时在B超引导下或宫腔镜下取环
感染	发热、腹痛、下腹坠胀、阴道分泌物异常等不适 **原因**：存在生殖道炎症，未遵循无菌原则，术后过早性生活，会阴卫生差等	• 应用抗生素抗感染治疗，必要时行宫颈分泌物培养及药敏试验，选择敏感抗生素治疗 • 存在阴道炎症者对症治疗 • 中药或理疗辅助治疗	①严格把握禁忌证 ②严格无菌操作 ③感染高危因素者术后预防性应用抗生素 ④术后2周禁同房、盆浴，保持会阴清洁

十一、临床案例解析

临床案例 1　患者张某，35 岁，已婚，$G_3P_1A_1L_1$，既往人工流产 1 次，平素月经规律，放环 6 年。拟再次妊娠，要求取环，今日来门诊就诊。作为妇产科医生请予接诊。

题目 1：目前需完成哪些相关检查？

题目 2：妇科查体见阴道内大量泡沫样分泌物，阴道壁黏膜充血，宫颈呈草莓样，下一步需完成哪些检查？

题目 3：白带常规结果示：滴虫性阴道炎，请与患者沟通，并给予临床处理。

案例解析：患者为育龄期女性，有再生育需求，要求取环，有取环指征。①操作前需完善妇科查体、白带常规、血常规、凝血、妇科 B 超等相关检查，询问月经史及性生活史，排除禁忌证。②根据查体，目前阴道分泌物异常，考虑滴虫性阴道炎可能，需完善白带常规，明确诊断。③根据白带常规结果，考虑存在取环禁忌证，应先治疗阴道炎症，待治愈后再行取环术。

临床案例 2 患者刘某，53 岁，已婚，$G_2P_1A_0L_2$，绝经 2 年，放置宫内节育器 14 年。今日来门诊就诊，拟取出宫内节育器，作为妇产科医生请予以接诊。

题目 1：请完成取环前准备。

题目 2：白带常规无异常，妇科 B 超示：子宫萎缩，内膜呈线状，宫内可见节育器。请进行下一步处理。

题目 3：取环过程中发现患者宫颈口过紧，如何处理？

案例解析：患者已绝经 2 年，具有取环指征。①取环前需完善血常规、凝血、白带常规及妇科 B 超检查，询问性生活史，排除禁忌证；充分交代取环风险及可能的并发症，签署取环知情同意书。②辅助检查排除禁忌证后，行宫内节育器取出术，术前可予雌激素口服 5～7 天，以软化宫颈，减轻操作不适。③宫口过紧可应用利多卡因宫颈注射，4～6 号宫颈扩张棒依次扩张宫颈。扩张过程中密切观察并询问患者有无不适，操作轻柔。

思考题

临床案例 患者李某，33 岁，$G_3P_1A_2L_1$，平素月经不规律，有痛经，25 岁剖宫产一男婴，术中同时行左侧卵巢囊肿剥除术，病理结果为子宫内膜异位症囊肿。产后 1 年放置宫内节育器，近 2 年痛经进行性加重，月经量明显增多。现停经 55 天，今日突然出现左下腹疼痛，遂来急诊。作为急诊妇产科医生，请予以接诊。

题目 1：为明确诊断，下一步需完成哪些检查？

题目 2：妇科 B 超示：子宫略大，内膜厚约 1.1 cm，左侧附件区见一囊性包块，大小约 4.7 cm×5.1 cm，内回声不均质，盆腔积液少许，右侧附件区未见明显异常。血 β-HCG：4431.2 mIU/ml。请与患者及家属沟通病情，给出合适的治疗方案。

题目 3：与患者商议后同意手术，请告知宫内节育器处理意见，并完成相关操作。

第四部分

儿　科

第一章 儿童体格测量
（Physical Measurements of Children）

生长和发育是儿童不同于成人的重要特点。生长发育过程是连续的、有阶段性的，贯穿整个儿童时期，并遵循一定的规律。定期进行体格测量（physical measurements）有助于儿科医师对儿童生长发育状况进行评价和指导。

各年龄期儿童保健的重点不同，进行体检的频率也有所不同。新生儿期一般需进行 2 次访视，以便早期及时发现各种疾病，并为父母提供新生儿喂养和护理指导。6 个月以下婴儿建议每月体检一次，6 个月以后每 2~3 个月体检一次，预防消化功能紊乱及贫血、维生素和微量元素缺乏等营养性疾病。幼儿期建议每 3~6 个月体检一次，指导家长坚持使用生长发育监测图，筛查营养相关性疾病，进行眼及口腔保健。学龄前期建议每 6~12 个月体检一次，继续上述保健内容，并注意预防意外伤害，同时注意培养良好的学习习惯及进行道德教育。学龄期和青春期仍应加强营养相关性疾病（如营养不良、肥胖）的筛查，预防意外事故，重视心理卫生咨询。

一、适应证

需要进行体格测量的儿童。

二、禁忌证

无绝对禁忌证。但对生命体征不稳定的患病儿童，应注意体格测量时机的选择。

三、沟通要点

1. 体格测量是了解儿童生长发育状况的重要措施，应向患儿家长交代测量的目的和必要性。尤其对于缺乏儿童保健知识、未定期带患儿体检的家长，应讲明体格测量的重要性，取得其理解与配合。

2. 了解患儿生长发育史，既往体格测量情况，有无生长发育落后或营养不良，有无可能影响生长发育的基础疾病等情况。

四、操作相关物品

1. **测量用品** 体重秤、测量床 / 身高测量仪、软尺。
2. **防护用品** 帽子、防护口罩、速干手消毒液、屏风。
3. **儿童用品** 垫布、尿裤等。

4. **评价用品**　生长曲线图或体格发育测量值表。

5. **操作模具**　婴儿体格测量模型或标准化病人。

五、操作前准备

1. **医师准备**　穿工作服，戴帽子、防护口罩，洗手。如标准化病人为异性年长儿，需患儿同性家长或同性医务人员陪同。

2. **患儿准备**　空腹或餐后 2 h 以上，排空二便或更换新的尿裤。

3. **环境准备**　注意保暖（室温 22 ~ 24℃），拉好屏风，保护患儿隐私。

4. **医患沟通**　医生自我介绍，核对患儿信息，排除禁忌证，取得患儿家长或标准化病人同意与配合。

六、操作步骤

1. **体重测量**　小婴儿最好选用载重 10 ~ 15 kg 的体重秤（读数精确到 0.01 kg），幼儿可选用载重 50 kg 的体重秤（读数精确到 0.05 kg），7 岁以上儿童可选用载重 100 kg 的体重秤（读数精确到 0.1 kg）。

（1）将体重秤放在水平面上，开机，调节单位为 kg，铺垫巾，校零。

（2）将脱去衣物、尿裤的婴儿放在秤盘中央，最好由两人参与，一位称量婴儿体重，并注意保护（图 4-1-1），读取测量结果；另一位记录。1 ~ 3 岁幼儿可采用蹲位测量，需注意让其蹲于秤台中央；3 岁以上儿童可采用立位测量；对于儿童或青少年，可以穿着轻便内衣，测量时让其站立于踏板中央，双手自然下垂。

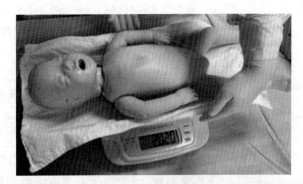

图 4-1-1　体重测量

（3）调整小儿位置，重新测量。

（4）两次读数差值不应超过 0.1 kg，如超出 0.1 kg，需测量第三次，并取最接近的两次读数之平均值。

2. **身长（高）、顶臀长测量**　3 岁以下儿童选用测量床，取卧位测量身长及顶臀长。

（1）将测量床放在水平桌面上，检查测量床刻度、足板活动度，铺垫巾。

（2）脱去鞋袜、帽子的小儿仰卧于测量床底板中线上，请家长或助手固定小儿头部（图 4-1-2），使头顶接触头板，双眼直视上方，即法兰克福平面（由两侧耳屏点和左侧眶下缘点三点所确定的平面）处于垂直位。

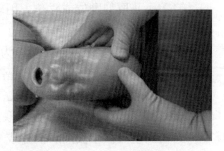

图 4-1-2　固定头

（3）测量者站于小儿右侧，左手固定双膝，使其双下肢伸直、并拢，枕、背、臀、足跟均紧贴测量床，双足保持在垂直位置（脚的长轴与腿的长轴垂直），右手移动足板使其接触两侧足跟，保证测量床两侧读数一致，读数精确到 0.1 cm，并记录（图 4-1-3）。

（4）身长测量完毕，家长或助手继续固定小儿头部和身体，使骶骨紧贴底板，测量者左手提起小儿小腿，使膝关节屈曲，大腿与底板垂直，右手移动足板使其紧贴小儿臀部，两侧读数一致，精确到 0.1 cm（图 4-1-4）。

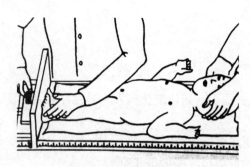

图 4-1-3 卧位身长测量

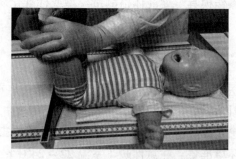

图 4-1-4 顶臀长测量

（5）身长及顶臀长均建议测量两次，取两次读数的平均值为最终测量值。

3. **身高、坐高测量**　3 岁以上儿童选用身高测量仪，取立位测量身高，取坐位测量坐高。

（1）将身高测量仪放置平稳，立柱垂直于地面。

（2）小儿脱去鞋袜，女孩需将影响高度测量的辫子解散，直立于身高测量仪的底板上，头部保持正直，双目正视前方，法兰克福平面呈水平位，双手自然下垂，膝盖伸直，足跟靠拢，足尖分开约 60°，枕部、两肩胛之间、臀部、双侧足跟均接触立柱（图 4-1-5）。

（3）测量者滑动水平板，使其与小儿头顶接触，读数前确保被测量者姿势正确，读数精确到 0.1 cm。

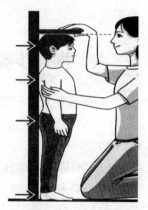

图 4-1-5　身高测量

（4）儿童坐在身高测量仪坐板上，挺身坐直，双目平视前方，枕部、两肩胛之间、臀部紧贴立柱，两大腿并拢、与躯干垂直，双足放在地面上（如足悬空，可在足下垫板），足尖向前（图 4-1-6）。

（5）重复步骤（3）。

（6）测量两次，取两次读数的平均值作为最终测量值。

4. **上、下部量测量**　3 岁以下儿童取卧位测量，3 岁以上儿童取立位测量。

（1）小儿取仰卧位或立位，用软尺测量自耻骨联合上缘至足底的垂直距离，为下部量，精确到 0.1 cm。

（2）身长 / 身高减去下部量即为上部量。

（3）测量两次，取两次读数的平均值作为最终测量值。

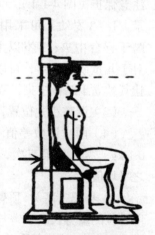

图 4-1-6　坐高测量

5. **头围测量**　3 岁以内婴幼儿需测量头围。6 月龄以内婴儿取卧位，6 月龄以上婴儿可取坐位，幼儿可取立位。

（1）测量者位于被测者前方或一侧，将软尺零点固定于一侧眉弓上缘，软尺经过同侧耳上方、枕骨粗隆最高点、对侧耳上方，从另一侧眉弓上缘回至零点，两侧对称（图 4-1-7）。

（2）软尺应紧贴皮肤，压紧头发及皮下组织，读数精确到 0.1 cm。

（3）测量两次，测量差值应在 0.2 cm 以内，如超出 0.2 cm，需测量第三次，并取最接近的两次读数平均值作为最终测量值。

6. **胸围测量**　3 岁以下婴幼儿取卧位或立位，3 岁以上儿童取立位。

（1）测量者位于被测者前方或一侧，将软尺零点固定于一侧乳头下缘，

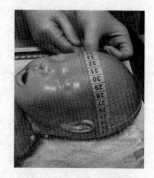

图 4-1-7　头位测量

绕经双侧肩胛下角下缘，从另一侧乳头下缘回到零点，两侧对称（图4-1-8）。

（2）软尺应紧贴皮肤，取平静呼、吸时的中间数，精确到0.1 cm。

（3）测量两次，测量差值应在0.2 cm以内，如超出0.2 cm，需测量第三次，并取最接近的两次读数平均值作为最终测量值。

7. **腹围测量**　取卧位测量。

（1）测量者位于一侧，测量婴儿时，将软尺零点固定于脐与剑突连线中点，经同一水平，绕背一周，回到零点（图4-1-9）。儿童可平脐经同水平位绕背一周。

（2）左右对称，松紧合适，精确到0.1 cm。

（3）测量两次，测量差值应在0.2 cm以内。如超出0.2 cm，需测量第三次，并取最接近的两次读数平均值作为最终测量值。

8. **上臂围测量**　可用来筛查1~5岁儿童的营养状况。

（1）小儿取仰卧位、坐位或立位，双手自然平放或下垂，一般测量左上臂。

（2）将软尺零点固定于上臂外侧肩峰至鹰嘴连线中点，沿该点水平绕臂一周，回到零点，软尺紧贴皮肤，读数精确到0.1 cm。

（3）测量两次，测量差值应在0.2 cm以内，如超出0.2 cm，需测量第三次，并取最接近的两次读数平均值作为最终测量值。

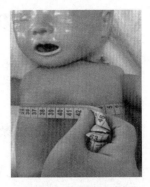

图 4-1-8　胸围测量

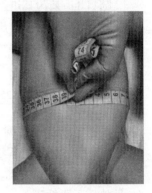

图 4-1-9　腹围测量

七、宣教

1. 对照生长曲线图或体格发育测量值表，结合既往测量结果，评价小儿生长水平、生长速度及匀称度。

2. 给予喂养指导，告知下次体检时间。

3. 对于生长异常或生长波动小儿，告知及时寻找可能原因，指导到相关科室就诊。

八、操作后医嘱（表4-1-1）

表 4-1-1　儿童体格测量操作后医嘱

日期 - 时间	临时医嘱
一	绘制生长曲线图
一	健康宣教
一	喂养指导
一	预约下次体检时间

九、人文关怀及职业素养

1. 为病情危重或低体温患儿、早产儿进行体重测量时，应特别注意保暖，可不脱衣物。测量完毕后，再称重衣物，相减得出体重值。

2. 测量过程中需注意保护患儿，防止坠床、跌倒。

3. 合理安排测量项目，尽量减少患儿暴露时间。

十、常见并发症的处理及预防

体格测量一般无并发症，但需警惕病情危重患儿、早产儿因体格测量时间过长出现延误病情、低体温等情况。

十一、临床案例解析

临床案例 1 患儿李某，女，系 28 周胎龄早产儿，出生体重 1.05 kg。现 2 岁，平素饮食、睡眠规律。

题目 1：请为其进行体格测量。

题目 2：请根据给出的数据绘制该患儿生长曲线图。

月龄	3	6	9	12	18	24
身长（cm）	50.0	61.5	67.0	71.5	79.0	84.5
体重（kg）	3.25	6.00	7.88	8.85	10.35	11.35

案例解析：患儿现 2 岁，可取卧位测量身长、顶臀长、下部量、腹围，可取立位或坐位测量头围、胸围，使用量程 50 kg 的体重秤取蹲位测量体重。患儿系 28 周胎龄早产儿，需矫正胎龄后绘制生长曲线图，并对生长发育情况进行评价，身长 / 身高至 40 月龄、体重至 24 月龄、头围至 18 月龄后不再矫正。

临床案例 2 患儿王某，男，6 岁，新冠疫情居家期间运动量少，食量大，体重增长迅速。

题目 1：请予以体格测量。

题目 2：患儿身高 121.5 cm，体重 30.5 kg，请对其生长发育情况予以评价。

题目 3：请对该患儿进行健康指导，并告知患儿家长需警惕合并哪些疾病。

案例解析：①6 岁儿童可与测量者进行必要的沟通，测量时患儿应只穿轻便的内衣裤。②该患儿 BMI 超过同性别、同年龄参考值的 P_{95}，可诊断为肥胖症。③能量摄入过多是肥胖的主要原因，此外还有活动量过少、遗传因素、进食过快、精神创伤等。肥胖患儿常伴有血脂变化、血尿酸升高，还可能出现甲状腺激素、生长激素、糖皮质激素、性激素等内分泌激素水平变化，甲状旁腺激素及维生素 D 代谢异常等。肥胖症的治疗原则是减少产热能性食物的摄入和增加机体对热能的消耗，使体脂减少并接近其理想状态，同时又不影响儿童身体健康及生长发育。饮食疗法和运动疗法是两项最主要的措施。良好的饮食习惯对减肥具有重要作用，多推荐低脂肪、低糖类和高蛋白、高微量营养素、适量纤维素食谱。适当的运动能促使脂肪分解，减少胰岛素分泌，使脂肪合成减少，蛋白质合成增加，促进肌肉发育。此外，应鼓励儿童坚持控制饮食及加强运动锻炼，增强减肥的信心；一般不主张用药，必要时在专业医生指导下进行。

思考题

临床案例 患儿张某，男，2 个月，41 周经阴道分娩，出生体重 4.00 kg，身长 51.0 cm。生后吃奶欠佳，皮肤黄染 1 月余才消退，肢体活动少，体重增长不满意。

题目 1：请为其进行体格测量。

题目 2：测量结果显示体重 4.55 kg，身长 53.5 cm。患儿面色苍黄，皮肤粗糙，眼距宽，鼻梁低平，舌宽厚，伸出口外，脐部膨出，四肢肌张力低。患儿可能患有哪些疾病？需要进行哪些辅助检查？应给予怎样的治疗？

附表：中国 2~18 岁男童 BMI 百分位曲线图

中国2~18岁男童BMI百分位曲线图

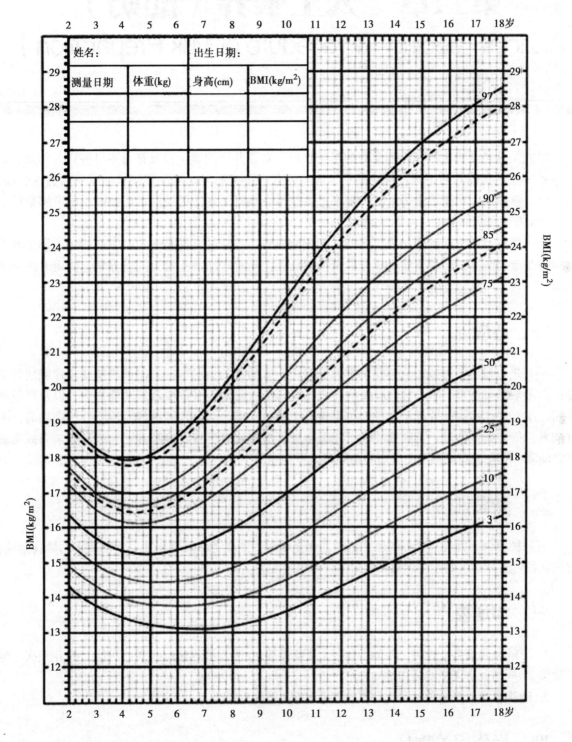

第二章　人工喂养（配奶）
Artificial Feeding（Procedure of Milk Preparation）

母乳是满足婴儿生理和心理发育的最好食物，对婴儿的健康生长发育有不可替代的作用。但仍存在一些不宜哺乳的情况：母亲感染 HIV、患有严重疾病（如慢性肾病、糖尿病、恶性肿瘤、精神病、癫痫或心功能不全等）时。母亲患急性传染病时，乳汁可经消毒后哺喂。母亲感染结核病，经治疗无临床症状时，可继续哺乳。

在不能进行母乳喂养或母乳不足时，配方奶应作为首选的乳类来源。配方奶粉多选择牛乳为基础的改造奶制品，宏量营养素成分尽量接近母乳，同时添加一些重要的营养素，使用时按年龄选用。

一、适应证

不宜进行母乳喂养或母乳不足的婴儿。其中不宜哺乳的情况包括：①母亲接受化疗或放射治疗；②母亲患有严重心脏、肾、肝疾病，或高血压及糖尿病伴有重要器官功能损害，以及严重精神病、反复发作癫痫；③母亲患各型传染性肝炎的急性期、活动性肺结核、流行性传染病时，不宜哺乳，待传染期已过，可继续哺乳；④母亲患乳房疱疹时不宜直接哺乳；⑤吸毒母亲未戒毒前不宜哺乳；⑥艾滋病或感染艾滋病病毒的母亲不宜哺乳。

二、禁忌证

因各种原因不宜进行喂养的患儿，如消化道梗阻、消化道活动性出血、术前或术后禁食期间，胃内潴留过多，对牛奶蛋白过敏，生命体征不稳定等。

三、沟通要点

1. 了解患儿信息（姓名、年龄、床号/住院号等）、平素喂养情况（奶粉种类、喂养频次、喂养量等）、病情及有无牛奶蛋白过敏史。
2. 确认患儿上次进食时间、是否已更换尿布/尿裤等情况。

四、操作相关物品

1. **操作环境**　配奶间宽敞、明亮、定期消毒，操作台清洁、卫生、定期消毒，喂奶车需专用。
2. **防护用品**　工作服、帽子、防护口罩、速干手消毒液。

3. **婴儿用品** 清洁纸巾或小毛巾。

4. **配奶用品** 温开水、配方奶粉、奶粉专用量勺、量杯、烧杯或其他消毒容器、30~50 ml 注射器、水温计、搅拌勺、消毒奶瓶、奶嘴。

5. **操作模具** 婴儿喂养模型。

五、操作前准备

1. **医师准备** 穿工作服，戴帽子、防护口罩，洗手。
2. **患儿准备** 进食后 2~3 h，更换新的尿布/尿裤。
3. **环境准备** 专用配奶间、操作台，配奶间温度适宜。
4. **医患沟通** 医生自我介绍，核对患儿信息，排除禁忌证，取得患儿家长同意与配合。

六、操作步骤

1. **计算奶量** 根据患儿体重、日龄/月龄、热卡需求、胃肠道耐受情况等，计算每次配奶所需水量及奶粉量。

计算方法一：根据每日所需总液量计算。婴儿每日所需总液量约 150 ml/kg，不同月龄每日喂养 5~8 次不等，早产儿可每 2 h 喂养 1 次，甚至 24 h 匀速胃管内泵入所需奶量。计算出每次喂养量，即所需水量（涨奶量忽略不计）。根据奶粉说明书，在 30 ml 水中加入 1 勺（小量勺）奶粉，或在 60 ml 水中加入 1 勺（大量勺）奶粉，计算出所需奶粉量。

计算方法二：根据每日所需热量计算。婴儿每日所需总热量为 100~110 kcal/kg，1 g 奶粉约提供 5 kcal 能量，即每日所需奶粉量为 20~22 g/kg，根据喂养次数，计算出每次喂养所需奶粉量。1 小量勺奶粉约 4.4 g，需要 30 ml 水，1 大量勺奶粉需要 60 ml 水。

如患儿配合肠外营养，需先减去肠外营养液量或热量。

2. **洗手、准备操作台及用物** 六步洗手法洗手，将操作台擦拭干净，用无菌持物钳取出配奶所需量杯、烧杯或其他消毒容器、奶瓶等。

3. **检查奶粉** 选择合适的奶粉种类（早产配方奶粉/足月配方奶粉/特殊配方奶粉等），检查奶粉有效期、开罐日期（一般配方奶开罐后有效期为 3~4 周），检查奶粉质量（有无变色、异味、结块等）、奶粉配制比例（量勺大小）。

4. **配制奶液**

（1）用量杯量取适量温水（水温 50℃左右，不应超过 70℃），将量好的水倒入烧杯或其他配奶容器中。

（2）加入相应量的奶粉，1 量勺奶粉指没有压实的 1 平口量勺分量，一般奶粉罐口会留有用于刮量勺口的平面。奶粉量不应过少或过多，以免造成患儿营养不足或消化障碍。

（3）用搅拌勺将奶粉搅拌均匀，使其完全溶解，切忌用力搅拌而造成泡沫过多。

（4）将配制好的奶液倒入奶瓶中，或使用注射器抽取所需奶量加入奶瓶中。安装合适孔径的奶嘴，奶嘴孔径以倒置奶瓶时奶液连续滴出为宜。

5. **人工喂养**

（1）经口喂养：适用于吸吮、吞咽、呼吸功能协调的患儿。携物品至床旁，核对患儿信息。在患儿颌下垫小毛巾，防止溢奶弄湿衣服。将奶瓶倒置，滴出数滴奶液在手腕上，以测试奶温、奶速。将患儿抱起，使其头和身体呈一直线，刺激吸吮反射，给予喂养。喂养过程中需使奶液充满整个奶嘴，以免患儿吸入过多空气。喂奶完毕，为患儿擦拭口唇周围奶渍，将患儿竖抱，靠在喂养者肩部，轻拍患儿背部，待其打嗝后再放回床上，并取侧卧位或斜坡卧位，以防止误吸。

（2）管饲喂养：适用于胎龄 32～34 周以下的早产儿；吸吮、吞咽功能不协调的患儿；无法完全经口完成所需喂养量的患儿；因疾病或治疗因素不能经口喂养的患儿。

口/鼻胃管是管饲喂养的首选途径，婴儿、儿童经口/鼻置入胃管与成人有以下不同：①不能配合者，需助手固定其头部，约束其上肢；②胃管型号选择：体重小于 1 kg 者选择 6 号，大于 1 kg 者选择 8 号，婴儿选择 10～12 号，幼儿（1～3 岁）选择 12～14 号，儿童（3 岁至青春期）选择 14～16 号；③置入深度：新生儿为鼻尖至剑突与脐部连线中点长度，婴幼儿及儿童为鼻尖-耳垂-剑突下缘长度或前额发际至胸骨剑突长度；④不能配合吞咽者，插管前可将患儿头后仰，插入至会厌部时，将患儿头部托起，使其下颌靠近胸骨柄，缓慢插入至预定深度。

管饲喂养有以下几种方式：①推注法：适合胃肠道耐受良好的较成熟新生儿或婴儿，推注速度不宜过快，但不适于胃食管反流和胃排空延迟患儿；②重力喂养法：适用于胎龄 <34 周的早产儿，或不明原因呕吐的新生儿，分离注射器活塞，将连接胃管的注射器悬吊在暖箱顶部或固定在患儿头部上方 15～20 cm 处，使奶液靠重力作用缓慢流入患儿胃内（图 4-2-1）；③间歇输注法：根据患儿胃肠道耐受情况，间隔 1～4 h 输注，使用输液泵每次输注时间持续 0.5～2 h；④持续输注法：使用输液泵 24 h 持续输注喂养，但输液泵中的奶液需每 3 h 更换一次。

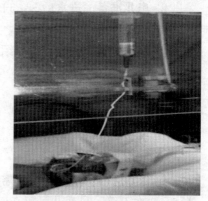

图 4-2-1　重力喂养法

管饲喂养前需确认胃管位置及胃内潴留情况，可使用注射器缓慢回抽，如胃内潴留量超过上次喂养量的 1/4，则建议减量或暂停喂养。

管饲喂养后，可用 0.5～1 ml 温开水冲管，并妥善固定胃管。

6. 整理用物

（1）奶粉取用完毕即盖好，放回原处备用。

（2）配奶用过的量杯、烧杯、搅拌棒等使用专用清洁工具及清洁剂彻底清洗干净，奶瓶、奶嘴不能留有奶渍、油渍。

（3）清洗后的奶具，待晾干或用治疗巾吸干水分，高压蒸汽灭菌。

（4）如为患传染病隔离的患儿，用物需隔离处理，使用 1000 mg/L 浓度的含氯消毒液浸泡，再清洗、送高压蒸汽灭菌消毒。

7. 记录

（1）六步洗手法洗手。

（2）记录喂奶时间、喂奶量、患儿吃奶情况等。

七、宣教

1. 喂奶后患儿暂时取侧卧位或斜坡卧位，防止误吸。

2. 给予喂奶指导，告知下次喂奶时间及喂奶后需观察的事项。

3. 经口/鼻胃管喂养的患儿，告知胃管护理及预防脱出相关注意事项。

八、操作后医嘱（表 4-2-1）

表 4-2-1 人工喂养操作后医嘱

日期 - 时间	临时医嘱
—	侧卧位
—	健康宣教
—	喂养指导

九、人文关怀及职业素养

1. 经口喂养时，应先刺激患儿吸吮反射，切忌在患儿哭闹、大笑时强行塞入奶嘴，以免引起呛咳。

2. 喂奶后拍嗝时应注意保护患儿脊柱，在暖箱内不宜抱起的患儿，可采用坐位拍嗝，将患儿扶坐后，一手托住患儿下颌骨（切忌压迫颈部软组织），另一手轻拍背部。

3. 长期管饲喂养患儿应每日进行 2 次口腔护理（2% 碳酸氢钠溶液擦拭口腔），口 / 鼻胃管每周更换 1 ~ 2 次。

十、常见并发症的处理及预防

1. **呛奶** 选择合适的奶嘴可预防呛奶。喂奶过程中严密观察患儿肤色、吞咽情况等，如出现呛咳、发绀等情况，及时停止喂养，将患儿侧卧，轻拍背部，听诊心肺，必要时吸氧。

2. **溢奶** 给予合适的奶量喂养，喂养时使奶液充满奶嘴以免吸入大量空气，喂奶后拍嗝等方法，均可预防溢奶。

3. **牛奶蛋白过敏** 如患儿出现皮疹、腹胀、腹泻、哭闹等，需警惕牛奶蛋白过敏可能。如出现过敏表现，建议改予部分水解或深度水解蛋白配方奶，甚至氨基酸奶粉喂养，必要时完善过敏原检测。

十一、临床案例解析

临床案例 1 患儿，女，30 周胎龄早产，出生体重 1.3 kg。生后 10 天，目前予早产配方奶 12 ml q2 h 喂养。患儿 2 h 前喂奶，为定期更换，已拔除鼻胃管，无呕吐、腹胀。请处理。

案例解析：患儿系 30 周胎龄早产儿，现纠正胎龄 31^{+3} 周，小于 32 周，吞咽功能不协调，需管饲喂养。患儿鼻胃管需更换，已于上次喂奶后拔出，现需重新置入鼻胃管，选择 8 号胃管，置入深度为鼻尖至剑突与脐部连线中点的长度。置管后需回抽，如胃内潴留量超过 3 ml（上次喂养量的 1/4），则减量或暂停喂养一次。配奶时注意选择早产配方奶，30 ml 水加 1 小量勺奶粉，配制完成后用注射器抽取 12 ml，采用重力喂养法喂养。

临床案例 2 患儿，男，9 个月，体重 9 kg，行 "肠套叠部分肠切除肠吻合术" 后第 10 天，目前行部分静脉营养，部分胃肠内营养，已知静脉营养能量已达 50 kcal/（kg·d），请合理予配方奶胃肠内营养（8 次 / 天）。

案例解析：9 个月婴儿，目前部分胃肠内营养，每日所需热量为（100–50）× 9 = 450 kcal，需奶粉量约 90 g，共约 20 小量勺，每次约 2.5 小量勺。可每次配制 90 ml 水加 3 小量勺配方奶，用注射器抽取 75 ml 进行喂养。

思考题

临床案例 患儿，女，5 个月，体重 6 kg，因无配方奶，请分别计算含 8% 糖牛奶和含 5% 糖牛奶 1 天的奶量及喂养方案。

提示： 在不能使用配方奶喂养的情况下，可选择牛奶喂养，但牛奶需经过煮沸、加糖、稀释处理。100 ml 牛奶可提供约 67 kcal 热量，加入 8% 葡萄糖可提供 $4 \times 8 = 32$ kcal 热量，故 100 ml 8% 糖牛奶可提供约 100 kcal 热量。同理，100 ml 5% 糖牛奶可提供约 87 kcal 热量。给予糖牛奶喂养的患儿，需额外补充水分以满足每日所需液量。此外，5 个月女婴体重 6 kg，如为足月儿出生，根据生长曲线体重处于第 3 百分位，需明确体重低下的原因。

第三章　小儿骨髓穿刺术（胫骨）
(Bone Marrow Aspiration in Children，Tibia)

骨髓穿刺术（bone marrow aspiration）是临床最常用的诊断方法之一，可用于血液系统疾病、感染性疾病的诊断，也可用于抢救时暂时性液体通路的建立。

抽取骨髓液涂片，进行骨髓形态学、细胞化学、免疫分型、基因分析、染色体核型分析等检查，有助于血液系统疾病的诊断、鉴别诊断和疗效评估。抽取骨髓液进行细菌、真菌培养，有助于感染性疾病的诊断。抽取骨髓液进行造血细胞培养、造血干细胞移植，可用于部分血液系统疾病的治疗。

一、适应证

1. 诊断性骨髓穿刺术
（1）血液系统疾病的诊断、分期、鉴别诊断、疗效评估等。
（2）不明原因发热患儿的鉴别诊断、重症感染患儿的病原学检查。
（3）部分代谢性疾病的诊断，如戈谢病等。

2. 治疗性骨髓穿刺术
（1）急危重症婴幼儿抢救时，如静脉通路建立困难，可行胫骨穿刺建立骨髓输液通路。
（2）提取造血干细胞，为骨髓移植患儿提供骨髓来源。

二、禁忌证

1. 血友病、严重凝血功能障碍患儿，凝血功能纠正前。
2. 穿刺部位有开放性损伤、感染。

三、沟通要点

应告知患儿监护人操作的目的和必要性，讲明可能出现的风险、并发症，如穿刺部位出血、感染、穿刺失败等，征得患儿监护人同意及配合，签署知情同意书。患儿一般无法主动配合操作，可给予药物镇静下操作，讲明镇静的方式、可能风险等。

四、操作相关物品

1. 操作者防护用品　无菌手套、医用帽子及口罩等。
2. 消毒及麻醉用品　安尔碘或聚维酮碘、无菌棉签 / 棉球、2% 盐酸利多卡因注射液、5 ml 注射器等。

3. **骨髓穿刺包** 含弯盘、穿刺针、载玻片、10 ml/20 ml 注射器、无菌纱布、敷贴、洞巾。核对穿刺包的包装完整性及有效期。

4. **其他** 治疗车、医用胶带、抗凝试管、纱布垫、记号笔、医疗垃圾桶及可回收垃圾桶、锐器盒等。

5. **操作模具** 儿童胫骨穿刺模型。

五、操作前准备

1. **医生准备** 穿工作服，戴帽子、口罩，六步洗手法洗手，一助手协助摆放患儿体位，另一助手协助骨髓涂片。穿刺前充分了解患儿病情、穿刺目的等，以评估操作指征及禁忌证；掌握骨髓穿刺可能出现的并发症及处理方法；助手协助观察穿刺过程中患儿情况。

2. **患儿准备**

（1）了解凝血功能：查看患儿血常规、凝血功能结果。血小板减少并非骨髓穿刺绝对禁忌证，除非患儿存在活动性出血、生命体征不稳定等情况；凝血功能障碍者，需在操作前补充凝血因子等，以纠正凝血功能。

（2）适当镇静：胫骨穿刺适用于 2 岁以下患儿或抢救时建立骨髓输液通路，患儿多无法主动配合穿刺，需给予镇静治疗，可选择水合氯醛、咪达唑仑、地西泮或苯巴比妥等。

3. **医患沟通** 医生自我介绍，核对患儿床号、姓名、住院号，测定血压、心率，确认操作指征（病史、查体、辅助检查），排除禁忌证，签署操作知情同意书，安抚患儿并取得患儿监护人理解与配合。

4. **环境及物品准备** 调节适宜室温，请无关人员离开房间，屏风或床帘遮挡以保护患儿隐私，检查操作所需物品包装完整性及有效期，并将其有序放在治疗车上，治疗车多放在操作者右侧。

5. **体位准备** 患儿取仰卧位，穿刺侧小腿稍外展，腘窝处稍垫高（可在腘窝下垫纱布垫）（图 4-3-1）。

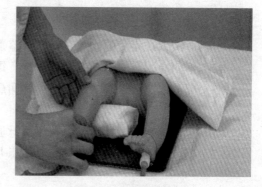

图 4-3-1 胫骨穿刺体位

六、操作步骤

1. **确认穿刺位点** 再次核对患儿信息，取患儿胫骨粗隆下 1 cm 前内侧胫骨平坦处为穿刺点，做标记。

2. **消毒铺巾** 打开骨髓穿刺包，戴无菌手套，检查灭菌指示卡。检查穿刺包内物品是否齐全，检查穿刺针型号、通畅性以及尖端是否锐利。助手协助倒入安尔碘或聚维酮碘浸泡消毒棉球。以穿刺点为中心，由内向外呈同心圆样消毒，直径至少 15 cm，但因患儿下肢宽度有限，左右达下肢侧面即可。共消毒 3 遍，后一遍消毒范围略小于前一遍。将无菌洞巾中心对准穿刺点铺巾。

3. **麻醉** 双人核对 2% 盐酸利多卡因注射液，以 5 ml 注射器抽取 2 ml。在穿刺点斜行进针，皮下注射形成皮丘，沿穿刺点垂直进针，先回抽后注药，逐层浸润麻醉，进针至骨膜后行多点麻醉。拔针后用无菌纱布压迫片刻，并记录进针深度。

4. **穿刺** 根据麻醉进针深度，调整穿刺针固定器。左手拇指与示指绷紧穿刺部位皮肤，右手持穿刺针垂直刺入皮肤，到达骨膜后，使穿刺针向足侧、外侧倾斜（朝向骨髓腔方向），缓慢旋转进针（图4-3-2），穿刺针固定后停止进针，拔出针芯，在纱布上擦拭观察有无骨髓。

5. **抽吸骨髓** 10 ml/20 ml干燥注射器抽取约1 ml空气，接在穿刺针末端，缓慢抽取骨髓液0.1～0.2 ml。

6. **涂片** 操作者取下注射器立即交予助手，助手将骨髓液滴在载玻片上，尽快涂片6～8张，以防骨髓液凝固。涂片后观察是否有骨髓小粒，待骨髓液自然干燥，标记以备送检。

7. **继续抽吸骨髓** 根据病情需要，决定是否继续抽吸骨髓液，以完善骨髓培养、融合基因或染色体检查等。

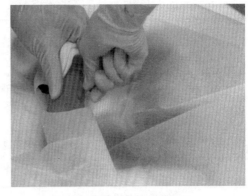

图4-3-2 胫骨穿刺进针

8. **拔针** 骨髓抽吸完毕，还纳针芯，拔出穿刺针，无菌纱布压迫穿刺点，按压至无活动性出血，用医用胶带固定或以敷贴覆盖，必要时予加压包扎。

9. **外周血涂片** 采集末梢血，涂片2～3张，与骨髓涂片同时送检。

10. **整理物品** 为患儿整理衣服，穿刺针及弯盘等用品待灭菌消毒，医疗垃圾分类处理，注射器针头、剩余载玻片置锐器盒。

11. **洗手记录**

➤ **操作流程与关键步骤图示**

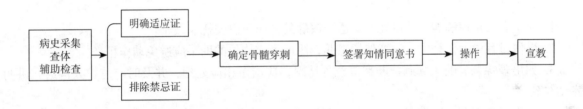

七、宣教

1. 向患儿监护人交代骨髓穿刺后注意事项，穿刺部位适当制动、保持干燥，观察穿刺部位敷料是否干燥、有无渗血等。

2. 因骨髓细胞学检查需经染色、阅片等步骤，出具报告往往需要数小时，告知患儿监护人，需耐心等待检查结果。

八、操作后医嘱（表4-3-1）

表4-3-1 小儿骨髓穿刺术操作后医嘱

日期 - 时间	长期医嘱、临时医嘱
—	儿科护理常规
—	一级护理
—	母乳喂养 / 混合喂养 / 普通饮食（根据年龄及平时喂养方式）
—	留陪人
—	心电监护（必要时）

续表

日期 - 时间	长期医嘱、临时医嘱
—	指脉氧监测（必要时）
—	监测血压（根据需要选择频次）
—	骨髓穿刺术
—	2% 盐酸利多卡因注射液 2 ml 局麻
—	穿刺部位换药 prn
—	骨髓细胞学检查
—	骨髓培养（如病情需要）
—	骨髓融合基因检测（如病情需要）
—	骨髓染色体检查（如病情需要）
—	抗感染、抗肿瘤等针对原发病治疗

九、人文关怀及职业素养

1. 对于有一定理解能力的患儿，除适当镇静外，应予以安抚、鼓励。

2. 操作过程中动作轻柔，注意保护患儿，协助固定体位的助手应避免动作粗暴。

3. 如出现穿刺失败、穿刺针断裂等意外情况，应给予相应处理，并及时与监护人沟通，讲明替代方案。

4. 儿童骨髓穿刺点除胫骨外，还可选择髂后上棘、髂前上棘和胸骨。但因胸骨较薄，且紧邻大血管和心脏，发生意外风险相对较高，故仅适用于大年龄儿童。

5. 穿刺结束后标本及时送检，检查结果回报后，及时告知监护人，并给出进一步治疗方案。

十、常见并发症的处理及预防（表 4-3-2）

表 4-3-2　小儿骨髓穿刺术常见并发症的预防及处理

并发症	出现原因	处理	预防
干抽	①穿刺针未到达骨髓腔 ②穿刺针被皮下组织或骨块阻塞 ③骨髓纤维化、再生障碍性贫血等疾病	还纳针芯，继续进针少许或退针少许，重新抽吸；更换穿刺部位	穿刺进针时注意固定针芯尾端，防止针芯滑出
出血	①血小板减少和（或）血小板功能异常 ②凝血功能异常	局部按压止血，必要时输注血小板或凝血因子	操作前严格排除禁忌证，纠正凝血功能异常
感染	违反无菌原则；患儿患有免疫缺陷疾病或处于免疫抑制状态	积极抗感染治疗，根据病情局部或全身用药	严格无菌操作
穿刺针断裂	穿刺针大范围摆动；强行进针	尽量用血管钳将穿刺针远端拔出，必要时请外科协助取出	进入骨质后穿刺针避免大范围摆动；如遇大理石骨质，避免强行进针

十一、临床案例解析

临床案例 1　患儿王某，男，1 岁 3 个月，因 "呕血、鼻出血 2 h" 就诊。查体：精神反应差，全身皮肤黏膜苍白，全身见较多针尖大小出血点，肝、脾肋下未触及，浅表淋巴结未触及肿大。2 周前曾患上呼吸道感染。急查血常规示白细胞 9.2×10^9/L，中性粒细胞比例 35%，血红蛋白 65 g/L，血小板 1×10^9/L；凝血功能大致正常。

题目 1：请做出初步诊断，并给出初步治疗方案。

题目 2：经积极治疗，患儿呕血及鼻出血停止，血红蛋白升至 90 g/L，血小板升至 50×10^9/L。为明确诊断，该患儿还需完善哪些辅助检查？

案例解析：①该患儿首先需考虑免疫性血小板减少症。目前出现急性出血，并因出血量多导致中度贫血，应使其绝对卧床休息，密切监测生命体征，积极止血治疗，同时应输注红细胞纠正贫血，应用糖皮质激素及大剂量免疫球蛋白以升高血小板治疗。②上述治疗有效，符合免疫性血小板减少症特点，为进一步鉴别诊断，可行骨髓细胞学检查、血小板抗体测定等。

临床案例 2　患儿张某，女，10 个月，因 "发热 3 天、反应差 5 h" 来院。查体：体温 40℃，血压 50/30 mmHg，反应极差，全身皮肤发花，四肢末梢冷，毛细血管再充盈时间（CRT）>5 s。为患儿建立外周及中心静脉通路困难。请为患儿建立临时输液通路。

案例解析：该患儿反应差、血压低、末梢循环差，出现休克表现，病情危重，需立即扩容等治疗，但建立静脉通路困难，需紧急为其建立骨髓输液通路。在扩容等治疗的同时，仍需积极建立静脉通路。

思考题

临床案例　患儿张某，男性，1 岁，因 "发热 1 周，发现皮肤出血点 2 天" 入院。查体：面色苍白，全身皮肤可见多发针尖样出血点，右侧膝关节处可见直径约 3 cm 瘀斑。双肺呼吸音清，未闻及干、湿啰音。心音有力，心率 140 次 / 分，心律齐。腹膨隆，肝肋下 3 cm，剑突下 4 cm，质软，脾肋下 7 cm，质韧。辅助检查：血常规示白细胞 35.37×10^9/L，血红蛋白 60 g/L，血小板 20×10^9/L；凝血功能未见明显异常。

题目 1：为明确诊断，该患儿需要完善哪些检查？

题目 2：穿刺点该如何选择？

第四章 小儿腰椎穿刺术
(Pediatric Lumbar Puncture)

腰椎穿刺术（lumbar puncture）是小儿临床常用的检查方法之一，对神经系统疾病的诊断和治疗有重要价值、简便易行，操作也较为安全。但如适应证掌握不当，轻者可加重原有病情，重者甚至危及患儿安全。

一、适应证

1. 中枢神经系统感染及非感染性炎症、代谢性疾病、脑血管疾病或肿瘤等疾病的诊断及疗效判断。
2. 注入放射性核素行脑、脊髓扫描。
3. 注射液体或放出脑脊液以维持、调整颅内压平衡，或注入药物治疗相关疾病（如结核性脑膜炎、中枢神经系统白血病）。

二、禁忌证

1. 颅内压明显增高，有脑疝迹象（如双侧瞳孔不等大）。
2. 穿刺部位存在感染或开放性损伤。
3. 明显的出血倾向。
4. 休克及可能需要心肺复苏。

三、沟通要点

应告知患儿监护人操作的目的和必要性，讲明可能出现的风险、并发症，如穿刺部位出血、感染、穿刺失败等，征得患儿监护人同意及配合，签署知情同意书。无法主动配合操作的患儿，尤其是婴幼儿，可给予药物镇静下操作，讲明镇静的方式、可能风险等。

四、操作相关物品

1. **穿刺用品** 一次性腰椎穿刺包：含腰椎穿刺针、一次性无菌注射器、无菌镊子、测压管、无菌试管、试管塞、一次性无菌医用橡胶手套、医用脱脂纱布、医用棉球、自粘性伤口敷料、无菌孔巾。核对穿刺包的有效期及包装完整性。
2. **防护用品** 帽子、防护口罩、速干手消毒液、屏风、医用垃圾桶、锐器盒。
3. **儿童用品** 垫布、尿裤等。
4. **药物用品** 安尔碘或聚维酮碘、2% 盐酸利多卡因注射液。

5. **操作模具** 婴儿腰椎穿刺模型。

五、操作前准备

1. **医师准备** 需要 1~2 名助手配合操作；穿工作服，戴帽子、防护口罩，洗手；操作者穿刺前充分了解患儿病情、穿刺目的及辅助检查情况等，以评估操作指征及禁忌证；掌握腰椎穿刺可能出现的并发症及处理方法；助手协助患儿体位摆放，并观察穿刺过程中患儿情况。

2. **患儿准备** 抚慰患儿，必要时予水合氯醛或地西泮镇静；排空二便或更换新的尿裤；测量生命体征。

3. **环境准备** 注意保暖（室温 22~24℃），拉好屏风，保护患儿隐私。

4. **医患沟通** 医生自我介绍，核对患儿信息，向监护人说明穿刺目的、必要性及可能出现的并发症以及穿刺后注意事项；监护人签署知情同意书。

六、操作步骤

1. **体位** 患儿取左侧卧位，低头并膝髋屈曲，双手抱膝，沿诊疗床侧卧。助手协助弯曲患儿下肢及头部，最大程度地弯曲脊椎；背部呈弓形，与床面垂直，充分暴露操作部位的椎间隙。

2. **穿刺点选择**

（1）再次核对患儿信息。

（2）左手触摸双侧髂嵴，髂嵴上缘连线与后正中线交点为第3、4腰椎棘突之间，确定为穿刺点，小婴儿脊髓相对较长，穿刺部位可选择第4、5腰椎间隙（图4-4-1）。切忌穿刺部位过高。

（3）标记穿刺点。

3. **消毒铺单**

（1）术者打开穿刺包，手仅可触及腰椎穿刺包外层外侧，戴无菌手套。检查穿刺包内物品是否齐全、穿刺针是否通畅、尖端是否锐利、测压管连接处是否完好。助手协助倒入安尔碘浸泡消毒棉球。

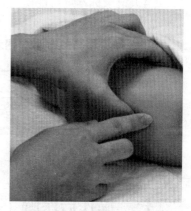

图 4-4-1 腰椎穿刺点定位

（2）用无菌镊子夹起棉球，以确定好的穿刺点为中心，垂直于皮面从中心向外呈同心圆样消毒3遍，消毒直径需大于孔巾直径，后一遍不超过前一遍范围，用过的棉球弃掉。

（3）无菌孔巾中心对准穿刺点铺巾。

4. **麻醉**

（1）注射器抽取 2% 盐酸利多卡因注射液约 2 ml，注意需双人核对药品。

（2）在穿刺点局部皮下注射形成皮丘，再将注射器垂直于皮肤表面进针；边进针边间断负压回抽，如无液体及鲜血，可注射麻醉药，逐层浸润麻醉各层组织至韧带。拔针后用无菌纱布压迫片刻，并记录进针长度。

5. **穿刺**

（1）左手拇指固定于第3腰椎棘突，右手持穿刺针，针尖斜面向上，沿第3腰椎棘突下缘垂直于患儿后背进针（图4-4-2），

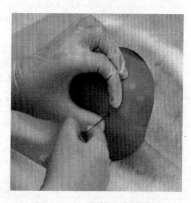

图 4-4-2 腰椎穿刺进针

进入皮下组织后针尖可稍向头侧倾斜，缓慢进针，可依次感受到脊韧带、硬脊膜的阻力，当有落空感时提示进入蛛网膜下腔，停止进针。如进针过程中针尖遇到骨质，应将针退至皮下，待纠正角度后再进行穿刺。

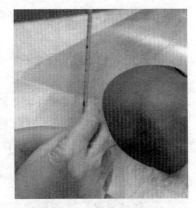

图 4-4-3 测量脑脊液压力

（2）穿刺成功后缓慢拔出针芯，可见脑脊液流出后连接测压管，当测压管的脑脊液上升至一定高度不再继续上升时，读出脑脊液压力（图 4-4-3）。去掉测压管后，用无菌试管接取脑脊液，每管 1~2 ml 分别送培养、常规、生化及其他检测项目。注意观察患儿体征变化。

（3）重新插入针芯，拔出穿刺针。穿刺点用无菌纱布压迫片刻，敷以无菌纱布并用胶布固定。

（4）如果为行鞘内注射治疗所做腰椎穿刺，在穿刺成功后向椎管内缓慢注入药物，注射完成后接步骤 3 拔针。

6. 穿刺后观察

（1）穿刺结束再次测量生命体征，并测量末梢血糖。

（2）嘱患儿去枕平卧 6 h（新生儿或小婴儿 2~4 h）。

（3）注意观察患儿有无头痛、背痛；意识状态、面色、脉搏、瞳孔及其他神经体征变化；观察敷料是否干燥、洁净等。

（4）记录标本量与性质，并将标本分类标记，根据临床需要及时送检相应检查项目。

7. 洗手记录

➤ **操作流程与关键步骤图示**

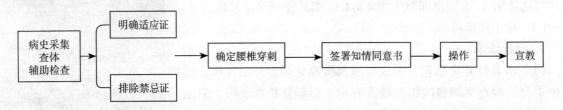

七、操作后医嘱（表 4-4-1）

表 4-4-1 小儿腰椎穿刺术操作后医嘱

日期-时间	临时医嘱
—	腰椎穿刺术
—	2% 盐酸利多卡因注射液 2 ml 局麻用
—	去枕平卧 6 h
—	机测血糖
—	测血压
—	脑脊液常规
—	脑脊液生化
—	脑脊液培养
—	其他送检项目

八、人文关怀及职业素养

1. 对于有一定理解能力的患儿，除适当镇静外，应予以安抚、鼓励。
2. 操作过程中动作轻柔，注意保护患儿，协助固定体位的助手应避免动作粗暴。
3. 穿刺结束后要尽快将标本送检，结果回报后及时调整治疗方案，并与监护人沟通。

九、常见并发症的处理及预防

若严格按操作规程，一般无并发症。可能的并发症如下：

1. **腰椎穿刺后疼痛**　头痛和腰痛相对较为常见，多在数小时至 3 ~ 4 天消失，少数可持续 1 周。多饮水，尽量用细的穿刺针，穿刺针的针尖斜面与患儿身体长轴平行，术中避免患儿过于紧张等措施，可能有助于预防腰椎穿刺后疼痛。

2. **低颅压综合征**　通过控制放液量、保持头低位，可以减少此并发症的发生。若发生，经休息后可逐渐缓解，多无需特殊处理。

3. **脑疝形成**　术前行眼底检查，必要时行头颅影像学检查。操作时脑脊液流速过快，将部分针芯堵在针口上，减慢滴速可以防止脑疝形成。

4. **神经根痛**　严格掌握穿刺部位，避免位置过高，可避免该并发症。

5. **感染**　严格无菌操作有助于减少感染机会。

6. **出血**　见于正在抗凝或存在严重凝血障碍的患者。需严格掌握适应证及禁忌证。

十、临床案例解析

临床案例 1　患儿李某，男，1 岁，因"发热 3 天，反复抽搐 2 h"入院。查体：体温 39.5 ℃，脉搏 90 次 / 分，血压 130/90 mmHg，神志不清，前囟饱满，双侧瞳孔等大等圆，对光反射迟钝。双肺呼吸音粗，未闻及干、湿啰音。心音可，心率 90 次 / 分，律齐。腹膨隆，肝肋下约 3 cm，质软，脾肋下未触及。颈部抵抗，布氏征阳性，克氏征阳性。四肢肌张力增高。双侧巴氏征阳性。辅助检查：头颅 CT 未见异常；凝血功能示 PT 12.5 s，APTT 31.2 s，Fib 3.0 g/L；血常规示 WBC 23.5×10^9/L，N 90%，Hb 100 g/L，PLT 90×10^9/L；CRP 128 mg/L。

题目 1：为明确诊断，该患儿最需要完善哪些检查？

题目 2：行腰椎穿刺前，应该给予哪些治疗？

案例解析：该患儿以发热、抽搐为主要表现；神志不清，前囟饱满，脑膜刺激征阳性，四肢肌张力增高，心率减慢，血压升高；血常规示白细胞总数及中性粒细胞比例明显升高，血红蛋白及血小板减低，CRP 明显升高；提示存在颅内高压，化脓性脑膜炎可能性大。①为明确诊断，需完善腰椎穿刺术、脑脊液检查。②患儿存在颅内高压表现，属腰椎穿刺术禁忌证，需降颅压后再行穿刺；如穿刺过程中发现颅压仍明显升高，需停止操作，以防脑疝发生。

临床案例 2　患儿田某，女，9 岁，确诊急性淋巴细胞白血病 1 周，拟行鞘内注射治疗。查体：体温 38.5 ℃，脉搏 110 次 / 分，血压 110/70 mmHg，神志清，精神紧张。全身皮肤、黏膜苍白，可见较多出血点、瘀斑。双侧瞳孔等大等圆，对光反射灵敏。双肺呼吸音粗，未闻及干、湿啰音。心音有力，心率 110 次 / 分，律齐。腹软，肝、脾肋下未触及。颈软，布氏征、克氏征阴性。四肢肌张力正常，双侧巴氏征阴性。辅助检查：头颅 MRI 未见异常；凝血功能示 PT 11.8 s，APTT 31.9 s，Fib 3.2 g/L；血常规示 WBC 1.35×10^9/L，N 11.7%，L 81.8%，Hb 95 g/L，PLT 2×10^9/L；CRP 148 mg/L。

题目1：为患儿行鞘内注射前，需给予哪些治疗？

题目2：行鞘内注射有哪些注意事项？

案例解析：①该患儿目前凝血功能大致正常，但血小板数目明显减少，且存在皮肤出血表现，行鞘内注射前，需输注血小板。②患儿精神紧张，应给予安抚及适当镇静治疗，以取得配合。该患儿目前白细胞数目极低，发生感染风险高，需严格无菌操作，包括鞘内注射药物的配制，预防感染。

思考题

患儿王某，男，2月龄，因"嗜睡、吃奶差1天，反复抽搐3 h"来院。患儿系足月在家中经阴道分娩，纯母乳喂养。无发热，无咳嗽，无呛奶、吐沫，无呕吐、腹泻。查体：体温36.5℃，脉搏150次/分，血压80/55 mmHg。昏迷状态，时有四肢抽搐，全身皮肤黏膜苍白。前囟张力高，双侧瞳孔等大等圆，对光反射消失。双肺呼吸音粗，未闻及干、湿啰音。心音可，心率150次/分，律齐。腹软，肝、脾肋下未触及。颈部抵抗，布氏征、克氏征阴性。四肢肌张力减低，双侧巴氏征阳性。辅助检查：凝血功能示PT 90 s，APTT 145 s，Fib 1.5 g/L；血常规示 WBC 13.5×10⁹/L，N 40%，Hb 75 g/L，PLT 200×10⁹/L；CRP 0.8 mg/L。

题目1：该患儿目前诊断考虑什么？

题目2：为明确诊断，该患儿需完善哪些辅助检查？

第五章 儿童心肺复苏
（Cardiopulmonary Resuscitation，CPR）

　　心肺复苏（cardiopulmonary resuscitation，CPR）是在心搏、呼吸骤停时采取的一系列急救措施，其目的是使心、肺功能恢复正常，以挽救生命。对于心搏、呼吸骤停者，现场施救应争分夺秒进行，强调在 4 min 内进行基本生命支持（"黄金 4 分钟"）。院外心搏骤停生存链包括预防、启动应急反应系统、高质量心肺复苏、高级心肺复苏、心搏骤停恢复自主循环后治疗、康复。院内心搏骤停生存链包括及早识别与预防、启动应急反应系统、高质量心肺复苏、高级心肺复苏、心搏骤停恢复自主循环后治疗、康复。

　　儿童心搏、呼吸骤停主要原因，一是疾病，二是意外伤害。心搏、呼吸骤停的临床表现包括：昏迷或一过性抽搐；大动脉搏动消失，心音消失或心率<60 次 / 分、心音极微弱，心电图呈等电位线、电机械分离或室颤；呼吸停止或无效呼吸，皮肤发绀；瞳孔散大、对光反射消失。早期识别和心肺复苏对心搏骤停患儿的生存至关重要，高质量心肺复苏可提高患儿存活率，改善预后。

一、适应证

　　任何原因引起的心搏、呼吸骤停患儿。

二、禁忌证

　　无绝对禁忌证。相对禁忌证包括：
1. 实施心肺复苏可能对施救者产生严重或致命损害。
2. 被施救者出现不可逆死亡的临床体征，如尸斑、尸僵、尸体腐烂等。
3. 被施救者的监护人签署"拒绝心肺复苏"告知书。

三、沟通要点

　　心肺复苏是抢救生命的重要措施，应争分夺秒进行，因此，施救者团队成员之间良好的沟通技巧和高效的团队协作，可确保施救者更好地应对紧急情况，从而为患儿提供最佳生存机会。沟通内容包括知识共享、大声总结信息、及时再评估，沟通方式采用闭环式沟通、表述清晰明确、团队成员间相互尊重。在保证高效施救情况下，应向患儿监护人交代操作的必要性和重要性，告知可能需进行静脉穿刺、建立高级气道、建立骨髓通路等有创操作，安抚监护人情绪，签署病危通知书，取得理解与配合。

四、操作相关物品

1. **施救者防护用品** 医用手套、护目镜、安全头盔、防护服、反光服等。

2. **通气用品** 纱布/呼吸膜、便携面罩、简易呼吸器、听诊器、氧气、负压吸引器、吸痰管、喉罩、气管插管、导管芯、喉镜、牙垫、胶布、无菌手套等。

3. **监护及除颤用品** 心电监护仪、电极片、AED/除颤器、导电膏。

4. **药物及用药相关物品** 盐酸肾上腺素注射液、0.9%氯化钠注射液、盐酸胺碘酮注射液、2%盐酸利多卡因注射液、注射器、针头、静脉穿刺针、输液器、骨髓穿刺针、压脉带、消毒棉签、皮肤消毒液等（院内抢救车内均有上述药物及物品）。

以上物品并非一次性准备完全，应根据施救场景、施救人数等决定。

5. **操作模具** 儿童心肺复苏模型、儿童气管插管模型、儿童静脉穿刺模型。

五、操作前准备

1. **院外心搏骤停** 以预防为生存链起始，针对儿童心搏骤停的主要原因，加强儿童疾病期间的护理和观察，以便及时送医，积极预防儿童意外伤害是尤为关键的。

2. **院内心搏骤停** 以及早识别和预防为生存链起始，因此，应加强病情危重患儿的早期诊断、识别，并根据其病情需要及时转入急救设备充足的重症监护室。

3. 心搏骤停一旦发生，应分秒必争，尽快获得可用的急救设备和救援，进行高质量心肺复苏。

六、操作步骤

1. **确认现场安全** 触电者需先切断电源，若处于火灾、车祸、地震等危险环境，需将患儿转移至安全地带。对疑有颈椎损伤者，转移过程中需注意保护脊柱。

2. **识别**

（1）检查患儿有无反应：轻拍患儿双肩（≥1岁儿童）或足底（婴儿），并呼唤患儿，观察患儿有无反应。

（2）检查患儿呼吸、脉搏：扫视患儿胸部，观察胸廓有无起伏（濒死叹息样呼吸不是正常呼吸，等同于无呼吸）；婴儿触摸肱动脉搏动（图4-5-1）、儿童触摸颈动脉（图4-5-2）或股动脉（图4-5-3），检查有无大动脉搏动。判断呼吸、脉搏时间不超过10 s，如10 s内没有明确感受到脉搏，即开始心肺复苏。

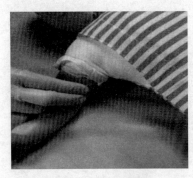

图 4-5-1 触摸肱动脉

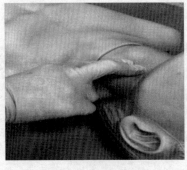

图 4-5-2 触摸颈动脉

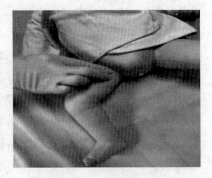

图 4-5-3 触摸股动脉

3. 启动应急反应系统

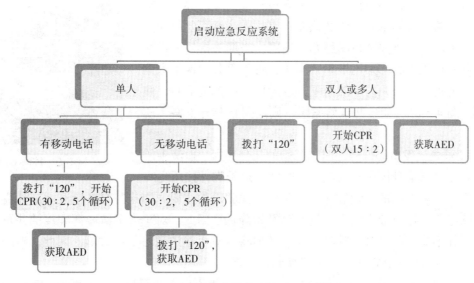

图 4-5-4　启动应急反应系统后处理流程图

　　拨打"120"时，应告知救护人员患儿所在的确切地点、目前最危险的情况及现场所采取的急救措施。面对灾害事故、突发事件时，还应告知灾害性质、严重程度、受伤人数等。

4. **胸外按压**

（1）体位：将患儿置于坚硬、平坦的表面，仰卧位，松解衣服、裤带。

（2）按压手法：对于大多数 1 岁以上儿童，可使用单手或双手按压胸骨下半段。单手按压时，手掌根的长轴与胸骨的长轴一致（图 4-5-5）。双手按压技术同成人。婴儿单人施救采用双指按压，将两根手指放在婴儿胸部中央，两乳头连线中点下方，按压胸骨下半段，而非胸骨末端（图 4-5-6）。婴儿双人或多人施救，更适合使用双拇指环绕手法，将双手拇指并排放在婴儿胸部中央，按压胸骨下半段，双手其余四指环绕婴儿胸部，并支撑婴儿的背部（图 4-5-7）。

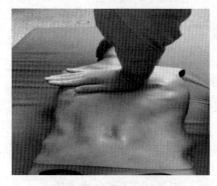
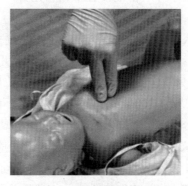
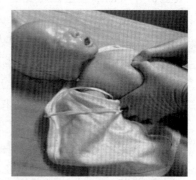

图 4-5-5　单手胸外按压　　　　图 4-5-6　双指按压法　　　　图 4-5-7　双拇指环绕按压法

　　（3）按压深度：至少为胸部前后径的 1/3，婴儿约为 4 cm，1 岁以上儿童大约为 5 cm，青春期儿童至少 5 cm，最大不超过 6 cm。每一次按压后应使胸廓完全回弹，胸廓回弹使血液流向心脏，如回弹不完全，将减少按压之间心脏的充盈量，并降低胸外按压所产生的血液流动。胸外按压和胸部回弹时间应该大致相同。

　　（4）按压频率：100～120 次 / 分。

5. **开放气道**　有两种方法可打开气道，仰头抬颏法和推举下颌法。仰头抬颏法可解除无反应患儿的气道梗阻，将一手的手掌外侧缘置于患儿前额，使其头部后仰；将另一手的示指和中指置于下颌靠近颏部的骨性部分，提起下颌，使下颌角与耳垂的连线和地面垂直。需注意不要使劲按压颏下的软组织，不要完全封闭患儿的嘴巴。当仰头抬颏法不起作用或怀疑脊柱受伤时，采用推举下颌法，将两手分别置于患儿头的两侧，手指置于患儿的下颌角下方，并用双手提起下颌，使下颌前移（图4-5-8）。如患儿双唇紧闭，则用拇指推开下唇，使嘴唇张开。

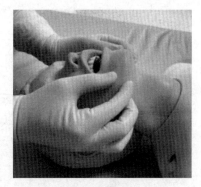

4-5-8 推举下颌法

6. 人工通气 发生心搏骤停时，开始的几分钟内，血液中的氧浓度一般可以满足身体所需的氧气。因此，给予胸外按压是将氧气输送到心脏和大脑的有效方式。但儿童心搏骤停的主要原因往往是呼吸衰竭或休克，这些疾病在心搏骤停前往往血液中的氧含量就已开始降低。因此，对于大多数心搏骤停的儿童，单纯进行胸外按压并不能与配合人工呼吸一样有效地将含氧血输送到心脏和大脑。因此，在高质量心肺复苏时，为儿童同时实施按压和人工呼吸非常重要。

（1）口对口人工呼吸：1岁以下婴儿口对口鼻，1岁以上儿童口对口。施救者先吸一口气（不必深吸），保持患儿气道开放，吹气时间不少于1 s，同时观察患儿胸廓是否隆起。吹气完毕离开患儿口鼻，使其自然呼气，见患儿胸廓向下回弹，继续第二次通气。

（2）球囊面罩通气：面罩有多种尺寸，应该遮住鼻和口，但不应该压住眼。单人施救时，保持气道开放，使用E-C手法将面罩固定就位（拇指和示指放在面罩一侧，形成"C"形，并将面罩边缘压向患儿面部；使用剩下的3根手指形成"E"形，提起下颌角，开放气道，使面部紧贴面罩）（图4-5-9）。挤压球囊给予急救呼吸，每次不少于1 s，同时观察胸廓是否隆起。2名或多名施救者提供通气时，可以进行更有效的推举下颌法和球囊面罩通气，一名施救者站在患儿头部正上方，使用双手提起下颌，开放气道，并将面罩固定在患儿面部；另一名施救者站在患儿身体一侧挤压球囊。

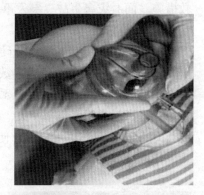

图4-5-9 固定球囊面罩

（3）按压与通气比例：单人复苏婴儿和儿童时，按压-通气比例为30：2，双人复苏时按压-通气比例为15：2；8岁以上儿童、青少年则与成人相同，无论单人还是双人，按压-通气比例均为30：2。如已建立高级气道（如喉罩、气管插管），胸外按压与人工通气不再进行协调，即胸外按压以100～120次/分的频率不间断进行，每2～3 s给予一次急救呼吸，呼吸频率为20～30次/分。

7. AED的使用 对于所有心搏骤停的患儿，如有可能，应尽早使用AED。使用AED的通用步骤为：①打开包装，开启AED（部分设备在打开包装时自动开启）；②将AED电极片贴到患儿裸露的胸部；③将AED连接电缆接到AED装置上；④"离开"患儿，并待AED分析心律，几秒钟后AED将告知是否需要电击。对于婴儿，应首选使用手动除颤器而非AED进行除颤；如果没有手动除颤器，则优先使用有儿童能量衰减器的AED。有些AED要求儿童电极片放置在前胸和后背，以确保电极片不相互接触或重叠；8岁以上儿童使用成人电极片。除颤初始能量为2 J/kg，随后可增大为4 J/kg，最大不超过10 J/kg。

8. 药物的使用 任何情况下对于儿科患者，在开始胸外按压后5 min内予初始剂量的肾上腺素是合理的。特别是如果患儿心律为不可电击心律，应尽快建立静脉或骨内通路，给予1：10 000肾上腺素0.1 ml/kg静脉注射或骨髓腔内注射。如未建立静脉或骨内通路，或通路建立困难，可予

1：1000 肾上腺素 0.1 ml/kg 气管内给药。3 ~ 5 min 可重复给药。顽固性心室颤动或无脉性室性心动过速，可给予胺碘酮或利多卡因，并治疗可逆病因（如低血容量、电解质紊乱、张力性气胸、心脏压塞、中毒等）。

9. **评估** CPR 每 5 个循环或 2 min 评估心率，并轮换按压者，轮换时间在 5 s 以内（图 4-5-10 详细展示了 2020 年美国心脏协会儿童心搏骤停复苏流程）。

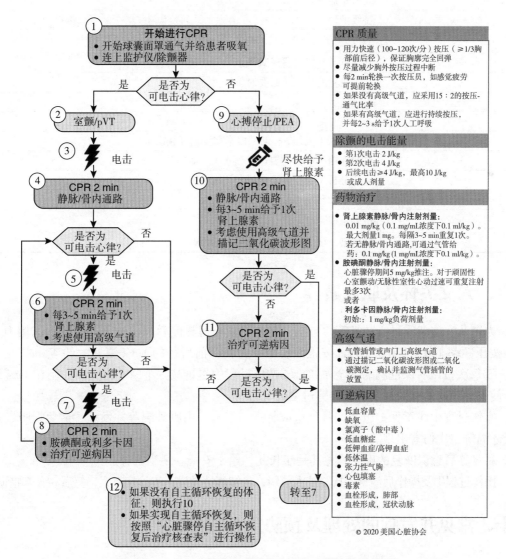

图 4-5-10 2020 年美国心脏协会儿童心搏骤停流程图

七、宣教

1. 向患儿监护人交代心搏骤停出现的可能原因、复苏过程，告知患儿需转入重症监护室观察、治疗，进一步寻找病因并给予针对性治疗。

2. 告知监护人患儿可能出现低血压、心律失常、颅脑损伤等并发症，交代可能出现的神经系统后遗症等。

3. 复苏失败患儿，需向监护人如实告知，并给予恰当安慰。

八、复苏后医嘱（表 4-5-1）

表 4-5-1 儿童心肺复苏的医嘱

日期 - 时间	长期医嘱、临时医嘱
—	补记抢救医嘱
—	儿科重症护理常规
—	特级护理
—	病危
—	禁饮食（必要时胃肠减压）
—	呼吸机辅助通气（必要时）
—	心电监护
—	指脉氧监测
—	监测血压（无创 / 有创，根据需要选择频次）
—	监测血糖（根据需要选择频次）
—	血气分析（根据需要选择监测次数）
—	血管活性药物（必要时）
—	镇静镇痛
—	抗感染、抗休克等针对原发病治疗

九、人文关怀及职业素养

1. 为患儿实施高质量心肺复苏，包括：①在识别心搏骤停后 10 s 内开始按压；②用力、快速按压：按压频率 100 ~ 120 次 / 分，按压深度至少为胸部前后径的 1/3（婴儿大约 4 cm，儿童大约 5 cm）；③每次按压后保证胸廓完全回弹；④按压过程中尽量减少中断（将中断控制在 10 s 以内）；⑤给予使胸廓隆起的有效通气；⑥避免过度通气。

2. 操作过程中注意保护患儿，避免造成骨折、气胸、内脏破裂等并发症，避免误吸、颈椎损伤、低体温等二次伤害出现。

3. 对复苏后意识恢复的患儿，尤其是年长儿，给予安抚、适当解释。

4. 操作过程中及操作后注意安抚监护人情绪，告知病情及进一步诊疗方案，签署相关知情同意书。

十、常见并发症的处理及预防（表 4-5-2）

表 4-5-2 儿童心肺复苏常见并发症的预防及处理

并发症	出现原因	处理	预防
胸骨、肋骨骨折	按压部位不正确或按压力度过大	影像学检查，制动、外科处理相应骨折	按压时选择合适的部位、合适的力度
腹腔脏器破裂	按压部位不正确或按压力度过大	影像学检查，止血、防休克、外科处理	
气胸、血胸	胸骨或肋骨骨折刺破胸膜、血管等	少量气胸观察，大量气胸或血胸闭式引流，甚至开胸探查	
胃胀气	急救呼吸时通气太快、用力太大，气道不通畅	留置胃管、胃肠减压	每次通气时间不少于 1 s；复苏时间长时应留置胃管

十一、临床案例解析

临床案例 1 患儿李某，男，5 岁，在池塘边玩耍时不慎失足落水，约 5 min 后被救上岸，呼之不应，面色青紫。

题目 1：请紧急予以施救（双人）。

题目 2："120"急救人员到达时，患儿心率 80 次／分，叹息样呼吸，请继续施救。

案例解析：①应尽快将患儿转移至就近坚硬、平坦地面，一人准备 CPR，另一人拨打"120"、获取 AED。由于溺水时首先危及气道，所以对于溺水患儿推荐的早期复苏步骤是 A-B-C。施救者应快速清理患儿口鼻内的泥沙、杂物或呕吐物，使其气道通畅，随即将患儿置于仰卧位，进行生命体征评估。患儿无意识，应开放气道，观察其有无自主呼吸；如果无呼吸，则先进行 5 次人工呼吸，并检查大动脉搏动；如果无脉搏，则开始 CPR。由于控水会影响恢复通气的及时性，故已不被推荐。拨打"120"的施救者应告知救护人员事发地点，患儿溺水并心搏、呼吸停止，现场予CPR；获取 AED，并使用儿童能量衰减器。如条件允许，应请人协助患儿更换干燥衣物，预防低体温。②"120"急救人员到达时患儿心率已恢复，但无正常呼吸，应予气管插管建立高级气道，插管后给予每 2~3 s 一次的急救呼吸，如有转运呼吸机则予连接，将患儿转送至医院进一步救治。

儿童气管插管（无囊导管）型号选择：1 岁以下 3.5 mm；1~2 岁 4.0 mm；2 岁以上 =［4+ 年龄（岁）/4］mm；若用有囊导管，选择小 0.5 mm；除新生儿外，首选有囊导管。儿童气管插管深度估算：6 个月约 10 cm，1 岁约 12 cm，2 岁以上 =［12+ 年龄（岁）/2］cm。

临床案例 2 患儿王某，女，10 个月，家长在其进食小块儿苹果时逗笑，突发呛咳。到达急诊室时，患儿面色青紫、呼吸困难明显。

题目 1：请予以紧急施救。

题目 2：海姆立克法 2 个循环后患儿意识丧失，请继续施救。

案例解析：①患儿因气道异物出现严重气道梗阻，应启动应急反应系统，并立即采取海姆立克急救法解除梗阻。婴儿采用拍背 - 胸部快速冲击法，直到异物清除或患儿失去反应。②患儿失去反应，应让其躺在硬板床上，开始以胸外按压为起点的心肺复苏，无需检查脉搏。因患儿失去反应时咽部肌肉可能会松弛，且胸外按压可能产生至少与海姆立克急救法相同的力道，故每次开放气道给予急救呼吸时，应打开患儿口腔，检查咽喉部有无异物。如果看到容易去除的异物，将其取出；如果未发现异物，继续心肺复苏。

思考题

临床案例 患儿张某，男，7 岁，在游乐场玩耍时，无视警示牌，跳入维修中的碰碰车场地，随即摔倒在地，呼之不应。

题目 1：请判断患儿意识丧失原因，并说明施救要点。

题目 2：游客为患儿实施了心肺复苏，患儿恢复心率及自主呼吸，送来急诊室。但患儿面色苍白，右侧胸廓隆起，右肺呼吸音消失。患儿出现了何种并发症？需紧急完善哪些辅助检查？请给出进一步治疗方案。

第六章　新生儿复苏
（Neonatal Resuscitation Program，NRP）

新生儿窒息是指由于产前、产时或产后的各种病因，使新生儿出生后不能建立正常呼吸，引起缺氧并导致全身多脏器损害，是围生期新生儿死亡和致残的主要原因之一。正确的复苏是降低新生儿窒息死亡率和伤残率的主要手段。

一般情况下，约90%的新生儿不需要干预即可完成从宫内到宫外环境的过渡，但仍然有约10%的新生儿需要帮助才能开始呼吸，还有少于1%的新生儿需要更进一步的干预。由于不能每次都预测到是否需要复苏，所以需要随时准备好对每一例新生儿进行快速、有效的拯救生命的复苏措施。新生儿复苏的关键是新生儿肺部的有效通气。

新生儿复苏是帮助和保障新生儿出生时平稳过渡的重要生命支持技术。随着临床实践及科学研究的不断进展，一些复苏操作要点及证据也在不断更新。中国新生儿复苏项目专家组联合中华医学会围产医学分会新生儿复苏学组，在2020年国际新生儿复苏指南的基础上，结合中国国情，修订中国新生儿复苏指南（图4-6-1），以规范新生儿复苏，降低新生儿窒息的发生率和死亡率。

一、适应证

分娩出生新生儿及所有0~28天的新生儿复苏。

二、禁忌证

无。

三、分娩前准备

1. **产前咨询**　分娩前要询问产科医务人员4个问题，以识别高危因素：①孕周多少？②羊水清吗？③预期分娩的新生儿数目是多少？④有何高危因素？根据这些问题的答案，决定应该配备的人员及准备的复苏物品。

2. **组成团队**　每次分娩时至少有1名能够实施初步复苏并启动正压通气的医护人员在场，负责处理新生儿。如果有高危因素，见表4-6-1，则需要有多名医务人员在场（包括新生儿科医师、产科医师、助产士、儿科护士/麻醉师等），组建合格的、熟练掌握新生儿复苏技术的团队。复苏团队组建后，团队要明确组长和成员的分工。复苏过程中，团队领导应站在能直接观察和指挥团队成员工作的位置。复苏开始前，团队人员要开一个简短的准备会，讨论可能遇到的问题，安排好小组成员的工作任务和所负的责任，做好复苏计划。

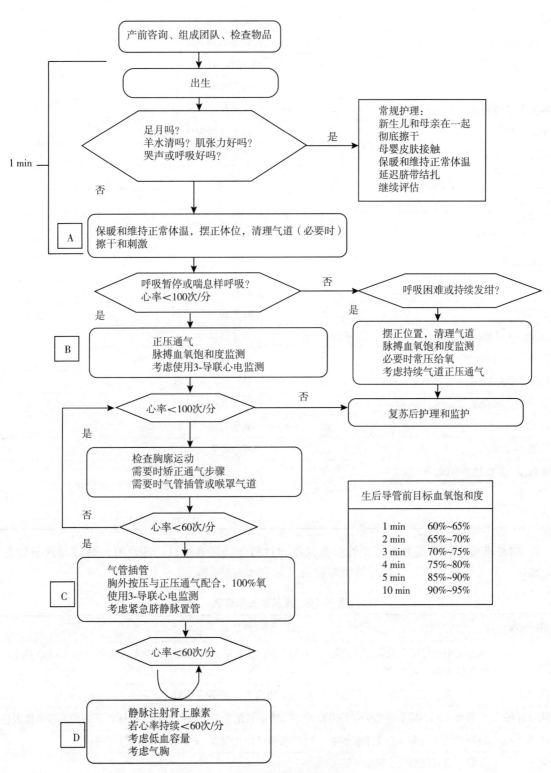

图 4-6-1 中国新生儿复苏流程图（2021 年）

表 4-6-1 分娩相关高危因素

产前高危因素

母亲	胎儿
妊娠期高血压疾病	孕周<36 周
子痫先兆或子痫	孕周≥41 周
感染	胎儿水肿
羊水异常（过多或过少）	巨大儿
多胎妊娠	胎儿宫内发育迟缓
胎膜早破	严重胎儿畸形或异常
合并内科疾病（心、肾、肺、甲状腺）	胎儿贫血
妊娠中、后期出血	
过期妊娠	
年龄>35 岁	

产时高危因素

母亲	胎儿
急诊剖宫产	臀先露
阴道助产（产钳或吸引器）	胎先露异常
产妇使用全身麻醉剂	Ⅱ类或Ⅲ类胎儿心率图形
产妇使用硫酸镁治疗	早产儿产时因素
胎盘早剥、前置胎盘	巨大儿产时因素
产时出血	羊水粪染
绒毛膜羊膜炎	脐带脱垂
在分娩前 4 h 内使用麻醉剂	
子宫破裂	
急产	

3. **物品准备**　准备复苏所需要的所有仪器和材料，确保齐全且功能良好。建议每次分娩前使用标准化"复苏物品核查表"核对器械和设备，如表 4-6-2 所列。

表 4-6-2　复苏物品核查表

操作步骤	物品
保暖	预热的辐射保暖台及温度传感器、预热的毛巾或毛毯、婴儿帽子、塑料袋或保鲜膜（<32 周）、预热的床垫（<32 周）
清理气道	肩垫、吸引球、负压吸引器、10 F 或 12 F 吸痰管、胎粪吸引管
监测及评估	听诊器、3- 导联心电监护仪和电极片、脉搏血氧饱和度仪及传感器、目标血氧饱和度参考值表格
正压通气	自动充气式气囊、T- 组合复苏器、足月儿和早产儿面罩、6 F 和 8 F 胃管、注射器
给氧	氧源、空氧混合仪、吸氧导管
气管插管	喉镜、0 号和 1 号镜片、导管芯（金属导丝）、不带套囊的气管导管（2.5 mm、3.0 mm、3.5 mm）、软尺和气管插管深度表、防水胶布、尖刀、喉罩气道
给药	1∶10 000（0.1 mg/ml）肾上腺素、生理盐水，1 ml、2 ml、5 ml、10 ml、20 ml、50 ml 注射器
脐静脉置管	脐静脉导管、三通、脐静脉置管所需其他物品

四、复苏基本程序

"评估 - 决策 - 措施"的程序在整个复苏过程中不断重复（图4-6-2）。启动复苏程序后的评估主要基于以下3项指标：呼吸、心率和脉搏血氧饱和度。通过评估这3项指标，确定每一步骤是否有效，其中心率是最重要的指标。

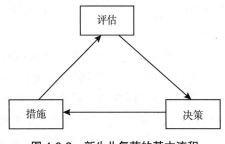

图4-6-2 新生儿复苏的基本流程

五、复苏流程

1. **快速评估** 对每一个出生的新生儿，即刻快速评估4项指标：①足月吗？②羊水清吗？③有哭声或呼吸吗？④肌张力好吗？

如4项均为"是"，应快速彻底擦干，与母亲皮肤接触，进行常规护理。

如4项中有1项为"否"，则进入复苏流程，开始初步复苏。

如羊水有胎粪污染，则进行有无活力的评估，并决定是否需要气管插管吸引胎粪。

2. **初步复苏**

（1）保暖：产房温度设置为24～26℃。提前预热辐射保暖台，足月儿辐射保暖台温度设置为32～34℃；早产儿根据其中性温度设置。用预热毛巾包裹新生儿并放于辐射保暖台上，所有婴儿均需擦干头部和保暖。胎龄<32周和（或）出生体重<1500 g的早产儿，可将其头部以下躯体和四肢放在清洁的塑料袋内，或盖以塑料薄膜置于辐射保暖台上，摆好体位后继续初步复苏的其他步骤。避免高温，防止引发呼吸抑制。新生儿体温（腋下）应维持在36.5～37.5℃。

（2）体位：置新生儿头部于轻度仰伸位（鼻吸气位）。

（3）吸引：不建议常规进行口鼻咽部及气道吸引，必要时（分泌物量多或有气道梗阻）用吸球或吸管（12 F 或 14 F）先口、后鼻清理分泌物。应限制吸管的深度和吸引时间（<10 s），吸引器负压80～100 mmHg（1 mmHg=0.133 kPa）。

（4）羊水胎粪污染时的处理：2015年国际新生儿复苏指南已不再推荐羊水粪染无活力新生儿常规给予气管插管吸引胎粪，但对于正压通气时有气道梗阻的新生儿，气管插管吸引胎粪可能有益。根据我国国情和实践经验推荐：当羊水胎粪污染时，仍首先评估新生儿有无活力：新生儿有活力（哭声正常，肌张力好，心率>100次/分）时，继续初步复苏；新生儿无活力时，应在20 s内完成气管插管及用胎粪吸引管吸引胎粪（图4-6-3）。

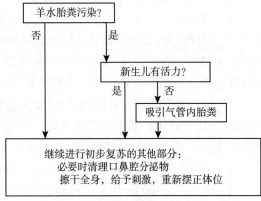

图4-6-3 羊水胎粪污染新生儿复苏流程图

胎粪吸引管的使用：施行气管内吸引胎粪时，将胎粪吸引管直接连接气管导管。吸引时，复苏者用手指按住胎粪吸引管的侧孔使其产生负压，边吸引边退出气管导管，3～5 s内完成。

如不具备气管插管条件而新生儿无活力，应快速清理口鼻后立即使用面罩气囊开始正压通气。

（5）擦干和刺激：快速彻底擦干头部、躯干和四肢，拿掉湿毛巾。彻底擦干即是对新生儿的刺激，以诱发自主呼吸。如仍无呼吸，用手轻拍或手指弹患儿足底或摩擦背部2次以诱发自主呼吸。如上述努力无效，表明新生儿处于继发性呼吸暂停，需要正压通气。

（6）评估呼吸和心率：初步复苏后，评价呼吸和心率，观察患儿是否存在呼吸暂停、喘息样呼吸。心前区听诊是最初评估心率的首选方法，计数心率 6 s，数值乘以 10 即得出每分钟心率。

3. 正压通气 新生儿复苏成功的关键是建立充分的通气。

（1）指征：①呼吸暂停或喘息样呼吸；②心率<100 次 / 分。

对有以上指征者，要求在"黄金一分钟"内实施有效正压通气。如果新生儿有呼吸，心率>100 次 / 分，但存在呼吸困难或持续发绀，应清理气道，监测脉搏血氧饱和度，可常压给氧或给予持续气道正压通气，经上述处理，血氧饱和度仍不能达到目标值，可考虑正压通气。

有自主呼吸的早产儿，出生后如需即刻呼吸支持，应给予持续气道正压通气而非气管插管正压通气。

（2）气囊面罩正压通气

1）压力：通气压力需要 20 ~ 25 cmH_2O（1 cmH_2O = 0.098 kPa），少数病情严重的新生儿起初可用 2 ~ 3 次 30 cmH_2O 压力通气。对需要正压通气的新生儿，最好同时提供呼气末正压。

2）频率和吸气时间：正压通气的频率为 40 ~ 60 次 / 分，用"吸 -2-3"的节律大声计数以保持正确的速率。无论足月儿还是早产儿，正压通气的吸气时间≤1 s。不推荐对早产儿正压通气时增加吸气时间，因采用持续性肺膨胀策略有潜在危害。

3）给氧：推荐使用空氧混合仪及脉搏血氧饱和度仪。无论足月儿或早产儿，正压通气均要在脉搏氧饱和度仪的监测指导下进行。足月儿和胎龄≥35 周早产儿开始用 21% 氧气进行复苏。由于使用纯氧与死亡风险增高有关，故不建议使用。胎龄<35 周早产儿自 21% ~ 30% 氧气开始，根据脉搏血氧饱和度调整给氧浓度，使脉搏血氧饱和度达到目标值（图 4-6-1）。胸外按压时给氧浓度要提高到 100%。

分娩机构应配备脉搏血氧饱和度仪和空氧混合仪。在缺乏相应设备的情况下，可采用自动充气式气囊得到 4 种氧浓度：气囊不连接氧源，氧浓度为 21%（空气）；连接氧源，不加储氧器，氧浓度为 40%；连接氧源，加袋状或管状储氧器，氧浓度分别为 100% 或 90%。

脉搏血氧饱和度仪的传感器应放在新生儿动脉导管前位置（即右上肢，通常是手腕或手掌的中间表面）。在传感器与仪器连接前，先将传感器与婴儿连接，有助于最快速地获得信号。

4）判断有效通气：有效的正压通气表现为胸廓起伏良好、心率迅速增加。正压通气开始后，边操作，边观察胸廓是否起伏，同时连接脉搏血氧饱和度仪，考虑使用 3- 导联心电监测。在需要复苏的新生儿，脉搏血氧饱和度仪和 3- 导联心电监测是重要的辅助手段，可提供持续的心率评估。为了更快速、准确地评估心率，在胸外按压时，推荐使用 3- 导联心电监测。

5）矫正通气步骤（MRSOPA）：如未达到有效通气，需做矫正通气步骤。首先，检查面罩和面部之间是否密闭；其次，通畅气道，可调整体位为鼻吸气位、清理气道分泌物、使新生儿的口张开；最后，适当增加通气压力。上述步骤无效时，进行气管插管或使用喉罩气道。

6）评估及处理：30 s 有效正压通气后评估新生儿心率。

A. 如心率≥100 次 / 分，逐渐降低正压通气的压力和频率，同时观察自主呼吸是否良好。如心率持续>100 次 / 分，自主呼吸好，则逐渐停止正压通气。如脉搏血氧饱和度未达到目标值，可常压给氧。

B. 如心率在 60 ~ 99 次 / 分，再次评估通气的有效性，必要时再做矫正通气步骤，可考虑气管插管正压通气。

C. 如心率<60 次 / 分，再次评估通气有效性，必要时再做矫正通气步骤，给予气管插管，增加氧浓度至 100%，连接 3- 导联心电监测，开始胸外按压。

7）其他：持续气囊面罩正压通气（>2 min）可产生胃充盈，应常规经口插入 8 F 胃管，用注射器抽出胃内气体，并保持胃管远端处于开放状态。

（3）T-组合复苏器（T-Piece 复苏器）：T-组合复苏器是一种由气流控制、有压力限制的机械装置，能提供恒定的吸气峰压及呼气末正压。

1）指征：用于足月儿和早产儿正压通气。

2）用法：需连接压缩气源，气体由 T-组合复苏器的新生儿气体出口经一个管道输送到新生儿端，与面罩或气管导管相连。预先设定吸气峰压 20 ~ 25 cmH_2O，呼气末正压 5 cmH_2O。最大气道压（安全压）40 cmH_2O。操作者用拇指或示指关闭或打开"T"形管的开口，控制呼吸频率及吸气时间，使气体直接进入新生儿气道。提供恒定一致的呼气末正压及吸气峰压，维持功能残气量，更适合早产儿复苏时正压通气的需要。

4. 气管插管

（1）指征：①需要气管内吸引清除胎粪时；②气囊面罩正压通气无效或要延长时；③胸外按压时；④经气管注入药物时；⑤特殊复苏情况，如先天性膈疝或超低出生体重儿。

（2）准备：进行气管插管必需的器械和用品应放置在一起，在产房、手术室、新生儿室和急救室随时备用。气管导管为上下直径一致的直管，不透射线并有刻度标示。如使用金属导丝，导丝前端不可超过管端。表 4-6-3、表 4-6-4 所示为气管导管型号和插入深度的选择方法。

表 4-6-3　不同胎龄、体重新生儿气管导管内径

胎龄（周）	新生儿体重（g）	导管内径（mm）
<28	<1000	2.5
28 ~ 34	1000 ~ 2000	3.0
>34	>2000	3.5

表 4-6-4　不同胎龄、体重新生儿气管导管插入深度

胎龄（周）	新生儿体重（g）	插入深度（cm）
23 ~ 24	500 ~ 600	5.5
25 ~ 26	700 ~ 800	6.0
27 ~ 29	900 ~ 1000	6.5
30 ~ 32	1100 ~ 1400	7.0
33 ~ 34	1500 ~ 1800	7.5
35 ~ 37	1900 ~ 2400	8.0
38 ~ 40	2500 ~ 3100	8.5
41 ~ 43	3200 ~ 4200	9.0

（3）方法：将新生儿置于轻度仰伸位。左手持喉镜，使用带直镜片（早产儿用 0 号，足月儿用 1 号）的喉镜经口气管插管。喉镜镜片应沿舌面右侧滑入，推进镜片直至其顶端达会厌软骨，暴露声门，插入气管导管，使导管声带线标识达声带水平，即管端置于声门与气管隆凸之间，接近气管中点。整个操作要求在 20 ~ 30 s 内完成。

（4）插管深度（唇端距离）：①公式法：出生体重（kg）+（5.5 ~ 6.0）cm；②胎龄和体重法。

（5）确定插管成功的方法：①胸廓起伏对称；②听诊双肺呼吸音一致，尤其是腋下，且胃部

无呼吸音；③无胃部扩张；④呼气时导管内有雾气；⑤心率、血氧饱和度上升；⑥有条件可使用呼出气 CO_2 检测器，可快速确定气管导管位置是否正确。

5. 喉罩气道 喉罩气道是用于正压通气的气道装置，多用于体重≥2000 g 的新生儿。

（1）适应证：①新生儿存在口、唇、舌、上腭和颈部的先天性畸形，面罩气囊难以形成良好的气道密闭，或使用喉镜观察喉部有困难或不可能；②面罩气囊正压通气无效及气管插管不可能或不成功。

（2）方法：喉罩气道由一个可充气的软椭圆形边圈（喉罩）与弯曲的气道导管连接而成。弯曲的喉罩越过舌，能产生比面罩更好的气道密闭和更有效的双肺通气。采用"盲插"法，用示指将喉罩罩体开口向前插入新生儿口腔，并沿硬腭滑入至不能推进为止，使喉罩气囊环置于声门上方。向喉罩边圈注入 2 ~ 4 ml 空气，并使充气控制球达到适当压力，使喉罩覆盖声门。喉罩气道导管可直接连接复苏气囊或 T- 组合复苏器进行正压通气。

6. 胸外按压

（1）指征：有效正压通气 30 s 后心率<60 次 / 分，在正压通气同时须进行胸外按压。

（2）要求：此时应气管插管正压通气配合胸外按压，以使通气更有效。胸外按压时给氧浓度增至 100%。同时进行脉搏血氧饱和度和 3- 导联心电监测，考虑脐静脉置管。

（3）方法：胸外按压的位置为胸骨下 1/3（两乳头连线中点下方），避开剑突。按压深度约为胸廓前后径的 1/3，产生可触及脉搏的效果。按压和放松的比例为按压时间稍短于放松时间，放松时拇指应不离开胸壁。胸外按压采用拇指法，操作者双手拇指端按压胸骨，根据新生儿体型不同，双拇指重叠或并列，双手环抱胸廓支撑背部。因为拇指法能产生更高的血压和冠状动脉灌注压，操作者不易疲劳，加之采用气管插管正压通气后，拇指法可以在新生儿头侧进行，不影响脐静脉插管，是胸外按压的首选方法。

（4）胸外按压和正压通气的配合：由于通气障碍是新生儿窒息的首要原因，胸外按压务必与正压通气同时进行。胸外按压与正压通气的比例应为 3∶1，即每 2 秒有 3 次胸外按压和 1 次正压通气，达到每分钟约 120 个动作。胸外按压者大声喊出"1-2-3- 吸"，其中"1-2-3"为胸外按压，"吸"为助手做正压通气配合。

（5）胸外按压时心率的评估：研究显示，胸外按压开始后 60 s 新生儿的自主循环可能才得以恢复，因此应在建立了协调的胸外按压和正压通气 60 s 后再评估心率。尽量避免中断胸外按压，因为按压停止后，冠状动脉灌注减少，会延迟心功能的恢复。

如心率≥60 次 / 分，停止胸外按压，以 40 ~ 60 次 / 分的频率继续正压通气。

如心率<60 次 / 分，检查正压通气和胸外按压操作是否正确，以及是否给予 100% 氧。如通气和按压操作皆正确，做紧急脐静脉置管，给予肾上腺素。为便于脐静脉置管操作，胸外按压者移位至新生儿头侧继续胸外按压。

7. 药物 新生儿复苏时，很少需要用药。新生儿心动过缓通常是由于肺部通气不足或严重缺氧所致，纠正心动过缓的最重要步骤是充分的正压通气。

（1）肾上腺素：①指征：配合 100% 氧浓度有效的正压通气和胸外按压 60 s 后，心率持续<60 次 / 分。②剂量：新生儿复苏应使用 1∶10 000 的肾上腺素，静脉用量 0.1 ~ 0.3 ml/kg；气管内用量 0.5 ~ 1 ml/kg，必要时 3 ~ 5 min 重复一次。③给药途径：首选脐静脉给药。如脐静脉插管操作尚未完成，或没有条件做脐静脉插管时，可气管内快速注入，若需重复给药，则应选择静脉途径。静脉给药后用 1 ~ 2 ml 生理盐水冲管，气管内给药后要快速挤压气囊几次，确保药物迅速进入体内。骨髓腔也是给药途径之一。

必要时间隔 3 ~ 5 min 重复给药。如果在血管通路建立之前给予气管内肾上腺素无反应，则一旦建立静脉通路，不需要考虑间隔时间，即刻静脉给予肾上腺素。

（2）扩容剂：①指征：根据病史和体格检查，怀疑有低血容量的新生儿在给予正压通气、胸外按压和肾上腺素后，心率仍然<60次/分，应使用扩容剂。低血容量新生儿可表现为皮肤苍白、毛细血管再充盈时间延长（>3 s）、心音低钝和大动脉搏动微弱。如无低血容量表现或急性失血史，不常规扩容。②扩容剂：推荐生理盐水。③方法：首次剂量为10 ml/kg，经脐静脉或骨髓腔5～10 min缓慢推入。必要时可重复使用。不推荐采用外周静脉进行扩容治疗。

（3）其他：分娩现场新生儿复苏时不推荐使用碳酸氢钠。

（4）脐静脉置管：脐静脉是静脉给药的最佳途径，用于注射肾上腺素以及扩容剂。当新生儿需要正压通气及胸外按压、预期使用肾上腺素或扩容时，复苏团队中的1名成员应放置脐静脉导管，而其他人员继续进行正压通气和胸外按压。

置管方法：常规消毒铺巾，沿脐根部用粗线打一个松结，如断脐后出血过多，可将此结拉紧。在夹钳下离脐根部约2 cm处用手术刀切断脐带，可在11点、12点位置看到大而壁薄的脐静脉。脐静脉导管连接三通和5 ml注射器，充以生理盐水，导管插入脐静脉，导管尖端深入脐根部以下2～4 cm，抽吸有回血即可。早产儿插入脐静脉导管要稍浅。避免将空气推入脐静脉。

8. **特殊复苏情况** 按复苏流程规范复苏，新生儿心率、氧饱和度和肌张力状况应有改善。如无良好的胸廓运动，未闻及呼吸音，持续发绀，可能有表4-6-5所列的特殊情况。新生儿持续发绀或心动过缓，可能为先天性心脏病，此类患儿很少在出生后立即发病。所有无法成功复苏的原因几乎都是通气问题。

表4-6-5　新生儿复苏的特殊情况

特殊情况	病史/临床表现	干预措施
气道机械性阻塞		
胎粪或黏液阻塞	胎粪污染羊水/胸廓运动不良	气管导管吸引胎粪/正压通气
后鼻孔闭锁	哭时红润，安静时发绀	口咽气道或气管导管插入口咽部
咽部气道畸形（如Pierre-Robin综合征）	舌后坠进入咽喉上方将其堵塞，空气进入困难	俯卧体位后鼻咽插管或喉罩气道
肺功能损害		
气胸	呼吸困难，双肺呼吸音不对称；或持续发绀	胸腔穿刺术
胸腔积液	呼吸音减低	立即气管插管，正压通气
	持续发绀	胸腔穿刺术，引流放液
先天性膈疝	双肺呼吸音不对称	气管插管，正压通气
	持续发绀，舟状腹	插入胃管
心功能损害		
先天性心脏病	持续发绀/心动过缓	诊断评价
胎儿失血	苍白；对复苏反应不良	扩容，可能包括输血

9. **继续或停止复苏** 如果复苏的所有步骤均已完成，而心率始终无法检测到，应在出生20 min后与团队和患儿监护人讨论，做出继续复苏或停止复苏的决定。决定应个体化。对于生存机会很小、可能早期死亡或有严重合并症的新生儿，经专家讨论，监护人参与决策，可以不进行复苏或仅给予有限步骤的复苏。

10. **复苏后监护**

（1）接受长时间正压通气或高级复苏（如气管插管、胸外按压或给予肾上腺素）的新生儿可能有病情变化的风险，稳定后应在新生儿重症监护病房接受密切监护和治疗。

（2）对于胎龄≥36周的新生儿，如果接受了高级复苏，应评估有无新生儿缺氧缺血性脑病的证据，以确定是否符合亚低温治疗标准。有中 - 重度新生儿缺氧缺血性脑病时，应按照相应的诊疗规范进行亚低温治疗。

（3）接受复苏的新生儿应及时检测脐动脉血气，尽快监测血糖水平，并给予相应的治疗；同时应进行各器官系统功能监测，并对症处理。

（4）新生儿稳定后，如体温<36℃（无计划进行亚低温治疗）应立即进行复温，以避免低体温相关并发症的发生（包括死亡率增加、脑损伤、低血糖和呼吸窘迫）。快速（0.5℃/h）或慢速（<0.5℃/h）复温均可。

六、早产儿复苏

1. **体温管理**　置于合适中性温度的暖箱。对胎龄<32周的早产儿复苏时，可采用塑料袋保温。

2. **正压通气时控制压力**　早产儿由于肺发育不成熟，通气阻力大，不稳定的间歇正压给氧易使其受伤害。正压通气需要恒定的吸气峰压及呼气末正压，推荐使用T-组合复苏器进行正压通气。

3. **避免肺泡萎陷**　胎龄<30周、有自主呼吸，或呼吸困难的早产儿，产房内尽早使用持续气道正压通气。根据病情选择性使用肺表面活性物质。

4. **维持血流动力学稳定**　由于早产儿生发层基质的存在，易造成室管膜下 - 脑室内出血。心肺复苏时要特别注意保温，避免使用高渗药物，注意操作轻柔，维持颅压稳定。

5. **缺氧后器官功能**　监测围生期窒息的早产儿因缺氧缺血易发生坏死性小肠结肠炎，应密切观察，延迟或微量喂养。注意监测尿量、心率和心律。

6. **减少氧损伤**　早产儿对高动脉氧分压非常敏感，易发生氧损害。需要规范用氧，复苏开始时给氧浓度21%～30%，并进行脉搏血氧饱和度或血气的动态监测，使血氧饱和度维持在目标值，复苏后应使血氧饱和度维持在0.90～0.95。定期眼底检查随访。

七、团队合作和复苏培训

良好的团队合作是复苏成功的关键。对每一次复苏，强调复苏前讨论和复苏后总结的重要性。复苏前讨论评估危险因素、制订复苏预案，以使相关人员做好准备，从而降低不良风险。每一次复苏后应对复苏的行动和决策过程进行总结，以不断提高复苏技能，促进团队合作。

参与新生儿复苏的团队和个人，包括医疗机构中所有产科、儿科、麻醉科等参与分娩的医护人员，均要熟练掌握相关知识和技能，具备有效的执行力。持续的强化培训可以改善新生儿复苏的结局，故应至少每2年进行一次复训，更频繁的复训会更有利于知识和技能的巩固。各分娩机构应将定期复苏培训和考核制度化，注重复苏技能的操作演练，推荐以案例模拟和参与式反馈为主要培训形式。

八、并发症及处理

1. **气胸**　可由以下原因引起：气管插管位置不合适或正压通气时压力过高。少量气胸观察即可，大量气胸需要胸腔穿刺或放置闭式引流管。如患儿需要机械通气，气胸可能会继续发展，甚至成为张力性气胸，应注意观察，必要时应用高频振荡通气，行胸腔闭式引流。

2. **吸入性肺炎** 可由以下原因引起：气道分泌物清理不彻底或长时间正压通气未放置胃管，应注意及时清理呼吸道，根据临床情况必要时给予抗感染治疗，严重者可能需要机械通气。

3. **局部皮肤压伤** 长时间胸外按压，按压部位可能出现局部压红、瘀斑。操作过程中应注意局部皮肤保护。

4. **牙龈或口腔黏膜损伤** 气管插管时应注意操作轻柔、规范，一旦出现损伤，对症处理即可。

九、新生儿复苏记录表

新生儿复苏记录表

母亲姓名： 病历号： 新生儿体重： 孕周： 填表人： 时间： 年 月 日

1. 快速评估：（新生儿出生时立即评估）		2. 若羊水胎粪污染，进行有无活力评估	
	√是，× 否，		√是，× 否，○未评
足月			
羊水清		正常呼吸或哭声	
正常呼吸或哭声		肌张力好	
肌张力好		心率>100 次／分	

3. 评估指标

	心率（次／分）	血氧饱和度	呼吸（√）		
			正常	差	无
初步复苏 30 s 后					
正压通气 30 s 后					
继续正压通气 30 s 后（若有）					
正压通气加胸外按压 60 s 后					
实施其他重要措施后的评估 1（注明）					
实施其他重要措施后的评估 2（注明）					

4. 复苏抢救措施及时间

措施	0～30 s	31～60 s	1～2 min	2～3 min	3～5 min	5～10 min	10～20 min
初步复苏							
常压给氧							
气管插管吸引胎粪							
正压通气							
气管插管							
胸外按压							

续表

肾上腺素						
生理盐水						
其他（注明）						

5. Apgar 评分

体征	0	1	2	1 min	5 min	10 min	20 min
呼吸	无	微弱，不规则	良好，哭				
心率	无	<100 次 / 分	>100 次 / 分				
肤色	发绀或苍白	四肢青紫	全身红润				
反射	无反应	痛苦表情	哭，反应灵敏				
肌张力	松软	有些弯曲	动作灵活				
总分							

6. 出生时间　　　点　　　分；复苏开始时间　　　点　　　分；结束时间　　　点　　　分

7. 儿科医生到达复苏现场时间　距离分娩前　　　分钟，或分娩后　　　分钟

8. 主要复苏人员：①产科医生 ②儿科医生 ③助产士 / 护士 ④麻醉师

9. 抢救结局：①成功 ②失败，现场死亡 ③家属放弃 ④转新生儿病房（或转诊）

十、临床案例解析

临床案例　外院转入一孕 38 周经产妇，胎盘早剥，血性羊水，胎心下降，体重估计 3 kg。

考核要点：足月，重度窒息，胎盘早剥，初步复苏、正压通气、胸外按压、脐静脉肾上腺素、NS 扩容，复苏囊调整给氧浓度。

题卡 1：患儿娩出，血性羊水，无哭声，四肢松软。

题卡 2：30 s 评估心率 80 次 / 分，呼吸不规则。

题卡 3：30 s 有效正压通气后评估心率 50 次 / 分。

题卡 4：60 s 气管插管正压通气配合胸外按压后评估心率 40 次 / 分。

题卡 5：3 min 后心率仍 40 次 / 分，皮肤苍白，脉搏微弱。

题卡 6：扩容后评估心率 80 次 / 分。

题卡 7：心率 120 次 / 分，呼吸尚规则。

案例解析

题卡 1：根据题干及新生儿复苏流程图，在娩出前应行产前咨询，高危因素为胎盘早剥，胎心下降，提示宫内窘迫，生后可能出现新生儿窒息、失血性休克；需提前组建团队，迅速确定组长，进行分工；按照复苏物品核查表行复苏物品的准备，尤其要关注脐静脉置管、生理盐水扩容等相关物品，并确定各物品性能完好及药品在有效期内。患儿娩出后快速评估并判断是否需要初步复苏；立即将患儿放在预热的辐射台上，用预热的毛巾包裹全身，摆正为鼻吸气位，必要时吸痰管或吸引球清理呼吸道，先口腔、后鼻腔，擦干全身并撤掉湿毛巾，抚摸背部或轻弹足底，然后再摆正体位。

题卡 2：患儿经初步复苏后评估心率<100 次 / 分，呼吸不规则，立即给予正压通气，推荐双手法放置面罩；开始通气后，首先观察胸廓有无起伏，判断是否为有效通气；如胸廓有起伏，继续正压通气 30 s 后评估心率；如无效，需矫正通气，重新放置面罩使其与面部密闭（M），再尝试通气并评估胸廓是否起伏；若无起伏，进行重新摆正体位（R）、吸引口鼻（S），并打开患儿口腔（O）后重新放置面罩，完成 R、S、O 步骤后评估通气是否有效；若通气无效，予增加正压通气压力（P）；完成 P 步骤后评估，如仍通气无效，考虑给予气管内插管（A）。在正压通气开始同时放置脉搏血氧饱和度仪于右腕部，并考虑连接 3- 导联心电监护；复苏用氧选择氧浓度为 21%。

题卡 3：患儿经 30 s 有效正压通气后评估心率<60 次 / 分，需予气管内插管正压通气配合胸外心脏按压；开始胸外按压后氧浓度需调至 100%，连接 3- 导联心电监护。结合患儿病史，其产前存在胎盘早剥，可考虑尽早予脐静脉置管建立静脉通路。在建立协调的胸外按压和正压通气后，可在 60 s 后短时间（6 s）停止按压评估心率，尽量避免中断胸外按压。

题卡 4：患儿经 60 s 气管插管正压通气配合胸外按压后评估心率<60 次 / 分，如脐静脉插管已完成，可脐静脉内给予 1:10 000 肾上腺素 0.1 ~ 0.3 ml/kg，静脉用药后需 1 ~ 2 ml 生理盐水冲管；如脐静脉置管尚未完成，可经气管插管内注入 1:10 000 肾上腺素 0.5 ~ 1 ml/kg，给药后予几次正压通气，迅速将药物送入肺内。3 ~ 5 min 可重复应用。如果首剂气管内用药无效需重复给药时，应改为脐静脉给药。

题卡 5：患儿经气管内插管有效正压通气、胸外按压及肾上腺素无反应，患儿心率仍<60 次 / 分，存在胎盘早剥，皮肤苍白、脉搏微弱表现提示存在低血容量，可考虑给予脐静脉生理盐水 10 ml/kg 扩容，给药时间 5 ~ 10 min。

题卡 6：患儿经生理盐水扩容后心率在 60 ~ 99 次 / 分，停止胸外按压，以 40 ~ 60 次 / 分继续正压通气，并根据目标血氧饱和度逐步下调氧浓度，30 s 后评估心率。

题卡 7：患儿心率持续上升至>100 次 / 分，可逐步减小正压通气压力和频率，同时观察是否具有有效自主呼吸，如心率持续>100 次 / 分，有有效自主呼吸，可考虑停止正压通气并拔出气管插管；如血氧饱和度未达目标值，给予常压给氧。

思考题

临床案例　孕 34 周，体重 1800 g，胎膜早破，羊水清。胎儿娩出后，无哭声，呼吸弱，四肢松软，请处理。

1. 30 s 后再次评估：呼吸微弱，心率 80 次 / 分，请处理。

2. 30 s 后心率 50 次 / 分，请处理。

3. 患儿面罩正压通气经矫正通气后仍无有效通气，请处理。

4. 插管通气 30 s 再次评估，心率仍 50 次 / 分，请处理。

5. 30 s 后再次评估，患儿心率 40 次 / 分，患儿右侧胸廓隆起，右肺呼吸音低，请处理。

6. 30 s 后患儿心率 70 次 / 分，请处理。

7. 30 s 后患儿自主呼吸规则，心率 125 次 / 分，皮肤红润，但停氧气即有发绀，请处理。

第五部分

护 理

第一章　皮内注射
（Intradermal Injection，ID）

一、概述

1. **定义**　皮内注射是常用的一种注射给药法。皮内注射法（intradermal injection，ID）是将少量药液或生物制品注射于表皮与真皮之间的方法。

2. **目的**　进行药物过敏试验，以观察有无过敏反应；预防接种及局麻药物的起始步骤。

3. **药物过敏试验常见药物**　青霉素、头孢菌素类药物、链霉素、破伤风抗毒素（TAT）、结核菌素纯蛋白衍生物（PPD）、普鲁卡因等。

二、适应证

1. 用于某些药物的过敏试验。
2. 疫苗的预防接种。
3. 局部麻醉的起始步骤。

三、禁忌证

1. 对注射药物过敏。
2. 注射局部有各种皮损、炎症、硬结、瘢痕或位于皮肤病处，注射时需避开。

四、操作前准备

1. **评估患者并解释**

（1）评估：①患者的病情、治疗情况、用药史、过敏史、家族史；②患者的意识状态、心理状态、对用药的认知及合作程度；③注射部位的皮肤状况；④皮试前是否进餐。

（2）解释：向患者及家属解释皮内注射的目的、方法、注意事项、配合要点、药物作用及副作用。

2. **患者准备**

（1）了解皮内注射的目的、方法、注意事项、配合要点、药物作用及副作用。

（2）取舒适体位，暴露注射部位。

3. **环境准备**　环境整洁、安静、光线适宜，适宜操作。

4. **操作者准备**　操作者穿工作服，戴帽子、口罩，洗手。

5. 物品准备

（1）治疗车上层：治疗盘、安尔碘或 0.5% 聚维酮碘、75％乙醇、无菌棉签、砂轮、启瓶器、1 ml 注射器、5 ml 注射器、皮内注射药品、做药物过敏试验时备 0.1%盐酸肾上腺素、地塞米松等、无菌纱布、弯盘、速干手消毒液。

（2）治疗车下层：锐器盒、医疗垃圾桶、可回收垃圾桶。

五、操作规程及要点与说明（表 5-1-1）

表 5-1-1　皮内注射的操作规程及要点与说明

操作规程	要点与说明
1. 医师着工作服，戴帽子、口罩，洗手	• 传染病患者做好个人防护
2. 到患者床旁，问候患者，反问式询问患者姓名和床号，查对患者信息（查看腕带）	• 严格执行查对制度，避免差错事故的发生
3. 评估患者病情、治疗情况、用药史、过敏史、家族史、皮试前是否进餐等。向患者或家属解释操作的目的、操作方法、药物的作用等，协助患者取舒适体位，暴露穿刺部位、评估注射部位皮肤情况	• 应详细询问患者的用药史、过敏史及家族史，如患者对需要注射的药物有过敏史，则不可做皮试，需更换其他药物。患者若对含碘消毒剂过敏，可改为 0.9% 生理盐水擦拭皮肤。凡初次用药、停药 3 天再用以及更换批号时，均须按常规做过敏试验
4. 评估环境：环境清洁，光线充足，适宜操作	
5. 洗手	• 接触患者后再次洗手
6. 准备并检查物品：①治疗车上层：治疗盘、安尔碘或 0.5% 聚维酮碘、75％乙醇、无菌棉签、砂轮、启瓶器、胶布、1 ml 注射器、5 ml 注射器、皮内注射药品、0.1%盐酸肾上腺素和地塞米松等、无菌纱布、弯盘、速干手消毒液；②治疗车下层：锐器盒、医疗垃圾桶、可回收垃圾桶	• 认真检查无菌物品外包装的完整性、有效期；在为患者做药物过敏试验前，要备好急救药品，以防发生意外
7. 查对药品信息（床号、姓名、住院号、药名、剂量、浓度、用法、时间、有效期）。检查药品质量，规范打开 0.9% 生理盐水 10 ml 的安瓿，开启药品瓶口并消毒，妥善放置，备用	• 严格落实查对制度，检查药品是否过期、包装有无破损等
8. 正确配制药液，（见"八、临床常用的药物皮试液配制方法及结果判断标准"），标识配制液名称，更换皮试液针头，妥善放置，备用	• 严格执行无菌操作原则；皮试液现用现配，确保浓度和剂量的准确性
9. 携用物至患者床旁，查对患者床号、姓名、腕带信息，再次确认用药史、过敏史、家族史	• 操作前查对
10. 取舒适卧位和姿势	• 根据患者病情取坐位或平卧位，身体虚弱的患者取平卧位，以防虚脱

续表

操作规程	要点与说明
11. 选择注射部位，用75%乙醇消毒皮肤，待干	• 根据皮内注射的目的选择注射部位：如药物过敏试验常选用前臂掌侧下段，因该处皮肤较薄，易于注射，且易辨认局部反应；预防接种常选用上臂三角肌下缘；局部麻醉则选择麻醉处 • 忌用含碘消毒剂消毒，以免着色影响对局部反应的观察及与碘过敏反应相混淆 • 若患者对乙醇过敏，可选择0.9%生理盐水进行皮肤清洁
12. 二次查对，排尽空气	• 操作中查对包括：床号、姓名、药名、浓度、剂量、给药方法、时间及有效期
13. 左手绷紧局部皮肤，右手以平执式持注射器，针头斜面向上，与皮肤呈5°进针。待针头斜面完全进入皮内后，放平注射器，左手拇指固定针栓，注入药液0.1 ml，使局部隆起形成一半球状皮丘，皮肤变白并显露毛孔（图5-1-1），适时安慰鼓励患者	• 缓解患者紧张情绪；进针角度不能过大，否则会刺入皮下，影响结果的观察和判断。注入剂量要准确
14. 注射完毕，迅速拔出针头，勿按压针眼	• 勿按压针眼，以免影响结果判断
15. 再次查对	• 操作后查对包括：床号、姓名、药名、浓度、剂量、给药方法、时间及有效期
16. 操作后处理	
（1）协助患者取舒适卧位，询问患者感受，观察患者反应，交代注意事项	• 嘱患者勿按揉注射部位，勿离开病室或注射室，严密观察患者反应，20 min后观察结果；如皮试结果不能确认或怀疑假阳性时，应采取对照试验。方法为：更换注射器及针头，在另一前臂相应部位注入0.1 ml生理盐水，20 min后对照观察反应
（2）整理床单位及用物，洗手，记录	• 按分类做好医疗废物处置；将过敏试验结果告知患者及家属，并记录在病历上、腕带及床头，阳性用红笔标记"+"，阴性用蓝笔或黑笔标记"-"

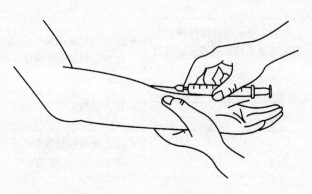

图 5-1-1　皮内注射法

六、常见并发症及处理

（一）过敏性休克

1. **原因**　过敏性休克属于Ⅰ型变态反应，药物过敏反应的基本原因在于抗原抗体的相互作用，药物作为一种抗原，进入机体后，有些个体体内会产生特异性抗体（IgE、IgG及IgM），使T淋巴细胞致敏，当再次应用同类药物时，抗原、抗体在致敏淋巴细胞上相互作用，引起过敏反应。

2. **临床表现**　皮试后应严密观察患者反应，过敏性休克常发生于注射后数秒或数分钟内，轻则皮肤瘙痒、四肢麻木，重则气急、胸闷、发绀、心率加快、脉搏细速、血压下降、全身大汗等危及生命，如不及时抢救，可以导致患者死亡，具体表现为：

（1）呼吸道阻塞症状：由喉头水肿、支气管痉挛、肺水肿引起，可表现为胸闷、气促、哮喘与呼吸困难，伴濒死感。

（2）循环衰竭症状：由于周围血管扩张导致有效循环血量不足，可表现为面色苍白、出冷汗、发绀、脉搏细弱、血压下降。

（3）中枢神经系统症状：因脑组织缺氧，可表现为面部及四肢麻木，意识丧失，抽搐或二便失禁等。

（4）其他过敏反应表现：可有荨麻疹、恶心、呕吐、腹痛与腹泻等。

3. **预防和处理措施**

（1）预防措施：①皮内注射前询问患者有无过敏史，尤其是青霉素、链霉素等容易引起过敏的药物，如有过敏史应停止该项试验；②皮试期间，嘱患者不可随意离开。观察患者有无异常反应，正确判断皮试结果，若为阳性则不可使用（破伤风抗毒素除外，可采用脱敏注射）；③注射盘内备有0.1%肾上腺素，以供急救使用。

（2）过敏性休克的抢救措施：一旦发生过敏性休克，立即组织抢救：①立即停药，使患者平卧，报告上级医生，就地抢救。②立即皮下注射0.1%肾上腺素1 ml，小儿剂量酌减。症状如不缓解，每隔半小时皮下或静脉注射肾上腺素0.5 ml，直至脱离危险期。③给予氧气吸入，改善缺氧症状。呼吸受抑制时，应立即进行口对口人工呼吸，并肌内注射尼可刹米、洛贝林等呼吸兴奋剂；有条件者可插入气管插管，借助人工呼吸机辅助或控制呼吸；喉头水肿导致窒息时，应尽快施行气管切开。④给予药物治疗，如静脉注射地塞米松5~10 mg，或将氢化可的松琥珀酸钠200~400 mg加入5%~10%葡萄糖溶液500 ml内静脉滴注；应用抗组胺类药物，如肌内注射盐酸异丙嗪25~50 mg或苯海拉明40 mg。⑤静脉滴注10%葡萄糖溶液或平衡溶液扩充血容量，如血压仍不回升，可加入多巴胺或去甲肾上腺素静脉滴注。⑥若发生呼吸、心搏骤停，立即进行复苏抢救，如施行体外心脏按压、气管内插管或人工呼吸等急救措施。⑦密切观察患者病情、生命体征、神志和尿量等变化，不断评价治疗效果。

（二）虚脱

1. **原因**

（1）患者情绪过于紧张，有晕针史。

（2）注射前患者未进食，体质虚弱、饥饿。

2. **临床表现**　患者突然出现恶心、头晕、面色苍白、呼吸表浅、全身出冷汗、肌肉松弛，往往突然瘫倒在地，有的伴有意识不清。

3. **预防及处理措施**

（1）预防措施：①注射前应向患者做好解释工作，并且态度热情、有耐心，使患者消除紧张心理，从而配合治疗；②对以往有晕针史及体质虚弱、饥饿的患者，注射宜采取平卧位；③注射过程中随时观察患者病情变化。

（2）处理措施：如患者发生虚脱，首先要镇静；将患者取平卧位，保暖；患者清醒后，一般给予口服糖水后可恢复正常，少数患者通过给氧或呼吸新鲜空气，必要时静脉推注 5% 葡萄糖等措施，症状可逐渐缓解。

七、健康教育

1. 给患者做药物过敏试验后，嘱患者勿离开病室或注射室，20 min 后观察结果。同时告知患者，如有不适应立即通知护士，以便及时处理。

2. 拔针后指导患者勿按揉局部，以免影响对结果的观察。

八、临床常用的药物皮试液配制方法及结果判断标准

1. 青霉素

（1）皮试液的配制（表 5-1-2）：通常以每 ml 含青霉素 200~500 U 的皮内试验液为标准，注入剂量为 0.1 ml，含青霉素 20 ~ 50 U。下面以青霉素 80 万 U 配制成每 ml 含青霉素 400 U 的皮试液为例，介绍皮试液的配制方法。

表 5-1-2　青霉素皮试液配制方法

青霉素钠	加 0.9% 氯化钠溶液（ml）	每 ml 药液青霉素钠含量（U/ml）	要点与说明
80 万 U	4	20 万	• 用 5 ml 注射器
0.2 ml 上液	0.8	4 万	• 以下用 1 ml 注射器
0.1 ml 上液	0.9	4000	• 每次配制时均需将溶液摇匀
0.1 ml 上液	0.9	400	• 配制完毕更换 4.5 号针头，妥善放置

（2）试验结果判断（表 5-1-3）：注射 20 min 后双人判断结果。

表 5-1-3　青霉素皮试试验结果判断

结果	局部皮丘反应	全身情况
阴性	大小无改变，周围无红肿，无红晕	无自觉症状，无不适表现
阳性	皮丘隆起增大，出现红晕，直径大于 1 cm，周围有伪足伴局部痒感	可有头晕、心慌、恶心，甚至发生过敏性休克

2. 头孢菌素药物过敏试验法

（1）皮试液的配制（表 5-1-4）：以先锋 VI 为例，皮试液以含先锋霉素 VI 500 μg/ml 的生理盐水溶液为标准，皮试注入剂量为 0.1 ml（含先锋霉素 50 μg）。

表 5-1-4　头孢菌素药物皮试液配制方法

先锋霉素 VI	加 0.9% 氯化钠溶液（ml）	每 ml 药液先锋霉素 VI 含量	要点与说明
0.5 g	2	250 mg	• 用 2 ~ 5 ml 注射器
0.2 ml 上液	0.8	50 mg	• 以下用 1 ml 注射器
0.1 ml 上液	0.9	5 mg	• 每次配制时均需将溶液摇匀
0.1 ml 上液	0.9	500 μg	• 配制完毕更换 4.5 号针头，妥善放置

（2）结果判断：参照青霉素皮试结果判断。

3. 链霉素

（1）皮试液的配制（表5-1-5）：以每 ml 试验液含链霉素 2500 U 为标准配制。

表5-1-5 链霉素皮试液配制方法

链霉素	加 0.9% 氯化钠溶液（ml）	每 ml 药液链霉素含量（U/ml）	要点与说明
100 万 U	3.5	25 万	• 用 5 ml 注射器
0.1 ml 上液	0.9	2.5 万	• 以下用 1 ml 注射器
0.1 ml 上液	0.9	2500	• 每次配制时均需将溶液摇匀 • 配制完毕更换 4.5 号针头，妥善放置

（2）结果判断：参照青霉素皮试结果判断。

4. 结核菌素纯蛋白衍生物（PPD）

（1）皮试液的配制：PPD 原液（50 U/ml）。

（2）结果判断：注射后 48～72 h 双人判断结果。判断标准：受测试部位，如果没有反应，或有反应但硬结平均直径小于 5 mm 为阴性（–），直径 5～9 mm 为弱阳性（+），直径 10～19 mm 为阳性（++），直径 20 mm 以上或局部有水疱、坏死、淋巴管炎均为强阳性（+++）。

5. 破伤风抗毒素（TAT）

（1）皮试液的配制：用 1 ml 注射器吸取 TAT 药液（1500 U/ml）0.1 ml，加生理盐水稀释到 1 ml（1 ml 内含 TAT 150 U），即可供皮试使用。

（2）结果判断：注射后 20 min 判断结果。阴性：局部无红肿，全身无异常反应。阳性：皮丘红肿，硬结直径>1.5 cm，红晕范围直径>4 cm，有时出现伪足或有痒感，全身过敏反应与青霉素反应相类似，以血清病型反应多见。

（3）TAT 脱敏注射法：脱敏注射法是将所需要的 TAT 剂量分次少量注入体内（表5-1-6）。脱敏的基本原理是：小剂量注射时变应原所致生物活性介质的释放量少，不至于引起临床症状；短时间内连续多次药物注射可以逐渐消耗体内已经产生的 IgE，最终可以全部注入所需药量而不致发病。但这种脱敏只是暂时的，经过一定时间后，IgE 可再产生而重建致敏状态。故日后如再用TAT，还需重做皮内试验。

表5-1-6 TAT 脱敏注射法

次数	TAT（ml）	加 0.9% 氯化钠溶液（ml）	时间（min）	注射途径
1	0.1	0.9	即刻	肌内注射
2	0.2	0.8	20	肌内注射
3	0.3	0.7	20	肌内注射
4	余量	稀释至 1	20	肌内注射

6. 普鲁卡因过敏试验

（1）皮试液的配制：将普鲁卡因配成 0.25% 的溶液即可。

（2）结果判断：参照青霉素皮试结果判断。

九、临床案例解析

临床案例1 患者，男性，20岁，腹痛、腹泻伴发热就诊。患者自述：2天前饮用可疑不洁水后出现腹痛、腹泻，排便每日十余次，为少量脓血便，以脓为主，无特殊恶臭味，里急后重感明显，无恶心、呕吐，伴发热、畏寒。查体：T 39.1℃，P 96次/分，R 18次/分，BP 115/75 mmHg。血常规：Hb 132 g/L，WBC 15.3×10^9/L，N 0.88，L 0.10，Plt 230×10^9/L。便常规：脓血便，WBC 50～100/HP，RBC 4～6/HP。体温最高39.8℃。

题目1：请问患者初步诊断是什么？拟行青霉素输液治疗，请予以青霉素皮试。

题目2：皮试后5 min，患者出现胸闷、气促、哮喘与呼吸困难、濒死感，面色苍白、出冷汗、脉搏细弱、四肢湿冷。查体：BP 80/55 mmHg，R 30次/分，P 120次/分，SpO_2 87%。请问发生了什么？请给予相应的紧急处理。

案例解析

题目1：根据患者的主诉、血常规及便常规结果，可以初步诊断为急性细菌性痢疾；拟行青霉素输液治疗前，需进行青霉素皮试液的配制、青霉素皮内注射。

题目2：根据患者青霉素皮试5 min后的临床表现，判断患者发生了过敏性休克。立即按过敏性休克急救处理。

临床案例2 患者，女性，15岁，不慎被水果刀划破左手掌1 h来医院急诊科就诊。查体：可见左手掌有一长约3 cm裂口，伤口较深，有活动性出血，患者家长用一布条填塞于伤口内，以压迫止血。其他未见异常。作为急诊科医生，请为其接诊并处理。

案例解析：①开放性伤口有活动性出血，应首先探查止血再行清创缝合术；②应在24 h内接受TAT抗毒素注射，以预防破伤风的发生；③破伤风抗毒素皮试液配制、皮内注射的方法及结果判断；④破伤风抗毒素试验阳性，则注射破伤风免疫球蛋白或者采用脱敏注射法；⑤患者在脱敏过程中一旦发生过敏性休克，应立即停止再次注射并组织抢救。

思考题

患儿，男性，2岁，因发热1天、惊厥2次入院。患儿1天前无明显诱因出现发热，体温达39℃，家长给予口服"布洛芬"1 h后体温下降至38℃左右。伴鼻塞、流涕，无皮疹、寒战、呕吐等不适。查体：T 39.6℃，P 132次/分，R 30次/分，BP 85/55 mmHg。口唇发绀，咽部充血，扁桃体Ⅱ度肿大。双肺未闻及干、湿啰音，急性病容，神志清楚，精神欠佳。既往有右前臂烫伤史。入院诊断为急性上呼吸道感染。拟给予头孢唑肟40～50 mg/kg，静脉滴注bid，请先予以皮试。

请思考：

（1）如何配制头孢唑肟皮试液？

（2）左前臂能进行皮内注射吗？

第二章　皮下注射

（Subcutaneous Injection，H）

一、概述

1. **定义**　皮下注射（subcutaneous injection，H）是将少量药液或生物制剂注入皮下组织的方法。

2. **目的**　经皮下给药。

二、适应证

1. 需要在一定时间内达到药效，不宜口服和静脉注射的药物。

2. 预防接种。

3. 局部麻醉用药。

三、禁忌证

1. 对注射药物过敏。

2. 注射局部有各种皮损、炎症、硬结、瘢痕或位于皮肤病处，注射时需避开。

3. 刺激性强的药物，不宜经皮下注射。

四、操作前准备

1. 评估患者并解释

（1）评估：①患者的病情、治疗情况、用药史、过敏史；②患者的意识状态、肢体活动能力、对用药的认知及合作程度；③注射部位的皮肤及皮下组织状况。

（2）解释：向患者及家属解释皮下注射的目的、方法、注意事项、配合要点、药物的作用及副作用。

2. 患者准备

（1）了解皮下注射的目的、方法、注意事项、配合要点、药物作用及其副作用。

（2）取舒适体位，暴露注射部位。

3. 环境准备　环境清洁、安静、光线适宜，适宜操作。

4. 操作者准备　操作者穿工作服，戴帽子、口罩，洗手。

5. 物品准备

（1）治疗车上层：治疗盘、安尔碘或 0.5% 聚维酮碘、75% 乙醇、无菌棉签、1～2 ml 注射器、药液、砂轮（必要时）、弯盘、速干手消毒液等。

（2）治疗车下层：锐器盒、医疗垃圾桶、可回收垃圾桶。

五、操作规程及要点与说明（表 5-2-1）

表 5-2-1 皮下注射的操作规程及要点与说明

操作规程	要点与说明
1. 医师着工作服，戴帽子、口罩，洗手	● 传染病患者做好个人防护
2. 到患者床旁，问候患者，反问式询问患者姓名和床号，查对患者信息（查看腕带）	● 严格执行查对制度，避免差错事故的发生
3. 评估患者病情、治疗情况、用药史、过敏史、肢体活动情况、对药物的认知及合作程度；向患者或家属解释操作目的、操作方法、药物的作用等，协助患者取舒适体位，暴露穿刺部位，评估注射部位皮肤情况，必要时屏风遮挡保护患者隐私	● 应详细询问患者药物过敏史，评估注射部位的皮肤及皮下组织状况，排除禁忌证
4. 评估环境：环境清洁，光线充足，适宜操作	
5. 洗手	● 接触患者后再次洗手
6. 准备并检查物品：①治疗车上层：治疗盘、安尔碘或 0.5% 聚维酮碘、75% 乙醇、无菌棉签、砂轮（必要时）、1～2 ml 注射器、药液、弯盘、速干手消毒液，必要时备屏风；②治疗车下层：锐器盒、医疗垃圾桶、可回收垃圾桶	● 认真检查无菌物品外包装的完整性、有效期
7. 查对药品信息（床号、姓名、住院号、药名、剂量、浓度、用法、时间），检查药品质量	● 严格落实查对制度，检查药品是否过期、包装有无破损等
8. 规范抽吸药液，置于治疗盘内	● 严格执行查对制度和无菌操作原则
9. 携用物至患者床旁，查对患者床号、姓名、腕带信息，再次询问用药史、过敏史	● 操作前查对
10. 选择注射部位，常规消毒皮肤，消毒范围 >5 cm，待干	● 常选择的注射部位有上臂三角肌下缘、两侧腹壁、后背、大腿前侧、外侧等部位（图 5-2-1），长期皮下注射者，应有计划地经常更换注射部位，防止局部产生硬结；皮肤消毒严密、不留白，消毒剂与皮肤接触时间至少 30 s
11. 二次查对，排尽空气	● 操作中查对患者的床号、姓名、药名、浓度、剂量、给药方法、时间及有效期

续表

操作规程	要点与说明
12. 一手绷紧局部皮肤，一手持注射器，以示指固定针栓，针头斜面向上，与皮肤呈30°~40°，将针梗的1/2~2/3快速刺入皮下（图5-2-2）。松开绷紧皮肤的手，抽动活塞，如无回血，缓慢注射药液，适时安慰鼓励患者，询问患者感受	• 安慰鼓励患者，缓解其紧张情绪；进针角度不宜超过45°，以免刺入肌层；过于消瘦者，可捏起局部组织，适当减小进针角度 • 确保针头未刺入血管内，并遵守无痛注射原则，观察患者病情变化
13. 注射毕，快速拔针，用无菌干棉签轻压针刺处，按压至不出血为止	
14. 再次查对	• 操作后查对包括：床号、姓名、药名、浓度、剂量、给药方法、时间及有效期
15. 操作后处理	
（1）协助患者取舒适卧位，观察患者反应，交代注意事项	• 如有不适及时处理
（2）整理床单位及用物，洗手，记录	• 按分类做好医疗废物处置；记录注射药物名称、浓度、剂量、用法、时间、患者的反应等

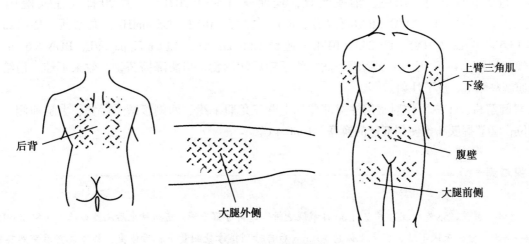

图5-2-1　皮下注射部位

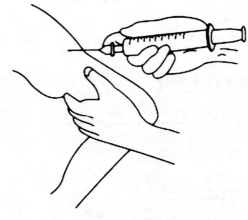

图5-2-2　皮下注射法

六、常见并发症及处理

常见并发症为断针。

1. **原因** 常为进针手法不当，针头质量差或已有损坏未查出，患者肌肉紧张、身体移动。

2. **预防及处理** 熟练掌握注射手法，操作前认真检查注射器质量，协助患者采取舒适体位。若发生断针，操作者保持镇静，应嘱患者勿移动，一手固定局部，下压皮肤，暴露针梗；另一手持止血钳夹住断端，迅速拔出；若针头断端埋入皮下，应嘱患者保持原体位，采用外科手术切开取针。

七、健康教育

对长期自行皮下注射的患者，如胰岛素注射，建议患者经常更换注射部位。

八、临床案例解析

临床案例 患者，女性，52岁，既往糖尿病病史5年，口服降糖药物，血糖控制情况不详。近3个月乏力、嗜睡、消瘦明显，经朋友介绍于2021年9月20日入住我院内分泌科。入院后查体：T 38.1 ℃，P 78次/分，R 18次/分，BP 135/85 mmHg。血常规：Hb 125 g/L，WBC 13.5×10^9/L，N 0.85，Plt 253×10^9/L。血糖12.6 mmol/L，血Cr 77 μmol/L，BUN 6.6 mmol/L。尿常规：尿糖（++）。诊断：2型糖尿病。给予糖尿病饮食、口服降糖药物，效果不佳。请给予患者普通胰岛素8 U皮下注射。

案例解析： ①皮下注射常用注射部位：上臂三角肌下缘、两侧腹壁、后背、大腿前侧、外侧等部位；②掌握胰岛素使用剂量的换算，1 ml=4 U。

思考题

患者，男性，55岁，2021年7月30日常规透析，透析过程平稳。透析结束后测量血压134/81 mmHg，心率67次/分，未述不适，在床上休息10 min后自行到接诊处测量下机后体重，称完体重后突然摔倒，面部着地。家属立即呼叫医生，医生和护士立即到达，查看地面干燥，周围无杂物。查体患者意识清楚，皮肤潮湿有出汗，前额有一线形伤口，长约3 cm，少量出血。测量血压140/91 mmHg，脉搏68次/分，呼吸18次/分，机测血糖10.3 mmol/L。

请思考：

（1）此患者可能出现了什么问题？

（2）出现此问题最主要的原因可能是什么？

（3）如何处理？

第三章　肌内注射
（Intramuscular Injection，IM）

一、概述

1. **定义**　肌内注射法（intramuscular injection，IM）是将一定量药液注入肌肉组织的方法。注射部位一般选择肌肉丰厚且距离大血管及神经较远处。其中最常用的部位为臀大肌，其次为臀中肌、臀小肌、股外侧肌及上臂三角肌。

2. **目的**　用于不宜或不能静脉注射，且要求比皮下注射更快发生疗效时。

3. **常用注射部位**

（1）臀大肌注射定位法：臀大肌起自髂后上棘与尾骨尖之间，肌纤维平行向外下方止于股骨上部。坐骨神经起自骶丛神经，自梨状肌下孔出骨盆至臀部，在臀大肌深部，约在坐骨结节与大转子之间中点处下降至股部，其体表投影为自大转子尖至坐骨结节中点向下至腘窝。注射时注意避免损伤坐骨神经。臀大肌注射的定位方法有以下两种：

1）十字法：从臀裂顶点向左侧或右侧划一水平线，然后从髂嵴最高点作一垂线，将一侧臀部分为四个象限，其外上象限并避开内角（从髂后上棘至股骨大转子连线），即为注射区（图 5-3-1A）。

2）连线法：从髂前上棘至尾骨作一连线，其外 1/3 处为注射部位（图 5-3-1B）。

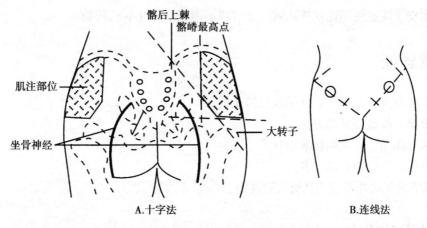

图 5-3-1　臀大肌注射定位法

（2）臀中肌、臀小肌注射定位法

1）以示指尖和中指尖分别置于髂前上棘和髂嵴下缘处，在髂嵴、示指、中指之间构成一个三角形区域，其示指与中指构成的内角为注射区（图 5-3-2）。

2）髂前上棘外侧三横指处（以患者的手指宽度为准）。

（3）股外侧肌注射定位法：大腿中段外侧。一般成人可取髋关节下10 cm至膝关节上10 cm，宽约7.5 cm的范围。此处大血管、神经干很少通过，且注射范围较广，可供多次注射，尤适用于2岁以下幼儿（图5-3-3）。

（4）上臂三角肌注射定位法：上臂外侧，肩峰下2～3横指处（图5-3-4）。此处肌肉较薄，只可作小剂量注射。

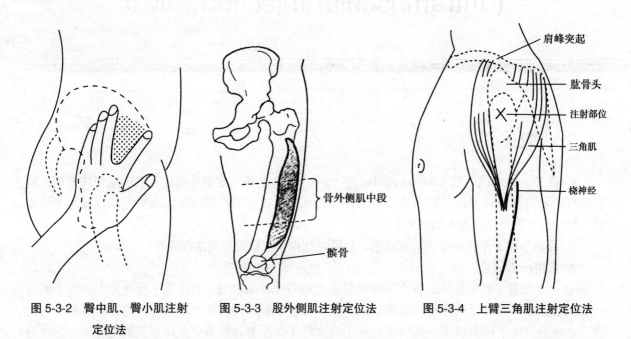

图5-3-2　臀中肌、臀小肌注射　　图5-3-3　股外侧肌注射定位法　　图5-3-4　上臂三角肌注射定位法
定位法

二、适应证

1. 药物不能或不宜口服、皮下注射，需在一定时间内产生药效者。
2. 刺激性较强或药量较大，不宜皮下注射的药物，如油剂、混悬液。
3. 要求比皮下注射更迅速发挥药效，不宜或不能行静脉注射的药物。

三、禁忌证

1. 注射部位有炎症、瘢痕、硬结或皮肤受损。
2. 有严重出、凝血异常的患者。
3. 破伤风发作期、狂犬病痉挛期。
4. 癫痫抽搐、不能合作的患者。
5. 2岁以下的婴幼儿不宜选择臀大肌注射。

四、操作前准备

1. 评估患者并解释

（1）评估：①患者的病情、治疗情况、用药史、过敏史；②患者的意识状态、肢体活动能力、对用药的认知及合作程度；③注射部位的皮肤及肌肉组织状况。

（2）解释：向患者及家属解释肌内注射的目的、方法、注意事项、配合要点、药物用法、作用及其副作用。

2. **患者准备**

（1）了解肌内注射的目的、方法、注意事项、配合要点、药物作用及其副作用。

（2）取舒适体位，暴露注射部位。

3. **环境准备**　环境清洁、安静、光线适宜，必要时用屏风遮挡患者。

4. **操作者准备**　操作者穿工作服，戴帽子、口罩，洗手。

5. **物品准备**

（1）治疗车上层：治疗盘、注射药物、无菌注射器、安尔碘或 0.5% 聚维酮碘、棉签、弯盘、砂轮（必要时）、速干手消毒液，必要时备屏风。

（2）治疗车下层：锐器盒、医疗垃圾桶、可回收垃圾桶。

五、操作规程及要点与说明（表 5-3-1）

表 5-3-1　肌内注射的操作规程及要点与说明

操作规程	要点与说明
1. 医师着工作服，戴帽子、口罩，洗手	• 传染病患者做好个人防护
2. 到患者床旁，问候患者，反问式询问患者姓名和床号，查对患者信息（查看腕带）	• 严格执行查对制度，避免差错事故的发生
3. 评估患者病情、治疗情况、用药史、过敏史、意识状态、肢体活动能力、对用药的认知及合作程度；向患者或家属解释操作的目的及方法、药物的作用及副作用等，评估注射部位的皮肤及肌肉组织情况（注意保护患者隐私）	• 应详细询问患者的用药史、过敏史，肢体活动能力，注射部位局部皮肤完好、无硬结，排除禁忌证
4. 评估环境：环境清洁，光线充足，适宜操作	
5. 洗手	• 接触患者后再次洗手
6. 准备并检查物品：①治疗车上层：治疗盘、注射药物、无菌注射器、安尔碘或 0.5% 聚维酮碘、棉签、弯盘、砂轮（必要时）、速干手消毒液，必要时备屏风；②治疗车下层：锐器盒、医疗垃圾桶、可回收垃圾桶	• 认真检查无菌物品外包装的完整性、有效期；长期注射的患者选择细长针头
7. 查对药品信息（床号、姓名、住院号、药名、剂量、浓度、用法、时间、有效期）。检查药品质量，消毒后打开安瓿，妥善放置，备用	• 严格落实查对制度，检查药品是否过期、包装有无破损等
8. 抽吸药液，套安瓿，放入注射盘内	• 抽吸手法正确，药液抽吸干净；两种或两种以上药物同时注射时，注意配伍禁忌
9. 携用物至患者床旁，查对患者床号、姓名、腕带信息；再次询问用药史、过敏史	• 操作前查对

续表

操作规程	要点与说明
10. 协助患者取正确体位，正确选择注射部位，遮挡屏风，保护患者隐私	• ①根据患者病情不同采取侧卧位、俯卧位、仰卧位或坐位；②为使局部肌肉放松，患者侧卧位时上腿伸直，下腿稍弯曲；③俯卧位时足尖相对，足跟分开，头偏向一侧；④坐位时椅子稍高，便于操作；⑤仰卧位常用于危重及不能翻身的患者；⑥根据患者病情、年龄、药液性质选择注射部位。对 2 岁以下婴幼儿不宜选用臀大肌注射，因其臀大肌尚未发育好，注射时有损伤坐骨神经的危险，最好选择股外侧肌、臀中肌和臀小肌注射；⑦对需长期注射者，应交替更换注射部位，并选用细长针头，以避免或减少硬结的发生；⑧注意保护患者隐私
11. 以穿刺点为中心，常规消毒皮肤，待干	• 严格执行无菌操作原则；消毒范围>5 cm，消毒 2 遍，消毒严密不留白，消毒剂与皮肤接触时间至少 30 s
12. 二次查对，排尽空气	• 操作中查对包括：床号、姓名、药名、浓度、剂量、给药方法、时间及有效期
13. 左手拇指、示指绷紧局部皮肤，右手以执笔式持注射器，中指固定针栓，将针梗的 1/2 ~ 2/3 迅速刺入皮肤，松开绷紧皮肤的手，抽动活塞，如无回血，缓慢注射药液（图 5-3-5），适时安慰鼓励患者，询问患者感受	• ①安慰鼓励患者，消除患者紧张情绪；消瘦者及患儿进针深度酌减；②切勿将针头全部刺入，以防针梗从根部衔接处折断。注射中若针头折断，应先稳定患者情绪，并嘱其保持原位不动，固定局部组织，以防断针移位，同时尽快用无菌血管钳夹住断端取出；如断端全部埋入肌肉，应速请外科医生处理；③确保针头未刺入血管内；④遵守无痛注射原则：成人"两快一慢"，即进针快、推药慢、拔针快；儿童"三快"，即进针快、推药快、拔针快
14. 注射毕，用无菌干棉签轻压针刺处，快速拔针后按压至不出血为止	• 凝血功能障碍的患者可适当延长按压时间
15. 再次查对	• 操作后查对包括：床号、姓名、药名、浓度、剂量、给药方法、时间及有效期
16. 操作后处理	
（1）协助患者取舒适卧位，观察患者反应，交代注意事项	
（2）整理床单位及用物，洗手，记录	• 按分类做好医疗废物处置；记录注射时间，药物名称、浓度、剂量，以及患者的反应

六、常见并发症及处理

最常见的并发症一般是注射部位局部硬结、感染。个别患者由于精神紧张、过于恐惧等发生晕针。最严重的并发症是坐骨神经损伤，目前罕见断针的发生。

（一）坐骨神经损伤

1. **原因** ①常见于部位选择不正确；②注射药量多、刺激性强或推药速度过快，压迫或刺激神经。

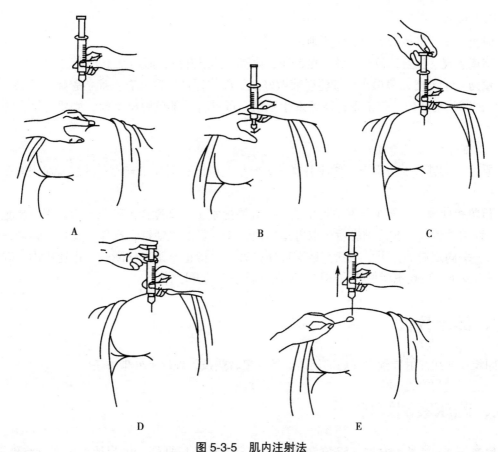

图 5-3-5 肌内注射法
A. 绷紧皮肤 B. 垂直进针 C. 抽取回血 D. 推注药液 E. 快速拔针

2. **临床表现** 患侧肢体疼痛，走路跛行，长期损伤可致肌肉萎缩。

3. **预防及处理** ①正确选择注射部位和正规推注药液；②损伤后及时处理，可给予红外线、电磁波照射或按摩理疗；③使用营养神经的药物。

（二）昏厥或晕针

1. **原因** 心理因素和疼痛反应，由于精神紧张，过度恐惧或药物刺激性强，推注过快，引起剧烈疼痛而使交感神经兴奋，血管收缩，头部供血不足；患者体质虚弱或过度疲劳导致应急能力下降。

2. **临床表现** 心搏加快，呼吸急促，面色苍白，出冷汗。

3. **预防及处理** ①询问患者有无昏厥史，在注射前做好解释工作，使患者有充分的心理准备；②注射过程中安慰鼓励患者，询问患者感受，消除紧张情绪；③提高注射水平，遵循无痛注射原则：成人注射应做到"两快一慢"，即进针快、推药慢、拔针快；小儿注射需"三快"，即进针快、推药快、拔针快；④若因空腹注射发生晕厥，可使患者平卧，吸氧并口服葡萄糖水。

（三）局部硬结

1. **原因** ①多次在同一部位注射；②药物刺激性大，吸收缓慢；③注射的深度不够。

2. **临床表现** ①局部皮肤发红，凸起；②触摸时有硬感，患者有疼痛感；③在同一部位再次注射时患者疼痛难忍，操作者推药困难。

3. **预防及处理** ①交替更换注射部位；②选用细长针头进行深部注射；③发生硬结后采用局部热敷、理疗等方法。

（四）感染

1. **原因**　未严格执行无菌操作原则。

2. **临床表现**　注射部位红、肿、热、痛、化脓，体温升高，血白细胞升高。

3. **预防**　①严格无菌操作；②注射前做好注射部位评估，避开有炎症、瘢痕、硬结、皮肤受损的部位；③注射部位严格消毒；④若发生感染，可进行局部抗感染治疗，必要时结合全身抗生素治疗。

（五）断针

1. **原因**　①进针手法不当；②注射器针头质量差或已有损坏未查出；③患者肌肉紧张、身体移动。

2. **预防和处理**　①熟练掌握注射手法，提高注射水平；②操作前认真检查注射器质量：针梗无弯曲、针尖无倒勾；③协助患者采取舒适体位；④一旦发生断针，操作者要保持镇静，嘱患者勿移动，一手固定局部，下压皮肤，暴露针梗；另一手持止血钳夹住断端，迅速拔出；⑤若针头断端已埋入皮下，应嘱患者保持原体位，采用外科手术切开取针。

七、健康教育

如因长期多次注射导致出现局部硬结，教会患者热敷、理疗等处理方法。

八、临床案例解析

临床案例1　患者，女性，58岁，15天前左前臂被玻璃划伤，于当地卫生室行清创缝合术。近2天伤口部位疼痛剧烈，来医院急诊科就诊。查体：左前臂下方有一长约10 cm伤口，未拆线，伤口周围红肿，触之波动感，可见脓液溢出。行清创、脓肿引流术。为控制感染，拟给予患者青霉素80万U肌内注射，bid。请执行。

案例解析：①青霉素药物肌内注射前应先做青霉素皮试，皮试前应详细询问患者的用药史、过敏史、家族史，既往无过敏史者再做药物过敏试验，试验结果阴性方可注射该药；②肌内注射时需要选择合适的注射部位，避开有炎症、瘢痕、硬结、皮肤受损的部位；③长期肌内注射时，交替更换注射部位。

临床案例2　患者，男性，56岁，2天前无明显诱因右侧面部突发针刺样、烧灼样、刀割样、剧烈的疼痛，1天内反复发作，持续几秒到十几秒不等。为明确诊断来医院门诊就诊。患者既往体健，否认高血压、糖尿病病史。考虑可能的诊断是什么？拟行维生素B_{12}肌内注射治疗。

案例解析：①根据患者的症状，考虑是三叉神经痛；②常规实施肌内注射。

思考题

患儿，男性，1岁6个月，体重15 kg，因发热、咽痛2天收入院。查体：咽部充血，双侧扁桃体Ⅰ度肿大。诊断为急性化脓性扁桃体炎，拟给予青霉素肌内注射治疗。

请思考：

（1）小儿青霉素肌内注射的剂量及用法是什么？

（2）小儿肌内注射部位如何选择，为什么？

第四章　静脉穿刺术
（Venipuncture）

一、概述

1. **定义**　静脉穿刺术（venipuncture）是指通过外周静脉或深静脉获取血标本进行各种血液化验检查，或者通过静脉进行用药或治疗的一种方法。

2. **目的**

（1）通过外周静脉穿刺获取静脉血标本进行血常规、血生化、血培养等各项血液化验检查。建立外周静脉输液和输血通路，也需要进行外周静脉穿刺。

（2）深静脉（包括锁骨下静脉、颈内静脉或股静脉）穿刺的目的是在外周静脉穿刺困难的情况下获取静脉血标本；也可通过留置导管建立深静脉通路，用于肠外营养或快速补液治疗、经静脉系统的血流动力学（如 Swan-Ganz 导管、中心静脉压、电生理）等检查、介入治疗（如射频消融、深静脉滤网）等。

二、适应证

1. 需要留取静脉血标本的各种血液实验室检查。
2. 需要开放静脉通路进行给药、输血及相关检查和治疗。

三、禁忌证

1. **静脉穿刺**　①穿刺部位皮肤感染、有渗液、瘢痕、硬结；②穿刺血管已有静脉炎。
2. **静脉采血**　①血管透析通路或动静脉内瘘的端口处、乳腺癌根治术 3 个月内；②输液、输血的针头处抽血；③穿刺部位皮肤感染、有渗液、瘢痕、硬结；④血管畸形。

四、静脉血液标本采集

静脉血液标本采集法是自静脉抽取血标本的方法。也是本章重点阐述的内容。

1. **常用的静脉**

（1）四肢浅静脉：上肢常用肘部浅静脉（贵要静脉、肘正中静脉、头静脉）、腕部及手背静脉；下肢常用大隐静脉、小隐静脉及足背静脉。

（2）颈外静脉：常用于婴幼儿的静脉采血。

（3）股静脉：股静脉位于股三角区，在股神经和股动脉的内侧。

2. 真空采血法 目前最佳的静脉血采集方法。真空采血法的基本原理是将双向针的一端在持针器的帮助下刺入静脉，待有回血后将另一端插入真空试管内，血液在负压作用下自动流入试管。标准真空采血管采用国际通用的头盖和标签颜色来显示管内添加剂的种类（表5-4-1，表5-4-2），可根据检测需要选择相应的盛血试管。真空采血装置具有采血量准确、安全性能好、分离血清效果好、操作使用方便及可一针采多管血样等特点，目前已在临床上逐渐替代一次性注射器进行血标本的采集。

3. 静脉血标本采集的目的 获取全血标本、血浆标本、血清标本及血培养标本。

（1）全血标本：指抗凝血标本，主要用于临床血液学检查，例如血细胞计数和分类、形态学检查等。

（2）血浆标本：抗凝血经离心所得上清液称为血浆，血浆中含有凝血因子Ⅰ，适合于内分泌激素、血栓和止血检测等。

（3）血清标本：不加抗凝剂的血，经离心所得上清液称为血清，血清中不含凝血因子Ⅰ，多适合于临床化学和免疫学的检测，如测定肝功能、血清酶、脂类、电解质等。

（4）血培养标本：多适合于检测血液中的病原菌。

表 5-4-1　常用彩色真空采血管

标识	标本类型	添加剂	适用范围	要求
红盖短管	血清	无	各种生化和免疫学检测。如肝肾功能、血清免疫、G试验等	采血后不需要摇动
紫盖短管	全血	EDTA-K2	适用于血细胞分析、红细胞沉降率（血沉）、BNP、巨细胞病毒DNA定量、EB病毒DNA测定、流式细胞检测（T细胞亚群、HLA-B27、淋巴细胞亚群）、糖化血红蛋白、活性肾素浓度、醛固酮等	采血后立即颠倒混匀5~8次，防止血液凝固
黑盖长管	全血	3.2%枸橼酸钠：血样为1:4	适用于ESR（血沉）	采血后立即颠倒混匀5~8次
蓝盖短管	全血	3.2%枸橼酸钠：血样为1:9	适用于凝血功能检测、"3P"试验、血小板聚集功能检测、糖水试验等	采血后立即颠倒混匀5~8次，防止血液凝固
黄盖长管	血清	惰性分离胶/促凝剂	①肝功能、生化、血脂、心肌酶、肾功能检测；②生化离子、葡萄糖、糖耐量试验、同型半胱氨酸（HCY）、免疫球蛋白、补体检测；③ASO、RF、NT-proBNP、PCT、CRP、轻链、急性时相反应蛋白、唐氏综合征、TORCT、肿瘤标志物、甲状腺功能、甲状腺结节检测、甲状腺球蛋白抗原、生长因子检测；④乙肝五项、乙型肝炎病毒DNA测定、丙肝病毒RNA定量、性激素测定、心肌损伤标志物、贫血诊断标志物、骨代谢标志物、生长激素、皮质醇、丙肝两项、甲型肝炎、戊型肝炎、自身免疫抗体、血清蛋白电泳、免疫固定电泳、结核抗体、肺炎及衣原体抗体检测等	采血后立即颠倒混匀5~8次

续表

标识	标本类型	添加剂	适用范围	要求
绿盖长管	血浆	肝素锂	血氨检测、结核分枝杆菌感染 T 细胞检测、外周血染色、微量元素检测、血液流变学检测	采血后立即颠倒混匀 5 ~ 8 次，防止血液凝固
灰盖短管	血浆	氟化钠 / 草酸钾	血浆乳酸检测、糖代谢检测	采血后立即颠倒混匀 5 ~ 8 次
细菌培养瓶	需氧 / 厌氧		血液、体液需氧 / 厌氧细菌培养	标本量 5 ~ 10 ml，摇匀，不能注入空气（厌氧瓶）
特殊管	血浆	无热原	内毒素鲎定量检测	及时颠倒混匀 5 ~ 8 次

表 5-4-2　生化检验常用的抗凝剂及其用途

抗凝剂	作用及用途
草酸钾	常用于尿素、肌酐、纤维蛋白原等测定，不能用于钾、钙及血气分析等项目的测定，对 LDH、丙酮酸激酶、AKP、ACP 和淀粉酶等均有抑制作用
肝素	用于血液化学成分检测的首选抗凝剂。肝素对血液成分干扰较少，不影响红细胞体积，不引起溶血，常用于细胞渗透性试验、电解质、血气分析、血浆渗透量、血细胞比容及普通生化测定等。通常应用肝素抗凝的剂量为 10.0 ~ 12.5 IU/ml。注意钠盐可使淀粉酶升高
氟化钠	常用氟化钠 - 草酸钠混合抗凝剂作为血糖测定的抗凝剂，氟化钠可以抑制烯醇化酶，它可避免血细胞葡萄糖酵解酶的作用，延长标本的保存时间
枸橼酸钠	常用于凝血试验。通常配成 3.8% 或 3.2% 的水溶液，与血液按照 1：9 体积混合。测定血沉用 3.8% 枸橼酸钠抗凝，抗凝剂与血液比例为 1：4，凝血试验需用 3.2% 枸橼酸钠抗凝。不适用于血液分析和生化测验
二乙胺四乙酸盐（EDTA）	生化常用的抗凝剂，适用于一般血液学检测，但不适用于血凝和血小板功能检测，也不适用于钙、钠及含氮物质的测定。因 EDTA 盐能影响某些酶的活性和抑制红斑狼疮因子，故不适合制作组化染色和检查红斑狼疮细胞的血涂片

五、操作前准备

1. 评估患者并解释

（1）评估：①患者的年龄、病情、治疗情况、意识状态、心理状态、肢体活动能力；②对血液标本采集的认知及合作程度；③有无生理因素影响，如吸烟、饮食、运动、情绪波动、妊娠、体位、饮酒、饮茶或咖啡等；④需做的检查项目、采血量及是否需要特殊准备；⑤静脉充盈度及管壁弹性，穿刺部位的皮肤状况，如有无冻疮、炎症、水肿、结节、瘢痕、破损等。

（2）解释：向患者及家属解释静脉血标本采集的目的、方法、临床意义、注意事项及配合要点。

2. 患者准备

（1）了解静脉血标本采集的目的、方法、临床意义、注意事项及配合要点。

（2）取舒适卧位，穿刺肢体外展，上臂和前臂保持一条直线，暴露穿刺部位。

3. 环境准备　环境整洁安静、舒适安全，温、湿度适宜，适宜操作。

4. **操作者准备**　操作者穿工作服，戴帽子、口罩，洗手。

5. **物品准备**

（1）治疗车上层：治疗盘、检验申请单、标签或条形码、棉签、安尔碘或 0.5% 聚维酮碘、止血带、一次性垫巾、胶布、乳胶手套、弯盘、速干手消毒液、一次性密闭式双向采血针及真空采血管，如为非真空采血，则准备一次性注射器（规格视采血量而定）及针头或头皮针，以及标本容器（试管、密封瓶），按需要准备酒精灯、火柴。

（2）治疗车下层：医疗垃圾桶、可回收垃圾桶、锐器盒。

六、操作规程及要点与说明（表 5-4-3）

表 5-4-3　静脉采血的操作规程及要点与说明

操作规程	要点与说明
1. 医师着工作服，戴帽子、口罩，洗手	• 传染病患者做好个人防护
2. 到患者床旁，问候患者，反问式询问患者姓名和床号，查对患者信息（查看腕带）	• 由两名医护人员到患者床旁查对患者信息，严格执行查对制度，避免差错事故的发生
3. 评估患者身体状况及配合程度，是否符合采血要求、询问过敏史及排除其他禁忌证。向患者或家属解释操作的目的及方法、配合要点等，评估穿刺部位的皮肤、血管及衣袖松紧情况	• 若采集细菌培养标本，需了解患者抗生素使用情况，在患者寒战、高热时采血；若采集生化标本，需告知患者禁食 8 h；对于有肢体瘫痪、有乳腺癌根治手术史（3 个月后无特殊并发症可恢复采血）、有动静脉内瘘手术史，局部皮肤有感染、硬结、瘢痕或皮肤受损等情况不宜选择；掌握不同血液测定项目对血液标本的采集时间要求（详见本章相关知识点）
4. 评估环境：环境清洁，光线充足，适宜操作	
5. 洗手	• 接触患者后再次洗手
6. 准备并检查物品：①治疗车上层：治疗盘、检验申请单、标签或条形码、棉签、安尔碘或 0.5% 聚维酮碘、止血带、一次性垫巾、胶布、乳胶手套、弯盘、速干手消毒液、一次性密闭式双向采血针及真空采血管，如为非真空采血，则准备一次性注射器（规格视采血量而定）及针头或头皮针，以及标本容器（试管、密封瓶），按需要准备酒精灯、火柴；②治疗车下层：医疗垃圾桶、可回收垃圾桶、锐器盒	• 认真检查无菌物品外包装的完整性、有效期；甲状腺功能异常患者和出生 2 个月以内的新生儿应避免使用含碘消毒剂
7. 查看真空采血管与检验项目是否相符；查对检验申请单、标签或条形码及标本容器（或真空采血管），无误后贴标签（或条形码）于标本容器（或真空采血管）外壁上	• 需双人查对，正确选用彩色真空采血管，防止出现差错
8. 携用物至患者床旁，查对患者的床号、姓名、住院号及腕带信息；查对检验申请单、标本容器（或真空采血管）以及标签（或条形码）是否一致	• 操作前双人查对

操作规程	要点与说明
9. 患者取坐位或卧位，使上臂与前臂呈直线，手掌略低于肘部；选择合适的静脉，置垫巾和止血带，戴手套	• 首选手臂肘前区静脉，优先顺序依次为正中静脉、头静脉及贵要静脉（图 5-4-1）等；肘关节置于垫巾上
10. 第一遍消毒皮肤，以穿刺点为圆心，以圆形自内向外进行消毒，消毒范围直径＞5 cm，待干	• 消毒严密不留白，消毒液与皮肤接触时间至少 30 s
11. 二次查对	• 操作中查对
12. 在采血部位上方 5～7.5 cm 的位置扎止血带，第二次消毒，待干，嘱握拳	• 止血带使用时间不宜超过 1 min；消毒剂与皮肤接触至少 30 s；在穿刺时可让患者攥拳（不可反复拍打采血部位），使静脉更加充盈，以利于成功穿刺
13. 采血	
【真空采血器采血】	
（1）穿刺：取下真空采血针护针帽，手持采血针，按静脉注射法行静脉穿刺，适时安慰鼓励患者	• 在穿刺部位下方握住患者手臂，拇指于穿刺点下方 2.5～5.0 cm 处向下牵拉皮肤固定静脉，避免触碰消毒区。保持针头斜面向上，使采血针与手臂呈 30° 左右的角度刺入静脉。成功穿刺入静脉后，可在静脉内沿其走向继续推进一些，保持采血针在静脉内的稳定
（2）采血：见回血，固定针柄，将采血针另一端刺入真空管，嘱患者松拳，采血过程中询问患者感受，观察患者反应	• 按采集顺序依次连接真空采血管，开始采集第一管血时松开止血带，采血至所需血量；穿刺成功后宜让患者放松拳头，尽量避免反复进行攥拳的动作
（3）摇匀：按采血管要求轻柔颠倒 5～8 次（混匀次数宜按照采集管产品说明书的要求）混匀	• 不可剧烈振荡混匀，以避免溶血。试管管口宜朝上垂直放置，减少试管内容物的振动，避免溶血，减少污染
（4）拔针、按压：采血完毕，按压穿刺点 5 min（止血功能异常的患者宜适当延长时间），直至出血停止	• 采血结束，先拔真空管，后拔去针头，再按压止血，不宜屈肘按压
【注射器采血】	
（1）穿刺、抽血：持一次性注射器或头皮针，按静脉注射法行静脉穿刺（图 5-4-2），见回血后抽取所需血量	• 穿刺时一旦出现局部血肿，立即拔出针头，按压局部，另选其他静脉重新穿刺
（2）"两松一拔一按压"：抽血完毕，松止血带，嘱患者松拳，迅速拔出针头，按压局部 5 min 直至出血停止	• 防止皮下出血或淤血 • 止血功能异常的患者宜适当延长时间
（3）将血液注入标本容器	• 同时抽取不同种类的血标本，应先将血液注入血培养瓶，然后注入抗凝管，最后注入干燥试管
1）血培养标本	• 标本应在使用抗生素前采集，如已使用，应在检验申请单上注明 • 一般血培养取血 5 ml，对亚急性细菌性心内膜炎患者，为提高培养阳性率，采血 10～15 ml

续表

操作规程	要点与说明
A. 打开瓶盖，常规消毒培养瓶橡皮塞，至少停留 2 min，待消毒剂完全干燥，以上步骤重复 3 次	
B. 采集所需血液量后，取下针头，更换 20 G 新针头，并将所需血液量注入血培养瓶	• 血培养瓶如有多种，先注入厌氧瓶，然后再注入需氧瓶中
2）全血标本：取下针头，将血液沿管壁缓慢注入盛有抗凝剂的试管内，轻轻摇动，使血液与抗凝剂充分混匀	• 勿将泡沫注入 • 防止血液凝固
3）血清标本：取下针头，将血液沿管壁缓慢注入干燥试管内	• 防止溶血，勿将泡沫注入，避免振荡，以免红细胞破裂溶血
14. 操作后处理	
（1）再次查对：查对检验申请单、患者、标本	• 操作后查对，查对检验项目执行情况
（2）取下一次性垫巾和止血带，脱手套	
（3）协助患者取舒适卧位，交代注意事项	• 注意穿刺部位皮肤有无血肿及出血，如有及时呼叫及处理
（4）整理床单位及用物，按分类做好医疗废物处置，洗手，记录	• 采血完成后，立即采用书面或电子记录的方式，正确记录血液标本的采集时间
（5）标本送检	• 静脉血液标本采集后宜及时送检。对凝血功能检测标本，2 h 内送检；特殊类型标本，如血氨需在冰水中送检；血培养标本采集后如不能及时送检，须置于室温保存，切勿放置冰箱保存

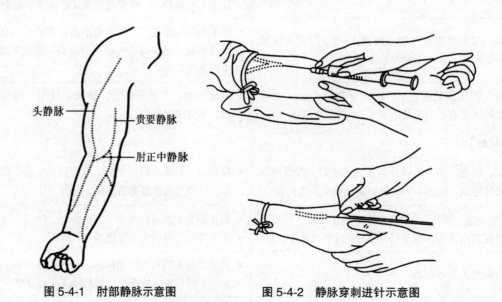

图 5-4-1　肘部静脉示意图　　　　图 5-4-2　静脉穿刺进针示意图

七、常见并发症及处理

（一）穿刺部位皮下出血、淤血或血肿

1. **原因**　采血后按压穿刺点不准确；未充分按压；反复穿刺、刺穿血管壁；患者凝血功能

障碍。

2. 处理措施

（1）如果出血持续时间超过 5 min，可请临床医生对患者凝血功能进行评估及处理。

（2）对于已形成的血肿或淤青，24 h 内可给予冷敷，避免该侧肢体提拎重物，24 h 后可热敷以促进淤血吸收。

（二）晕血

1. 原因

（1）心理因素：静脉穿刺采血时，患者紧张焦虑，迷走神经兴奋，血管扩张，血压下降，大脑供血不足导致晕血。

（2）体质因素：患者处于疲劳过度、长期空腹状态，刺激迷走神经兴奋。

（3）体位因素：坐位采血时，患者下肢血液淤积，回心血量减少导致血供不足。

（4）疼痛因素：常见于采血困难时，反复穿刺，痛阈降低，全身神经高度紧张，血压下降，脑供血不足。

2. 处理措施

（1）如患者在采血过程中出现晕厥，应立即停止采血，拔出采血针止血。

（2）将患者置于平卧位，松开衣领。

（3）如疑似患者为空腹采血所致低血糖，可予以口服糖水。

（4）观察患者意识恢复情况及脉搏、呼吸、血压等生命体征，如生命体征不稳定，应立即呼叫急救人员。有条件的单位可在采血点配置自动体外除颤仪（AED），并培训工作人员熟练使用。

（三）静脉炎

1. 原因

（1）主要原因是长期输注高浓度、刺激性较强的药液，或静脉内放置刺激性较强的塑料导管时间过长，引起局部静脉管壁发生化学炎性反应。

（2）也可由于在输液过程中未能严格执行无菌操作，导致局部静脉感染。

2. 临床表现 沿静脉走向出现条索状红线，局部组织发红、肿胀、灼热、疼痛，有时伴有畏寒、发热等全身症状。

3. 处理措施

（1）停止在此部位输液，抬高患肢并制动，局部用 50% 硫酸镁湿敷，每次 20 min，每日 2 次。

（2）超短波理疗，每次 15～20 min，每日 1～2 次。

（3）用药物局部外敷，每日 2 次，具有清热、止痛、消肿的作用。

（4）合并感染时给予抗生素治疗。

（四）针刺伤

1. 原因 操作不规范，如徒手分离针头与注射器，回套针帽等；防护意识淡薄；患者躁动不合作。

2. 处理措施

（1）紧急处理：立即从伤口近心端向远心端轻轻挤出血液，用流动水和肥皂液冲洗伤口，再用生理盐水冲洗黏膜，冲洗后用消毒液常规消毒，包扎伤口，必要时行外科治疗。

（2）若被乙肝、丙肝、HIV 阳性患者血液污染的锐器刺伤，应在 24 h 内抽血查乙肝、丙肝、HIV 抗体，同时给予相应的处理，随访追踪并记录。

八、相关知识点

（一）采血时间要求

不同的血液测定项目对血液标本的采集时间有不同的要求，主要有：

1. **空腹采血** 血液生化检验一般要求早晨空腹安静时采血。故指导患者晚餐后禁食，至次日晨采血，空腹 12 ~ 14 h。理想的采血时间是早晨 7:00 ~ 8:00。但若过度空腹达 24 h 以上，某些检验会有异常结果，例如血清胆红素可因空腹 48 h 而增加 240%，血糖可因空腹过长而降低导致低血糖。

2. **定时采血** 为了解有昼夜节律性变动的指标，应定时采血，即在规定的时间段内采集标本。如口服葡萄糖耐量试验、血药浓度监测、激素测定等应定时采血。血样采集应在不服药期间进行，如在早晨服药前。

（二）采血部位要求

采血要求不同，部位亦不同。

1. **外周血** 一般选取左手环指内侧采血，该部位应无冻疮、炎症、水肿、破损等。如该部位不符合要求，则以其他手指部位代替。对烧伤患者，可选择皮肤完整处采血。检验只需微量全血时，成人从耳垂或指尖取血，婴儿从踇趾或脚跟取血。

2. **静脉血** 成人一般取肘部静脉，肥胖者可用腕背静脉；婴儿常用颈部静脉、股静脉或前囟静脉窦；刚出生的婴儿可收集脐带血；输液患者应避免在输液的同侧上肢或下肢采血（输液患者在不能停输的情况下进行静脉采血时，一定要注意远端原则），即在对侧手静脉采血。如两手同时都在输液，可以于下肢静脉采血，或者在滴注位置的上游采血。

（三）采血器械

采血用的注射器、试管必须干燥、清洁。目前多用一次性注射器及真空负压采血管。注射器及针头不宜用乙醇消毒。某些检查项目如血氨、铜、锌、淀粉酶测定等，要求采血器具及标本容器必须经过化学清洁，无菌、干燥。

（四）采血操作

采血部位皮肤必须干燥，扎止血带不可过紧、压迫静脉时间不宜过长，以不超过 1 min 为宜，否则容易引起淤血、静脉扩张，并且影响某些指标的检查结果。注射器采血时避免特别用力抽吸和推注，以免血细胞破裂。当采血不顺利时，切忌在同一处反复穿刺，易导致标本溶血或有小凝块，影响检测结果。采集血培养标本时应先注射厌氧瓶，尽量减少接触空气时间。微量元素测定采集标本的注射器和容器不能含游离金属。真空采血器采血时，多个组合检测项目同时采血时应按下列顺序采血：血培养→无添加剂管→凝血管→枸橼酸钠管→肝素管→EDTA 管→草酸盐 - 氟化钠管。凡全血标本或需抗凝血的标本，采血后立即上下轻柔颠倒5 ~ 8 次混匀，不可用力振荡。做血培养时，血培养瓶如有多种，如同时加做真菌血液培养时，血液注入顺序：厌氧血液培养瓶→需氧血液培养瓶→真菌血液培养瓶。

九、健康教育

1. 向患者或家属说明采集血液标本的目的与配合要求。

2. 向患者或家属解释空腹采血的意义，嘱其在采血前空腹。采血后，压迫止血的时间不宜过短。

3. 向患者或家属说明如在采集标本前患者已使用抗生素，应向医护人员说明。

十、临床案例解析

临床案例 1 患者，女性，68 岁，因查体发现左侧甲状腺肿物 1 个月入院。既往乙肝病史 5 年，慢性肾功能不全 3 年，左侧上肢置动静脉内瘘管。入院诊断：左侧甲状腺癌。行甲状腺癌根治术后第 5 天，复查血常规、电解质、肝功能、肾功能，请予执行。静脉血标本采血后，操作者不慎被针刺伤手指，请给予处理。

案例解析：①采集的血标本既有全血标本，又有血清标本，应严格查对，按顺序采集；②左侧肢体有内瘘管，应选择右侧肢体采血；③按照被乙肝患者血液污染的锐器划伤后处理流程进行紧急处理；④患者既往有乙肝病史，操作者需穿隔离衣，做好个人防护。

临床案例 2 患者，男性，67 岁，从 3 m 高空坠落 1 h 入院。查体：T 36.5℃，P 120 次 / 分，R 29 次 / 分，BP 80/55 mmHg，神志清，精神差，面色苍白，颈部活动受限，右侧大腿可见开放性伤口并出血。入院诊断：颈椎损伤、右侧股骨干开放性骨折。为做好术前准备，急查血常规、出凝血和血型鉴定等相关化验检查，请予执行。

案例解析：①患者颈部活动受限，怀疑颈椎损伤，故按照颈椎损伤进行初步处理；②患者血压偏低，立刻建立静脉通路，补充血容量，纠正休克症状；③右下肢活动性出血行包扎止血；④尽快完善相关术前检查，采血、备血，做好急诊术前准备。

思考题

患者，女性，18 岁，5 天前出现发热、腰痛来院就诊。查体：T 38.9℃，P 140 次 / 分，R 23 次 / 分，BP 100/70 mmHg，脾大，心脏听诊有杂音，全身皮肤有多处出血斑点，疑为亚急性细菌性心内膜炎。

请思考：

（1）为明确诊断，患者应该留取何种类型的血液标本？

（2）为患者抽取血液标本时，采血量应为多少？

（3）操作中应注意什么问题？

第五章　动脉血气分析
（Arterial Blood Gas Analysis）

一、概述

1. **定义**　动脉血气分析（arterial blood gas analysis）是自动脉抽取血标本的方法。常用动脉有股动脉、肱动脉、桡动脉。

2. **目的**

（1）采集动脉血进行血液气体分析。

（2）判断患者氧和及酸碱平衡情况，为诊断、治疗、用药提供依据。

（3）进行乳酸和丙酮酸测定等。

3. **Allen 试验**　术者用双手分别按压患者的尺动脉和桡动脉，嘱患者反复用力握拳和放松 5～7 次，直至手掌变白。松开对尺动脉的按压，保持对桡动脉的按压，观察手掌的颜色变化。若手掌颜色在 10 s 内迅速恢复正常，为 Allen 试验阴性；若 10～15 s 后手掌颜色无法恢复正常，为 Allen 试验阳性，提示桡动脉和尺动脉之间的侧支循环不良，此种情况不宜进行桡动脉穿刺。否则，一旦发生桡动脉闭塞，将会出现手掌缺血的严重情况。

4. **股三角和股动脉的解剖特点**　股三角位于腹股沟股前内侧部上 1/3，呈倒三角形，底部为腹股沟韧带，外侧界为缝匠肌内侧缘，内侧界为长收肌内侧缘。股三角内的结构从外向内依次为股神经、股动脉及其分支、股静脉及其属支及股管。股动脉由髂外动脉延续而来，在腹股沟韧带中点处进入股三角。股动脉在该处位置表浅，易于触摸。

二、适应证

1. 对不明原因呼吸困难患者的辅助诊断。
2. 判断低氧血症的程度及可能机制。
3. 判定酸碱平衡紊乱。
4. 监测及指导呼吸机的使用。

三、禁忌证

1. **绝对禁忌证**　穿刺部位感染。
2. **相对禁忌证**　凝血功能障碍或重症血小板减少者。

四、操作前准备（以桡动脉穿刺为例）

1. 评估患者并解释

（1）评估：①患者的病情、治疗情况、意识状态及肢体活动能力；②对动脉血标本采集的认知与合作程度；③穿刺部位的皮肤及动脉搏动情况；④用氧或呼吸机使用情况（呼吸机参数的设置）；⑤患者有无血液性传染疾病；⑥有无进食热饮、洗澡、运动等。

（2）解释：向患者及家属解释动脉血标本采集的目的、方法、临床意义、注意事项及配合要点。

2. 患者准备

（1）了解动脉血标本采集的目的、方法、临床意义、注意事项及配合要点。

（2）取舒适体位，暴露穿刺部位。

3. 环境准备 环境清洁、安静，光线适宜，必要时用屏风遮挡。

4. 操作者准备 操作者穿工作服，戴帽子、口罩，洗手。

5. 物品准备

（1）治疗车上层：治疗盘、检验申请单、标签或条形码、动脉血气针（或 2 ml/5 ml 一次性注射器及肝素适量、无菌软木塞或橡胶塞）、一次性无菌治疗巾、小垫枕、消毒棉签、安尔碘或 0.5%聚维酮碘、无菌手套、小沙袋、弯盘、速干手消毒液。

（2）治疗车下层：可回收垃圾桶、医疗垃圾桶、锐器盒。

五、操作规程及要点与说明（表 5-5-1）

表 5-5-1 动脉血气分析的操作规程及要点与说明

操作规程	要点与说明
1. 医师着工作服，戴帽子、口罩，洗手	• 传染病患者做好个人防护
2. 到患者床旁，问候患者，反问式询问患者姓名和床号，查对患者信息（查看腕带）	• 严格执行查对制度，避免差错事故的发生
3. 评估患者病情、肢体活动、体温及吸氧情况等，排除禁忌证。向患者或家属解释操作的目的及方法、配合要点，评估穿刺部位的皮肤、血管情况，做 Allen 试验	• 若有肢体瘫痪、乳腺癌根治手术史（3 个月后无特殊并发症可恢复采血）、动静脉内瘘手术史、血管栓塞，或局部皮肤有感染、硬结、瘢痕或皮肤受损等情况不宜选择；若患者进热饮、洗澡、运动，需休息 30 min 后再行采血；Allen 试验阳性者不宜选择桡动脉穿刺
4. 评估环境：环境清洁，光线充足，适宜操作	
5. 洗手	• 接触患者后再次洗手
6. 准备并检查物品：①治疗车上层：治疗盘、检验申请单、标签或条形码、动脉血气针（或 2 ml/5 ml 一次性注射器及肝素适量、无菌软木塞或橡胶塞）、一次性无菌治疗巾、小垫枕、消毒棉签、安尔碘或 0.5% 聚维酮碘、无菌手套、小沙袋（必要时）、弯盘、速干手消毒液；②治疗车下层：医疗垃圾桶、可回收垃圾桶、锐器盒	• 认真检查无菌物品外包装的完整性、有效期；目前临床上常选用一次性动脉血气针

续表

操作规程	要点与说明
7. 贴标签或条形码：查对检验申请单、标签（或条形码）及标本容器（动脉血气针或一次性注射器），无误后贴检验标签（或条形码）于标本容器外壁上	• 双人查对，防止发生差错
8. 查对：携用物至患者床旁，依据检验申请单查对患者的床号、姓名、住院号及腕带；查对检验申请单、标本容器以及标签（或条形码）是否一致	• 操作前双人查对；吸氧的患者可根据需要暂停吸氧
9. 选择合适动脉（以桡动脉穿刺为例）：协助患者取舒适体位，选择桡动脉，在腕下置小垫枕，将一次性无菌治疗巾放于小垫枕上，腕关节背伸位，暴露穿刺部位，打开一次性动脉采血针置于治疗巾上	• 一般选用桡动脉或股动脉：桡动脉穿刺患者取坐位或平卧位，前臂外展，掌心向上；新生儿宜选择桡动脉穿刺，因股动脉穿刺垂直进针时易伤及髋关节。股动脉穿刺体位选择平卧位，下肢稍外展
10. 消毒：常规消毒皮肤，直径 5 cm 以上，待干；戴无菌手套或常规消毒术者左手示指和中指	• 严格执行无菌技术操作
11. 二次查对	• 操作中查对
12. 采血	
【动脉血气针采血】	
（1）将针栓推到底部，拉到预设位置，除去护针帽，定位动脉，采血器与皮肤呈 45° 或 90° 进针（图 5-5-1），采血针进入动脉后血液自然涌入动脉采血器；采血过程中适时安慰鼓励患者，保持患者状态稳定，观察患者反应	• 桡动脉穿刺部位在掌横纹上 1~2 cm 动脉搏动明显处（或桡骨茎突近端约 1 cm 处）；股动脉穿刺部位于腹股沟韧带（髂前上棘与耻骨结节体表连线处）中点下方 1~2 cm 处；血气分析至少需要 1.5 ml 血液标本
（2）拔出动脉采血器，按压穿刺部位 5~10 min，直至出血停止；将动脉采血器针头垂直插入橡皮针塞中（配套的）	• 采血器内不可有空气，以免影响检验结果；凝血功能障碍患者拔针后按压时间延长
（3）按照医院规定丢弃针头和针塞，如有需要排除气泡，螺旋拧上安全针座帽	
（4）用手轻轻搓动样品管（图 5-5-2）	• 保证抗凝剂作用完全，充分抗凝
【一次性注射器采血】	
（1）用左手示指和中指触及动脉搏动最明显处，并固定动脉于两指间，右手持注射器在两指间垂直刺入或与动脉走向呈 45° 刺入动脉，见有鲜红色血液涌进注射器，即以右手固定穿刺针的方向和深度，左手抽取血液至所需血量，采血过程中适时安慰鼓励患者，观察患者反应	• 穿刺前先抽吸肝素 0.5 ml，湿润注射器管腔后弃去余液，以防血液凝固；股动脉穿刺时左手示指和中指置于股动脉搏动最强处，稍用力固定皮肤（示指、中指分开约 0.5 cm），然后在示指和中指之间搏动最强处垂直穿刺；采血过程中保持针尖固定；血气分析至少需要 1.5 ml 血液标本，避免误采静脉血
（2）采血毕，迅速拔出针头，按压局部穿刺点 5~10 min（指导患者或家属正确按压），直至出血停止，必要时用沙袋压迫止血	• 凝血功能障碍患者拔针后按压时间延长
（3）针头拔出后立即刺入软木塞或橡胶塞，以隔绝空气，并轻轻搓动注射器使血液与肝素混匀	• 注射器内不可有空气，以免影响检验结果 • 防止血标本凝固

续表

操作规程	要点与说明
13. 操作后处理	
（1）再次查对检验申请单、患者、标签（或条形码）、标本	• 操作后查对
（2）取下一次性治疗巾和小垫枕，协助患者取舒适卧位，交代注意事项	• 注意穿刺部位皮肤有无血肿及出血，如有，及时呼叫及处理
（3）整理床单位及用物，按分类做好医疗废物处置，脱手套，洗手，记录	• 记录采血、送检时间并签名
（4）将标本连同检验申请单及时送检	• 标本采集后需在 30 min 内完成检测，因此需将标本固定于冰盒上或冰桶内立即送检；若标本不能立即送检，则需放置于 4℃冰箱中（不能超过 60 min）

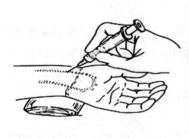
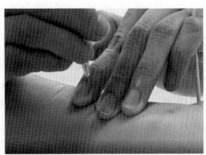

图 5-5-1　桡动脉穿刺

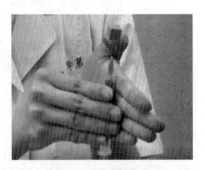

图 5-5-2　轻搓样品管

六、常见并发症及处理

（一）穿刺部位出血

1. **原因**　常见于穿刺部位按压不充分、反复穿刺、刺破血管后壁等情况。

2. **临床表现**　皮下淤血或血肿。

3. **处理措施**　按压是预防出血的重要手段，凝血功能差的患者应延长按压至不出血为止。一旦出现穿刺部位出血或血肿，应先冷敷，24 h 后热敷处理。

（二）血栓形成

1. **原因**　多见于反复穿刺和过度按压。

2. **临床表现**　患者常主诉穿刺端肢体疼痛、无力，穿刺端皮肤青紫或苍白等。

3. **处理措施**　应注意预防。一旦形成血栓，应请血管外科等相关专科紧急处理。

（三）手掌缺血

1. **原因**　可发生于 Allen 试验阳性患者，由于患者桡动脉和尺动脉之间的侧支循环不良所致。

2. **临床表现**　穿刺侧手掌可出现麻木、发冷、苍白等缺血症状。

3. **处理措施**　建议穿刺前常规行 Allen 试验，Allen 试验阳性者不宜选择桡动脉穿刺。

（四）感染

1. **原因**　主要原因是消毒不严格，未遵守无菌操作技术原则。

2. **临床表现**　穿刺部位皮肤红、肿、热、痛，严重者有脓肿形成。

3. **处理措施** 操作过程中严格遵守无菌技术操作原则，避免在皮肤感染处穿刺。

（五）动脉痉挛

1. **原因** 多发生在受刺激的部位，动脉外膜中交感神经纤维过度兴奋，引起动脉平滑肌的持续收缩，使血管呈细条索状。

2. **临床表现** 造成穿刺及采集困难，且有形成血栓的风险。穿刺部位动脉搏动减弱或消失，穿刺肢体可出现麻木、发冷、苍白等缺血症状。

3. **处理措施** 若针头已在动脉腔内，应稍等待。如造成穿刺失败，应热敷，待痉挛缓解后再行穿刺或更换穿刺部位。

七、健康教育

向患者说明动脉血标本采集的目的、方法、注意事项及配合要点。

八、临床案例解析

临床案例 1 患者，女性，75 岁，慢性咳嗽、憋喘 40 年，加重伴发热 1 周入院。既往右乳腺癌根治手术史。查体：T 39.1℃，P 110 次 / 分，R 29 次 / 分，BP 140/80 mmHg，神志清，口唇发绀，呼吸急促，双肺呼吸音粗，可闻及哮鸣音。入院诊断：肺心病、肺部感染。请为患者自桡动脉抽血送检血气分析。患者血气分析结果：pH 7.35，PaO_2 55 mmHg，$PaCO_2$ 75 mmHg，BE 4.2 mmol/L，K^+ 2.8 mmol/L，Cl^- 80 mmol/L，考虑诊断是什么？

案例解析：①穿刺前常规行 Allen 试验；②患者有右乳腺癌根治手术史，应选择左侧桡动脉穿刺；③根据患者血气分析结果考虑诊断为呼吸性酸中毒伴代谢性碱中毒；④动脉穿刺时，若患者需吸氧，应在申请单上注明吸氧浓度。

临床案例 2 患者，男性，45 岁，胸部撕裂样疼痛 2 h 入院，影像学检查提示 I 型胸主动脉夹层。目前患者已接受"冬眠疗法"，处于镇静状态，持续吸氧 2 L/min。请选择合适的部位采集患者血液标本进行血气分析。

案例解析：①患者已处于镇静状态，应该向家属解释穿刺的目的、过程及可能的风险；②记录吸氧浓度；③患者为主动脉夹层，需触诊患者双侧桡动脉搏动情况（或测量双侧上肢血压），正确判断双侧桡动脉搏动强弱，选择桡动脉搏动较强的一侧做 Allen 试验。

> **思考题**
>
> 患儿，女性，2 岁，体重 10 kg，因腹泻、呕吐 3 天，加重伴精神差 2 天入院。家属诉患儿起病以来，每天腹泻 5～6 次，为淡黄色稀水样便，食欲差，2 周前左上肢有烫伤史。查体：T 37.9℃，P 143 次 / 分，R 33 次 / 分，BP 70/40 mmHg，全身皮肤干燥，双眼窝凹陷，哭时无泪。入院后已给予吸氧 2 L/min。拟查动脉血气分析。
>
> 请思考：
>
> （1）给患儿进行血气分析需注意什么问题？
>
> （2）动脉血气结果：pH 7.15，$PaCO_2$ 21 mmHg，PaO_2 90 mmHg，SaO_2 99%，请做出患儿目前诊断及判断处于何种酸碱失衡。应如何处理？

第六章　静脉输液

(Intravenous Infusion)

一、概述

1. **定义**　静脉输液（intravenous infusion）是将大量无菌溶液直接输入静脉的治疗方法。操作者对于静脉输液主要的职责是建立静脉通路，监测输液过程及进行输液完毕的处理。同时，还要了解输液的目的、输入药物的种类和作用、预期效果、可能发生的不良反应及处理方法。

2. **目的**

（1）补充水分及电解质，预防和纠正水及酸碱平衡紊乱。常用于各种原因引起的脱水、酸碱平衡失调的患者，如腹泻、剧烈呕吐、大手术后的患者。

（2）增加循环血量，改善微循环，维持血压及微循环灌注量。常用于严重烧伤、大出血、休克等患者。

（3）供给营养物质，促进组织修复，增加体重，维持正氮平衡。常用于慢性消耗性疾病、胃肠道吸收障碍及不能经口进食（如昏迷、口腔疾病）的患者。

（4）输入药物，治疗疾病。如输入抗生素控制感染；输入解毒药物达到解毒作用；输入脱水剂降低颅内压等。

3. **静脉输液的原理**　静脉输液是利用大气压和液体静压形成的输液系统内压高于人体静脉压的原理，将液体输入静脉内。

4. **常用溶液**

（1）晶体溶液：分子量小，在血管内存留时间短，对维持细胞内外水分的相对平衡具有重要作用，可有效纠正体液及电解质平衡失调。常用的晶体溶液包括：葡萄糖溶液、等渗电解质溶液（0.9% 氯化钠溶液、复方氯化钠溶液、5% 葡萄糖氯化钠溶液）、碱性溶液（碳酸氢钠溶液、乳酸钠溶液）、高渗溶液（20% 甘露醇、25% 山梨醇、25%～50% 葡萄糖溶液）。

（2）胶体溶液：分子量大，溶液在血管内存留时间长，能有效维持血浆胶体渗透压，增加血容量，改善微循环，提高血压。临床上常见的胶体溶液包括：右旋糖酐溶液和低分子右旋糖酐溶液、羟乙基淀粉、血液制品。

（3）静脉高营养液：能提供热量，补充蛋白质，维持正氮平衡，并补充各种维生素和矿物质。临床上常见氨基酸、脂肪乳、维生素、矿物质等。

5. **静脉输液的原则**　通常遵循"先晶后胶""先盐后糖""宁酸勿碱"的原则。在给患者补钾过程中，应遵循"四不宜"原则，即：不宜过浓（浓度≤40 mmol/L）；不宜过快（速度≤20～40 mmol/h）；不宜过多（限制补钾总量：依据血清钾水平，约需补充氯化钾 4.5～6 g/d）；不宜过早（见尿补钾：一般尿量超过 40 ml/h 或 500 ml/d 方可补钾）。

6. **常用输液部位**　输液时应根据患者的年龄、神志、体位、病情状况、病程长短、液体种类、输液时间、静脉情况或即将进行的手术部位等情况来选择输液部位。常用的静脉输液部位包括：

（1）周围浅静脉：是指分布于皮下的肢体末端的静脉。上肢常用的浅静脉有肘正中静脉、头静脉、贵要静脉、手背静脉网。手背静脉网是成人患者输液时的首选部位；肘正中静脉、头静脉、贵要静脉可以用来采集血标本、静脉推注药液或作为经外周中心静脉置管（PICC）的穿刺部位。

（2）头皮静脉：常用于小儿静脉输液。

（3）锁骨下静脉和颈外静脉：常用于中心静脉插管。需长期持续输液或需要静脉高营养的患者多选择此部位。

7. 常用的静脉输液法 一是密闭式周围静脉输液法；二是密闭式中心静脉输液法（包括颈外静脉穿刺置管输液法、锁骨下静脉穿刺置管输液法及 PICC）。本章主要阐述密闭式周围静脉输液法的操作规程与相关知识。

二、适应证

1. 各种原因引起的脱水、酸碱平衡失调患者，如腹泻、剧烈呕吐、大手术后的患者。
2. 严重烧伤、大出血、休克患者。
3. 慢性消耗性疾病、急性胰腺炎、胃肠道吸收功能障碍或大手术后胃肠道功能未恢复及不能经口进食者。
4. 输注各种治疗性药物。
5. 需要迅速发挥药效而又不宜口服、皮下或肌内注射的药物。

三、禁忌证

1. 穿刺部位皮肤感染、渗出、瘢痕，或静脉瓣膜处。
2. 血管透析通路或动静脉内瘘的端口处。

四、操作前准备

1. 评估患者并解释

（1）评估：患者的年龄、病情、意识状态及营养状况等；心理状态及配合程度；穿刺部位的皮肤、血管状况及肢体活动度。

（2）解释：操作前应告知患者或家属操作的目的、方法、注意事项及配合要点。

2. 患者准备

（1）了解静脉输液的目的、方法、注意事项及配合要点。

（2）输液前排尿、排便。

（3）取舒适卧位。

3. 环境准备 环境整洁、安静、舒适、安全。

4. 操作者准备 操作者穿工作服，戴帽子、口罩，洗手。

5. 物品准备

（1）治疗车上层：治疗盘、输液卡、药液、一次性输液器、胶布（或输液敷贴）、一次性垫巾、笔、弯盘、无菌棉签、安尔碘或 0.5% 聚维酮碘、止血带、速干手消毒液。

（2）治疗车下层：可回收垃圾桶、医疗垃圾桶、锐器盒、普通剪刀。

（3）其他：输液架，必要时备小夹板、棉垫及绷带、输液泵。

五、操作规程及要点与说明（表 5-6-1）

表 5-6-1 静脉输液的操作规程及要点与说明

操作规程	要点与说明
1. 医师着工作服，戴帽子、口罩，洗手	• 若为传染病患者输液需穿隔离衣，戴手套，做好防护
2. 到患者床旁，问候患者，反问式询问患者姓名和床号，查对患者信息（查看腕带）	• 严格执行查对制度，避免差错事故的发生
3. 评估患者病情、治疗情况、用药史、过敏史、家族史、肢体活动度等。向患者解释静脉输液的目的、操作方法、药物的作用等，协助患者取舒适体位，暴露穿刺部位，评估穿刺部位皮肤及血管状况，询问是否需要去卫生间	• ①穿刺前评估肢体活动度，对于有肢体偏瘫、有乳腺癌根治手术史的患者不宜选择同侧肢体输液；②血管选择：遵循从远心端向近心端使用的原则，避开关节、瘢痕、感染、渗液、静脉瓣膜处等部位
4. 评估环境，环境清洁，光线充足，适宜操作	
5. 洗手	• 接触患者后再次洗手
6. 准备并检查物品：①治疗车上层：治疗盘、药液、一次性输液器、止血带、一次性垫巾、安尔碘或 0.5% 聚维酮碘、无菌棉签、输液敷贴或胶布、笔、弯盘、速干手消毒液；②治疗车下层：可回收垃圾桶及医疗垃圾桶、锐器盒、剪刀。备输液架	• 认真检查无菌物品外包装的完整性、有效期
7. 查对药品信息：包括床号、姓名、病案号、药名、剂量、浓度、用法、时间、有效期。检查药液质量，开启未加药液的瓶口密封盖，必要时消毒瓶口，打开输液器，固定头皮针，关闭调节夹，将输液器针头插入瓶口内至根部	• ①严格落实查对制度，检查药液是否过期，瓶身、瓶底有无裂痕，拉环是否完好；②将输液瓶上下摇动，对光检查药液有无混浊、沉淀及絮状物等；③确保输液装置无菌
8. 推车至患者床旁，查对患者信息；再次确认用药史、过敏史、家族史	• 操作前查对
9. 取舒适体位：坐位或半卧位或平卧位等	• 以穿刺部位不受压为宜。急性肺水肿的患者取端坐卧位
10. 将输液瓶挂于输液架上，倒置茂菲氏滴管（图 5-6-1），使输液瓶内的液体流出，当茂菲氏滴管内的液面达到滴管的 1/2 ~ 2/3 满时，迅速转正滴管（图 5-6-2），打开调节器并将调节器位于茂菲氏滴管下 15 cm 左右，排尽导管内的空气，对光检查无气泡（图 5-6-3）	• ①高度适中，保证液体压力超过静脉压，以保证液体进入静脉；②输液前排尽输液管内的空气，防止发生空气栓塞
11. 选择血管，置一次性垫巾，在穿刺点上方 6 ~ 8 cm 处扎止血带，再次评估血管情况，松开压脉带	• ①根据选择静脉的原则选择穿刺部位；②扎止血带时注意使尾端向上，止血带的松紧度以能阻断静脉血流而不阻断动脉血流为宜；③若静脉充盈不良，可采取按摩血管、嘱患者反复握拳和松拳几次，用手轻拍血管等方法
12. 常规消毒穿刺部位皮肤，直径＞5 cm，自然待干，备输液贴或胶布	• 保证穿刺点及周围皮肤的无菌状态，防止感染

续表

操作规程	要点与说明
13. 扎止血带，二次消毒	• 消毒液与皮肤接触时间至少30 s
14. 二次查对，再次排气并对光检查，取下头皮针护针帽	• 操作中查对，确保穿刺前茂菲氏滴管下端输液管内无气泡
15. 鼓励安慰患者，嘱患者握拳，绷紧皮肤和血管，针头斜面向上，与皮肤呈15°～30°，自静脉上方或侧方刺入皮下，见回血后再沿静脉走向平行进针少许。松止血带、松拳、松调节器，观察输液是否通畅	• 沿血管的走向进针，防止刺破血管，见回血后再进针少许，可以使针头斜面全部进入血管内
16. 待液体滴入通畅，询问患者有无不适后，用输液敷贴或胶布固定（固定针柄，固定针眼部位，最后针头附近的输液管环绕后固定，必要时用夹板固定关节）（图5-6-4）	• ①固定可防止由于患者活动导致针头刺破血管或滑出血管外；②覆盖穿刺部位以防污染；③将头皮针环绕可以防止牵拉输液针头
17. 撤去一次性垫巾和止血带，将垫巾置于医疗垃圾袋内，止血带消毒备用；根据患者的病情、年龄、药液的性质调节输液速度	• 输液通畅情况下，成人一般40～60滴/分、儿童20～40滴/分
18. 再次查对，协助患者取舒适体位，观察其输液反应，交代注意事项	• 操作后查对，避免差错事故的发生
19. 整理床单位及用物，按分类做好医疗废物处置	
20. 洗手，记录	• 记录输液开始时间、滴入药液种类、滴速、患者全身及局部状况，签名
21. 输液完毕拔针：①查对患者信息；②查对医嘱，查看药液是否输完；③洗手、戴口罩④关闭调节器，撕去胶布或输液敷贴，迅速拔针，按压穿刺点至不出血为止；垃圾分类处置，洗手	• 输液完毕后及时拔针，以防空气进入导致空气栓塞。拔针时勿用力按压局部，以免引起疼痛；按压部位稍靠皮肤穿刺点以压迫静脉进针点，防止皮下出血。锐器正确处置，防止针刺伤

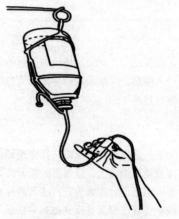

图 5-6-1　倒置茂菲氏滴管

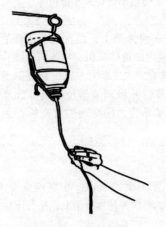

图 5-6-2　转正滴管

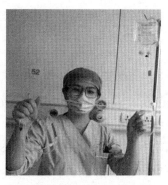
图 5-6-3　对光检查

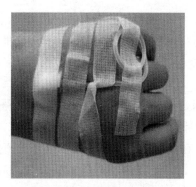
图 5-6-4　胶布固定方法

六、常见并发症及处理

（一）发热反应

1. **原因**　因输入致热物质引起。多由于用物清洁灭菌不彻底、输入的溶液或药物制品不纯、输液器消毒不严或被污染、输液过程中未能严格执行无菌操作所致。

2. **临床表现**　多发生于输液后数分钟至 1 h。患者表现为发冷、寒战、发热。轻者体温在 38℃左右；严重者初起寒战，继而高热，体温可达 40℃以上，并伴有头痛、恶心、呕吐、脉速等全身症状。

3. **处理措施**

（1）反应轻者，应立即减慢输液速度或停止输液。

（2）反应重者，应立即停止输液，必要时可给予抗过敏药物或激素治疗。

（3）对高热患者，应给予物理降温，必要时药物治疗，并严密观察生命体征的变化。

（4）保留剩余的液体和输液器，必要时送检做细菌培养，以查找发热反应的原因。

（5）当患者或家属有异议时，药液当场封存，并交由医疗机构保存备查。

（二）循环负荷过重反应（急性肺水肿）

1. **原因**

（1）由于输液速度过快，短时间内输入过多液体，使循环血容量急剧增加，心脏负荷过重引起。

（2）患者原有心肺功能不良，尤多见于急性左心功能不全者。

2. **临床表现**　患者突然出现呼吸困难、胸闷、咳嗽、咳粉红色泡沫样痰，严重时痰液可从口、鼻腔涌出，听诊肺部布满湿啰音，心率快且节律不齐。

3. **处理措施**

（1）停止输液：应立即停止输液并迅速通知上级医师，进行积极处理。

（2）体位：如果病情允许，可协助患者取端坐位，双腿下垂，以减少下肢静脉回流，减轻心脏负荷。

（3）氧气吸入：给予高流量氧气吸入，一般氧流量为 6～8 L/min，以提高肺泡内压力，减少肺泡内毛细血管渗出液的产生。同时，湿化瓶内加入 20%～30% 的乙醇溶液，以降低肺泡内泡沫表面的张力，使泡沫破裂消散，改善气体交换，减轻缺氧症状。

（4）药物治疗：给予镇静、平喘、强心、利尿和扩血管药物，以稳定患者紧张情绪，扩张周围血管，加速液体排出，减少回心血量，减轻心脏负荷。

（5）必要时进行轮流四肢结扎：用橡胶止血带或血压袖带适当加压四肢，阻断静脉血流，每 5～10 min 轮流放松一次肢体的止血带。待症状缓解后，逐渐解除止血带。此外，静脉放血

200～300 ml 也是一种有效减少回心血量的最直接的方法，但应慎用，贫血者禁忌采用此法。

（6）心理护理：安慰患者，减轻紧张恐惧心理。

（三）静脉炎

1. 原因

（1）主要原因是长期输注高浓度、刺激性较强的药液，或静脉内放置刺激性较强的塑料导管时间过长，引起局部静脉壁发生化学炎性反应。

（2）也可由于在输液过程中未能严格执行无菌操作，导致局部静脉感染。

2. 临床表现　沿静脉走向出现条索状红线，局部组织发红、肿胀、灼热、疼痛，有时伴有畏寒、发热等全身症状。

3. 处理措施

（1）停止在此部位输液，抬高患肢、制动，局部用 50% 硫酸镁湿敷，每次 20 min，每日 2 次。

（2）超短波理疗，每次 15～20 min，每日 1～2 次。

（3）用药物局部外敷，每日 2 次，具有清热、止痛、消肿的作用。

（4）合并感染时给予抗生素治疗。

（四）空气栓塞

1. 原因

（1）输液导管内空气未排尽；导管连接不紧，有漏气。

（2）拔出较粗的、近胸腔的深静脉导管后，穿刺点封闭不严密。

（3）加压输液、输血时无人守护；液体输完未及时更换药液或拔针，均有发生空气栓塞的危险。

2. 临床表现　患者感到胸部异常不适或有胸骨后疼痛，随即发生呼吸困难和严重的发绀，并伴有濒死感。听诊心前区可闻及响亮的、持续的"水泡声"。心电图呈现心肌缺血和急性肺心病的改变。

3. 处理措施

（1）体位：立即将患者置于左侧卧位，并保持头低足高位。

（2）氧气吸入：给予高流量吸氧，一般氧流量为 6～8 L/min，提高患者的血氧浓度，纠正缺氧状态。

（3）有条件时使用中心静脉导管抽出空气。

（4）病情观察：严密观察患者病情变化，给予心电监护监测生命体征，如有异常及时对症处理。

七、健康教育

1. 向患者说明年龄、病情及药物性质是决定输液速度的主要因素，嘱患者不可自行随意调节输液滴速，以免发生意外。

2. 向患者介绍常见输液反应的症状及防治方法，告知患者一旦出现输液反应的表现，及时告知医护人员。

3. 对于需要长期输液的患者，应做好患者的心理疏导，消除其焦虑及厌倦情绪。

八、输液泵的应用

输液泵是机械或电子的输液控制装置，它通过作用于输液导管达到控制输液速度的目的。常用于需要严格控制输液速度和药量的情况，如应用升压药物、抗心律失常药物以及婴幼儿的静脉输液或静脉麻醉时（图 5-6-5）。

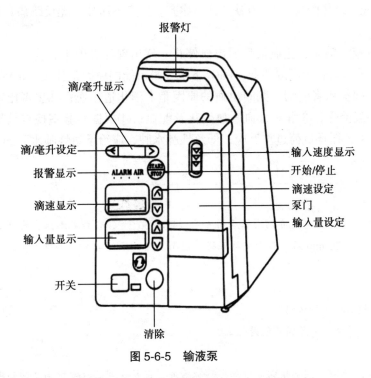

图 5-6-5　输液泵

输液泵的种类很多，其主要结构和功能大致相同。下文对输液泵的使用方法进行简单介绍。

1. 将输液泵固定于输液架上。
2. 接通电源，打开电源开关。
3. 按常规准备药液，排尽输液器管内的空气。
4. 打开"泵门"，将输液管放置于输液泵的管道槽内，关闭"泵门"。
5. 设置参数（每毫升滴数和输液总量）。
6. 常规静脉穿刺，确认通畅，按"开关"键，启动输液。
7. 当输液量接近预设量时，"输液量显示"键闪烁，提示输液结束。
8. 输液结束，按"开关"键，停止输液。
9. 按"开关"键，关闭输液泵，打开"泵门"，取出输液管。
10. 按分类做好医疗废物处置。

九、临床案例解析

临床案例 1　患者，男性，74 岁，因发热、咳嗽 3 天，昏迷 1 h 急诊入院。患者近 2 个月来口干、多饮、多尿，无其他疾病史。既往有脑梗死病史，右侧肢体偏瘫。查体：呼吸有烂苹果气味。辅助检查：血糖 33 mmol/L，血钠 157 mmol/L，尿糖（+++），尿酮体（++），血酮体 17.8 mmol/L。血气分析结果：pH 7.25，血 HCO_3^- 14 mmol/L，请给予输液治疗。

案例解析：①根据该患者病情及实验室检查结果，患者应为糖尿病酮症酸中毒，应给予及时的对症治疗；②迅速建立静脉通路，给予胰岛素输注，快速降低血糖，控制症状；③患者右侧肢体瘫痪，输液时不可选用右侧肢体；④患者暂时没有补充碳酸氢钠指征，故不能输注碳酸氢钠注射液。

临床案例 2

（1）患者，男性，68 岁，反复左上腹痛 3 年，黑便 2 天入院。既往高血压、冠心病病史 5 年。查体：BP 80/60 mmHg，贫血貌，R 120 次 / 分，律齐。剑突下压痛，无反跳痛，皮肤潮湿。请予以紧急处理。

（2）患者经输液、输血、止血治疗后出血停止。现出现呼吸困难、胸闷、咳嗽频繁、咳大量粉红色泡沫样痰、听诊双肺布满湿啰音，PaO_2 下降。最可能的原因是什么？请继续处理。

案例解析： ①根据患者病情，判断出血的原因是上消化道出血；②患者出现了低血容量性休克，应立即给予补液治疗；③静脉采血查血生化及配血；④根据实验室检查结果决定是否需要静脉输血；⑤患者发生了循环负荷过重反应，即急性肺水肿，应给予急性肺水肿的处理。

思考题

1. 患者，女性，34 岁，胃大部切除术后第 5 天，体温 36.2℃，伤口无渗血、渗液。医嘱继续静脉营养支持治疗，静脉输液 20 min 后，患者突然寒战，继而高热，体温 40℃，并伴有头痛、恶心、呕吐等全身症状。

请思考：

（1）此患者可能出现了什么问题？

（2）出现此问题最主要的原因可能是什么？

（3）如何处理？

2. 患者，男性，72 岁，因病情需要行加压静脉输液。当护士到治疗室取物品回到患者病床前时，发现患者呼吸困难、口唇发绀。患者自述胸闷、胸骨后疼痛、眩晕，立即测量血压，血压为 80/50 mmHg。

请思考：

（1）此患者可能出现了什么问题？

（2）目前应如何处理？

第七章　静脉输血
（Blood Transfusion）

一、概述

1. **定义**　静脉输血（blood transfusion）是将全血或成分血如血浆、红细胞、血小板等通过静脉输入体内的方法。输血是急救和治疗疾病的重要措施之一，在临床上应用广泛。

2. **目的**

（1）补充血容量：增加有效循环血量，改善心肌功能和全身血液灌流，升高血压，增加心输出量，促进循环。用于失血、失液引起的血容量减少或休克患者。

（2）纠正贫血：增加血红蛋白含量，促进携氧功能。用于血液系统疾病引起的严重贫血和某些慢性消耗性疾病的患者。

（3）补充血浆蛋白：增加蛋白质，改善营养状况，维持血浆胶体渗透压，减少组织渗出和水肿，保持有效循环血量。用于低蛋白血症及大出血、大手术的患者。

（4）补充各种凝血因子和血小板：改善凝血功能，有助于止血。用于凝血功能障碍及大出血的患者。

（5）补充抗体、补体等血液成分：增强机体免疫力，提高机体抗感染的能力。用于严重感染的患者。

（6）排除有害物质：一氧化碳、苯酚等化学物质中毒时，血红蛋白失去了运氧的能力或不能释放氧气供机体组织利用，为了改善组织器官的缺氧状态，可以通过换血疗法，把不能释放氧气的红细胞换出。溶血性输血反应及重症新生儿溶血病时，也可采用换血疗法。为了排除血浆中的自身抗体，可采用换血浆法。

3. **原则**

（1）输血前必须做血型鉴定及交叉配血试验。

（2）无论是输全血还是输成分血，均应选用同型血液输注。但在紧急情况下，如无同型血，可选用 O 型血输给患者。AB 型血的患者除可接受 O 型血外，还可以接受其他异型血型的血（A 型血和 B 型血），但要求直接交叉配血试验阴性（不凝集），而间接交叉配血试验可以阳性（凝集）。因为输入的量少，输入的血液中的抗体可被受血者体内大量的血浆稀释，而不足以引起受血者的红细胞凝集，故不出现反应。因此，在这种特殊情况下，必须一次输入少量血，一般最多不超过400 ml，且要放慢输入速度。

（3）患者如果需要再次输血，则必须重新做交叉配血试验，以排除机体已产生抗体的情况。

4. **血液成分使用指南**

（1）全血

1）定义及特点：全血是遵循血站技术操作规程，将献血者静脉血采集到含有抗凝剂和保存液的血袋中。随着保存时间延长，全血中不稳定凝血因子、血小板和粒细胞会逐渐失去其生物学活性。

2）适应证：全血几乎全部用于成分血制备，临床很少使用。其适应证同红细胞。目前仅用于全血置换和大量出血并可获得新鲜全血时。

3）使用方法和剂量：体重 60 kg 成人每输入 400 ml 全血，约可提高血红蛋白（Hb）浓度 10 g/L；儿童输注 6 ml/kg 全血约可提高 Hb 浓度 10 g/L。

（2）红细胞

1）定义及特点：红细胞是由全血分离制备而成，主要功能是携氧。其常见种类及特点见表 5-7-1。

2）适应证：用于治疗贫血导致的缺氧，也可用于红细胞置换。

3）非适应证：①代偿良好的贫血患者；②营养性贫血，例如缺铁性贫血或恶性贫血，除非患者出现失代偿症状和体征，需要提升血液携氧能力；③用于改善患者一般情况、促进伤口愈合、防治感染、补充血容量和预防贫血。

表 5-7-1　红细胞常见种类及特点

品名	特点	适应证
悬浮红细胞	血细胞比容 0.50 ~ 0.65，黏度较低，输注较为流畅	适用于血容量正常的贫血患者
去白细胞悬浮红细胞	血细胞比容 0.45 ~ 0.60，能有效减少白细胞导致的发热反应、巨细胞病毒（CMV）传播、人类白细胞抗原（HLA）同种免疫和免疫调节的风险	适用于：①需多次输血、有非溶血性发热反应史、免疫功能低下易感染 CMV 等病原微生物的患者；②可能接受实体器官或造血干细胞移植的患者
洗涤红细胞	去除了血液中 98% 以上的血浆，可降低血浆蛋白引起的过敏反应和高血钾风险。洗涤红细胞的添加液有 0.9% 氯化钠溶液和红细胞保存液两种，保存期不同	适用于：①血浆蛋白反复过敏的患者；②IgA 缺乏的患者；③肝肾功能障碍及高钾血症患者，新生儿体外膜肺氧合（ECMO），胎儿宫内输血及换血治疗等宜输注 1 周以内的红细胞
冰冻解冻去甘油红细胞	冰冻红细胞保存期长；解冻、洗涤过程去除了绝大多数白细胞及血浆	适用于稀有血型或有高频抗原抗体时，或自体红细胞保存与使用等

4）使用方法和剂量：体重 60 kg 的成人每输入 2 单位红细胞，约可提高 Hb 10 g/L；婴幼儿或体重较小患者每输注 4 ml/kg 红细胞，约可提高 Hb 10 g/L。洗涤红细胞剂量按普通红细胞剂量的 1.5 倍计算。参考公式：输入红细胞单位数 = 体重（kg）× 0.085（L/kg）[a] ×［Hb 目标值（g/L）– 输血前 Hb 值（g/L）］/25（注：a. 代表每千克体重血容量，小儿为 0.09）。

（3）血浆

1）定义及特点：包括新鲜冰冻血浆、冰冻血浆。新鲜冰冻血浆：含有全部凝血因子，主要功能是补充凝血因子，预防或治疗凝血因子缺乏引起的出血或出血倾向。冰冻血浆：缺少凝血因子 V 和 Ⅷ。

2）适应证：①单一或多种凝血因子缺乏导致出血或出血倾向；②大量失血或大量输血后凝血障碍；③紧急对抗华法林的抗凝作用；④在无抗凝血酶（AT）制剂时，治疗肝素耐药（AT 缺乏）；⑤DIC；⑥TTP；⑦溶血性尿毒综合征（HUS）；⑧大面积烧伤、创伤；⑨血浆置换等。

3）非适应证：①单纯扩充血容量及提高白蛋白浓度；②可通过其他方式（例如维生素 K、凝血因子制剂等）治疗的凝血障碍或凝血试验结果异常但未出血的患者；③非紧急手术逆转华法林；④非大量输血时与红细胞配比输注。

4）使用方法和剂量：依据临床症状、实验室检查和患者体重，常用剂量是 10 ~ 15 ml/kg。

需要注意的是，输注冰冻血浆前须使用专用的融浆设备在37℃下解冻，解冻的血浆可暂存在2~6℃冰箱内，应当在解冻后24 h内输注，解冻后宜尽快输注。不得反复冻融。

（4）血小板

1）定义及特点：包括浓缩血小板和单采血小板。浓缩血小板：从全血中分离制备的血小板，来源于200 ml全血中分离制备的血小板含量≥2.0×10^{10}个，一般需多袋联合使用。单采血小板：用血细胞分离机自单个献血者循环血液中采集，血小板含量≥2.5×10^{11}个/治疗剂量。

2）适应证：用于预防和治疗由血小板数量减少或功能异常而引起的出血或出血倾向。包括再生障碍性贫血、大量输血时稀释性血小板减少、先天性（例如血小板无力症）或获得性（例如骨髓增生异常综合征）血小板功能障碍、抗血小板药物治疗以及体外循环导致的血小板功能异常等原因。

3）非适应证：①术前血小板计数和功能无异常的患者预防手术出血；②无明显出血倾向的特发性自身免疫性血小板减少性紫癜（ITP）、血栓性血小板减少性紫癜（TTP）、肝素诱导的血小板减少症、弥散性血管内凝血（DIC）高凝期患者；③脓毒血症或脾功能亢进引起的血小板减少；④单纯活动性出血；⑤通过直接压迫法和局部处理可控制的出血。

4）使用方法和剂量：存在血小板抗体的患者，宜配型输注或者对患者进行血小板交叉配血。成人输注1个治疗量单采血小板或12个单位浓缩血小板约提升血小板计数（20~40）$\times 10^{9}$/L。

（5）冷沉淀凝血因子

1）定义及特点：富含纤维蛋白原、凝血因子Ⅷ、因子ⅩⅢ、vWF因子和纤维结合蛋白。

2）适应证：①获得性纤维蛋白原缺乏导致的凝血功能障碍（例如DIC、大出血等）；②无浓缩制剂时治疗因子Ⅷ缺乏症（甲型血友病）、血管性血友病、先天性因子ⅩⅢ缺乏、低纤维蛋白原血症或纤维蛋白原异常；③去氨加压素等治疗方法无效的尿毒症出血；④表面局部止血，例如外伤性肝损伤创面止血；⑤大量输血时。

3）非适应证：有单一凝血因子制剂可用时，冷沉淀凝血因子不宜作为首选治疗。

4）使用方法和剂量：依据临床症状、实验室检查和患者体重，常用剂量是0.2~0.3 U/kg（1 U：由200 ml全血分离的血浆制备）。

（6）单采粒细胞

1）定义及特点：采用粒细胞集落刺激因子（G-CSF）或G-CSF与糖皮质激素联合动员献血者粒细胞，通过血细胞分离机单采技术采集。

2）适应证：用于严重感染且强力抗生素治疗无效的患者。①白细胞计数<1.0×10^{9}/L，中性粒细胞绝对计数<0.5×10^{9}/L；②明确的细菌或真菌感染；③经强力抗生素治疗48 h无效；④骨髓造血功能短期内能够恢复。应当同时具备以上四个条件，并在充分权衡利弊的基础上，方可进行治疗性粒细胞输注。

3）使用方法和剂量：成人或年龄较大儿童每次输注剂量为（4.0~8.0）$\times 10^{10}$粒细胞。单采粒细胞应当每天输注，严重感染时可每天输注2次，输注4~6天，直至感染消除，或直至外周血中性粒细胞计数值上升至1.0×10^{9}/L。接受过辐照血液细胞成分的患者，输入的粒细胞制品应当进行辐照处理。婴幼儿常用剂量为10~15 ml/kg，每次输注（1~2）$\times 10^{9}$/kg。

5. 输血前预防用药

（1）有输血过敏反应史患者，可用抗组胺药（苯海拉明或H_2阻滞剂）进行预防。对于曾在输血时发生严重寒战的患者，必要时可提前使用哌替啶或糖皮质激素。

（2）口服宜在输血开始前30 min应用。静脉注射在输血开始前10 min应用。

（3）不推荐输血前常规使用药物来预防输血不良反应。

6. 非紧急情况下的血液成分输注速度及特殊要求见表5-7-2。

表 5-7-2　非紧急情况下的血液成分输注速度及特殊要求

血液成分	建议成人输注速度		特殊要求
	开始 15 min	15 min 后	
红细胞	1~2 ml/min（60~120 ml/h）	能耐受的最快速度：约 4 ml/min	①输注时间不超过 4 h ②血流动力学稳定的患者通常 1~2 h 内输完 ③危重或循环超负荷的患者可调整速度至 1 ml/（kg·h）
血小板	2~5 ml/min（120~300 ml/h）	能耐受的最快速度：300 ml/h	①通常 30 min 内输完 ②危重或循环超负荷的患者减慢输注速度（参照红细胞）
血浆	2~5 ml/min（120~300 ml/h）	能耐受的最快速度：约 300 ml/h	①发放前需要解冻 ②危重或循环超负荷的患者减慢输注速度（参照红细胞）
粒细胞	1~2 ml/min（60~120 ml/h）	能耐受的最快速度：120~150 ml/h	①约 2 h 内输完 ②采集后尽快输注；辐照
冷沉淀凝血因子	能耐受的最快速度输注		解冻后尽快输注

7. 其他

（1）为保证血液质量和避免浪费，一次发放红细胞宜不超过 2 个单位，紧急输血和大量输血时除外。将血库前移至手术室、急诊科和 ICU 等科室时需进行安全性验证。

（2）使用自动传送系统运送血液时，应当对该系统进行安全性验证。

（3）大量快速输血、新生儿换血治疗及有显著冷凝集素的患者，推荐使用血液加温仪对血液加温后输注。血液加温仪应当具有温度传感装置和报警系统，宜对加温仪进行验证、维护和报警测试。禁止使用微波炉、热水或其他未经 CFDA 批准的血液加温装置进行血液成分加温。

二、适应证

1. 各种原因引起的大出血　一次出血量<500 ml 时，可由组织间液进入血液循环而得到代偿。失血量在 500~800 ml 时，需要立即输血，一般首选晶体溶液、胶体溶液或少量血浆增量剂输注。失血>1000 ml 时，应及时补充全血或血液成分。

2. 纠正贫血或低蛋白血症　输入全血、浓缩或洗涤红细胞可纠正贫血，血浆、白蛋白液可用于低蛋白血症。

3. 严重感染　输入新鲜血可补充抗体、补体，增强机体抗感染能力。

4. 凝血功能障碍　对有出血性疾病的患者，可输新鲜血或成分血，如血小板、凝血因子、纤维蛋白原等。

三、禁忌证

输血的禁忌证包括：急性肺水肿、充血性心力衰竭、肺栓塞、恶性高血压、真性红细胞增多症、肾功能极度衰竭及对输血有变态反应者。

四、血型及交叉配血试验

（一）血型与红细胞聚集

血型通常是指红细胞膜上特异性抗原的类型。若将血型不相容的两个人的血液滴加在载玻片上并使之混合，则红细胞可聚集成簇，此现象称为红细胞凝集。

与临床关系最密切的是 ABO 血型系统和 Rh（D）血型系统。

1. ABO 血型系统 见表 5-7-3。

表 5-7-3 ABO 血型系统

血型	红细胞膜上的抗原（凝集原）	血清中的抗体（凝集素）
A	A	抗 B
B	B	抗 A
AB	A、B	无
O	无	抗 A、抗 B

2. RH（D）血型系统 人类红细胞除了含有 A、B 抗原外，还有 C、c、D、d、E、e 六种抗原，称为 Rh 抗原（也称为 Rh 因子）。Rh 抗原只存在于红细胞上。医学上通常将红细胞膜上含有 D 抗原者称为 Rh 阳性，红细胞膜上缺乏 D 抗原者称为 Rh 阴性。在我国各族人群中，Rh 阳性者约占 99%，Rh 阴性者仅占 1% 左右。Rh 血型系统的特点：Rh 阴性的受血者在第一次接受 Rh 阳性血液的输血后，一般不产生明显的输血反应，但在第二次或多次输入 Rh 阳性的血液时，即可发生抗原 - 抗体反应，输入的红细胞会被破坏而发生溶血。Rh 阴性的母亲怀有第一胎 Rh 阳性的胎儿时，很少出现新生儿溶血的情况；但在第二次妊娠时，母体内的抗 Rh 抗体可进入胎儿体内而引起新生儿溶血。因此，当 Rh 阴性的母亲分娩出 Rh 阳性的婴儿后，必须在分娩后 72 h 内注射抗 Rh 的 γ 蛋白，中和进入母体内的 D 抗原，避免 Rh 阴性的母亲致敏，从而预防第二次妊娠时新生儿溶血的发生。

（二）血型鉴定和交叉配血试验

1. 血型鉴定

（1）ABO 血型鉴定：若被检红细胞在抗 A 血清中发生凝集，而在抗 B 血清中不发生凝集，说明被检血液是 A 型；若被检红细胞在抗 B 血清中发生凝集，而在抗 A 血清中不发生凝集，说明被检血液为 B 型；若被检红细胞在抗 A 和抗 B 血清中均凝集，说明被检血液为 AB 型；若被检红细胞在抗 A 和抗 B 血清中均不凝集，则说明被检血液为 O 型（表 5-7-4）。

表 5-7-4 ABO 血型鉴定

血型	与抗 A 血清的反应（凝集）	与抗 B 血清的反应（凝集）
A	+	−
B	−	+
AB	+	+
O	−	−

（2）Rh（D）血型鉴定：Rh 血型主要是用抗 D 血清来鉴定。若受检者的红细胞遇抗 D 血清后发生凝集，则受检者为 Rh 阳性；若受检者的红细胞遇抗 D 血清后不发生凝集，则受检者为 Rh 阴性。

2. **交叉配血试验**　交叉配血前应当逐项核对"临床输血申请单"、患者和献血者血液标本，复查患者、献血者 ABO 血型和患者 Rh（D）血型，正确无误后方可进行交叉配血（表5-7-5）。

（1）直接交叉配血试验：用受血者血清和供血者红细胞进行配血试验，检查受血者血清中有无破坏供血者红细胞的抗体。检验结果要求绝对不可以有凝集或溶血现象。

（2）间接交叉配血试验：用供血者血清和受血者红细胞进行配血试验，检查供血者血清中有无破坏受血者红细胞的抗体。

如果直接交叉和间接交叉试验结果均没有凝集反应，即交叉配血试验阴性，为配血相合，方可进行输血。

表 5-7-5　交叉配血试验

	直接交叉配血试验	间接交叉配血试验
供血者	红细胞	血清
受血者	血清	红细胞

五、静脉输血的方法

（一）输血前的准备

1. **患者知情同意**　对于需输血治疗的患者，医生必须先向患者或家属说明输同种异体血的不良反应和经血液传播疾病的可能性。患者或家属在充分了解输血的潜在危害后，有拒绝输血的权利。如同意输血，填写"输血治疗知情同意书"，由患者或近亲属、医生分别签字后方可实施输血治疗，"输血治疗知情同意书"将被存入病历。因抢救生命垂危患者需要紧急输血，且不能取得患者或其近亲属输血治疗知情同意的，经医疗机构负责人或者授权的负责人批准后，可以立即实施输血治疗。应当在抢救结束后 6 h 内将紧急输血理由、不能取得患者输血治疗知情同意的具体情况和批准意见等记入病历。未成年者，可由父母或指定监护人签字。

2. **备血**　同一患者 1 天（24 h）申请备血量<800 ml 者，由中级以上专业技术职务任职资格的医师申请输血，填写"临床输血申请单"并经上级医师审核；申请备血量在 800 ~ 1600 ml 者，由具有中级以上专业技术职务任职资格的医师提出申请，经上级医师审核、科室主任核准签发后方可备血；申请备血量达到或超过 1600 ml 者，由具有中级以上专业技术职务任职资格的医师提出申请，科室主任审核，报医务科批准后，方可备血。备血前由两名医护人员到患者床旁认真核对患者信息，无误后采集患者血液标本，用于血型初次鉴定和输血相容性检测的血液标本应当在不同时间采集，紧急输血时除外。由医护人员、授权人员或经过安全验证的方式将"临床输血申请单"和患者血液标本送至输血科或血库。

3. **取血**　配血相合后，由医护人员携带取血箱和"取血申请单"到输血科或血库取血；或者经过安全验证的方式实现取血。血液发出后，应当按相关规定运送以保证血液质量。取血与发血双方应同时核查"取血申请单""临床输血记录单"上的患者信息和血袋上的血液信息，包括：患者姓名、出生日期、病案号、血型和交叉配血结果，以及献血者编号或条形码、血型、血液成分、数量、有效期、血液质量、血袋外包装等（图 5-7-1），核对无误后，取血者在"临床输血申请单"上签字并记录时间。血液发出后原则上不得退回。凡血液出现下列情形之一的，拒绝接收：①标签破损，字迹不清；②血袋有破损、漏血；③血液中有凝块；④血浆呈重度乳糜状或暗灰色；⑤血浆有明显气泡、絮状物或粗大颗粒；⑥未摇动时血浆层与红细胞的界面不清或交界面上出现溶血；⑦红细胞层呈紫红色；⑧血液过期或采血袋超过有效期以及血液内容物与标签标识不一致等其他须查证的情况。

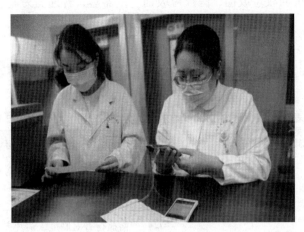

图 5-7-1 取血双人核对

4. **输血前核对** 输血前由两名医护人员核对医嘱、"交叉配血报告单"、血袋信息一致，查看血液质量、血袋外包装，双人交叉再次核对，准确无误后双人在"交叉配血报告单"上签字。核对方式及内容：一人持"交叉配血报告单"诵读，另一人持血袋逐项核对患者姓名、住院号或门诊号、性别、科别、病区、献血码、区别码、血液成分、血型［包括 Rh（D）血型］、血量、失效日期、交叉配血试验结果，血液质量、血袋外包装。双人交叉再次核对。

（二）输血法

目前临床均采用密闭式静脉输血法，密闭式静脉输血法有间接静脉输血法和直接静脉输血法两种。临床上最常用的是间接静脉输血法。

六、操作前准备

1. **评估患者并解释**

（1）评估：输血前，临床医师应当根据患者的年龄、临床表现、失血情况、既往史、代偿功能、实验室结果和患者意愿等进行综合评估。只有在无可替代输血的治疗方法或已实施的替代输血治疗不能有效纠正贫血和防止凝血障碍，且不输血可能影响患者预后时方可输血。必要时请输血科会诊，共同制订输血治疗方案。评估患者穿刺部位的皮肤、血管状况、肢体活动度及配合程度。明确患者血型、输血史、输血不良反应史及药物过敏史等。

（2）解释：操作前应告知患者或近亲属操作的目的、方法、注意事项及配合要点。

2. **患者准备**

（1）了解静脉输血的目的、方法、注意事项及配合要点。

（2）输血前排尿、排便。

（3）取舒适卧位。

（4）输血开始前 60 min 内监测和记录患者生命体征。

3. **环境准备** 整洁、安静、舒适、安全。

4. **操作者准备** 穿工作服，戴帽子、口罩，洗手。

5. **物品准备**

（1）治疗车上层：治疗盘、医嘱单、病历夹、0.9% 氯化钠溶液、安尔碘或 0.5% 聚维酮碘、血液制剂、"临床输血观察记录单""交叉配血报告单"、一次性输血器、胶布（或输液敷贴）、一次性垫巾、无菌棉签、普通手套、止血带、笔、速干手消毒液、弯盘。

（2）治疗车下层：可回收垃圾桶、医疗垃圾桶、锐器盒、普通剪刀。

（3）其他：输液架，必要时备小夹板、棉垫及绷带等。

七、操作规程及要点与说明——以间接输血法为例（表 5-7-6）

表 5-7-6　静脉输血的操作规程及要点与说明（间接输血法）

操作规程	要点与说明
1. 医师着工作服，戴帽子、口罩，洗手	• 若为传染病患者，医师需穿隔离衣，戴手套，做好防护
2. 到患者床旁，问候患者，反问式询问患者姓名和床号，查对患者信息（查看腕带）	• 严格执行查对制度，避免差错事故的发生
3. 评估患者输血指征，与患者或近亲属签署"输血治疗知情同意书"。询问患者血型、输血史、过敏史、有无发热等。询问是否需要去卫生间。评估穿刺部位皮肤和血管状况，协助取舒适卧位	• 做好全面评估和输血前告知，正确选择血管
4. 评估环境：环境清洁，光线充足，适宜操作	
5. 洗手	• 接触患者后洗手
6. 准备并检查物品：①治疗车上层：治疗盘、0.9% 氯化钠溶液、血液制剂、一次性输血器、一次性垫巾、止血带、安尔碘或 0.5% 聚维酮碘、无菌棉签、输液敷贴或胶布、普通手套、笔、弯盘、速干手消毒液、病历夹、"交叉配血报告单""临床输血观察记录单"；②治疗车下层：可回收垃圾桶及医疗垃圾桶、锐器盒、剪刀。备输液架	• ①认真检查无菌物品外包装的完好性、有效期；②双人在治疗室查对"交叉配血报告单"与血袋信息（图5-7-2）是否一致，查看血液质量、血袋外包装。一人持"交叉配血报告单"诵读，另一人持血袋逐项查对患者姓名、住院号或门诊号、科别、献血码、区别码、血型（包括 Rh 血型）、血液成分、血量、失效日期、交叉配血试验结果。双人交叉查对，查对无误后在"交叉配血报告单"上双签字（图 5-7-3）
7. 查对药品信息：包括床号、姓名、病案号、药名、剂量、浓度、用法、时间、有效期。检查 0.9% 氯化钠溶液质量，开启瓶口，必要时消毒瓶口，打开输血器，首先固定头皮针，关闭调节器，将输血器针头插入瓶口内至根部	• ①根据医嘱严格落实查对制度，检查药液是否过期，瓶身、瓶底有无裂痕，拉环是否完好；②将输液瓶上下摇动，对光检查药液有无混浊、沉淀及絮状物等；③确保输液装置无菌
8. 推车至患者床旁，再次查对患者信息	• 操作前查对
9. 将输液瓶挂于输液架上，倒置茂菲氏滴管，使输液瓶内的液体流出，当茂菲氏滴管内的液面达到滴管的 1/2～2/3 满时，迅速转正滴管，打开调节器并使调节器位于茂菲氏滴管下 15 cm 左右，排尽导管内的空气，对光检查无气泡	• ①高度适中，保证液体压力超过静脉压，以保证液体进入静脉；②输液前排尽输液管内的空气，防止发生空气栓塞

续表

操作规程	要点与说明
10. 置一次性垫巾，在穿刺点上方 6～8 cm 处扎止血带，选择血管，松开止血带	• ①根据选择静脉的原则选择穿刺部位；②扎止血带时注意使尾端向上，止血带的松紧度以能阻断静脉血流而不阻断动脉血流为宜；③若静脉充盈不良，可采取按摩血管、嘱患者反复进行握拳和松拳几次、用手轻拍血管等方法
11. 常规消毒穿刺部位皮肤，直径＞5 cm，自然待干，备输液贴或胶布	• 消毒液与皮肤接触时间至少 30 s；保证穿刺点及周围皮肤的无菌状态，防止感染
12. 扎止血带，二次消毒	
13. 二次查对，再次排气并对光检查，取下头皮针护针帽	• 确保穿刺前茂菲氏滴管下端输液管内无气泡
14. 嘱患者握拳，绷紧皮肤和血管，针头斜面向上，与皮肤呈 15°～30°，自静脉上方或侧方刺入皮下，见回血后再沿静脉走向平行进针少许。松止血带、松拳、松调节器；适时安慰鼓励患者	• 沿血管的走向进针，防止刺破血管，见回血后再进针少许，可以使针头斜面全部进入血管内；安慰鼓励患者，缓解患者紧张情绪
15. 待输液通畅，询问患者有无不适后妥善固定（第 1 条胶布固定针柄，第 2 条胶布固定针眼，第 3 条胶布将针头附近的输液管环绕后固定）	• ①固定可防止由于患者活动导致针头刺破血管或滑出血管外；②覆盖穿刺部位以防污染；③将头皮针环绕可以防止牵拉输液针头
16. 撤去一次性垫巾和止血带，将垫巾置于医疗垃圾袋内，止血带消毒备用；根据患者的病情、年龄、药液的性质调节滴速	• 输液通畅情况下，成人滴速一般 40～60 滴／分、儿童 20～40 滴／分；输血前后及两袋血之间需要滴注少量生理盐水，以防发生不良反应。暂停输血，使用 0.9% 氯化钠溶液维持通路
17. 协助取舒适体位，观察患者有无输液反应，交代注意事项	• 输血开始前 60 min 内监测和记录患者生命体征
18. 双人对血液制剂再次进行交叉查对：患者姓名、病案号或门诊号、科别、献血码、区别码、血型（包括 Rh 血型）、血液成分、血量、失效日期、交叉配血试验结果。查对无误后在"交叉配血报告单""临床输血观察记录单"上双签字（图 5-7-4）	• 输血中双人交叉查对；血液内不可随意加入其他药品，如钙剂、酸性及碱性药品、高渗或低渗液体，以防血液凝集或溶解
19. 检查输血管路是否通畅，穿刺部位有无红肿等	• 确保管路通畅
20. 戴手套，以手腕旋转动作将血袋内的血液轻轻摇匀，打开血袋封口常规消毒（图 5-7-5）	
21. 保持血袋与封口在同一水平面上，将输血器针头从生理盐水瓶上拔下，缓慢插入血袋接口至根部，挂于输液架上，摘手套	• 避免刺破血袋
22. 调节滴速，输血开始后的前 15 min 成人一般约 20 滴／分（图 5-7-6）。严密观察病情变化，询问患者感受，有无不良反应，在"输血观察记录单"上做好记录并签名。15 min 后，再次询问患者感受，如无不良反应，根据患者病情、年龄、血液制剂成分调节滴速，成人一般 40～60 滴／分，儿童酌减；在"输血观察记录单"上做好记录并签名	• 根据患者的病情、年龄、血液制品成分调节滴速，血液输注前 15 min 滴速宜慢，便于观察输血不良反应；输血过程中加强巡视，询问患者有无不适，如有不良反应，及时处理。对急症输血或大量输血患者可行加压输血，输血时可直接挤压血袋、卷压血袋输血或应用加压输血器等。加压输血时，不可离开患者，输血完毕及时拔针，避免发生空气栓塞反应

续表

操作规程	要点与说明
23. 再次查对，协助患者取舒适卧位，整理床单位及物品，交代注意事项，输血过程中监测和记录患者生命体征，密切观察患者有无新出现的症状和体征。按分类做好医疗废物处置	• 操作后查对，避免差错事故的发生。血液输注最初 15 min、输血过程中、输血结束后 60 min 监测和记录患者脉搏、血压、呼吸和体温，严密观察患者有无新出现的症状和体征，及时发现输血不良反应
24. 洗手，在"临床输血观察记录单"上做好记录	• 记录血液输注 15 min 后滴速、患者有无不良反应、签名
25. 输血后处理：输血完毕应将输血后血袋放入专用血袋回收箱内，并于 24 h 内送回输血科，同时认真填写"血袋回收登记表"；要求接收血袋数目与输血完毕后返回血袋数目必须一致（可口述）	• 血袋送回输血科保留 24 h，以备患者在输血后发生输血反应时检查、分析原因

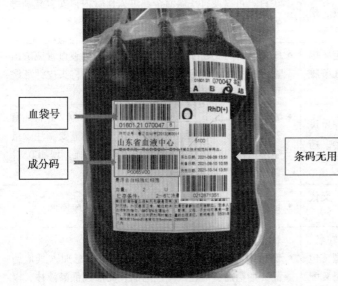

血袋号

成分码

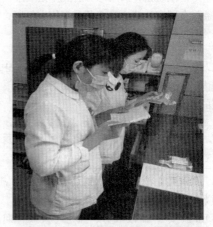

条码无用

图 5-7-2　血袋信息　　　　　　　　　　图 5-7-3　双人在治疗室核对

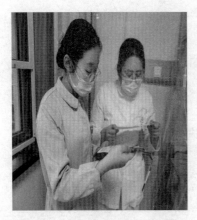

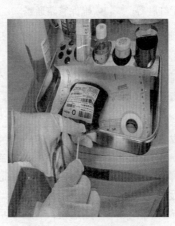

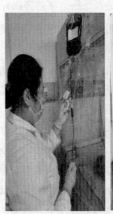

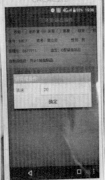

图 5-7-4　双人在患者床旁核对　　图 5-7-5　消毒血袋封口　　图 5-7-6　血液输注最初 15 min 调节滴速

八、常见并发症及处理

（一）发热反应

发热反应是输血反应中最常见的。

1. 原因

（1）由致热原引起，如血液、保养液或输血用具被致热原污染。

（2）多次输血后，受血者血液中产生白细胞和血小板抗体，当再次输血时，受血者体内产生的抗体与供血者的白细胞和血小板抗体发生免疫反应，引起发热。

（3）输血时没有严格遵循无菌操作原则，造成污染。

2. 临床表现 可发生在输血过程中或输血后 1～2 h 内，患者先有发冷、寒战，继之出现高热，体温可达 38～41℃，可伴有皮肤潮红、头痛、恶心、呕吐、肌肉酸痛等全身症状，一般不伴有血压下降。发热持续时间不等，轻者持续 1～2 h 即可缓解，缓解后体温逐渐降至正常。

3. 处理措施

（1）反应轻者，应立即减慢输血速度或停止输血。

（2）反应重者，应立即停止输血，保持静脉通路，密切观察生命体征，必要时可给予抗过敏药物或激素治疗。

（3）对高热患者，应给予物理降温，必要时药物治疗，并严密观察生命体征的变化。

（4）当患者或家属有异议时，当场封存血液，并交由医疗机构保存备查。

（二）过敏反应

1. 原因

（1）患者为过敏体质，对某些物质易产生过敏反应。输入血液中的异体蛋白质与患者机体的蛋白质结合形成全抗原而使机体致敏。

（2）输入的血液中含有致敏物质，如供血者在采血前服用过可致敏的药物或进食了可致敏的食物。

（3）多次输血的患者，体内可产生过敏性抗体，当再次输血时，抗原抗体相互作用而发生输血反应。

（4）供血者血液中的变态反应性抗体随血液传给受血者，一旦与相应的抗原接触，即可发生过敏反应。

2. 临床表现 过敏反应大多数发生在输血后期或即将结束输血时，程度轻重不一，通常与症状出现的早晚有关。症状出现越早，反应越严重。

（1）轻度反应：输血后出现皮肤瘙痒，局部或全身出现荨麻疹。

（2）中度反应：出现血管神经性水肿，多见于颜面部，表现为眼睑、口唇高度水肿。也可发生喉头水肿，表现为呼吸困难，两肺可闻及哮鸣音。

（3）重度反应：发生过敏性休克。

3. 处理措施

（1）轻度过敏反应，减慢输血，严密观察。使用抗组胺药物，输血前、后各口服苯海拉明 50 mg；或肌内注射盐酸异丙嗪 25 mg；或静脉滴注地塞米 5 mg；或皮下注射 0.1% 盐酸肾上腺素 0.5～1.0 ml。

（2）中、重度过敏反应，立即停止输血。皮下注射 0.1% 盐酸肾上腺素 0.5～1.0 ml，静脉滴注地塞米松 5～15 mg 等抗过敏药物。对症处理，抗休克，心肺功能监护。

（三）溶血反应

1. 原因

（1）输入了异型血液。

（2）输入变质的血液。

2. **临床表现**　轻重不一，轻者与发热反应相似，重者在输入 10～15 ml 血液时即可出现症状，死亡率高。通常分为以下 3 个阶段：

（1）第一阶段：患者出现头部胀痛、面部潮红、恶心、呕吐、心前区压迫感、四肢麻木、腰背部剧烈疼痛等反应。

（2）第二阶段：患者出现黄疸和血红蛋白尿，同时伴有寒战、高热、呼吸困难、发绀和血压下降。

（3）第三阶段：患者表现为少尿或无尿，管型尿和蛋白尿，高钾血症、酸中毒，严重者可致死亡。

3. **处理措施**

（1）立即停止输血，保持静脉通路，快速补液，给予升压药或其他药物治疗；保持呼吸道通畅，给予氧气吸入。

（2）将剩余血、患者血标本和尿标本送化验室进行检验。

（3）双侧腰部封闭，并用热水袋热敷双侧肾区，解除肾小管痉挛，保护肾。

（4）碱化尿液：静脉注射碳酸氢钠，增加血红蛋白在尿液中的溶解度，减少沉淀，避免阻塞肾小管。

（5）严密观察生命体征和尿量，插入导尿管，检测每小时尿量，并做好记录。若发生肾衰竭，行腹膜透析或血液透析治疗。

（6）若出现休克症状，应进行抗休克治疗。

（四）循环负荷过重

循环负荷过重即肺水肿，其原因、临床表现和处理措施同静脉输液反应。

（五）出血倾向

1. **原因**　长期反复输血或超过患者原血液总量的输血，由于库存血中的血小板破坏较多，使凝血因子减少而引起出血。

2. **临床表现**　表现为皮肤、黏膜瘀斑，穿刺部位大块淤血或手术伤口渗血。

3. **处理措施**

（1）短时间内输入大量库存血液时，应密切观察患者的意识、血压、脉搏等变化，注意皮肤、黏膜或手术伤口有无出血。

（2）每输入 3～5 个单位库血，应补充 1 个单位的新鲜血。

（3）根据凝血因子缺乏情况补充有关成分。

（六）枸橼酸盐中毒

1. **原因**　大量输血使枸橼酸钠大量进入体内，如果患者的肝功能受损，枸橼酸钠不能完全氧化和排出，而与血中的游离钙结合，使血钙浓度下降。

2. **临床表现**　患者出现手足抽搐，血压下降，心率缓慢。心电图出现 Q-T 间期延长，甚至心搏骤停。

3. **处理措施**

（1）减慢输液速度。

（2）大量输血时，使用钙剂拮抗，同时观察心电图。

（七）其他

其他输血反应还包括细菌污染反应、氨血症与电解质、酸碱平衡失调、输血后紫癜、低温反应、空气栓塞等。严格把握采血、贮血和输血操作的各个环节，是预防上述输血反应的关键。

九、健康教育

1. 向患者说明输血速度的依据，告知患者勿擅自调节滴速。

2. 向患者介绍常见输血反应的症状和防治方法，并告知患者一旦发生不适症状，应及时使用呼叫器，告知医护人员。

3. 向患者介绍输血的适应证和禁忌证。

4. 向患者介绍有关血型的知识及做血型鉴定及交叉配血试验的意义。

十、临床案例解析

临床案例1 患者，女性，53岁，因外伤急性失血约2 h急诊入院。查体：T 36.9 ℃，P 115次/分，R 22次/分，BP 80/50 mmHg，面色苍白，四肢湿冷，烦躁不安，右下肢开放性裂伤并活动性出血。血常规：血红蛋白116 g/L，白细胞8.4×10^9/L，血小板110×10^9/L。X线提示右股骨颈骨折。请为该患者进行输血准备。

案例解析：①建立静脉通路，抽取血样鉴定血型，申请备血，签署输血知情同意书；②补充晶体和胶体溶液扩容；③动态观察患者临床症状变化，尽快进行外科干预止血。

临床案例2 患者，女性，67岁，肝硬化失代偿期，既往有输血史，否认其他疾病史。凝血功能：凝血酶原时间23.7 s，活化部分凝血活酶时间62.1 s，凝血时间17.40 s，纤维蛋白原1.99 g/L，凝血酶时间比率1.03，国际标准化比值2.03，凝血酶原活动度44%，凝血酶原率1.48。为改善凝血功能，予以输注新鲜冰冻血浆500 ml。输注过程中，患者出现全身瘙痒，全身可见隆起性丘疹、红斑，未见溃烂等。请根据患者病情，予以适当处置。

案例解析：根据患者的病情，提示出现了过敏反应，按照输血过敏反应进行处理。

思考题

患者，男性，35岁，因腹部外伤入院，入院后即刻在全麻下行剖腹探查术。术中见腹腔有血性液体及血凝块约2000 ml，脾粉碎性破裂，左肾脂肪囊有约8 cm×9 cm的血肿，未触及肾裂口，行脾切除术并于左上腹置橡皮管引流，术中输注A型血400 ml。术后建立双静脉通路输液，给予止血剂、吸氧、导尿、持续心电监护等措施。发现患者尿液呈酱油色。急查尿常规：潜血（++++），患者精神不振，面色苍白，呼吸急促，胸闷憋气，腹腔引流短时间内引出约100 ml血性液体，复查患者血性为B型。

请思考：

（1）患者可能出现了什么问题？

（2）出现此问题最主要的原因可能是什么？

（3）应采取哪些措施以解决出现的问题？

附一：取血申请单

**** 取血申请单

申请单号：　　　　　　　（条码）

姓名：	ABO 血型：		RH 血型：阳性	
性别：	血液类型	取血量		备注
年龄：	悬浮去白细胞红细胞	2 U		
住院号：				
床号：				
科室：				
抗筛：阳性				

申请科室：　　　　　　　申请医生：　　　　　　　申请时间：

附二：交叉配血报告单

***** 交叉配血报告单

K210914073

住院号：	姓名：	性别：	ABO 血型：	RH（D）：
科室：	病区：	床位：	年龄：	出库类别

序号	献血码	区别码	血液名称	血型	血量	失效期

复检 ABO 血型：　　　　　RH（D）：　　　　配血方法：同型输注　　　　配血结果：无

配血者：　　　　　复检者：　　　　　发血者：　　　　不规则抗体：阴性

备注：　　　　　　　　　　　　打印时间：　年　月　日　时　分

取血者：_____　日期：_____　临床输血核对者：_____　_____　接受者：_____

注意事项：1. 输血前仔细核对患者姓名、住院号、床号、血型及血袋标签，确认与配血报告相符合后，并在输血核对者上签字。

　　　　　2. 血液已经取出应尽早输用，不得自行存储，不得返回。

　　　　　3. 输血必须用输血器，否则不得输注。

　　　　　4. 有输血反应立即通知输血科并做好输血反应记录，抽取患者血样，一并送输血科复检。

　　　　　5. 再次输血时，请与输血申请单一并送回输血科。

附三：临床输血申请单

临床输血申请单

预定用血时间：　　　　　　　　入院时间：

受血者：　　　　性别：　　年龄：　　血型：

科别：　　　　　　住院号：　　　　　　病房：

临床诊断：　　　　　申请类型：　　　　（常规申请、急救）

输血目的：

既往输血史：

不规则抗体：阴性

预定输血成分：_____

预定输血量：_____IU_____

受检者检验信息：

ABO 血型：　　　RH（D）血型：　　　RH 表型：　　（C、c、D、d、E、e 抗原）

血红蛋白浓度：_____　　　红细胞压积：_____

谷丙转氨酶：_____　　　　血小板数目：_____

丙型肝炎抗体：___已送检___　　　　艾滋抗体：___已送检___

梅毒抗体：___已送检___　　　　　　乙肝表面抗原：___已送检___

　　　　　　　　　　　　　　　　　主治医师签名：_____

　　　　　　　　　　　　　　　　　上级医师签名：_____

　　　　　　　　　　　　　　　　　申请时间：_____

值班与责任护士双签字：_____　　_____

拟抽血标本时间：_____年___月___日___时___分

抽取血标本者签字：_____　　_____

输血科鉴定结果：___盖章___　　　RH（D）血型：___盖章___

备注：请医师逐项认真准确填写，请于输血日前送输血科、血库。

附四：临床输血观察记录单

临床输血观察记录单

姓名： 性别： 年龄： 科室： 床号： 病案号：

ABO 血型：□A □B □AB □O RH：□+ □- 输血史：□无□有

输血不良反应：□无□有（□发热反应□过敏反应□溶血反应□与大量输血有关的反应□其他）

		日期						
输血前评估	生命体征测量（输血开始 60 min 内）	测量时间						
		体温（℃）						
		脉搏（次/分）						
		呼吸（次/分）						
		血压（mmHg）						
	输注途径	一次性钢针						
		外周静脉留置针						
		中心静脉导管						
	血液种类	红细胞（U）						
		血小板（治疗量）						
		血浆（ml）						
	床旁核对	执行者						
		核对者						
输血中监测	输血开始时间							
	生命体征测量（输血初始 15 min）	测量时间						
		体温（℃）						
		脉搏（次/分）						
		呼吸（次/分）						
		血压（mmHg）						
输血后评价	生命体征测量（输血初始 15 min）	测量时间						
		体温（℃）						
		脉搏（次/分）						
		呼吸（次/分）						
		血压（mmHg）						
输血不良反应观察	无							
	有	发生时间						
		过敏反应						
		发热反应						
		溶血反应						
执行者签名								

第八章 氧气疗法
（Oxygenic Therapy）

一、概述

1. **定义** 氧气疗法（oxygenic therapy）指通过给氧，提高动脉血氧分压（PaO_2）和动脉血氧饱和度（SaO_2），增加动脉血氧含量（CaO_2），纠正各种原因造成的缺氧状态，促进组织的新陈代谢，维持机体生命活动的一种治疗方法。

2. **目的**

（1）纠正各种原因造成的缺氧状态，提高动脉血氧分压（PaO_2）和动脉血氧饱和度（SaO_2），增加动脉血氧含量（CaO_2）。

（2）促进组织的新陈代谢，维持机体生命活动。

3. **缺氧分类**

（1）低张性缺氧：主要特点为动脉血氧分压降低，使动脉血氧含量减少，组织供氧不足。常见于高山病、慢性阻塞性肺疾病、先天性心脏病等。

（2）血液性缺氧：由于血红蛋白数量减少或性质改变，造成血氧含量降低或血红蛋白结合的氧不易释放所致。常见于贫血、一氧化碳中毒、高血红蛋白血症等。

（3）循环性缺氧：由于组织血流量减少使组织供氧量减少所致。常见于休克、心力衰竭、栓塞等。

（4）组织性缺氧：由于组织细胞利用氧异常所致。常见于氰化物中毒、大量放射线照射等。

4. **缺氧程度判断**

（1）轻度低氧血症：$PaO_2 > 6.67\ kPa$（50 mmHg），$SaO_2 > 80\%$，无发绀，一般不需氧疗。如果呼吸困难，可给予低流量、低浓度（氧流量 1～2 L/min）氧气。

（2）中度低氧血症：$PaO_2\ 4 \sim 6.67\ kPa$（30～50 mmHg），$SaO_2\ 60\% \sim 80\%$，有发绀、呼吸困难，需氧疗。

（3）重度低氧血症：$PaO_2 < 4\ kPa$（30 mmHg），$SaO_2 < 60\%$，显著发绀，呼吸极度困难，出现"三凹征"，是氧疗的绝对适应证。

血气分析检查是监测用氧效果的客观指标，当患者 PaO_2 低于 6.67 kPa（50 mmHg）时，应给予氧疗。

5. **常用供氧装置** 包括氧气筒及氧气压力表（图 5-8-1）和中心供氧装置两种（图 5-8-2）。

二、适应证

1. **低张性缺氧** 如高山病、慢性阻塞性肺疾病、先天性心脏病。
2. **血液性缺氧** 如一氧化碳中毒、贫血、高血红蛋白血症。

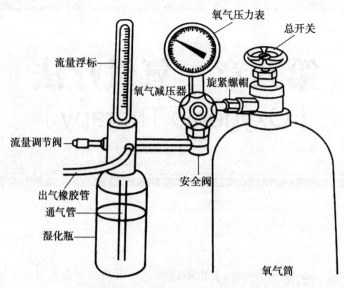

图 5-8-1 氧气筒及氧气压力表

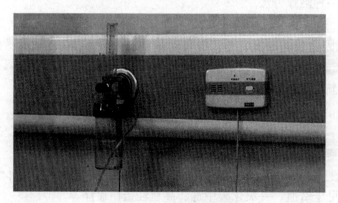

图 5-8-2 中心供氧装置

3. **循环性缺氧** 如休克、心力衰竭、栓塞等。

4. **组织性缺氧** 如氰化物中毒、大量放射性照射等。一般而言，只要 PaO_2 低于正常即可氧疗；对于成年患者，特别是慢性呼吸衰竭者，$PaO_2 < 60\ mmHg$ 时通常需要氧疗。

三、禁忌证

氧疗无绝对禁忌证。

四、操作前准备

1. **评估患者并解释**

（1）评估：患者意识状态、呼吸状况、缺氧程度、气道通畅情况；患者基础疾病及有无高碳酸血症风险。

（2）解释：向患者及家属解释吸氧的目的、方法、注意事项及配合要点。

2. **患者准备**

（1）了解吸氧的目的、方法、注意事项及配合要点。

（2）体位舒适，情绪稳定，愿意配合。

3. **环境准备** 环境整洁、安静、舒适、安全（远离火源）。

4. **操作者准备** 操作者穿工作服，戴帽子、口罩，洗手。

5. **物品准备（一次性吸氧装置为例）**

（1）治疗车上层：氧气表、治疗碗或小药杯（内盛冷开水）、一次性氧疗装置、无菌棉签、弯盘、纱布、用氧记录单、笔、手表、手电筒、速干手消毒液。

（2）治疗车下层：可回收垃圾桶、医疗垃圾桶。

五、操作规程及要点与说明（表 5-8-1）

表 5-8-1 氧疗操作规程及要点与说明

操作规程	要点与说明
1. 医师着工作服，戴帽子、口罩，洗手	• 若为传染病患者，医师需穿隔离衣，戴手套，做好防护
2. 到患者床旁，问候患者，反问式询问患者姓名和床号，查对患者信息（查看腕带）	• 确认患者
3. 评估患者病情、面色、口唇是否发绀、是否有三凹征等。向患者解释吸氧的目的、操作方法、必要性及吸氧过程中需要注意的事项，以取得患者或家属的配合	• 评估用氧指征
4. 评估环境：环境清洁，光线充足，安全、"四防"、适合用氧	• 确保用氧安全，做好"四防"：防震、防火、防油、防热
5. 洗手	• 接触患者后再次洗手
6. 准备并检查物品：①治疗车上层：氧气表、治疗碗或小药杯（内盛冷开水）、一次性氧疗装置、无菌棉签、纱布、用氧记录单、笔、手表、手电筒、弯盘、速干手消毒液。②治疗车下层：可回收垃圾桶及医疗垃圾桶	
7. 携用物至患者床旁，再次查对患者信息	• 操作前查对
8. 协助患者取舒适卧位，取手电筒，评估患者鼻腔情况，棉签清洁双侧鼻孔	• 检查鼻腔有无分泌物堵塞及异常
9.【氧气筒吸氧】检查"四防"及氧气筒"空"或"满"的标识；打开氧气筒总开关，吹尘后关闭。检查氧气装置，倒湿化液（湿化瓶内无菌蒸馏水 1/3～1/2），装氧气表，拧紧无漏气；连接氧气管，打开总开关，再打开流量开关；调节氧流量，检查一次性吸氧管是否通畅	• ①氧气筒内的氧勿用尽，压力表至少要保留 0.5 MPa（5 kg/cm^2），以免灰尘进入筒内，再充气时引起爆炸；②正确使用氧气筒装表："一吹、二上、三拧、四查"；③常用湿化液为灭菌蒸馏水，急性肺水肿的患者用 20%～30% 乙醇湿化液
【中心供氧】将氧气表插入壁式氧气孔，打开流量表，检查是否漏气，关闭流量开关；连接吸氧管，调节氧流量，检查一次性吸氧管是否通畅	• 根据患者病情调节氧流量，氧浓度 =21+4×氧流量
10. 将氧气管置入鼻腔，固定吸氧管，松紧适宜（图 5-8-3）	

续表

操作规程	要点与说明
11. 记录吸氧开始时间、给氧方式、氧流量、氧浓度及患者反应，并签名	• 便于对照
12. 向患者或家属解释用氧注意事项	• 不要随意调节氧流量；陪护者禁止吸烟，注意用氧安全
13. 给氧过程中注意观察，达到停氧指征时，给予停止用氧	• 有异常及时处理
14. 向患者或家属解释，先撤吸氧管，再关闭流量表，分离吸氧管，擦净鼻面部	• 防止操作不当，引起组织损伤
15. 中心供氧：取下氧气表，分离湿化瓶	• ①氧气筒卸氧气表：关闭总开关、打开流量表放余气、关闭流量表开关；②氧气表消毒备用；③氧气筒悬挂"空"或"满"的标志
16. 患者卧位舒适，整理床单位及用物，按分类做好医疗废物处置	
17. 洗手，记录	• 记录停氧时间、给氧效果、签名

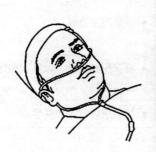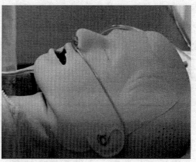

图 5-8-3　鼻导管给氧法

六、常见并发症及处理

当氧浓度高于 60%，或氧疗持续时间超过 24 h 时，可出现并发症。

（一）氧中毒

1. **临床表现**　胸骨下不适、疼痛、烧灼感，继而出现呼吸增快、恶心、呕吐、烦躁、断续的干咳。

2. **处理措施**　应避免长时间、高浓度氧疗，经常做血气分析，动态观察氧疗的治疗效果。

（二）肺不张

1. **临床表现**　表现为烦躁，呼吸、心率增快，血压上升，继而出现呼吸困难、发绀、昏迷。

2. **处理措施**　鼓励患者做深呼吸，多咳嗽和经常改变卧位、姿势，防止分泌物阻塞。

（三）呼吸道分泌物干燥

1. **临床表现**　呼吸道黏膜干燥，分泌物黏稠，不易咳出。

2. **处理措施**　氧气使用之前一定要先湿化再吸入，定期雾化吸入。

新生儿、早产儿高浓度吸氧，持续时间较长会导致晶状体后纤维组织增生，因此应控制氧浓度和吸氧时间；Ⅱ型呼吸衰竭患者会使呼吸中枢抑制加重，甚至呼吸停止，因此应给予低浓度、低流量（1~2 L/min）持续给氧，维持 PaO_2 60 mmHg 即可。

七、健康教育

1. 向患者及家属解释氧疗的重要性。
2. 指导正确使用氧疗的方法及注意事项。
3. 积极宣传呼吸道疾病的预防和保健知识。

八、临床案例解析

临床案例 1 患者，女性，77 岁，因言语不清、口角歪斜伴胸闷、呼吸困难 5 天就诊。查体：T 37 ℃，P 101 次 / 分，R 28 次 / 分，BP 168/87 mmHg，发绀，烦躁不安。血气分析结果：PaO_2 40 mmHg，$PaCO_2$ 30 mmHg，SaO_2 65%，请处理。

案例解析：根据血气分析结果，该患者属于中度缺氧，应给予吸氧改善缺氧症状。

临床案例 2 患者，男性，72 岁，咳嗽、咳痰 20 余年，气短 5 年，加重伴意识障碍 2 天入院。查体：T 36.5 ℃，P 98 次 / 分，R 26 次 / 分，BP 135/85 mmHg，SaO_2 70%；烦躁，口唇发绀，三凹征阳性。双肺呼吸音粗，可闻及较多的湿啰音。血气分析结果：pH 7.28，$PaCO_2$ 72 mmHg，PaO_2 58 mmHg，HCO_3^- 24.6 mmol/L。请写出患者的诊断并予以处理。

案例解析：①慢性阻塞性肺疾病急性加重；②尽快给予低流量吸氧或无创通气。

思考题

患者，女性，45 岁，自感胸闷不适，口唇青紫，呼吸困难。查体：PaO_2 40 mmHg，SaO_2 65%。

请思考：

（1）此患者缺氧的程度如何？

（2）为患者应用氧疗时应如何进行监护？

（3）如何保证用氧安全？

第九章 吸痰术
（Aspiration of Sputum）

一、概述

1. **定义** 吸痰术（aspiration of sputum）是指借助吸引装置，经口、鼻腔、人工气道将呼吸道的分泌物吸出，以保持呼吸道通畅，预防吸入性肺炎、肺不张、窒息等并发症的一种方法。

2. **目的**

（1）清除呼吸道分泌物，保持呼吸道通畅。

（2）促进呼吸功能，改善肺通气。

（3）预防并发症发生。

二、适应证

1. 老年体弱者。

2. 昏迷、危重、麻醉未苏醒者。

3. 各种原因所致的咳嗽反射迟钝或会厌功能不全，不能自行清理呼吸道分泌物或误吸呕吐物的患者。

4. 各种原因引起的窒息患者。

5. 正在行机械通气的患者，各种指标显示需要吸痰者。

三、禁忌证

1. **绝对禁忌证** 对颅底骨折患者禁忌经鼻腔吸痰。

2. **相对禁忌证** 严重缺氧者、严重心律失常者。

四、操作前准备

1. **评估患者并解释**

（1）评估：患者的意识、生命体征、合作程度、双肺呼吸音、咳嗽排痰是否有力，血氧饱和度、痰液的量和黏稠度、部位、吸痰时机是否合适。机械通气的患者，评估人工气道及呼吸机参数设置情况。

（2）解释：向患者及家属解释吸痰的目的、方法、注意事项及配合要点。

2. **患者准备**

（1）了解吸痰的目的、方法、注意事项及配合要点。

（2）体位舒适，情绪稳定。

3. **环境准备**　环境室温适宜，光线充足，环境安静。

4. **操作者准备**　操作者穿工作服，戴帽子、口罩，洗手。

5. **物品准备**

（1）治疗车上层：治疗碗 2 个（内盛 0.9% 氯化钠注射液：一个用于润滑吸痰管前端并检查吸痰管是否通畅，另一个用于吸痰后冲洗吸痰管），吸痰管数根、无菌纱布缸、无菌手套、吸痰包（内含弯盘 2 个、必要时备开口器、压舌板、舌钳）、听诊器、手电筒、无菌治疗巾、速干手消毒液等。

（2）治疗车下层：可回收垃圾桶、医疗垃圾桶。

（3）电动吸引器（图 5-9-1）或中心管道负压吸引装置（图 5-9-2）。

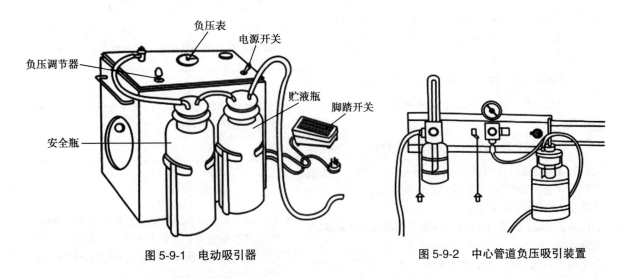

图 5-9-1　电动吸引器　　　　　图 5-9-2　中心管道负压吸引装置

五、操作规程及要点与说明（表 5-9-1）

表 5-9-1　吸痰的操作规程及要点与说明

操作规程	要点与说明
1. 操作者着工作服，戴帽子、口罩，洗手	• 若为传染病患者，操作者需穿隔离衣，戴手套，做好防护
2. 到患者床旁，问候患者，反问式询问患者姓名和床号，查对患者信息（查看腕带）	• 严格执行查对制度，避免差错事故的发生
3. 评估患者病情，意识状况；听诊双肺及喉部，评估呼吸情况、咳嗽效果、痰液黏稠度、血氧饱和度；机械通气的患者需评估气道压力及氧疗情况等。与患者或家属沟通，告知吸痰的目的、方法、必要性及配合要点，以取得患者或家属的配合	• 全面评估患者病情及吸痰指征，做好告知
4. 用手电筒检查患者口腔、鼻腔，取出活动性义齿。为患者拍背	• 若口腔吸痰有困难，可经鼻腔吸引；昏迷的患者可用压舌板或开口器；背部叩击可提高吸痰效果
5. 评估环境：环境清洁，光线充足，适宜操作	
6. 洗手	• 接触患者后再次洗手

续表

操作规程	要点与说明
7. 准备并检查物品:①治疗车上层:治疗碗 2 个(内盛 0.9% 氯化钠注射液,一个用于润滑吸痰管前端并检查吸痰管是否通畅,另一个用于吸痰后冲洗吸痰管),吸痰管数根、无菌纱布缸、无菌手套、吸痰包(内含弯盘 2 个、必要时备开口器、压舌板、舌钳)、听诊器、手电筒、无菌治疗巾、速干手消毒液等。②治疗车下层:可回收垃圾桶及医疗垃圾桶。另备电动吸引器或中心管道负压吸引装置	• 气管切开或气管插管吸痰时,认真检查无菌物品外包装的完整性、有效期;成人和儿童使用的吸痰管直径要小于气管插管内径的 50%,婴儿则要小于 70%;成人一般选择 12~14 号吸痰管,婴幼儿多选 10 号,新生儿常选 6~8 号
8. 携用物至患者床旁,再次查对患者信息	• 操作前查对
9. 检查吸引装置完好,吸引器储液瓶内备 1000 mg/L 的含氯消毒液 200 ml,拧紧瓶盖。连接导管,接通电源,打开吸引器开关,调节合适负压	• 负压调节一般成人 $-150 \sim -80$ mmHg、儿童< -80 mmHg,痰液黏稠者可适当增加负压
10. 将患者头偏向一侧,稍后仰,铺治疗巾于颌下	
11. 正确戴手套,连接吸痰管,打开吸引器开关,试吸少量生理盐水	• 检查吸痰管的通畅性,润滑导管前端,接触吸痰管的手套不可污染
12. 根据吸痰采用的不同入口进行操作,并监测相应指标	
【经口/鼻腔吸痰】①嘱患者张口,昏迷的患者用压舌板或口咽通气管协助张口;②一手反折吸痰管末端,另一手用无菌止血钳或镊持吸痰管前端,插入口咽部约 7 cm,然后放松导管末端;③先吸口咽部分泌物,再吸气管内分泌物,在患者吸气时顺势将吸痰管经咽喉插入,深度 10~15 cm,将吸痰管自深部向上提,左右旋转、缓慢上提吸净痰液;④吸痰管取出后,吸生理盐水冲净痰液,以免堵管;⑤吸痰结束后,取出压舌板或口咽通气管;⑥必要时更换无菌镊及吸痰管,经鼻腔吸引	• 插管时不可有负压,以免引起呼吸道黏膜损伤;采用左右旋转并向上提管的手法,以利于呼吸道分泌物的充分吸尽,每次吸痰时间<15 s,两次吸痰间隔 3~5 min
【经气管插管/气管切开吸痰】①将呼吸机氧浓度调至 100%,给患者吸纯氧 30~60 s;②一手断开呼吸机与气管导管接口,将呼吸机接口放于无菌治疗巾上,用戴无菌手套的另一手迅速并轻轻地沿气管导管送入吸痰管,感觉吸痰管遇有阻力后回提 1~2 cm,轻轻旋转上提并吸引;③吸痰结束后立即接呼吸机通气,再次吸纯氧 30~60 s;待血氧饱和度升至正常水平后再将氧浓度调到原有水平;④吸痰管取出后,吸生理盐水冲净痰液,以免堵管;如需要继续吸痰,则重新更换吸痰管	• 吸痰前后给患者吸纯氧,以提高患者血氧饱和度;注意无菌操作,先吸气管切开处,再吸口(鼻)部。一根吸痰管只使用 1 次
13. 吸痰过程中,注意观察患者反应及生命体征,观察痰液的性状、量、颜色等	• 动态评估患者
14. 吸痰结束,关闭吸引器开关,分离吸痰管并将其放入医疗垃圾桶内,擦净患者面部分泌物,撤治疗巾,脱手套;检查口或鼻腔黏膜有无损伤,听诊双肺痰鸣音情况	• 评估吸痰效果
15. 协助患者取舒适体位,交代注意事项	• 使患者舒适
16. 整理床单位及用物,按分类做好医疗废物处置	
17. 洗手,记录	• 记录痰液的量、颜色、黏稠度、气味及患者的反应等

六、常见并发症及处理

（一）吸入性肺炎

1. **原因**　吸痰可增加下呼吸道细菌聚居，并发吸入性肺炎，更容易发生于经气管插管吸痰的患者。

2. **临床表现**　新出现的吸入性肺部感染的症状、体征以及相应的实验室检查结果。

3. **处理措施**　对于经人工气道吸痰的患者，封闭式吸痰可减少吸入性肺炎的发生；对于此类患者，吸痰时需先吸引口腔分泌物，然后在气囊放气后吸痰。

（二）低氧血症

1. **原因**　对于原有低氧血症的患者，通常在吸痰过程中均可发生低氧血症。

2. **临床表现**　主要表现为活动后呼吸困难，严重者可引起多脏器功能障碍，甚至出现口唇、甲床发绀或者精神症状。如果是循环系统疾病，可表现为心律失常，甚至血流动力学改变，如血压下降、氧分压降至 60 mmHg，出现注意力不集中、智力和视力减退等。

3. **处理措施**

（1）吸痰前先给予氧气吸入，提高患者的血氧分压。

（2）对于经人工气道吸痰的患者，封闭式吸痰可预防低氧血症的发生。

（三）气管组织或支气管黏膜损伤

1. **原因**　气管黏膜损伤的程度与吸引的负压和持续时间呈正比，也与吸引操作的动作是否规范密切相关。

2. **临床表现**　患者咳嗽或在吸痰过程中出现血性液体。

3. **处理措施**　正确调节负压，吸痰过程中动作轻柔；每次吸痰时间≤15 s，两次吸痰间隔 3 ~ 5 min。

（四）支气管收缩 / 支气管痉挛

1. **原因**　①吸痰管的最大直径大于气管导管内径的 1/2；②吸痰管插入时带负压；③吸痰时在气管内上下提插。

2. **临床表现**　突发哮喘样症状，肺部出现哮鸣音。

3. **处理措施**　按支气管哮喘急性发作处理，并立即停止吸痰。

（五）颅内压升高

1. **原因**　与脑血流量变化有关。

2. **临床表现**　患者可出现呕吐、意识障碍等。

3. **处理措施**　应立即停止吸痰，按颅内压升高处理。

（六）高血压或低血压及心律失常

1. **原因**　吸痰刺激所致。

2. **临床表现**　血压骤升或骤降，心律失常。

3. **处理措施**　应立即停止吸痰，给予对症处理。

七、健康教育

1. 教会清醒患者吸痰时正确配合的方法，向患者及家属讲解呼吸道疾病的预防保健知识。

2. 指导患者呼吸道有分泌物时应及时吸出，确保气道通畅，改善呼吸，纠正缺氧。

八、临床案例解析

临床案例1 患者，女性，61岁，车祸后1 h入院。入院后查体：T 36.2℃，P 115次/分，R 30次/分，BP 88/60 mmHg。胸部正位CT示：双肺挫伤、双侧多发肋骨骨折、胸骨骨质连续性中断。听诊双肺可闻及痰鸣音，医嘱给予胸腔闭式引流、静脉输血、气管插管。请为其行吸痰处理。吸痰过程中吸出淡红色血性液体，请问是什么原因？该如何处理？

案例解析：①患者已行气管插管，不能自行清除呼吸道分泌物，应给予气管插管吸痰；②患者在吸痰过程中发生了气管黏膜损伤，应立即停止吸痰，对症处理。

临床案例2 患者，男性，30岁，因咯血3天，加重1 h入院。行CT检查示双肺支气管扩张。患者突发咯血300 ml后出现气促加重，发绀明显。查体：患者紧张，双肺广布湿啰音。请予以紧急处理。

案例解析：患者因咯血导致窒息，应立即给予吸引；患者存在再次窒息风险，考虑气管插管，并保持呼吸道通畅。

思考题

1. 患者，女性，70岁，因颅脑外伤入院。查体：T 38.5℃，P 95次/分，R 20次/分，BP 140/90 mmHg，意识不清，双侧瞳孔等大等圆，听诊双肺闻及痰鸣音，患者无力咳出痰液。

请思考：

（1）采取哪些措施可帮助患者去除分泌物？

（2）采取措施的目的是什么？

（3）实施措施时应注意哪些问题？

2. 患者，男性，50岁，甲型肝炎合并肺部感染，已经行气管切开。痰多。

请思考：

（1）应采取的措施是什么？

（2）实施措施的过程中需注意的问题有哪些？

第十章　胃管置入术
（Gastric Tube Insertion）

一、概述

1. **定义**　胃管置入术（gastric tube insertion）是指将导管经鼻腔插入胃内，从管内注入流质食物、水分和药物的方法。

2. **目的**　对于不能经口进食的患者，以鼻胃管供给其食物和药物，以维持患者营养和治疗的需要。

二、适应证

1. 多种原因造成的无法经口进食而需鼻饲者（昏迷患者，口腔疾患、口腔及咽部手术后的患者）。

2. 胃肠减压（如急腹症有明显腹胀者、胃肠道梗阻者）。

3. 腹部手术前准备。

4. 洗胃解毒的患者。

5. 病情观察与治疗，如上消化道出血患者出血情况的观察和治疗，进行胃液的检查。

6. 其他患者，如早产儿、病情危重者、拒绝进食者。

三、禁忌证

1. 食管梗阻的患者。

2. 肝硬化伴重度食管胃底静脉曲张、胸主动脉瘤的患者。

3. 严重的颌面部损伤、近期食管腐蚀性损伤的患者

4. 精神异常、极度不合作者。

5. 鼻咽部有癌肿或急性炎症患者。

四、操作前准备

1. **评估患者并解释**

（1）评估：患者年龄、病情、意识、呼吸状况、鼻腔通畅性、心理状态及合作程度，排除禁忌证。

（2）解释：向患者及家属解释操作的目的、过程及操作中的配合方法，签署知情同意书。

2. 患者准备

（1）了解鼻饲饮食的目的、操作过程及注意事项，愿意配合，鼻腔黏膜完好、通畅。

（2）清醒的患者取半坐卧位，昏迷的患者取仰卧位。

3. 环境准备 环境整洁、安静、舒适、安全。

4. 操作者准备 操作者穿工作服，戴帽子、口罩，洗手。

5. 物品准备

（1）治疗车上层：胃管置入包（止血钳或镊子、弯盘、治疗碗、小药杯、开口器）、一次性胃管（型号适宜）、纱布、一次性压舌板、液体石蜡棉球数个、20 ml 注射器、治疗巾、无菌棉签、手套、手电筒、胶布、管道标签、别针、夹子或橡皮圈、听诊器、无菌生理盐水或冷开水、速干手消毒液。

（2）治疗车下层：可回收垃圾桶、医疗垃圾桶。

五、操作规程及要点与说明（表 5-10-1）

表 5-10-1　胃管置入术的操作规程及要点与说明

操作规程	要点与说明
1. 操作者着工作服，戴帽子、口罩，洗手	• 若为传染病患者，操作者需穿隔离衣，戴手套，做好防护
2. 推治疗车至患者床旁，问候患者，反问式询问患者姓名和床号，查对患者信息（查看腕带）	• 严格执行查对制度，避免差错事故的发生
3. 评估患者胃管置入指征；向患者解释操作目的、过程、方法及配合方法；签署知情同意书；评估鼻腔情况；检查口腔，若有活动性义齿则取下	• 排除禁忌证；做好解释；鼻腔通畅无异常；取下义齿，防止脱落、误吸
4. 评估环境：环境清洁，光线充足，适宜操作	
5. 洗手	• 接触患者后再次洗手
6. 准备并检查物品：①治疗车上层：胃管置入包、纱布、液体石蜡棉球数个；型号适宜的一次性胃管、20 ml 注射器、治疗巾、无菌棉签、手套、手电筒、胶布、管道标签、别针、夹子或橡皮圈、听诊器、冷开水或无菌生理盐水、速干手消毒液。②治疗车下层：可回收垃圾桶和医疗垃圾桶	• 认真检查无菌物品外包装的完整性、有效期；胃管选择：体重小于 1000 g 者选择 6 号；大于 1000 g 选择 8 号；婴儿选择 10～12 号；幼儿（1～3 岁）选择 12～14 号；3 岁至青春期选择 14～16 号；成人选择 16～18 号
7. 携用物至患者床旁，再次查对患者信息	• 操作前查对
8. 协助患者取平卧或半坐卧位，头偏向操作者，昏迷患者头稍后仰，中毒患者取左侧卧位或仰卧位。颌下铺治疗巾，置弯盘于口角旁	• 坐位有利于减轻患者吞咽反射，利于胃管插入；根据解剖原理，右侧卧位利于胃管插入
9. 备胶布，选择通畅的一侧鼻腔，用棉签清洁鼻孔	• 鼻腔通畅，便于插管
10. 戴手套，检查胃管是否通畅，测量插管的长度（图 5-10-1）	• 插入长度一般为前额发际至胸骨剑突处或由鼻尖经耳垂至胸骨剑突处的距离，成人一般插入长度为 55～60 cm，婴幼儿为 14～18 cm

续表

操作规程	要点与说明
11. 润滑胃管前端，右手持胃管，沿一侧鼻孔缓缓插入，到咽喉部 10 ~ 15 cm 时，嘱患者张口，检查胃管是否在口中，然后嘱患者做吞咽动作，顺势将胃管送至所需的长度（图 5-10-2），在插管过程中适时安慰鼓励患者	• ①润滑胃管前端，减少插入时的摩擦阻力；②插入动作应轻柔，镊子或止血钳的尖端勿触及患者鼻黏膜，避免损伤；③吞咽动作便于胃管顺利通过会咽部；④若插管过程中出现恶心、呕吐，可暂缓插管，并嘱患者深呼吸，以分散注意力，缓解紧张；如患者出现呛咳、呼吸困难、发绀等，应立即拔出，休息片刻后重插，并安慰患者；⑤昏迷患者插胃管前，应将患者头部后仰，当胃管插入 10 ~ 15 cm 即会厌部时，左手将患者头部托起，使下颌靠近胸骨柄（图 5-10-3）
12. 验证胃管是否在胃内	• 确认胃管是否在胃内的方法：①在胃管末端连接注射器抽吸，能抽出胃液；②置听诊器于患者胃部，快速经胃管向胃内注入 10 ml 空气，听到气过水声；③将胃管末端置于盛水的治疗碗内，无气泡逸出
13. 用胶布固定于鼻翼	• 防止胃管移动或脱出
14. 擦净患者口鼻，撤去弯盘，摘手套，固定胃管，在管道标签上标注置管时间、长度，标签贴于胃管末端（图 5-10-4）	
15. 胃管置入后，将胃管妥善封闭并用纱布包好，用别针固定于枕旁或衣领处。撤去治疗巾	• 防止胃管脱落
16. 协助患者取舒适卧位，交代注意事项	• 嘱患者维持原卧位 20 ~ 30 min，有助于防止呕吐
17. 整理床单位及用物，按分类做好医疗废物处置，洗手	

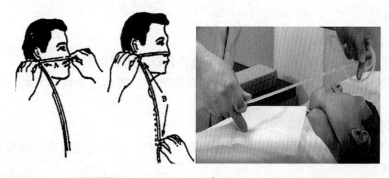

图 5-10-1　测量胃管插入长度的方法（鼻尖 - 耳垂 - 剑突或前发际 - 剑突）

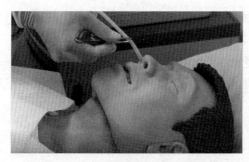

图 5-10-2　鼻胃管插入胃内示意图

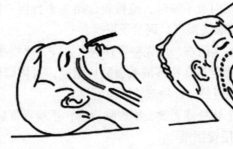

图 5-10-3　昏迷患者插胃管

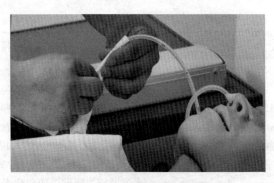

图 5-10-4　标注胃管置入时间及长度

六、常见并发症及处理

（一）误入气管

1. **原因**　多见于不合作或不能合作的患者。

2. **临床表现**　引起咳嗽反射，多数可及时发现。少数昏迷患者对气管刺激的反应较弱，如患者无明显发绀则不易被发现，易导致患者窒息和肺部感染。

3. **处理措施**　操作前应积极争取患者合作，可用多种方法验证胃管位置。一旦发现误入气管，应立即停止插入，拔出胃管，待患者休息片刻后再重新插入。

（二）胃管反流和误吸

1. **原因**　①胃管留置时间过长；②昏迷和颅脑损伤的患者多为仰卧位，不能吞咽唾液分泌物，易将反流的胃内容物误吸入呼吸道。

2. **临床表现**　由于反流的胃内容物误吸入呼吸道，引起肺部感染。表现为肺部感染的症状及体征。

3. **处理措施**

（1）抬高床头。

（2）应用抑酸及胃肠动力药物。

（3）长期卧床的患者，应积极排痰，肺部感染者合理使用抗生素。

（4）一旦出现误吸，立即停止操作，取头低右侧卧位，吸出气道内吸入物，气管切开者可经气管套管内吸引。

（三）引流不畅

1. **原因**　①胃管插入的长度不够；②胃管打折、扭曲；③引流装置高于胃部；④胃管被食物残渣或血凝块阻塞。

2. **临床表现**　引流不通畅。

3. **处理措施**

（1）发现引流不畅时，应检查管路是否打折、扭曲或胃管置入长度不够，引流装置应低于胃部，如为引流装置漏气，则给予更换。

（2）若发生阻塞，可先将胃管送入少许，再缓缓地将胃管退出，边退边回抽胃液。

（3）若确定是食物残渣或血凝块阻塞，可用糜蛋白酶＋碳酸氢钠注射液从胃管注入，以稀释和溶解黏稠的胃液、食物残渣或血凝块。

（4）若上述处理无效，则拔除胃管，更换胃管后重新插入。

（四）插管困难

1. **原因**　①患者呕吐剧烈；②合并慢性支气管炎；③咽反射减弱或消失。

2. **临床表现**　插管不顺畅。

3. **处理措施**

（1）剧烈呕吐者，可嘱其张口呼吸，暂停插管，嘱患者休息片刻后再行插入。可选用适当的镇静剂或阿托品肌内注射，10 min 后再试行插管，也可给予1% 丁卡因喷雾麻醉 3 ~ 5 min 后再行置管。

（2）对不合作并有慢性支气管炎的患者，插管前应用镇静剂或阿托品肌内注射后再行插管。

（3）对咽反射减弱或消失者，可在气管镜或胃镜的配合下进行插管，反复插管困难者，可在胃管内置导丝辅助插管。

（五）鼻腔出血

1. **原因**　①插管动作粗暴，强行插入；②留置胃管时间过长，导致鼻腔黏膜糜烂；③凝血功能异常或有出血症状。

2. **临床表现**　引起鼻腔出血。

3. **处理措施**　①插管时充分润滑胃管，动作轻柔；②出血症状轻时可局部应用收缩血管药物，必要时可请耳鼻喉科协助处理；③定期观察患者鼻腔情况，如有黏膜糜烂，及时处理；④更换胃管，重新从另一鼻孔插入。

（六）恶心、呕吐

1. **原因**　鼻腔及咽喉部神经分支对刺激较敏感；在胃管拔除过程中速度过快、动作过猛，也可引起反射性呕吐。

2. **临床表现**　置入胃管时患者常可出现流泪、恶心、呕吐及咳嗽等症状。

3. **处理措施**　可给予1% 丁卡因喷雾麻醉 3 ~ 5 min 后置管，同时注意，在胃管拔除过程中应动作轻柔，速度不宜过快。

（七）食管糜烂

1. **原因**　长期留置胃管时，胃食管反流、胃管与食管黏膜的机械性摩擦等因素所致。

2. **临床表现**　食管黏膜损伤，甚至出现溃疡出血。

3. **处理措施**　可给予抑酸治疗，出现溃疡出血时应及时拔除胃管。

七、健康教育

1. 向患者讲解置管的目的、操作过程，减轻患者焦虑。
2. 向鼻饲的患者讲解鼻饲液的温度、时间、量，胃管的冲洗、患者卧位等。
3. 向患者介绍更换胃管的知识。
4. 告诉患者若鼻饲后有不适，立即告知医护人员。

八、临床案例解析

临床案例 1　患者，男性，71 岁，因上腹部疼痛，反复呕吐，肛门停止排便、排气 3 天入院。呕吐物为隔夜宿食，有臭味。既往肠溃疡病史 10 余年。

题目1：医嘱给予保守治疗，请做最重要的处理。

题目2：患者在插管过程中出现呛咳、面色苍白、发绀、呼吸困难，请给予处理。

题目3：留置胃管 3 天后，引流袋内无液体流出，请给予处理。

案例解析：①该患者诊断为幽门梗阻，应给予胃肠减压引流，减轻腹胀和呕吐等症状；②插管过程中若误入气管，应立即拔出，待患者休息片刻后再更换胃管重新插入；③胃管内无液体流出，应先检查胃管是否打折、扭曲或受压，引流袋是否高于胃部等，若无以上情况，再行相应处理。

临床案例2 患者，男性，49岁，癫痫病史20余年，1个月前行胃大部切除术，今日由家属陪同来院复查。查体时突然癫痫发作，患者目前已昏迷，已建立静脉通路及监测生命体征；家属述患者近3天进食量极少，请为其行相关处理。

案例解析：①癫痫发作停止后，对昏迷患者给予营养支持，可经鼻置入胃管行肠内营养，禁止经口置入胃管；②注意鼻饲的适应证、方法、注意事项。

思考题

1. 患者，男性，78岁，因间断呕血、黑便10余年，腹胀6个月，再发加重1个月入院。既往乙型病毒性肝炎病史30余年。入院诊断为：乙肝肝硬化失代偿期，食管胃底静脉重度曲张。患者曾经药物治疗及多次内镜治疗。入院后完善相关检查及讨论后，拟行门腔静脉分流术。

请思考：

（1）术前能否行胃管置入？

（2）胃管置入的禁忌证有哪些？

（3）需要特别注意哪些问题？

2. 患者，女性，34岁，颅脑外伤术后昏迷3天，需要鼻饲饮食以维持其营养需要。

请思考：

（1）鼻饲插管前，应将患者摆放何种体位？

（2）标记胃管时，插入长度如何测量？

（3）胃管插至15 cm左右时，应注意什么？

（4）灌注食物时，注意事项有哪些？

第十一章 洗胃术
（Gastric Lavage）

一、概念

1. **定义** 洗胃术（gastric lavage）是将一定成分的液体灌入胃内，与胃内容物混合后再抽出，反复多次，从而达到清除毒物或治疗的一种操作。

2. **目的** 清除胃内未吸收的毒物，对于急性中毒，如吞服有机磷、无机磷、生物碱、巴比妥类药物等，洗胃是极其重要的抢救措施。幽门梗阻的患者通过洗胃可以清除宿食，缓解患者痛苦。洗胃也可清洁胃腔，为胃部手术、检查做准备。

3. **原则** ①一般毒物的洗胃原则：一次性彻底洗胃 10 000～20 000 ml，停止洗胃标准为洗出液体无色、无味；②有机磷中毒洗胃的原则：首次洗胃液足量 10 000～20 000 ml；持续胃肠减压；反复少量洗胃 2000～5000 ml/1～2 h，2000 ml/2～4 h；③胆碱酯酶≥50%，停止洗胃。

4. **常见洗胃液的选择** 根据毒物的种类不同，选用适当的洗胃液。①胃黏膜保护剂：对吞服腐蚀性毒物者，可用牛奶、蛋清、米汤、植物油等保护胃黏膜；②溶剂：脂溶性毒物（如汽油、煤油等）中毒时，可先口服或胃管注入液体石蜡 150～200 ml，使其溶解而不被吸收，然后进行洗胃；③吸附剂：可吸附毒物以减少毒物吸收，其主要作用为氧化、中和或沉淀毒物。活性炭是强力吸附剂，可吸附多种毒物，其效用有时间依赖性，应在服毒 60 min 内给予，一般首次 1～2 g/kg，加水 200 ml，由胃管注入，2～4 h 重复应用 0.5～1.0 g/kg，直至症状改善；④解毒剂：可通过与体内存留的毒物发生中和、氧化、沉淀等化学反应，改变毒物物理性质，使毒物失去毒性；⑤中和剂：对吞服强腐蚀性毒物的患者，洗胃可引起消化道穿孔，一般不宜采用，但可服用中和剂中和，如吞服强酸时可用弱碱（如镁乳、氢氧化铝凝胶等）中和，强碱可用弱酸类物质（如食醋、果汁等）中和；⑥沉淀剂：有些化合物可与毒物作用，可生成溶解度低、毒性小的物质，因而可用作洗胃剂。乳酸钙或葡萄糖酸钙与氟化物或草酸盐作用，生成氟化钙或草酸钙沉淀；生理盐水与硝酸银作用生成氯化银沉淀；2%～5% 硫酸钠可与可溶性钡盐生成不溶性硫酸钙沉淀（表 5-11-1）。

5. **分类** 洗胃术常可分为催吐洗胃术和胃管洗胃术。本章主要讲解胃管洗胃术。

表 5-11-1 中毒药物常见洗胃液的选择

洗胃液	中毒药物	注意事项
温开水	用于毒物不明的中毒，美曲膦酯中毒	避免溶液过热，防止毒物吸收
盐水	1%美曲膦酯中毒	禁忌碱性药物
生理盐水	用于硝酸银、砷化物、DDT、六六六中毒	禁用油性泻药，防止促进溶解和吸收

续表

洗胃液	中毒药物	注意事项
活性炭	0.2%~0.5%混悬液，用于一切化学物质中毒	氰化物中毒禁用，洗胃后服蛋清水、牛奶，保护黏膜，减轻疼痛
淀粉浆	75~80 g/1000 ml，用于碘剂中毒	持续洗胃至洗出液体不呈蓝色为止
高锰酸钾	0.01%~0.02%用于巴比妥类、阿片类、士的宁、砷化物、氰化物、磷中毒等	1059、1605、3911、乐果中毒时禁用，防止氧化成毒性更强的物质
过氧化氢	3% 10 ml/1000 ml 水中，用于阿片、士的宁、氰化物、磷及高锰酸钾中毒	对黏膜有刺激性，易引起胃胀
碳酸氢钠	2%~5%用于有机磷中毒、百草枯中毒等	美曲膦酯（敌百虫）中毒禁用，因美曲膦酯遇碱性药物可分解成毒性更强的敌敌畏
钙剂	乳酸钙 15~30 g/1000 ml、氯化钙 5 g/1000 ml 用于氯化物及草酸钙中毒	
镁剂	氯化镁或氢氧化镁 25 g/1000 ml 用于硫酸、阿司匹林、草酸中毒	洗胃后服蛋清水、牛奶、豆浆、米汤等保护胃黏膜
鞣酸	3%~5%用于洋地黄、士的宁、铅及锌等金属中毒	对肝有毒性，应慎用，不应存留于胃内
碘化钾、碘化钠	1%用于生物碱中毒	用碘剂洗胃后，再用清水洗胃，防止碘在胃内存留
植物油	用于酚类	彻底洗胃至无酚味为止，留少量植物油在胃中，洗胃后多次口服牛奶或蛋清水

二、适应证

洗胃术适用于患者口服过量的药物或毒物后，一般在服毒后 6 h 内洗胃效果最佳。
1. **非腐蚀性毒物中毒** 如有机磷、安眠药、重金属类、生物碱及食物中毒等。
2. **减轻胃黏膜水肿、炎症** 如幽门梗阻的患者。
3. **某些手术或检查的准备** 如胃部、食管下段、十二指肠术前或检查前。

三、禁忌证

1. **绝对禁忌证** 口服强酸、强碱等腐蚀性毒物者，胃穿孔、胸主动脉瘤者。
2. **相对禁忌证** 上消化道溃疡及恶性肿瘤、食管胃底静脉曲张者，食管、贲门狭窄或梗阻者，血小板减少症、昏迷及严重心肺疾病者。

四、操作前准备

1. 评估患者并解释
（1）评估：病情、心理状态、意识状态，中毒药物种类、剂量、时间，既往有无插胃管及洗胃的经历或相关知识。手电筒检查鼻腔及口腔情况、询问有无鼻咽及口腔疾病史，取出活动性义齿。

（2）解释：操作前应告知患者或家属操作的目的、方法、注意事项及配合要点，签署知情同意书。

2. 患者准备

（1）了解洗胃术的目的、方法、注意事项及配合要点。

（2）脱去患者的衣物。

（3）卧位选择同胃管置入术。

3. 环境准备　环境整洁安静，舒适安全，光线充足，适宜操作。

4. 操作者准备　操作者穿工作服，戴帽子、口罩，洗手。

5. 物品准备

（1）治疗车上层：①水温计、橡胶围裙（或一次性隔离衣）、量杯、医用冲洗器（50 ml 注射器）、润滑油、一次性治疗巾、棉签、一次性压舌板、胶布、鞋套、一次性使用胃管、一次性使用负压引流（吸引）接管、口含嘴、听诊器、手套、手电筒、速干手消毒液。昏迷患者备开口器及舌钳。②洗胃包：弯盘、无菌治疗碗、短镊、止血钳。特殊备物：①漏斗洗胃术：洗胃包（漏斗胃管）；②电动吸引器洗胃术：电动吸引器、调节夹、普通胃管、"Y"型三通管、输液器。

（2）治疗车下层：可回收垃圾桶、医疗垃圾桶。

（3）其他：自动洗胃机（图 5-11-1）、洗胃液 1 万~2 万 ml、水桶 2~3 个、输液架。

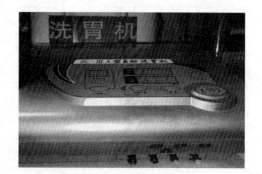

图 5-11-1　自动洗胃机

五、操作规程及要点与说明（表 5-11-2）

表 5-11-2　洗胃术的操作规程及要点与说明

操作规程	要点与说明
1. 操作者着工作服，戴帽子、口罩，洗手	• 若为传染病患者，操作者需穿隔离衣，戴手套，做好防护
2. 到患者床旁，问候患者或家属，反问式询问患者或家属姓名和床号，查对患者信息（查看腕带）	• 严格执行查对制度，避免差错事故的发生
3. 评估患者的年龄、病情、心理状态、意识状态，中毒药物种类、剂量、时间，既往有无插胃管及洗胃的经历或相关知识。向患者或家属解释操作目的、过程、方法及配合要点，测量生命体征；签署知情同意书。手电筒检查鼻腔及口腔情况、询问有无鼻咽及口腔疾病史，如有活动性义齿则取出，测量生命体征	• 根据患者年龄选择洗胃方式，年龄<3 岁选用注射器洗胃；年龄 3~7 岁选用低压吸引器洗胃；年龄≥8 岁同成人，选用自动洗胃机洗胃；根据患者临床表现，正确、快速判断中毒药物的类型
4. 评估环境：环境清洁，光线充足，适宜操作	
5. 洗手	• 接触患者后再次洗手

续表

操作规程	要点与说明
6. 准备并检查物品：治疗车上层：①水温计、橡胶围裙或一次性隔离衣、量杯、医用冲洗器（50 ml 注射器）、润滑油、一次性治疗巾、棉签、一次性压舌板、胶布、鞋套、一次性使用胃管、一次性使用负压引流（吸引）接管、口含嘴、听诊器、手套、手电筒、速干手消毒液。昏迷患者备开口器及舌钳。②洗胃包：弯盘、无菌治疗碗、短镊、止血钳。治疗车下层：可回收垃圾桶和医疗垃圾桶。另备洗胃液 1 万～2 万 ml、水桶 2～3 个	• 确保物品齐全，无菌物品在有效期内。成人胃管型号选择：经鼻胃管型号 14～16 号；经口胃管型号 20～22 号。新生儿 6～8 号；婴儿 10～12 号；幼儿（1～3 岁）12～14 号；3 岁至青春期 14～16 号。经口洗胃可选择较大型号的胃管。洗胃液总量：新生儿 50～100 ml；婴幼儿 500～1000 ml；学龄期儿童：1000～2000 ml
7. 携用物至患者床旁，穿防水围裙或一次性隔离衣，穿鞋套，戴手套	
8. 确定并配制所需洗胃液，测试洗胃液温度	• 洗胃液的温度一般为 25～38℃
9. 将三根吸引管按照标识分别与机器上灌洗液管、胃管、污水管口连接，灌洗液管、胃管另一端插入灌洗液桶液面以下，污水管另一端放入空桶内。打开自动洗胃机电源开关，按"自动"键，自检 2 个循环（图 5-11-2）	• 观察自动洗胃机性能，排尽管道内余气
10. 安置患者体位：清醒的患者左侧卧位；昏迷患者去枕平卧位，头后仰，胃管置入后头后仰，洗胃时头偏向一侧。颌下铺治疗巾，置弯盘于口角旁，用压舌板或开口器撑开口腔，如有舌后坠，使用舌钳，置口含嘴	• 保证插管顺利，避免患者咬管
11. 湿棉签清洁两侧鼻孔，备胶布	• 保持鼻腔清洁，以备经鼻插管
12. 打开洗胃包，将所需用物置入包内（胃管、注射器），戴手套。检查胃管型号、通畅性、有无破损，测量胃管长度，做好标记（图 5-11-3）	• 插入胃管的长度测量方法：①前额发际至剑突的距离；②鼻尖经耳垂至剑突的距离；成人一般插入长度为 55～60 cm，婴幼儿为 14～18 cm
13. 石蜡油润滑胃管前端 15～20 cm，夹闭末端。左手托住胃管，右手持胃管前端，轻柔插入口腔，插至咽喉部 10～15 cm 时，检查胃管是否在口中盘曲，然后嘱患者做吞咽动作，顺势将胃管送至测量长度（在插管过程中适时给予鼓励）。为昏迷患者插胃管前，应将患者头部后仰，当胃管插入 15 cm 即会厌部，左手将患者头部托起，使下颌靠近胸骨柄	• ①润滑胃管前端，减少插入时的摩擦阻力；②插入动作应轻柔，镊子或止血钳的尖端勿碰及患者鼻黏膜，避免损伤；③吞咽动作便于胃管顺利通过会咽部；④如患者出现恶心感觉，应暂停片刻；如患者出现呛咳、呼吸困难、发绀等，应立即拔出，休息片刻后再插，并给予安慰，缓解患者紧张情绪；⑤昏迷的患者下颌靠近胸骨柄可增大咽喉通道的弧度，便于胃管顺利通过会咽部
14. 验证胃管是否在胃内	• 确认胃管是否在胃内的方法有 3 种：①在胃管末端连接注射器抽吸，能抽出胃液；②置听诊器于患者胃部，快速经胃管向胃内注入 10 ml 空气，听到气过水声；③将胃管末端置于盛水的治疗碗内，无气泡逸出
15. 用胶布固定于鼻翼	• 防止胃管移动或脱出
16. 用 50 ml 注射器抽取胃内容物	• 首次抽取物送毒物鉴定
17. 将胃管与灌洗液管相连接（图 5-11-4），先按"手动"键，吸出胃内容物，再按"自动"键开始对胃自动清洗，反复冲洗直至洗出液澄清无味	

续表

操作规程	要点与说明
18. 术中观察：随时观察患者面色、脉搏、呼吸、血压的变化及有无洗胃并发症；密切观察洗出液的性质、颜色、气味、量；进出液量是否平衡	• 严密观察，避免并发症发生
19. 洗胃完毕，挤压腹部排除胃内灌洗液，返折胃管末端，纱布包裹，根据不同病情保留一定时间	• 以备再次洗胃，有机磷中毒患者应保留胃管 24 h
20. 拔出胃管，协助患者漱口，擦拭面部，更换患者衣物，协助患者舒适卧位，再次测量生命体征	• 避免毒物残留，确保生命体征稳定
21. 整理物品，按分类做好废物处置，自动洗胃机消毒、干燥备用；脱手套，洗手，记录	• 灌洗液名称及量，呕吐物颜色和气味、患者主诉

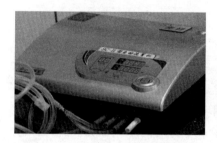

图 5-11-2　按标识连接吸引管

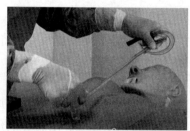

图 5-11-3　测量胃管长度

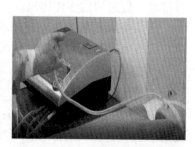

图 5-11-4　胃管与灌洗液管相连

六、其他洗胃法

（一）注射器洗胃法

胃管置入后用胶布固定胃管于面颊部，用 50 ml 注射器抽取胃内容物，首次抽出物送毒物鉴定。吸净胃内容物，然后抽吸适量洗胃液注入胃管，再抽出相应量洗胃液，如此反复进行，直至洗出液澄清为止。其余步骤与自动洗胃机相同。

（二）漏斗洗胃法

方法：①同上述插胃管方法，经口腔插入漏斗胃管 55 ~ 60 cm，胶布固定；②将漏斗放置低于胃部水平位置，挤压橡胶球，抽尽胃内容物，必要时送检；③举漏斗高于头部 30 ~ 50 cm，将灌洗液缓慢倒入漏斗 300 ~ 500 ml，当漏斗内剩余少量溶液时，迅速将漏斗降至低于胃水平，倒置于盛水桶内，利用虹吸作用引出胃内灌洗液。反复灌洗至洗出液澄清无味。其余步骤与自动洗胃机相同。

（三）电动吸引器洗胃法

方法：①接通电源，检查吸引器功能；②将输液管与"Y"型管主干连接，吸引器贮液瓶的引流管、洗胃管末端分别与"Y"型管两分支相连接，将灌洗液倒入输液瓶内，夹闭输液管，挂于输液架上；③连接胃管，开动吸引器，吸引器负压保持在 13.3 kPa 左右，将胃内容物吸出，留取第 1 次标本送检；④关闭吸引器，夹紧贮液瓶上的引流管，开放输液管，使溶液流入胃内 300 ~ 500 ml；⑤夹闭输液管，开放贮液瓶上的引流管，开动吸引器，吸出灌入的液体，反复灌洗，直至洗出液澄清无味为止。其余步骤与自动洗胃机相同。

七、常见并发症及处理

（一）急性胃扩张

1. **原因** 常见于胃管被食物残渣堵塞、洗胃过程中空气吸入胃内等。

2. **临床表现** 主要症状有腹胀、上腹或脐周隐痛、恶心、持续性呕吐、呕吐后症状不减轻。严重者可出现脱水、碱中毒，表现为烦躁不安、呼吸急促、手足抽搐、血压下降和休克。突出的体征为上腹膨胀，可见毫无蠕动的胃轮廓，局部有压痛，叩诊过度回响，有振水声。脐右偏上出现局限性包块，外观隆起，触之光滑而有弹性、轻压痛，其右下边界较清，此为极度扩张的胃窦，称"巨胃窦症"，是急性胃扩张特有的重要体征。

3. **处理措施**

（1）立即停止洗胃，协助患者取半坐卧位，头偏向一侧。查找原因对症处理。清醒的患者可行催吐，促进胃内液体排出。

（2）如因胃管被食物残渣堵塞引起，立即更换胃管重新插入，将胃内物吸出。

（3）如为洗胃过程中空气吸入胃内引起，应用负压吸引器将空气吸出。

（二）上消化道出血

1. **原因**

（1）毒物的直接腐蚀损伤：某些毒物或过量药物能直接破坏胃黏膜屏障，导致胃黏膜不同程度的急性损害，其腐蚀性因毒物或药物的化学性质、浓度、剂量及中毒时间不同而异。此外，毒物还能直接刺激胃酸的大量分泌，进一步加重胃黏膜损伤。

（2）洗胃时机械损伤：由于选用的胃管较粗或插管技术不熟练，或因患者不合作用力过猛，造成食管、胃黏膜机械性创伤；洗胃时胃壁不断承受压力改变，并因操作不当，或抽吸负压偏大，或多灌少排，入液过多并有较多的空气进入胃内，造成急性胃扩张损伤胃壁。

（3）应激状态下发生急性胃黏膜损伤：急性中毒时，或伴有休克、重要脏器功能障碍等作为应激因素，可导致上消化道缺血和胃黏膜的自身消化，发生急性应激性溃疡。

（4）呕吐致食管、胃黏膜裂伤：呕吐是消化道急性中毒的常见症状，剧烈呕吐时容易引起食管、胃黏膜撕裂，洗胃可加重损伤出血。

2. **临床症状** 洗胃过程中，抽吸液呈深浅不一的洗肉水样颜色，需排除患者上消化道出血疾病或插管时机械损伤鼻腔或口腔黏膜的情况。清醒的患者主诉胃不适、胃痛，严重者脉搏细速、四肢湿冷、血压下降、呕血、黑便等。

3. **处理措施**

（1）插管时动作轻柔、快捷。抽吸胃内液时负压适度。对昏迷、老年患者、适龄儿童，应该选用小胃管、小剂量、低压力抽吸（0.01~0.02 mPa）。做好患者的心理疏导，缓解紧张情绪，降低急性应激性溃疡的发生。

（2）若发现吸出液混有血液，应暂停洗胃，查找原因。经胃管灌注胃黏膜保护剂、抑酸剂和止血药。

（3）大量出血时，密切观察患者病情变化，建立静脉通路，及时补充有效血容量，必要时外科手术治疗。

（三）误吸和窒息

1. **原因**

（1）清醒的患者可因胃管或洗胃液的刺激引起呕吐反射，昏迷患者因误吸而窒息。

（2）口服毒物对咽喉的刺激损伤致喉头水肿，尤其严重有机磷中毒的患者，易致呼吸道堵塞。

（3）胃管位置判断错误，洗胃液误入气管引起窒息。

2. 临床表现　患者出现躁动不安，有时可见其口腔、鼻孔有洗胃液溢出。听诊双肺有湿啰音、心音弱、腹胀、呼吸慢等误吸综合征。

3. 处理措施　一旦发生，立即停止洗胃，取头低右侧卧位，及时清除口鼻腔分泌物，也可用纤维支气管镜或气管插管将异物引出。严密观察患者病情变化，出现心搏骤停者，立刻行心肺复苏及必要的抢救措施。

（四）咽喉、食管黏膜损伤、水肿

1. 原因　主要原因是毒物的直接刺激、选择的胃管较粗、插管技术不熟练、患者不合作用力过猛、洗胃刺激下的应激性反应等因素。

2. 临床表现　口腔内可见血性分泌物，洗胃后一天患者诉咽喉疼痛、吞咽困难。

3. 处理措施

（1）咽喉部黏膜损伤者，给予保护黏膜的药物雾化吸入。

（2）食管黏膜损伤者，可适当使用抑酸剂及黏膜保护剂。

（五）低钾血症

1. 原因　洗胃液量大、洗胃时间长，使胃液大量丢失，K^+、Na^+ 被排出，同时因脱水治疗及应用激素和输入过多葡萄糖等，可引起和加重低钾血症。

2. 临床表现　患者可出现恶心、呕吐、腹胀、神志淡漠和低钾血症的心电图改变，如 T 波低平或倒置、S-T 段降低、Q-T 间期延长、U 波出现等表现。

3. 处理措施

（1）对洗胃液量大的患者，常规使用脱水剂和利尿剂。

（2）对昏迷的患者，用小剂量灌洗比较安全。

（3）洗胃过程中严密观察患者的病情变化，如神志、瞳孔、呼吸、血压及上腹部是否饱胀等。对洗胃时间较长者，在洗胃过程中或洗胃后常规检查血清电解质，及时补充钾、钠等。

（六）急性水中毒

1. 原因

（1）洗胃时食物残渣堵塞胃管，洗胃液不易排出，多灌少排，导致胃内水贮存，压力增高，洗胃液进入肠内吸收，超过肾的排泄能力，血液稀释，渗透压下降，从而引起水中毒。

（2）洗胃导致失钠，水分过多进入体内，使水和电解质比例失调，发生水中毒。

（3）洗胃时间长，增加了水的吸收量。

2. 临床表现　早期患者出现烦躁，神志由清醒转为嗜睡；重者出现球结膜水肿、呼吸困难、癫痫样抽搐、昏迷。肺水肿者出现呼吸困难、发绀、呼吸道分泌物增多等表现。

3. 处理措施

（1）选用粗胃管，对洗胃液量大的患者常规使用脱水剂、利尿剂。

（2）洗胃过程中严密观察患者生命体征、神志、瞳孔变化及上腹部是否饱胀，术中常规检查血电解质、血糖、肝功能等。随时观察有无球结膜水肿等变化。

（3）发生水中毒，轻者控制水分摄入，重者给予 3% ~ 5% 的高渗氯化钠溶液静脉滴注，可迅速缓解体液的低渗状态。

（4）如出现脑水肿，及时输入甘露醇、山梨醇等渗透性利尿剂或呋塞米等强利尿剂给予纠正。

（5）如肺水肿严重、出现呼吸衰竭者，及时行气管插管，给予人工通气。

（6）如出现抽搐、昏迷，立即用开口器、舌钳保护舌头，同时加用镇静药，加大吸氧流量，并应用床档保护患者，防止坠床。

（七）胃穿孔

1. 原因

（1）多见于误食强酸、强碱等腐蚀性毒物而洗胃者。

（2）患者有活动性消化道溃疡，近期有上消化道出血、肝硬化并发食管胃底静脉曲张等洗胃禁忌证者。

（3）洗胃管堵塞、出入量不平衡，短时间内急性胃扩张，继续灌入液体，导致胃壁过度膨胀，造成破裂。

（4）操作不慎，大量气体被吸入胃内致胃破裂。

2. 临床表现　腹壁隆起，剧烈疼痛，腹肌紧张，肝浊音界消失，肠鸣音消失，脸色苍白，脉细速。腹部平面可发现膈下游离气体，腹部超声检查可见腹腔有积液。

3. 处理措施

（1）口服腐蚀性化学品时，禁止洗胃。

（2）立即停止洗胃，给予持续胃肠减压。

（3）若保守治疗无效，应行手术治疗。

（八）迷走神经兴奋致反射性心搏骤停

1. 原因

（1）患者有严重的心脏病，由于插管带来的不适，出现恶心、呕吐甚至挣扎，可加重心脏负担，诱发心搏骤停。

（2）由于胃管的机械性刺激，可引起迷走神经兴奋，反射性引起心搏骤停。

2. 临床表现　心搏停止。

3. 处理措施　一旦发生心搏骤停，立即进行心肺复苏及开展必要的抢救措施。

八、健康教育

1. 加强防毒宣传，在厂矿、农村、城市居民中结合实际情况，向群众介绍有关中毒的预防和急救知识。

2. 不吃有毒或变质的食物，如无法辨别有无毒性的蕈类、怀疑为杀虫药毒死的家禽、河豚鱼、棉子油、新鲜腌制的咸菜或变质韭菜、菠菜等，均不可食用。

3. 加强毒物管理，严格遵守有关毒物的防护和管理制度，加强毒物保管。厂矿中有毒物质的生产设备应密闭化，防止化学物质跑、冒、滴、漏。生产车间和岗位应加强通风，防止毒物聚集导致中毒。农药中杀虫剂和杀鼠剂毒性很大，要加强保管，标记清楚，防止误食。

九、中毒相关知识

（一）常见毒物中毒的临床表现（表 5-11-3）

表 5-11-3　常见毒物中毒的临床表现

受累部位	临床表现	毒物
皮肤黏膜	灼伤	强酸、强碱、甲醛、苯酚、百草枯
	发绀	亚硝酸盐、硝基苯、氰化物、麻醉药、有机溶剂、刺激性气体、苯胺
	颜面潮红	阿托品、颠茄、乙醇、硝酸甘油、一氧化碳

续表

受累部位	临床表现	毒物
皮肤黏膜	皮肤湿润	有机磷杀虫药、乙醇、水杨酸、拟胆碱药、吗啡类
	樱桃红色	一氧化碳、氰化物
	黄疸	毒蕈、鱼胆、四氯化碳、百草枯
眼	瞳孔缩小	有机磷杀虫药、阿片类、镇静催眠药、氨基甲酸酯、毒蕈
	瞳孔扩大	阿托品、莨菪碱、肉毒、甲醇、乙醇、大麻、苯、氰化物
	视神经炎	甲醇、一氧化碳
神经系统	昏迷	麻醉药、镇静催眠药、有机磷杀虫药、有机溶剂、一氧化碳、硫化物、氰化物
		有机汞、拟除虫菊酯、乙醇、阿托品
	谵妄	有机磷杀虫药、有机汞、拟胆碱药、醇、苯、铅
	肌纤维震颤	有机磷杀虫药、有机汞、有机氯、汽油、乙醇、硫化物
	惊厥	毒鼠强、窒息性毒物、有机氯杀虫剂、拟除虫菊酯、异烟肼
	瘫痪	可溶性钡盐、一氧化碳、三氯化二砷、蛇毒、河豚毒、箭毒
	精神异常	二氧化碳、一氧化碳、有机溶剂、乙醇、阿托品、蛇毒、抗组胺药
呼吸系统	呼吸气味	苦杏仁味—氰化物；大蒜味—有机磷杀虫药、黄磷等；苯酚味—苯酚和甲酚皂溶液
	呼吸加快或深大	二氧化碳、呼吸兴奋剂、甲醇、水杨酸类、抗胆碱药、可卡因、樟脑
	呼吸减慢	镇静催眠药、吗啡、海洛因、氰化物
	肺水肿	刺激性气体、磷化锌、氢化物、有机磷杀虫药、百草枯
消化系统	胃肠道症状	有机磷杀虫药、铅、砷、强酸、强碱、磷化锌
	肝损害	磷、硝基苯、毒蕈、氰化物、蛇毒、四氯化碳
循环系统	心动过速	阿托品、颠茄、氯丙嗪、拟肾上腺素、可卡因
	心动过缓	洋地黄类、毒蕈、拟胆碱药、钙拮抗药、β受体阻滞药
	心脏毒性	洋地黄、奎尼丁、氨茶碱、依米丁（吐根碱）
	缺氧	一氧化碳、硫化氢、氰化物等窒息性毒物
泌尿系统	低钾血症	可溶性钡盐、棉酚、排钾性利尿药
	肾小管坏死	升汞、四氯化碳、毒蕈、蛇毒、生鱼胆、斑蝥、氨基糖苷类
	肾小管堵塞	砷化氢、蛇毒、磺胺结晶
血液系统	溶血性贫血	砷化氢、苯胺、硝基苯
	再生障碍性贫血	氯霉素、抗肿瘤药、苯
	出血	阿司匹林、氯霉素、氢氯噻嗪、抗肿瘤药
	凝血障碍	肝素、香豆素类、水杨酸类、敌鼠、蛇毒

（二）辅助检查

1. 血液检查

（1）外观：①褐色：见于高铁血红蛋白血症，如亚硝酸盐、苯胺、硝基苯等中毒；②粉红色：见于急性溶血，如砷化氢、苯胺、硝基苯等中毒。

（2）生化检查：①肝功能异常：见于四氯化碳、硝基苯、毒蕈、氰化物、蛇毒、乙酰氨基酚、重金属等中毒；②肾功能异常：见于氨基糖苷类抗生素、蛇毒、生鱼胆、毒蕈、重金属等中毒；③低钾血症：见于可溶性钡盐、排钾利尿剂、氨茶碱、棉酚等中毒。

（3）凝血功能检查：凝血功能异常多见于抗凝血类灭鼠药、水杨酸类、肝素、蛇毒、毒蕈等中毒。

（4）动脉血气分析：低氧血症见于刺激性气体、窒息性毒物等中毒；酸中毒见于水杨酸类、甲醇等中毒。

（5）异常血红蛋白检测：碳氧血红蛋白浓度增高见于一氧化碳中毒；高铁血红蛋白症见于亚硝酸盐、苯酚、硝基苯等中毒。

（6）酶学检查：全血胆碱酯酶活力下降见于有机磷杀虫药、氨基甲酸酯类杀虫药等中毒。

2. 尿液检查　①肉眼血尿：见于影响凝血功能的毒物中毒；②蓝色尿：见于含亚甲蓝的药物中毒；③绿色尿：见于麝香草酚中毒；④橘黄色尿：见于氨基比林等中毒；⑤灰色尿：见于酚或甲酚中毒；⑥结晶尿：见于扑痫酮、磺胺等中毒；⑦镜下血尿或蛋白尿：见于升汞、生鱼胆等中毒。

3. 毒物检测　理论上是诊断中毒最为客观的方法，特异性强。应采集患者的血、尿、便、呕吐物、剩余食物、首次抽吸的胃内容物、遗留毒物、药物和容器等送检，检验标本尽量不添加防腐剂，并尽早送检。但因毒物检测敏感性较低，加之技术条件的限制和毒物物理化学性质的差异，导致有些毒物在患者体内并不能被检测到。因此，诊断中毒时不能过分依赖毒物检测。

（三）常见毒物急性中毒的救治

有机磷杀虫药中毒

有机磷杀虫药（organophosphorus insecticides）是当今生产和使用最多的农药，大多属于剧毒或高毒类。其性状多呈油状或结晶状，色泽呈淡黄色至棕色，稍有挥发性，且有蒜味。一般难溶于水，不易溶于多种有机溶剂，在酸性环境中稳定，在碱性条件下易分解失效。但甲拌磷和三硫磷耐碱，美曲膦酯遇碱则可变成毒性更强的敌敌畏。

【毒物分类】

根据大鼠急性经口进入体内的半数致死量（LD_{50}），将我国生产的有机磷杀虫药的毒性分为四类：

1. 剧毒类　$LD_{50} < 10$ mg/kg，如甲拌磷（3911）、内吸磷（1059）、对硫磷（1605）、丙氟磷（DFP）、速灭磷等。

2. 高毒类　LD_{50} 为 $10 \sim 100$ mg/kg，如甲基对硫磷、甲胺磷、氧化乐果、敌敌畏、久效磷、亚砜磷等。

3. 中度毒类　LD_{50} 为 $100 \sim 1000$ mg/kg，如乐果、乙硫磷、美曲膦酯、倍硫磷等。

4. 低毒类　LD_{50} 为 $1000 \sim 5000$ mg/kg，如马拉硫磷、辛硫磷、碘硫磷等。

【病因及中毒机制】

1. 病因

（1）生产或使用不当：在农药生产、包装、保管、运输、销售、配制、喷洒过程中，由于防护不当、生产设备密闭不严、泄漏、使用不慎、进入刚喷药的农田作业或用手直接接触杀虫药原液等，可造成农药由皮肤或呼吸道吸收而中毒。毒物与眼的接触量虽不大，但饮酒、发热、出汗等可以促进毒物吸收而致中毒。

（2）生活性中毒：主要由于误服或自服杀虫药、饮用被杀虫药污染的水源或食用污染的食物所致。此种中毒途径一般要比由呼吸道吸入或从皮肤吸收中毒发病急、症状重。滥用有机磷杀虫药治疗皮肤病或驱虫也可发生中毒。

2. 毒物的吸收、代谢及排出 有机磷杀虫药主要经胃肠道、呼吸道、皮肤和黏膜吸收。吸收后迅速分布于全身各器官，其中以肝浓度最高，其次为肾、肺、脾等，肌肉和脑内最少。主要在肝代谢，进行多种形式的生物转化。经氧化后一般毒性增强，而后经水解毒性降低。如对硫磷、内吸磷经氧化后分别生成对氧磷、亚砜，使其毒性分别增加 300 倍和 5 倍，然后通过水解反应降低毒性。美曲膦酯代谢时，先转化为敌敌畏，使毒性成倍增加，然后经降解反应失去毒性。有机磷杀虫药代谢产物主要通过肾排泄，少量经肺排出。

3. 中毒机制 有机磷杀虫药的中毒机制主要是抑制体内胆碱酯酶的活性。正常情况下，胆碱能神经兴奋所释放的递质乙酰胆碱不断被胆碱酯酶水解为乙酸及胆碱而失去活性。有机磷杀虫药能与体内胆碱酯酶迅速结合形成磷酰化胆碱酯酶，后者化学性质比较稳定，且无分解乙酰胆碱的能力，从而使体内乙酰胆碱大量蓄积，引起胆碱能神经先兴奋、后抑制的一系列毒蕈碱样、烟碱样和中枢神经系统症状，严重者可昏迷甚至因呼吸衰竭而死亡。长期接触有机磷杀虫药的人群，可耐受体内逐渐增高的乙酰胆碱，虽然胆碱酯酶活力显著降低，但临床症状却可能较轻。

【病情评估与判断】

1. 病情评估

（1）健康史：有口服、喷洒或其他方式有机磷杀虫药接触史，应了解毒物种类、剂量、中毒途径、中毒时间和中毒经过。患者身体污染部位或呼出气、呕吐物中闻及有机磷杀虫药所特有的大蒜臭味更有助于诊断。

（2）临床表现：急性中毒发病时间与毒物种类、剂量和侵入途径密切相关。口服中毒者多在 10 min ~ 2 h 内发病；吸入中毒者可在 30 min 内发病；皮肤吸收中毒者常在接触后 2 ~ 6 h 发病。

1）毒蕈碱样症状（muscarinic symptoms）：又称 M 样症状，出现最早，主要是副交感神经末梢兴奋所致，表现为平滑肌痉挛和腺体分泌增加。临床表现有恶心、呕吐、腹痛、腹泻、多汗、全身湿冷、流泪、流涎、流涕、尿频、二便失禁、心率减慢、瞳孔缩小（严重时呈针尖样缩小）、支气管痉挛和分泌物增加、咳嗽、气促等，严重患者可出现肺水肿。此类症状可用阿托品对抗。

2）烟碱样症状（nicotinic symptoms）：又称 N 样症状，是由于乙酰胆碱在横纹肌神经肌肉接头处过度蓄积，持续刺激突触后膜上烟碱受体所致。临床表现为颜面、眼睑、舌、四肢和全身横纹肌发生肌纤维颤动，甚至强直性痉挛。患者常有肌束颤动、牙关紧闭、抽搐、全身紧束压迫感，后期可出现肌力减退和瘫痪，甚至呼吸肌麻痹，引起周围性呼吸衰竭。乙酰胆碱还可刺激交感神经节，促使节后神经纤维末梢释放儿茶酚胺，引起血压增高、心率加快和心律失常。此类症状不能用阿托品对抗。

3）中枢神经系统症状：中枢神经系统受乙酰胆碱刺激后可有头痛、头晕、疲乏、共济失调、烦躁不安、谵妄、抽搐和昏迷等表现，部分发生呼吸、循环衰竭而死亡。

（3）辅助检查

1）全血胆碱酯酶（cholinesterase，CHE）活力测定：是诊断有机磷杀虫药中毒的特异性实验指标，对判断中毒程度、疗效和预后均极为重要。一般以正常人的 CHE 活力值为 100%，降至 70% 以下即有意义。但需注意的是，CHE 活力下降程度并不与病情轻重完全平行。

2）尿中有机磷杀虫药分解产物测定：如对硫磷和甲基对硫磷在体内氧化分解生成对硝基酚，

美曲膦酯分解转化为三氯乙醇，检测尿中的对硝基酚或三氯乙醇有助于中毒的诊断。

2. 病情判断

（1）轻度中毒：以毒蕈碱样症状为主，CHE活力降为70%～50%。

（2）中度中毒：出现典型毒蕈碱样症状和烟碱样症状，CHE活力降为50%～30%。

（3）重度中毒：除毒蕈碱样症状和烟碱样症状外，出现脑水肿、肺水肿、呼吸衰竭、抽搐、昏迷等，CHE活力降至30%以下。

【救治措施】

1. 救治原则

（1）迅速清除毒物：立即将患者撤离中毒现场。彻底清除未被机体吸收的毒物，如迅速脱去污染衣物，用肥皂水彻底清洗污染的皮肤、毛发、外耳道、手部、指甲，然后用微温水冲洗干净。口服中毒者，用清水反复洗胃，直至洗出液清亮为止，然后用硫酸钠导泻。

（2）紧急复苏：急性有机磷杀虫药中毒常因肺水肿、呼吸肌麻痹、呼吸衰竭而死亡。一旦发生上述情况，应紧急采取复苏措施：清除呼吸道分泌物，保持呼吸道通畅并给氧，必要时应用机械通气。心搏骤停时，立即行心肺复苏等抢救措施。

（3）解毒剂的应用：包括新胆碱药：①代表性药物为阿托品和盐酸戊乙奎醚；②胆碱酯酸复能剂：能使被抑制的胆碱酯酶恢复活力，常用药物有碘解磷定、氯解磷定等；③解磷注射液：为含有抗胆碱药和复能药的复方注射液，起效快，作用时间较长。解毒剂的应用原则为早期、足量、联合、重复用药。

（4）对症治疗：重度有机磷杀虫药中毒患者常伴有多种并发症，如酸中毒、低钾血症、严重心律失常、休克、消化道出血、肺内感染、DIC、MODS等，应及时予以对症治疗。

2. 阿托品化和阿托品中毒的区别 应注意：①"阿托品化"和阿托品中毒的剂量接近，因此使用过程中应严密观察病情变化，区别"阿托品化"与阿托品中毒（表5-11-4）；②阿托品中毒时可导致心室颤动，应予以预防，给予充分吸氧，使血氧饱和度保持在正常水平；③注意观察并遵医嘱及时纠正酸中毒，因胆碱酯酶在酸性环境中作用可减弱；④大量使用低浓度阿托品输液时，可发生血液低渗，致红细胞破坏，发生溶血性黄疸。

表5-11-4 阿托品化与阿托品中毒的主要区别

	阿托品化	阿托品中毒
神经系统	意识清楚或模糊	谵妄、躁动、幻觉、双手抓空、抽搐、昏迷
皮肤	颜面潮红、干燥	紫红、干燥
瞳孔	由小扩大后不再缩小	极度散大
体温	正常或轻度升高	高热，>40℃
心率	≤120次/分，脉搏快而有力	心动过速，甚至有心室颤动发生

【救治后观察】

1. 生命体征 有机磷杀虫药中毒所致呼吸困难较常见，在抢救过程中应严密观察患者的体温、脉搏、呼吸、血压，即使在"阿托品化"后亦不应忽视。

2. 神志、瞳孔变化 多数患者中毒后即出现意识障碍，有些患者入院时神志清楚，但随着毒物的吸收很快陷入昏迷。瞳孔缩小为有机磷杀虫药中毒的体征之一，瞳孔扩大则为达到"阿托品化"的判断指标之一。严密观察神志、瞳孔的变化，有助于准确判断病情。

3. 中毒后"反跳" 某些有机磷杀虫药如乐果和马拉硫磷口服中毒，经急救临床症状好转后，可在数日至 1 周后，病情突然急剧恶化，再次出现急性中毒症状，甚至发生昏迷、肺水肿或突然死亡，此为中毒后"反跳"现象，其死亡率占急性有机磷杀虫药中毒者的 7%～8%。因此，应严密观察"反跳"的先兆症状，如胸闷、流涎、出汗、言语不清、吞咽困难等，若出现上述症状，应迅速通知医生进行处理，立即静脉补充阿托品，再次迅速达"阿托品化"。

4. 迟发性多发性神经病 少数患者（如甲胺磷、敌敌畏、乐果、美曲膦酯中毒者）在急性中度或重度中毒症状消失后 2～3 周，可出现感觉型和运动型多发性神经病变，主要表现为肢体末端烧灼、疼痛、麻木以及下肢无力、瘫痪、四肢肌肉萎缩等，称为迟发性多发性神经病。

5. 中间型综合征 是指急性重度有机磷杀虫药（如甲胺磷、敌敌畏、乐果、久效磷等）中毒所引起的一组以肌无力为突出表现的综合征。因其发生时间介于急性症状缓解后与迟发性多发性神经病之间，故被称为中间综合征。常发生于急性中毒后 1～4 天，主要表现为屈颈肌、四肢近端肌肉以及第 3～7 对和第 9～12 对脑神经所支配的部分肌肉肌力减退，出现眼睑下垂、眼外展障碍和面瘫；病变累及呼吸肌时，常引起呼吸肌麻痹，并迅速进展为呼吸衰竭，甚至死亡。

百草枯中毒

百草枯（paraquat，PQ）又名克芜踪、对草快，是目前应用的除草剂之一，对人、牲畜有很强的毒性作用，在酸或中性溶液中稳定，接触土壤后迅速失活。百草枯可经胃肠道、皮肤和呼吸道吸收，我国报道中以口服中毒多见。

【病因与中毒机制】

常为口服自杀或误服中毒，成年人口服致死量为 2～6 g。百草枯进入人体后，迅速分布到全身各器官组织，以肺和骨骼中浓度最高。其中毒机制尚未完全明确。目前一般认为，百草枯作为一种电子受体，作用于细胞内的氧化还原过程，导致细胞膜脂质过氧化，引起以肺部病变为主、类似于氧中毒损害的多脏器损害。病理改变：早期肺泡充血、水肿，炎症细胞浸润，晚期为间质纤维化。百草枯对皮肤、黏膜亦有刺激性和腐蚀性。

【病情评估与判断】

1. 健康史 重点询问患者中毒的时间和经过，现场的急救措施，毒物侵入途径，服毒剂量及患者既往健康状况等。

2. 临床表现 患者的中毒表现与毒物摄入途径、速度、量及患者基础健康状态有关，也有个体差异。百草枯中毒患者绝大多数系口服所致，且常表现为多脏器功能损伤或衰竭，其中肺的损害常见而突出。

（1）局部刺激反应：①皮肤接触部位发生接触性皮炎、皮肤灼伤，表现为暗红斑、水疱、溃疡等；②高浓度药物污染指甲，指甲可出现脱色、断裂甚至脱落；③眼接触药物后，则导致结膜、角膜灼伤，并可形成溃疡；④经呼吸道吸入后，产生鼻、喉刺激症状和鼻出血等。

（2）呼吸系统：肺损伤是最严重和最突出的病变。小剂量中毒者早期可无呼吸系统症状，少数患者表现为咳嗽、咳痰、胸闷、胸痛、呼吸困难、发绀及肺水肿。大剂量服毒者可在 24～48 h 内出现呼吸困难、发绀、肺水肿、肺出血，常在 1～3 天内因急性呼吸窘迫综合征（ARDS）死亡。肺损伤者多于 2～3 周死于弥漫性肺纤维化所致呼吸衰竭。

（3）消化系统：口服中毒者有口腔、咽喉部烧灼感，舌、咽、食管及胃黏膜糜烂、溃疡，吞咽困难、恶心、呕吐、腹痛、腹泻，甚至出现呕血、便血、胃肠穿孔等。部分患者于中毒后 2～3 天出现中毒性肝病，表现为肝大、肝区疼痛、黄疸、肝功能异常等。

（4）泌尿系统：中毒后 2～3 天可出现尿频、尿急、尿痛等膀胱刺激症状，尿常规、血肌酐和尿素氮异常，严重者发生急性肾衰竭。

（5）中枢神经系统：表现为头痛、头晕、幻觉、抽搐、昏迷等。

（6）其他：可有发热、心肌损害、纵隔及皮下气肿、贫血等。

3. 严重程度分型

（1）轻型：摄入量<20 mg/kg，无临床症状或仅有口腔黏膜糜烂、溃疡，可出现呕吐、腹泻。

（2）中-重型：摄入量20～40 mg/kg，部分患者可存活，但多数患者于2～3周内死于呼吸衰竭。服后立即呕吐者，数小时内出现口腔和喉部溃疡、腹痛、腹泻，1～4天内出现心动过速、低血压、肝损害、肾衰竭，1～2周内出现咳嗽、咯血、胸腔积液，随着肺纤维化的出现，肺功能进行性恶化。

（3）暴发型：摄入量>40 mg/kg，多数于中毒1～4天内死于多器官功能衰竭。口服后立即呕吐者，数小时到数天内出现口腔咽喉部溃疡、腹痛、腹泻、胰腺炎、中毒性心肌炎、肝肾衰竭、抽搐、昏迷甚至死亡。

4. 辅助检查 取患者尿液或血标本检测百草枯。血清百草枯检测有助于判断病情的严重程度和预后，血清百草枯浓度≥30 mg/L，提示预后不良。服毒6 h后尿液中可测出百草枯。

【救治措施】

百草枯中毒目前尚无特效解毒剂，尽量在中毒早期控制病情发展，阻止肺纤维化的发生。

1. 现场急救 一经发现，即给予催吐并口服白陶土悬液，或者就地取材，用泥浆水100～200 ml口服。

2. 减少毒物吸收 尽快脱去污染的衣物，清洗被污染的皮肤、毛发、眼部。给予洗胃、口服吸附剂、导泻等措施，减少毒物的继续吸收。

3. 促进毒物排泄 除常规输液、应用利尿药外，应尽早在患者服毒后6～12 h内进行血液灌流或血液透析，首选血液灌流，其对毒物的清除率是血液透析的5～7倍。

4. 防治肺损伤和肺纤维化 及早按医嘱给予自由基清除剂，如维生素C、维生素E、还原型谷胱甘肽、茶多酚等。早期大剂量应用肾上腺糖皮质激素，可延缓肺纤维化的发生，降低百草枯中毒的死亡率。中到重度中毒患者可使用环磷酰胺。肺损伤的患者，监测血气分析指标，观察患者是否有呼吸困难、发绀等表现。一般不主张吸氧，以免加重肺损伤，故仅在PaO_2<40 mmHg或出现ARDS时使用浓度>21%的氧气吸入，或使用呼气末正压通气（PEEP）给氧。肺损伤早期给予正压机械通气联合使用激素，对百草枯中毒引起的难治性低氧血症患者具有重要意义。

5. 对症与支持疗法 保护胃黏膜，保护肝、肾、心功能，防治肺水肿，积极控制感染。出现中毒性肝病、肾衰竭时提示预后差，应积极给予相应的治疗措施。

急性乙醇中毒

乙醇，俗称酒精，是无色、易燃、易挥发的液体，具有醇香气味，能与水或大多数有机溶剂混溶。一次过量饮入乙醇或酒类饮料，引起兴奋继而抑制的状态称急性乙醇中毒（acute ethanol poisoning）或急性酒精中毒（acute alcohol poisoning）。

【病因与中毒机制】

1. 病因 急性乙醇中毒主要是因过量饮酒所致。

2. 乙醇的吸收与代谢 乙醇吸收后迅速分布于全身，10%以原型从肺、肾排出，90%在肝代谢、分解。在肝内先后被转化为乙醛、乙酸后，最终代谢为二氧化碳和水。当过量乙醇进入人体时，超过了肝的氧化代谢能力，即在体内蓄积并进入大脑。

3. 中毒机制

（1）抑制中枢神经系统功能：乙醇具有脂溶性，可通过血脑屏障并作用于大脑神经细胞膜上的某些酶，影响细胞功能。乙醇对中枢神经系统的作用呈剂量依赖性。小剂量可产生兴奋效应。随着剂量增加，可依次抑制小脑、网状结构和延髓，引起共济失调、昏睡、昏迷、呼吸或循环衰竭。

（2）干扰代谢：乙醇经肝代谢生成的代谢产物可影响体内多种代谢过程，使乳酸增多、酮体蓄积，导致代谢性酸中毒以及糖异生受阻，引起低血糖症。

【病情评估与判断】

1. **健康史**　重点评估饮酒的种类、量、时间、酒精的度数及患者对乙醇的耐受程度。

2. **临床表现**　急性乙醇中毒临床表现与饮酒量及个人耐受性有关，分为三期：

（1）兴奋期：血乙醇浓度＞50 mg/dl，有欣快感、兴奋、多语、情绪不稳、喜怒无常，可有粗鲁或攻击行为，也可沉默、孤僻，颜面潮红或苍白，呼出气带酒味。

（2）共济失调期：血乙醇浓度＞150 mg/dl，表现为肌肉运动不协调，行动笨拙、步态不稳、言语含糊不清、眼球震颤、视物模糊、复视、恶心、呕吐、嗜睡等。

（3）昏迷期：血乙醇浓度＞250 mg/dl，患者进入昏迷期，表现为昏睡、瞳孔散大、体温降低。血乙醇浓度＞400 mg/dl 时，患者陷入深昏迷，心率快、血压下降，呼吸慢而有鼾声，并可出现呼吸、循环麻痹而危及生命。重症患者还可发生意外损伤，水、电解质紊乱，酸碱平衡失衡，低血糖症，肺炎，急性肌病，甚至出现急性肾衰竭等。

3. **辅助检查**

（1）血清乙醇浓度：呼出气中乙醇浓度与血清乙醇浓度相当。

（2）动脉血气分析：可见轻度代谢性酸中毒。

（3）血生化检查：可见低血钾、低血镁和低血钙。

（4）血糖浓度：可见低血糖症。

（5）心电图检查：酒精中毒性心肌病可见心律失常和心肌损害。

4. **预后**　急性乙醇中毒多数预后良好。若有心、肺、肝、肾病变者，昏迷长达 10 h 以上，或血中乙醇浓度＞400 mg/dl 者，预后较差。

【救治措施】

轻症患者无需治疗，昏迷患者应注意是否同时服用其他药物，重点是维持生命脏器的功能，严重急性中毒时可用血液透析促使体内乙醇的排出。

（1）即刻处理措施：①保持气道通畅，吸氧。及时清除呕吐物及呼吸道分泌物，防止窒息，必要时配合给予气管插管、机械通气。②保暖，维持正常体温。③兴奋躁动患者应予适当约束，共济失调者应严格限制其活动，以免发生意外损伤。

（2）催吐或洗胃：乙醇经胃肠道吸收极快，一般不需催吐或洗胃。如果患者摄入乙醇量极大或同时服用其他药物时，应尽早洗胃。

（3）病情观察：①观察患者生命体征、意识状态及瞳孔的变化；②监测心律失常和心肌损害的表现；③维持水、电解质和酸碱平衡；④低血糖是急性乙醇中毒最严重的并发症之一，应密切监测血糖水平。急性意识障碍者可考虑应用葡萄糖溶液、维生素 B_1、维生素 B_6 等，以加速乙醇在体内的氧化。

（4）血液透析：对于血中乙醇浓度＞500 mg/dl，伴有酸中毒或同时服用其他可疑药物者，应及早行血液透析治疗。透析过程中密切观察患者的生命体征及反应。

（5）用药后观察：①纳洛酮：为阿片受体拮抗剂，具有兴奋呼吸和催醒的作用。由于其作用持续时间短，用药时需注意维持药效，尽量减少中断。心功能不全和高血压患者慎用。②地西泮：对烦躁不安或过度兴奋者，禁用吗啡、氯丙嗪及苯巴比妥类镇静药，以免引起呼吸抑制。可遵医嘱应用小剂量地西泮，使用时注意推注速度宜慢，不宜与其他药物或溶液混合。

急性镇静催眠药中毒

镇静催眠药是中枢神经系统抑制药，具有镇静和催眠作用，小剂量时可使人处于安静或嗜睡状态，大剂量可麻醉全身，包括延髓中枢。一次大剂量服用可引起急性镇静催眠药中毒。

【病因与中毒机制】

1. **病因** 过量服用是镇静催眠药中毒的主要病因。

2. **中毒机制**

（1）苯二氮䓬类药物：目前研究认为，苯二氮䓬类药物与苯二氮䓬受体结合后，可加强 γ-氨基丁酸（GABA）与 GABA 受体结合的亲和力，使与 GABA 受体偶联的氯离子通道开放，增强 GABA 对突触后的抑制功能。

（2）巴比妥类药物：与苯二氮䓬类作用机制相似，但两者的作用部位不同。苯二氮䓬类主要选择性作用于边缘系统，影响情绪和记忆力。巴比妥类主要作用于网状结构上行激动系统，从而引起意识障碍。巴比妥类对中枢神经系统的抑制有剂量-效应关系，随着剂量的增加，其作用逐步表现为镇静、催眠、麻醉甚至延髓中枢麻痹。

（3）非巴比妥类非苯二氮䓬类药物：其对中枢神经系统的作用机制与巴比妥类药物相似。

（4）吩噻嗪类药物：主要作用于网状结构，作用为抑制中枢神经系统多巴胺受体，抑制脑干血管运动和呕吐反射、阻断 α 肾上腺素受体、抗组胺、抗胆碱能等。

【病情评估与判断】

1. **病情评估**

（1）健康史：有可靠的应用镇静催眠药史，了解用药种类、剂量、服用时间、是否经常服用该药、服药前后是否有饮酒史以及病前有无情绪激动等。

（2）临床表现

1）苯二氮䓬类药物中毒：中枢神经系统抑制较轻，主要表现为嗜睡、头晕、言语不清、意识模糊、共济失调。很少出现长时间深度昏迷、呼吸抑制、休克等严重症状。如果出现严重症状，应考虑是否同时合并其他药物中毒。

2）巴比妥类药物中毒：①轻度中毒：表现为嗜睡，注意力不集中、记忆力减退、言语不清，可唤醒，有判断力和定向力障碍，步态不稳，各种反射存在，体温、脉搏、呼吸、血压一般正常；②中度中毒：表现为昏睡或浅昏迷，腱反射消失、呼吸浅而慢、眼球震颤，血压仍可正常，角膜反射、咽反射仍存在；③重度中毒：表现为进行性中枢神经系统抑制，由嗜睡到深昏迷，呼吸浅慢甚至停止，血压下降甚至休克，体温不升，腱反射消失，肌张力下降，胃肠蠕动减慢，皮肤可起大疱，可并发肺炎、肺水肿、脑水肿、急性肾衰竭而威胁生命。

3）非巴比妥类非苯二氮䓬类药物中毒：临床表现与巴比妥类药物中毒相似，但各有其特点：①水合氯醛中毒：心、肝、肾损害，可有心律失常，局部刺激性，口服时胃部有烧灼感；②格鲁米特中毒：意识障碍有周期性波动，有抗胆碱能神经症状，如瞳孔散大等；③甲喹酮中毒：可有明显的呼吸抑制，出现锥体束征，如腱反射亢进、肌张力增强、抽搐等；④甲丙氨酯中毒：常有血压下降。

4）吩噻嗪类药物中毒：最常见表现为锥体外系反应。如：①震颤麻痹综合征；②不能静坐；③急性肌张力障碍反应，如斜颈、吞咽困难、牙关紧闭、喉痉挛等；④其他可表现为嗜睡、低血压、休克、心律失常、瞳孔散大、口干、尿潴留、肠蠕动减慢，甚至出现昏迷、呼吸抑制等，全身抽搐少见。

2. **病情判断**

（1）病情危重指标：①昏迷；②气道阻塞、呼吸衰竭；③休克、急性肾衰竭；④合并感染，如肺炎等。

（2）预后：轻度中毒无需治疗即可恢复；中度中毒经精心护理和适当治疗，在24～48 h内大多可恢复；重度中毒患者可能需要3～5天才能恢复意识。其病死率低于5%。

【救治措施】

1. **维持昏迷患者重要器官功能** ①保持呼吸道通畅：深昏迷患者应酌情予气管插管，呼吸机辅助通气；②维持正常血压：输液补充血容量，若无效，可考虑给予血管活性药物；③心电监护：及时发现心律失常并酌情应用抗心律失常药物；密切监测血氧饱和度，及时发现低氧血症并予相应处理；④促进意识恢复，给予葡萄糖、维生素 B_1 和纳洛酮等。纳洛酮0.4～0.8 mg 静脉注射，可根据病情间隔15 min 重复一次。

2. **迅速清除毒物** ①洗胃：口服中毒者早期用清水洗胃，服药量大者即使服药超过6 h仍需洗胃；②活性炭及导泻：活性炭对吸附各种镇静催眠药均有效，应用活性炭同时常给予硫酸钠导泻，一般不用硫酸镁导泻；③碱化尿液、利尿：可减少毒物在肾小管中的重吸收，使长效巴比妥类镇静催眠药的肾排泄量提高5～9倍。对吩噻嗪类药物中毒无效；④血液透析、血液灌流：对苯巴比妥和吩噻嗪类药物中毒有效，危重患者可考虑应用。对苯二氮䓬类药物无效。

3. **特效解毒药** 巴比妥类及吩噻嗪类药物中毒目前尚无特效解毒剂。氟马西尼是苯二氮䓬类特异性拮抗剂，能通过竞争性抑制苯二氮䓬类受体而阻断苯二氮䓬类药物的中枢神经系统作用。

4. **对症治疗** 主要针对吩噻嗪类中毒，如呼吸抑制、昏迷、震颤麻痹综合征、肌肉痉挛及肌张力障碍、心律失常以及血流动力学不稳定等。

5. **治疗并发症** 如肺炎、肝功能损害、急性肾衰竭等。

十、临床案例解析

临床案例1 患者，女性，40岁，1 h前因与家人生气，口服百草枯约30 ml，后出现恶心、呕吐，口腔及食管有烧灼感。由家人陪同急来医院就诊。既往体健。查体：T 36.5℃，P 100 次/分，R 20 次/分，BP 109/70 mmHg，SpO_2 98%，患者意识清楚，双肺呼吸音清，未闻及干、湿啰音，心律齐，腹软，无压痛、反跳痛，肝、脾未触及。

题目1：请给予急救处理。

题目2：患者经洗胃后，出现全腹压痛、反跳痛、腹肌紧张，请给予进一步诊断及处理。

案例解析

题目1：已明确毒物，患者意识清楚，应立即进行毒物排除。如患者拒绝催吐，建议采取自动洗胃机洗胃。

题目2：根据患者的症状考虑出现胃穿孔，给予胃穿孔处理。

临床案例2 患者，男性，37岁，因"意识模糊2 h"到急诊科就诊。患者恶心、呕吐，呕吐物大蒜味，出汗多。既往体健。查体：T 36.2℃，P 60 次/分，R 30 次/分，BP 90/55 mmHg，意识不清，皮肤湿冷，肌肉颤动，瞳孔呈针尖样大小，对光反射弱，口腔流涎，双肺散在湿啰音。请紧急处理。

案例解析：①根据患者临床表现考虑美曲膦酯中毒，进行洗胃处理，注意洗胃液的选择；②注意昏迷患者洗胃的注意事项。

思考题

1. 患者，女性，40 岁，因"意识模糊 1 h"由同事送急诊入院。患者同事诉说，患者既往睡眠差，长期服用"安眠药"（具体不详）。2 h 前患者与同事发生口角，情绪激动，之后进入休息室休息。1 h 前同事发现其呼之不应，身边有"巴比妥类药物"空药盒，经诊疗后初步诊断为"镇静催眠药中毒"。

请思考：

（1）出现哪些指标可提示患者病情危重？

（2）应采取什么紧急措施？

（3）应严密观察患者哪些病情变化？

2. 患者，男性，30 岁，因大量饮酒后意识模糊 8 h，由家人送至急诊科。查体：T 36.3℃，P 110 次 / 分，R 10 次 / 分，BP 90/55 mmHg，SpO_2 84%，患者全身酒味，昏迷，双侧瞳孔等大等圆，对光反射迟钝，尿失禁，双肺呼吸音粗，可闻及鼾音。

请思考：

（1）初步诊断为"急性酒精中毒"。为支持诊断，仍需做哪些检查和化验？

（2）针对此患者的治疗原则是什么？

第十二章 导尿术
（Catheterization）

一、概述

1. **定义**　导尿术（catheterization）是指在严格无菌操作下，用导尿管经尿道插入膀胱引流尿液的方法。导尿技术操作易引起医源性感染，如在导尿过程中操作不当造成膀胱、尿道黏膜的损伤，使用的导尿物品被污染，以及操作过程中违反无菌原则等均可导致泌尿系统的感染。因此，为患者导尿时必须严格遵守无菌技术操作原则及操作规程。

2. **目的**　为尿潴留患者引流出尿液，以减轻患者痛苦；协助临床诊断，如留取未受污染的尿标本进行细菌培养；测量膀胱容量、压力及检查残余尿液；进行尿道或膀胱造影等；为膀胱肿瘤患者进行膀胱化疗。

二、适应证

1. 尿潴留、充溢性尿失禁患者。
2. 获得未受污染的尿标本。
3. 尿流动力学检查，测定膀胱容量、压力、残余尿量。
4. 危重患者监测尿量。
5. 行膀胱检查（膀胱造影、膀胱内压测量图）。
6. 膀胱内灌注药物进行治疗。
7. 腹部及盆腔手术前准备。
8. 膀胱、尿道手术或损伤患者。

三、禁忌证

1. 急性下尿路感染的患者。
2. 尿道狭窄及先天性畸形无法留置导尿的患者。
3. 相对禁忌证为严重的全身出血性疾病及女性月经期。

四、操作前准备

1. **评估患者并解释**
（1）评估：患者的身体状况、膀胱充盈度及会阴部皮肤情况等。
（2）解释：向患者及家属解释导尿的目的、方法、注意事项及配合要点。根据患者的自理能力，嘱其清洁外阴。

2. 患者准备

（1）了解导尿的目的、方法、注意事项及配合要点。

（2）清洁外阴，做好导尿的准备。若患者无自理能力，应协助其进行外阴清洁。

（3）体位：患者仰卧位，双下肢屈曲外展，充分暴露会阴。

3. 环境准备　酌情关闭门窗，屏风遮挡患者，保持合适的室温，光线充足或有足够的照明。

4. 操作者准备　操作者穿工作服，戴帽子、口罩，洗手。

5. 物品准备

（1）治疗车上层：一次性导尿包（留置导尿管1根：成人16~18 F，小儿6~8 F。一次性放尿用单腔尿管、留置导尿用双腔尿管、膀胱冲洗或向膀胱内滴药用三腔尿管、液体石蜡油棉球、络合碘棉球、弯盘、镊子、已装有10 ml生理盐水的注射器、纱布、引流袋、孔巾、无菌手套等），一次性中单、弯盘、速干手消毒液。

（2）治疗车下层：可回收垃圾桶、医疗垃圾桶。

（3）其他：根据环境状况酌情准备屏风。

五、操作规程及要点与说明（表 5-12-1）

表 5-12-1　导尿术的操作规程及要点与说明

操作规程	要点与说明
1. 操作者着工作服，戴帽子、口罩，洗手	• 若为传染病患者，操作者需穿隔离衣，戴手套，做好防护
2. 推治疗车至患者床旁，问候患者，反问式询问患者床号和姓名，查对患者信息（查看腕带）	• 严格执行查对制度，确认患者，避免差错事故的发生
3. 评估导尿指征：耻骨联合上叩诊，评估膀胱充盈情况；观察患者会阴部皮肤情况。向患者解释操作目的，取得合作，签署知情同意书	• 充分告知，排除禁忌证
4. 评估环境，关闭门窗，拉床帘或遮挡屏风	• 防止受凉，保护隐私
5. 洗手	• 接触患者后再次洗手
6. 准备并检查物品：①治疗车上层：一次性导尿包（留置导尿管1根、液体石蜡油棉球、络合碘棉球、弯盘、镊子、已装有10 ml生理盐水的注射器、纱布、引流袋、孔巾、无菌手套等），一次性中单、标记贴、弯盘、速干手消毒液。②治疗车下层：可回收垃圾桶和医疗垃圾桶	• 认真检查无菌物品外包装、有效期，选择合适的导尿管：成人16~18 F，小儿6~8 F。一次性放尿用单腔尿管、留置导尿用双腔尿管、膀胱冲洗或向膀胱内滴药用三腔尿管
7. 携用物至患者床旁，再次查对患者信息	• 操作前查对
8. 操作者位于患者右侧，松开盖被，脱去患者对侧裤腿，盖在近侧腿上，协助患者取屈膝仰卧位，两腿略外展，暴露外阴，臀下垫一次性中单	• 方便操作；保护床单不被污染；屏风遮挡保护患者隐私

续表

操作规程	要点与说明
9.【女患者导尿】（图 5-12-1）	
（1）初步消毒：打开无菌导尿包首层，取第一层物品置于患者两腿之间。左手戴无菌手套，右手持镊依次消毒阴阜、大小阴唇、尿道口，最后一个棉球从尿道口消毒至肛门。初步消毒完毕，脱下手套，将垃圾置于垃圾桶内	• 每个棉球限用一处、一次，不可重复；消毒顺序由外向内、自上而下；镊子不可接触肛门区域；操作过程严格遵守无菌原则
（2）在患者两腿之间打开导尿包第二层，戴无菌手套，铺洞巾，使洞巾和治疗巾内层形成一无菌区	• 嘱患者勿活动肢体，保持安置的体位，避免无菌区域被污染
（3）按操作顺序排列好用物，检查尿管气囊是否漏气，连接尿管与尿袋，润滑导尿管前端	• 方便操作；润滑尿管可减轻对黏膜的刺激和插管时的阻力
（4）再次消毒：弯盘置于外阴处，一手分开并固定小阴唇，一手持镊子夹取消毒液棉球，分别消毒尿道口、两侧小阴唇、尿道口。将污染棉球、弯盘、镊子移出外阴区	• 再次消毒的顺序是内、外、内，每个棉球限用一次，避免已消毒的部位再被污染
（5）导尿：将方盘置于近外阴处，嘱患者张口呼吸，用另一镊子夹持导尿管，对准尿道口轻轻插入尿道 4 ~ 6 cm，如为一次性导尿，见尿液流出再插入 1 cm 左右；如为留置导尿，见尿液流出再插入 5 ~ 7 cm，松开固定小阴唇的手，下移固定导尿管，将尿液引入集尿袋内。留置导尿向气囊注入 10 ~ 15 ml 无菌生理盐水，轻拉固定	• 张口呼吸可使患者肌肉和尿道括约肌松弛，有助于插管；插管时动作轻柔，避免损伤尿道黏膜。仔细辨认尿道口，避免误入阴道。留置导尿气囊注液可防止尿管脱出
【男患者导尿】（图 5-12-2）	
（1）初步消毒：打开无菌导尿包首层，取第一层物品置于患者两腿之间。左手戴无菌手套并拿一块无菌纱布，右手持镊依次消毒阴阜、阴茎、阴囊，然后左手用无菌纱布裹住阴茎包皮向后推，暴露尿道外口，自尿道口向外向后旋转擦拭尿道口、龟头及冠状沟。将污染棉球、纱布置于弯盘内；初步消毒完毕，脱下手套，将垃圾置于垃圾桶内	• 自阴茎根部向尿道口消毒，包皮和冠状沟内易藏污垢，应注意仔细擦拭，预防感染；每个棉球限用一次；操作过程严格遵守无菌原则
（2）在患者两腿之间打开导尿包第二层，戴无菌手套，铺洞巾，使洞巾和治疗巾内层形成一无菌区	• 嘱患者勿活动肢体，保持安置的体位，避免无菌区域被污染
（3）按操作顺序排列好用物，检查尿管气囊是否漏气，连接尿管与尿袋，润滑导尿管前端	• 方便操作；润滑尿管可减轻对黏膜的刺激和插管时的阻力
（4）再次消毒：将弯盘置于外阴处，一手用纱布包住阴茎将包皮向后推，暴露尿道口；另一手持镊子夹消毒棉球再次消毒尿道口、龟头及冠状沟。将污染棉球、弯盘、镊子移出外阴区	• 由内向外，每个棉球限用一次，避免已消毒的部位被污染
（5）导尿：将方盘置于近外阴处，一手继续用无菌纱布裹住阴茎并提起，使之与腹壁呈 90°，将包皮向后推，暴露尿道口，嘱患者张口呼吸，用另一镊子夹持导尿管，对准尿道口轻轻插入尿道 20 ~ 22 cm，如为一次性导尿，见尿液流出再插入 1 ~ 2 cm；如为留置导尿，见尿液流出再插入 5 ~ 7 cm，向气囊注入 10 ~ 15 ml 无菌生理盐水，轻拉固定	• 使耻骨前弯消失，利于插管；插管时动作轻柔，男性导尿有三个狭窄，切勿用力过快、过猛而导致损伤尿道黏膜。气囊内注液可防止尿管脱出

续表

操作规程	要点与说明
10. 夹管、倒尿：将尿液引流至集尿袋内至合适量。若需做尿培养，用无菌试管接取中段尿液 5 ml，盖好盖妥善放置	• 避免标本被碰洒或污染；尿潴留的患者排尿应缓慢，不宜一次放尿过多，首次放尿不超过 1000 ml，以后每小时放尿 500 ml，可防止患者虚脱。另外，避免膀胱内压突然降低，导致膀胱黏膜急剧充血，发生血尿。小儿一次放尿不超过 200 ml；年长儿最多不超过 500 ml
11. 撤洞巾，擦净外阴，收拾导尿用物弃于医疗垃圾桶内，撤出臀下一次性中单，留置导尿者，将集尿袋固定于床沿下，开放导尿管	• 使患者舒适；防止尿管脱出；集尿袋固定低于膀胱高度，防止尿液逆流造成泌尿系统感染；保持引流通畅，避免导尿管受压、扭曲、堵塞；集尿袋每日更换一次；每日保持尿道口的清洁
12. 观察导出尿液的性质、颜色及量，注意询问患者的感受	• 留置导尿时：当发现尿液混浊、沉淀、有结晶时，应及时处理，每周检查尿常规 1 次
13. 协助患者穿好衣服，取舒适卧位，交待注意事项	• 保护患者隐私；留置导尿期间嘱患者多饮水，每日尿量维持在 2000 ml 以上；每日会阴护理 1～2 次；长期留置导尿的患者，可采用间歇性夹管方式，训练膀胱反射功能；每周尿常规检查 1 次
14. 整理床单位及用物，按分类做好医疗废物处置，脱手套，洗手记录，标本及时送检	• 留置导尿时，标记贴记录置管日期与时间、气囊注入生理盐水的量，并将其贴于导尿管末端；集尿袋上标记日期与时间；记录导出尿量、患者的情况及反应等

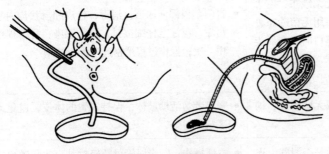

图 5-12-1　女性患者导尿

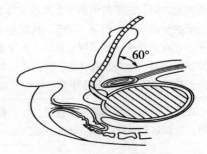

图 5-12-2　男性患者导尿

六、常见并发症及处理

（一）插管困难

1. 原因

（1）患者情绪紧张，对插管不耐受。

（2）各种原因引起的尿路狭窄，如前列腺增生、尿道损伤等。

2. 临床表现　置管时阻力感明显，患者诉疼痛；插管困难或失败。

3. 处理措施

（1）注意心理疏导，保护患者隐私，缓解紧张情绪，缓慢张口、深呼吸时易于插管。

（2）情绪紧张、无法耐受插管疼痛者，前列腺增生及外伤后轻微尿道狭窄的患者，在尿道注入 2% 利多卡因凝胶或盐酸丁卡因凝胶 5 min，同时在导尿管涂抹该凝胶后再行操作，既有润滑作用，又能麻醉尿道黏膜，利于插管成功。

（3）因严重狭窄造成插管困难者，通过上述方法处理无效可以更换尿管。应用内置金属导丝的导尿管或用尿道扩张器后插管，但应避免暴力操作导致尿道损伤。

（4）上述方法均失败，则行耻骨上膀胱穿刺或造瘘术。

（二）拔管困难

1. 原因

（1）拔管前尿管气囊内液体未完全抽出或无法抽出。

（2）尿垢或导尿管结石附着等。

2. 临床表现 尿管不易拔出。

3. 处理措施

（1）拔管前认真检查导尿管气囊内抽出的液体量，检查气囊内的液体完全抽吸干净后再行拔管。

（2）若气囊内液体无法抽出，可 B 超定位穿刺刺破球囊，或经尿道输尿管镜下刺破球囊后拔管。

（3）导尿管结石或尿垢附着者，沿尿道口逆行注入丁卡因凝胶及液体石蜡，在麻醉松弛状态和充分润滑情况下旋转拔出尿管。若上述方法无效，可行耻骨上膀胱穿刺造瘘，经瘘口内镜下取出结石，再从尿道拔管。

（三）尿管阻塞

1. 原因 由于尿垢或血凝块等阻塞所致。

2. 临床表现 尿液引流不通畅。

3. 处理措施

（1）对于有血尿的患者，根据血尿的程度、性质适当给予膀胱冲洗，清除膀胱内的血凝块。

（2）随时观察尿液引流情况，必要时请泌尿外科会诊。

（四）尿路感染

1. 原因

（1）未严格掌握留置导尿的适应证。

（2）导尿包不符合无菌要求。

（3）操作过程中未严格执行无菌操作原则。

（4）对留置导尿的患者，未采取密闭式引流装置或密闭式引流装置高于耻骨联合。

（5）留置导尿管的管理不够严格，留置时间过长等。

2. 临床表现 男性出现的尿路感染主要为急性尿道炎，患者可以表现为尿道流脓、尿痛、尿频、尿急等症状；而女性出现的尿路感染主要表现为尿急、尿频、尿痛等，起病很急，严重的患者还可出现血尿等表现。

3. 处理措施

（1）置管前应严格掌握留置导尿的适应证。

（2）对留置导尿患者，应该采用密闭式引流装置。

（3）告知患者留置导尿的目的、配合要点和置管后的注意事项。

（4）仔细检查无菌导尿包，置管时严格无菌技术操作原则等。

（5）鼓励患者多饮水，集尿袋要低于膀胱，达到自然冲洗尿路的目的。

（6）如已出现尿路感染，及时更换导尿管，留取尿液及导管头进行微生物病原学检查，必要时应用抗生素。

（五）尿道损伤

1. 原因

（1）导尿管型号选择偏大，增加了对尿道损伤的风险。

（2）置管时动作粗暴，用力过快、过猛，置管后未妥善固定等。

2. 临床表现 轻者出现排尿时疼痛，严重者尿液不能排出导致尿潴留等。

3. 处理措施

（1）正确选择导尿管型号，成人 16 ~ 18 F，小儿 6 ~ 8 F，最大限度降低尿道损伤。

（2）置管时动作要轻柔，置管后将导尿管固定稳妥，防治脱出，从而避免损伤尿道黏膜。

（六）气囊破裂致膀胱异物

1. 原因

（1）气囊质量不过关时易致气囊破裂。

（2）未按照要求向气囊内注入一定量的液体，气囊膨胀过度。

2. 临床表现 主要表现为漏尿、尿管脱出等。

3. 处理措施

（1）插管前认真检查气囊质量。

（2）导尿时应根据导尿管上注明的气囊容积向气囊内注入等量的无菌液体。

（3）若发生气囊破裂，及时请泌尿外科会诊。

（七）虚脱或血尿

1. 原因 主要是对膀胱高度膨胀且极度虚弱的患者，首次放尿速度过快、放尿量超过 1000 ml。大量放尿可使腹腔内压急剧下降，血液大量滞留在腹腔内，导致血压下降而虚脱。另外膀胱内压突然降低，还可导致膀胱黏膜急剧充血，发生血尿。

2. 临床表现 首先会出现大汗淋漓，伴有心慌、面色苍白，严重者会出现意识丧失、晕倒甚至二便失禁，或者发生血尿。

3. 处理措施

（1）对身体极度虚弱且膀胱过度充盈的患者，放尿宜缓慢。

（2）尿潴留患者首次放尿不超过 1000 ml，以后每小时放尿 500 ml，以防因腹压突然下降，大量血液进入腹腔血管，而引起血压下降，产生虚脱；或因膀胱突然减压而引起膀胱黏膜充血，发生血尿。

七、健康教育

1. 向患者讲解导尿的目的和意义。

2. 教会患者如何配合操作，减少污染。

3. 介绍相关疾病的知识。

八、临床案例解析

临床案例 1 患者，男性，69 岁，神志改变 2 天急诊入院。既往高血压病史 20 余年。查体：T 39℃，BP 196/113 mmHg，浅昏迷。家属诉 24 h 未排尿。请给患者进行导尿。患者放尿后，出现面色苍白、出冷汗等现象，请给予处理。

案例解析：①高血压致脑出血浅昏迷患者，无自主排尿意识，24 h 未排尿，应考虑急性尿潴留的可能，行膀胱区叩诊或床旁 B 超可确诊，应留置导尿管，监测尿量；②患者放尿后出现虚脱现象，应暂时夹闭导尿管，快速补液扩容，监测生命体征，告知患者家属病情，待好转后再开放导尿管。

临床案例2　患者，男性，76 岁，尿频、尿急 2 年，进行性排尿困难 1 年就诊。患者自发病以来无血尿及尿潴留病史。直肠指检：前列腺明显增大，表面光滑、边界清楚、质中、无触痛。患者拟行经尿道前列腺电切术。请对患者进行导尿操作，以完成术前准备。插管过程中如果遇到阻力该如何处理？

案例解析：①先体格检查，了解膀胱有无充盈；经尿道腔内手术术前准备为一次性导尿，导尿成功后需拔除尿管；②插尿管困难时可嘱患者张口呼吸配合，液体石蜡充分润滑导尿管前端，必要时尿道表面麻醉再行操作。

临床案例3　患者，男性，73 岁，因 10 h 未排尿到急诊科就诊。诊断为急性下尿路感染，医嘱予导尿处理，是否执行？如不能导尿，该如何处理？该患者感染已控制，仍有明显排尿困难伴下腹胀痛，请处理。

案例解析：①老年男性，急性下尿路感染期不宜导尿，否则会加重尿路感染，易导致睾丸附睾炎。应行膀胱穿刺抽液术，留取尿标本送常规、培养＋药敏检查，并积极抗感染治疗；②患者下尿路感染已控制，可行导尿治疗。同时给予抗前列腺增生的药物治疗，药物治疗无效则需手术治疗。

思考题

1. 患者，女性，30 岁，因发热 4 天、腹泻 2 天入院。既往有精神分裂症史。查体：谵妄状态。入院后尿常规示 WBC（＋＋＋），诊断考虑发热待查：尿路感染？请为其留取尿培养标本检查。

请思考：

（1）女性患者月经期能否导尿？

（2）精神病患者无法配合导尿时，应如何处理？

（3）考虑尿路感染时，能否留置导尿管？

2. 患者，男性，60 岁，行经尿道膀胱肿瘤电切除术后 3 个月。病理诊断：膀胱高危非肌层浸润性尿路上皮癌。2 天前复查膀胱镜见膀胱黏膜光滑，未见肿瘤复发。今来门诊行表柔比星膀胱灌注化疗，请实施。

请思考：如何正确实施膀胱内用药？

3. 患者，男性，40 岁，因骨盆骨折后出现尿液持续性从尿道中流出，膀胱处于空虚状态。拟为患者进行留置导尿术。

请思考：

（1）该患者的尿失禁属于哪种类型？

（2）为患者留置导尿的目的是什么？留置导尿的过程中应注意什么？

（3）采取哪些措施预防泌尿系统感染？

第十三章 手 卫 生
（Hand Hygiene）

为保障患者安全、提高医疗质量，防止交叉感染，医院应加强手卫生的规范化管理，提高手卫生的依从性。医务人员手卫生规范（WS/T 313-2009）是医疗机构在医疗活动中管理和规范医务人员手卫生的行动指南。

一、基本概念

1. **手卫生（hand hygiene）** 医务人员在从事职业活动过程中的洗手、卫生手消毒和外科手消毒的总称。

2. **洗手（hand washing）** 指医务人员用流动水和洗手液（肥皂）揉搓冲洗双手，去除手部皮肤污垢、碎屑和部分微生物的过程。

3. **卫生手消毒（antiseptic handrubbing）** 医务人员用手消毒剂揉搓双手，以减少手部暂居菌的过程。

4. **外科手消毒（surgical hand antisepsis）** 外科手术前医护人员用流动水和洗手液揉搓冲洗双手、前臂至上臂下 1/3，再用手消毒剂清除或者杀灭手部、前臂至上臂下 1/3 暂居菌和减少常居菌的过程。

5. **暂居菌（transient skin flora）** 寄居在皮肤表层，常规洗手容易被清除的微生物。直接接触患者或被污染的物体表面时可获得，可通过手传播，与医院感染密切相关。

6. **手消毒剂（hand antiseptic agent）** 应用于手消毒的化学制剂。

7. **速干手消毒剂（alcohol-based hand rub）** 含有醇类和护肤成分的手消毒剂。

8. **手卫生设施（hand hygiene facilities）** 用于洗手与手消毒的设施设备，包括洗手池、水龙头、流动水、洗手液（肥皂）、干手用品、手消毒剂等。

二、手卫生管理与基本要求

1. 医疗机构应明确医院感染管理、医疗管理、护理管理以及后勤保障等部门在手卫生管理工作中的职责，加强对手卫生行为的指导与管理，将手卫生纳入医疗质量考核，提高医务人员手卫生的依从性。

2. 医疗机构应制定并落实手卫生管理制度，配备有效、便捷、适宜的手卫生设施。

3. 医疗机构应定期开展手卫生的全员培训，医务人员应掌握手卫生知识和正确的手卫生方法。

4. 手消毒剂应符合国家有关规定和手消毒剂卫生要求，在有效期内使用。

5. 卫生消毒效果应达到如下要求：①卫生手消毒：监测的细菌菌落总数应 ≤10 CFU/cm^2；②外科手消毒：监测的细菌菌落总数应 ≤5 CFU/cm^2。

三、手卫生设施

1. 洗手与卫生手消毒设施

（1）医疗机构应设置与诊疗工作相匹配的流动水洗手和卫生手消毒设施，并方便医务人员使用。

（2）重症监护病房在新建、改建时的手卫生设施应符合重症监护病房医院感染预防与控制规范的要求。

（3）手术部（室）、产房、导管室、洁净层流病区、骨髓移植病区、器官移植病区、新生儿室、母婴同室、血液透析中心（室）、烧伤病区、感染性疾病科、口腔科、消毒供应中心、检验科、内镜中心（室）等感染高风险部门和治疗室、换药室、注射室应配备非手触式水龙头。

（4）有条件的医疗机构在诊疗区域均宜配备非手触式水龙头。

（5）应配备洗手液（肥皂），并符合以下要求：①盛放洗手液的容器宜为一次性使用；②重复使用的洗手液容器应定期清洁与消毒；③洗手液发生混浊或变色等变质情况时及时更换，并清洁、消毒容器；④使用的肥皂应保持清洁与干燥。

（6）应配备干手用品或设施。

（7）医务人员对选用的手消毒剂有良好的接受性。

（8）手消毒剂宜使用一次性包装。

2. 外科手消毒设施

（1）应配置专用洗手池。洗手池设置在手术间附近，水池大小、高度适宜，能防止冲洗水溅出，池面光滑无死角，易于清洁。洗手池应每日清洁与消毒。

（2）洗手池及水龙头数量应根据手术间的数量合理设置，每2~4间手术间宜独立设置1个洗手池，水龙头数量不少于手术间的数量，水龙头开关应为非手触式。

（3）应配备符合要求的洗手液。

（4）应配备清洁指甲的用品。

（5）可配备手卫生的揉搓用品。如配备手刷，手刷的刷毛应柔软。

（6）手消毒剂的出液器应采用非手触式。

（7）手消毒剂宜采用一次性包装。

（8）重复使用的消毒剂容器应至少每周清洁与消毒1次。

（9）冲洗手消毒法应配备干手用品，并符合以下要求：①手消毒后应使用经灭菌的布巾干手，布巾应一人一用；②重复使用的布巾，用后应清洗、灭菌并按照相应要求储存；③盛装布巾的包装物可为一次性使用，如使用可重复用容器应每次清洗、灭菌，包装开启后使用不得超过24 h。

（10）应配备计时装置、外科手卫生流程图。

四、洗手与卫生手消毒

（一）洗手与卫生手消毒指征

1. 下列情况时医务人员应洗手和（或）使用手消毒剂进行卫生手消毒：①接触患者前；②清洁、无菌操作前，包括进行侵入性操作前；③暴露患者体液风险后，包括接触患者黏膜、破损皮肤或伤口、血液、体液、分泌物、排泄物、伤口敷料等之后；④接触患者后；⑤接触患者周围环境后，包括接触患者周围的医疗相关器械、用具等物体表面后。

2. 下列情况时医务人员应洗手：①当手部有血液或其他体液等肉眼可见的污染时；②可能接触艰难梭菌、肠道病毒等对速干手消毒剂不敏感的病原微生物时。

3. 手部没有肉眼可见的污染时，宜使用手消毒剂进行卫生手消毒。

4. 下列情况时医务人员应先洗手，然后进行卫生手消毒：①接触传染病患者的血液、体液和分泌物，以及被传染性病原微生物污染的物品后；②直接为传染病患者进行检查、治疗、护理或处理传染病患者污物之后。

（二）洗手与卫生手消毒方法

1. 医务人员洗手方法（表 5-13-1）

表 5-13-1　医务人员洗手方法

操作规程	要点与说明
1. 评估环境：清洁、宽敞	• 洗手特定环境
2. 医务人员衣帽整洁、修剪指甲，取下手表、饰物	• 按照洗手规范做好个人准备；牢记洗手时机，掌握洗手指征
3. 用物准备：流动水洗手和卫生手消毒设施、清洁剂、干手设备，必要时备护手液或直接备速干消毒剂	• 洗手设施及物品齐全
4. 打开水龙头，调节合适水流和水温	• 水龙头最好是感应式或用肘、脚踏、膝控制的开关
5. 湿手：在流动水下，使双手充分淋湿	• 水流不可过大，以防溅湿工作服 • 水温适当，太热或太冷会使皮肤干燥
6. 涂剂：取适量洗手液（肥皂），均匀涂抹至整个手掌、手背、手指和指缝	
7. 揉搓：认真揉搓双手至少 15 s，注意清洗双手所有皮肤，包括指背、指尖和指缝，具体揉搓步骤为（不分先后）（图 5-13-1）：①掌心相对，手指并拢相互揉搓；②掌心对手背，沿指缝相互揉搓，交换进行；③掌心相对，双手交叉，指缝相互揉搓；④弯曲手指，使关节在另一掌心旋转揉搓，交换进行；⑤一手握另一手拇指旋转揉搓，交换进行；⑥五个手指尖并拢在另一掌心中旋转揉搓，交换进行	• 注意清洗双手所有皮肤，包括指背、指尖和指缝 • 必要时增加手腕的清洗，要求握住手腕回旋揉搓手腕部及腕上 10 cm，交换进行，揉搓面面俱到
8. 冲净：打开水龙头，在流动水下彻底冲净双手	• 流动水可避免污水沾污双手 • 冲净双手时注意指尖向下
9. 干手：关闭水龙头，以擦手纸或毛巾擦干双手或在干手机下烘干双手；必要时取护手液护肤	• 避免二次污染 • 干手巾应保持清洁干燥，一用一消毒

2. 医务人员卫生手消毒方法（表 5-13-2）

表 5-13-2　医务人员卫生手消毒方法

操作规程	要点与说明
1. 评估环境：清洁、宽敞	• 手卫生特定环境
2. 医务人员衣帽整洁、修剪指甲，取下手表、饰物	• 按照手卫生规范做好个人准备，牢记卫生手消毒时机
3. 用物准备：流动水洗手和卫生手消毒设施、清洁剂、干手设施、速干手消毒剂	• 手卫生设施及物品齐全
4. 取适量的手消毒剂于掌心，均匀涂抹至整个手掌、手背、手指和指缝，必要时增加手腕及腕上 10 cm	• 消毒剂要求：作用速度快、不损伤皮肤，不引起过敏反应，涂剂全覆盖
5. 按照揉搓洗手的步骤（图 5-13-1）揉搓双手	• 揉搓双手时方法正确，注意手的各个部位都需揉搓到，揉搓时间至少 15 s
6. 揉搓至手部干燥	• 卫生手消毒前后需保持手部干燥

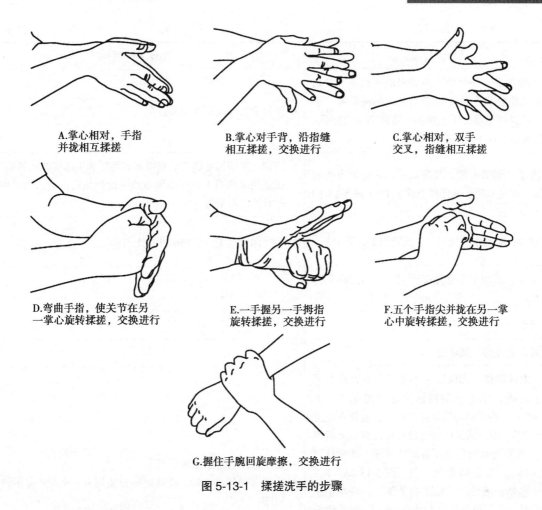

A.掌心相对，手指
并拢相互揉搓

B.掌心对手背，沿指缝
相互揉搓，交换进行

C.掌心相对，双手
交叉，指缝相互揉搓

D.弯曲手指，使关节在另
一掌心旋转揉搓，交换进行

E.一手握另一手拇指
旋转揉搓，交换进行

F.五个手指尖并拢在另一掌
心中旋转揉搓，交换进行

G.握住手腕回旋摩擦，交换进行

图 5-13-1　揉搓洗手的步骤

（三）手消毒剂的选择

卫生手消毒时首选速干手消毒剂，过敏人群可选用其他手消毒剂；针对某些对乙醇不敏感的肠道病毒感染时，应选择其他有效的手消毒剂。

（四）注意事项

戴手套不能代替手卫生，摘手套后应进行手卫生。

五、外科手消毒

1. 外科手消毒应遵循以下原则：

（1）先洗手，后消毒。

（2）不同患者手术之间、手套破损或手被污染时，应重新进行外科手消毒。

2. 外科洗手方法与要求（表 5-13-3）

表 5-13-3　外科洗手方法与要求

操作规程	要点与说明
1. 评估环境：环境清洁、宽敞	● 外科手消毒特定环境
2. 医务人员衣帽整洁、修剪指甲，取下手表、饰物，卷袖过肘	● 按照外科手消毒规范做好个人准备：取下手镯、戒指、假指甲；指甲长度不超过指尖，甲缘平整；保持指甲周围组织的清洁

续表

操作规程	要点与说明
3. 用物准备：洗手池、流动水洗手设备（水龙头开关应为非手触式）、符合要求的洗手液、手卫生的揉搓用品、干手物品、清洁指甲的用品、计时装置、洗手流程及说明图	• 外科手消毒设施及物品齐全
4. 洗手：调节水流，湿润双手，取适量清洁剂揉搓并刷洗双手、前臂和上臂下 1/3（图 5-13-1）	• 特别注意使用毛刷清洁指甲下的污垢和手部皮肤的皱褶处；揉搓用品应每人使用后消毒或一次性使用；清洁指甲用品每日清洁与消毒
5. 冲净：流动水冲洗双手、前臂和上臂下 1/3	• 始终保持双手位于胸前并高于肘部
6. 干手：使用干手物品擦干双手、前臂和上臂下 1/3	
7. 消毒	
▲ 外科免冲洗手消毒法	
（1）涂抹揉搓：①取适量手消毒剂放置在左手掌上，将右手手指尖浸泡在手消毒剂中（时间≥5 s），将手消毒剂涂抹在右手、前臂直至上臂下 1/3，确保通过环形运动环绕前臂至上臂下 1/3，将手消毒剂完全覆盖皮肤区域，持续揉搓 10～15 s，直至消毒剂干燥（图 5-13-2A、B）；②取适量手消毒剂放置在右手掌上，将左手手指尖浸泡在手消毒剂中（时间≥5 s），将手消毒剂涂抹在左手、前臂直至上臂下 1/3，确保通过环形运动环绕前臂至上臂下 1/3，将手消毒剂完全覆盖皮肤区域，持续揉搓 10～15 s，直至消毒剂干燥（图 5-13-2C、D）	• 每个部位均需涂抹消毒剂 • 手消毒剂的取液量、揉搓时间及使用方法遵循产品的使用说明
（2）取适量手消毒剂放置在手掌上	
（3）揉搓双手直至手腕，揉搓方法按照医务人员洗手方法（图 5-13-1 前五步）揉搓的步骤进行，揉搓至手部干燥	• 揉搓双手时方法正确，注意手的各个部位都需揉搓到，揉搓时间至少 15 s
（4）双手和前臂放位正确	• 保持手及前臂在胸前，避免污染
▲ 外科冲洗手消毒法	
（1）涂剂揉搓：取适量的手消毒剂涂抹至双手的每个部位、前臂和上臂下 1/3，认真揉搓 3～5 min	• 每个部位均需涂抹消毒剂 • 手消毒剂的取液量、揉搓时间及使用方法遵循产品的使用说明
（2）流水冲净：流水冲净双手、前臂和上臂下 1/3	• 水由手部流向肘部 • 流动的水质应符合生活饮用水标准，如水质达不到要求，手术医师在戴手套前，应用速干消毒剂再消毒双手（手消毒剂的取液量、揉搓时间及使用方法遵循产品的使用说明）后戴手套

续表

操作规程	要点与说明
（3）按序擦干：无菌巾彻底擦干双手、前臂和上臂下 1/3	• 无菌巾擦干顺序：手部、前臂、上臂下 1/3
8. 终末规范处理	• 用后的清洁指甲用具，揉搓用品如海绵、干手物品等，应放到指定的容器中；揉搓用品应每人使用后消毒或一次性使用；清洁指甲用品应每日清洁和消毒；术后摘除外科手套后，应用清洁剂清洁双手

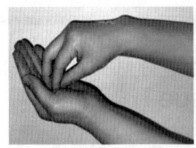
A.右手手指尖浸泡在手消毒剂中

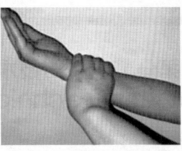
B.手消毒剂环绕涂抹在右手、前臂、上臂下1/3并揉搓

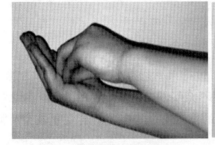
C.左手手指尖浸泡在手消毒剂中

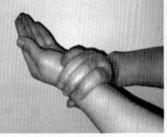
D.手消毒剂环绕涂抹在左手、前臂、上臂下1/3并揉搓

图 5-13-2　外科免冲洗手消毒涂抹揉搓法

3. 注意事项

（1）不得戴假指甲、装饰指甲，保持指甲和指甲周围组织的清洁。

（2）在外科手消毒过程中应保持双手位于胸前并高于肘部，使水由手部流向肘部。

（3）洗手与消毒可使用海绵、其他揉搓用品或双手相互揉搓。

（4）术后摘除手套后，应用洗手液清洁双手。

（5）用后的清洁指甲用品、揉搓用品如海绵、手刷等，放到指定的容器中；揉搓用品、清洁指甲用品应一人一用一消毒或者一次性使用。

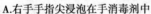

第十四章 隔离技术与血源性病原体职业接触防护

(Isolation Technique and Occupational Exposure Protection of Blood-Borne Pathogens)

第一节 隔离技术
(Isolation Technique)

隔离(isolation)是预防医院感染的重要措施之一,在隔离工作中,医务人员应自觉遵守隔离制度,严格遵循隔离原则,认真执行隔离技术,同时应加强隔离知识教育,使出入医院的所有人员理解隔离的意义并能主动配合隔离工作。

一、区域划分

1. **清洁区(cleaning area)** 指进行传染病诊治的病区中不易受到患者血液、体液和病原微生物等物质污染及传染病患者不应进入的区域。包括医务人员的值班室、卫生间、男女更衣室、浴室以及储物间、配餐间等。

2. **潜在污染区(potentially contaminated area)** 也称半污染区,指进行传染病诊治的病区中位于清洁区与污染区之间,有可能被患者血液、体液和病原微生物等物质污染的区域。包括医务人员的办公室、治疗室、护士站、患者用后的物品、医疗器械等的处理室、内走廊等。

3. **污染区(contaminated area)** 指进行传染病诊治的病区中传染病患者和疑似传染病患者接受诊疗的区域,包括被其血液、体液、分泌物、排泄物污染的物品暂存和处理的场所,如病室、处置室、污物间以及患者入院、出院处理室等。

4. **两通道(two passages)** 指进行传染病诊治的病区中的医务人员通道和患者通道。医务人员通道、出入口设在清洁区一端,患者通道、出入口设在污染区一端。

5. **缓冲间(buffer room)** 指进行传染病诊治的病区中清洁区与潜在污染区之间、潜在污染区与污染区之间设立的两侧均有门的小室,为医务人员的准备间。

二、医院建筑布局与隔离要求

根据患者获得感染危险性的程度,可将医院分成4个区域:①低危险区域:包括行政管理区、教学区、图书馆、生活服务区等;②中等危险区域:包括普通门诊、普通病房等;③高危险区域:包括感染疾病科(门诊、病房)等;④极高危险区域:包括手术室、重症监护病房、器官移植病房等。同一等级分区的科室相对集中,高危险区域的科室宜相对独立,宜与普通门诊和病区分开,远离食堂、水源和其他公共场所;通风系统应区域化,防止区域间空气交叉感染;按照要求配备合适的手卫生设施。

1. 呼吸道传染病病区的布局与隔离要求　适用于经呼吸道传播疾病患者的隔离。

（1）建筑布局：呼吸道传染病病区应设在医院相对独立的区域，分为清洁区、潜在污染区和污染区，设立两通道和三区之间的缓冲间。各区域之间宜用感应自控门，缓冲间两侧的门不应同时开启，以减少区域之间空气流通。经空气传播疾病的隔离病区，应设置负压病室，病室的气压宜为 -30 Pa，缓冲间的气压宜为 -15 Pa。

（2）隔离要求：①应严格服务流程和三区管理，各区之间界线清楚，标识明显；②病室内有良好的通风设备，安装适量的非手触式开关的流动水洗手池；③不同种类传染病患者分室安置；疑似患者单独安置；受条件限制的医院，同种疾病患者可安置于一室，两病床之间距离不少于 1.1 m。

2. 感染性疾病病区的布局与隔离要求　适用于主要经接触传播疾病患者的隔离。

（1）建筑布局：感染性疾病病区应设在医院相对独立的区域，远离儿科病区、重症监护病区和生活区。设单独入、出口和入、出院处理室。中小型医院可在建筑物的一端设立感染性疾病病区。

（2）隔离要求：①分区明确，标识清楚；②病区通风良好，自然通风或安装通风设施，配备适量非手触式开关的流动水洗手设施；③不同种类的感染性疾病患者应分室安置，每间病室不应超过 4 人，病床间距应不少于 1.1 m。

3. 普通病区、门诊、急诊的布局与隔离要求

（1）普通病区：在病区的末端，设一间或多间隔离病室；感染性疾病患者与非感染性疾病患者宜分室安置；受条件限制的医院，同种感染性疾病、同种病原体感染患者可安置于一室，病床间距宜大于 0.8 m；病情较重的患者宜单人间安置。

（2）门诊：普通门诊应单独设立出入口，设置问讯、预检分诊、挂号、候诊、诊断、检查、治疗、交费、取药等区域；儿科门诊应自成一区，出入方便，并设预检分诊、隔离诊查室等；感染疾病科门诊符合国家相关规定。各诊室应通风良好，配备适量的流动水洗手设施和（或）配备速干手消毒剂；建立预检分诊制度，发现传染病患者或疑似传染病患者，应到专用隔离诊室或引导至感染疾病科门诊诊治，可能污染的区域应及时消毒。

（3）急诊：应设单独出入口、预检分诊、诊查室、隔离诊查室、抢救室、治疗室、观察室等；有条件的医院宜设挂号、收费、取药、化验、X 线检查、手术室等；严格预检分诊制度，及时发现传染病患者及疑似患者，及时采取隔离措施；各诊室内应配备非手触式开关的流动水洗手设施和（或）配备速干手消毒剂；急诊观察室床间距不小于 1.2 m。

三、隔离的管理要求

1. 布局规范　建筑布局应符合医院卫生学要求，并应具备隔离预防的功能，区域划分明确、标识清楚。

2. 隔离制度　应根据国家的有关法规，结合本医院的实际情况，制定隔离预防制度并实施。

3. 实施原则　隔离的实施应遵循"标准预防"和"基于疾病传播途径的预防"的原则。应采取有效措施，管理感染源、切断传播途径和保护易感人群。

4. 人员管理　应加强传染病患者的管理，包括隔离患者，严格执行探视制度。加强医务人员隔离与防护知识的培训，手卫生符合规范。

四、隔离原则

1. 隔离标志明确，卫生设施齐全

（1）隔离病区设有工作人员与患者各自的进出门、梯道，通风系统区域化；隔离区域标识清楚，入口处配置更衣、换鞋的过渡区，并配有必要的卫生、消毒设备等。

（2）隔离病室门外或患者床头安置不同颜色的提示卡（卡正面为预防隔离措施，反面为适用的疾病种类）以表示不同性质的隔离；门口放置用消毒液浸湿的脚垫，门外设立隔离衣悬挂架（柜或壁橱），备隔离衣、帽子、口罩、鞋套以及手消毒物品等。

2. 严格执行服务流程，加强三区管理　明确服务流程，保证洁、污分开，防止因人员流程、物品流程交叉导致污染：①患者及患者接触过的物品不得进入清洁区；②患者或穿隔离衣的工作人员通过走廊时，不得接触墙壁、家具等；③各类检验标本应放在指定的存放盘和架上；④污染区的物品未经消毒处理，不得带到他处；⑤工作人员进入污染区时，应按规定穿隔离衣、戴帽子、口罩，必要时换隔离鞋；穿隔离衣前，必须将所需的物品备齐，各种操作应有计划并集中执行，以减少穿脱隔离衣的次数和刷手的频率；⑥离开隔离病区前脱隔离衣、鞋，并消毒双手，脱帽子、口罩；⑦严格执行探视制度，探陪人员进出隔离区域时应根据隔离种类采取相应的隔离措施，接触患者或污染物品后均必须消毒双手。

3. 隔离病室环境定期消毒，物品处置规范

（1）隔离病室应每日进行空气消毒和物品表面的消毒，应用Ⅳ类环境的消毒方法，根据隔离类型确定每日消毒的频次。

（2）患者接触过的物品或落地的物品应视为污染，消毒后方可给他人使用；患者的衣物、文件、钱币等消毒后才能交予家人。

（3）患者的生活用品，如脸盆、痰杯、餐具、便器个人专用，每周消毒；衣服、床单、被套等消毒后清洗；床垫、被、褥等定期消毒；排泄物、分泌物、呕吐物须经消毒处理后方可排放。

（4）需送出病区处理的物品分类置于黄色污物袋内，袋外要有明显标记。

4. 实施隔离教育，加强隔离患者心理护理

（1）定期进行医务人员隔离与防护知识的培训，为其提供合适、必要的防护用品，使其正确掌握常见传染病的传播途径、隔离方式和防护技术，熟练掌握隔离操作规程。同时开展患者和探陪人员的隔离知识教育，使其能主动协助、执行隔离管理。

（2）了解患者的心理状况，合理安排探视时间，尽量解除患者因隔离而产生的恐惧、孤独、自卑等心理反应。

5. 掌握解除隔离的标准，实施终末消毒处理

（1）传染性分泌物三次培养结果均为阴性，或已度过隔离期方可解除隔离。

（2）对出院、转科或死亡患者及其所住病室、所用物品及医疗器械等进行的消毒处理，包括患者的终末处理、病室和物品的终末处理。①患者的终末处理：患者出院或转科前应沐浴，换上清洁衣服，个人用物须消毒后才能带离隔离区；如患者死亡，衣物原则上一律焚烧，尸体须用中效以上消毒剂进行消毒处理，并用浸透消毒液的棉球填塞口、鼻、耳、阴道、肛门等孔道，一次性尸单包裹后装入尸袋内密封再送太平间。②病室和物品的终末处理：关闭病室门窗、打开床旁桌、摊开棉被、竖起床垫，用消毒液熏蒸或用紫外线照射；打开门窗，用消毒液擦拭家具、地面；体温计用消毒液浸泡，血压计及听诊器放熏蒸箱消毒；被服类消毒处理后再清洗。

五、隔离种类及措施

目前，隔离预防主要是在标准预防的基础上，实施两大类隔离：一是基于传染源特点切断疾病传播途径的隔离，二是基于保护易感人群的隔离。

标准预防（standard precaution）是基于患者的血液、体液、分泌物（不包括汗液）、非完整皮肤和黏膜均可能含有感染性因子的原则，针对医院所有患者和医务人员采取的一组预防感染措施。

包括手卫生，根据预期可能的暴露选用手套、隔离衣、口罩、护目镜或防护面罩，以及安全注射，也包括穿戴合适的防护用品处理患者所处环境中污染的物品与医疗器械。

（一）基于切断传播途径的隔离预防

确认的感染性病原微生物的传播途径主要有3种：接触传播、空气传播和飞沫传播。一种疾病可能有多种传播途径时，应在标准预防的基础上采取相应传播途径的隔离与预防。

1. 接触传播的隔离与预防　是对确诊或可疑感染经接触传播疾病如肠道感染、多重耐药菌感染（MRSA、VRSA）、埃博拉出血热、皮肤感染等采取的隔离与预防。在标准预防的基础上，隔离措施还包括：

（1）隔离病室使用蓝色隔离标志。

（2）患者的隔离：①根据感染疾病类型，确定入住单人隔离室或与同病种感染者同室隔离；②限制患者的活动范围，减少不必要的转运，如需要转运时，应采取有效措施，减少对其他患者、医务人员和环境表面的污染；③患者接触过的一切物品，如被单、衣物、换药器械等均应先灭菌，然后再进行清洁、消毒、灭菌。被患者污染的敷料应装袋标记后送焚烧处理。

（3）医务人员的防护：①进入隔离室前必须戴好口罩、帽子，从事可能污染工作服的操作时，应穿隔离衣；离开病室前，脱下隔离衣，按要求悬挂，每天更换、清洗与消毒；或使用一次性隔离衣，用后按医疗废物管理要求进行处置。接触甲类传染病应按要求穿脱、处置防护服；②接触患者的血液、体液、分泌物、排泄物等物质时，应戴手套；离开隔离病室前、接触污染物品后应摘除手套，洗手和（或）手消毒。手上有伤口时应戴双层手套。

2. 空气传播的隔离与预防　是对经空气传播的呼吸道传染疾病如肺结核、水痘等采取的隔离与预防。在标准预防的基础上，隔离措施还包括：

（1）隔离病室使用黄色隔离标志。

（2）患者的隔离：①安置单间病室，无条件时相同病原体感染患者可同居一室，关闭通向走廊的门窗，尽量使隔离病室远离其他病室或使用负压病房；无条件收治时尽快转送至有条件收治呼吸道传染病的医疗机构，并注意转运过程中医务人员的防护；②当患者病情允许时，应戴外科口罩，定期更换，并限制其活动范围；③患者口鼻分泌物须经严格消毒后再倾倒，患者的专用痰杯要定期消毒，被患者污染的敷料应装袋标记后焚烧或做消毒 - 清洁 - 消毒处理；④严格空气消毒。

（3）医务人员的防护：①应严格按照区域流程，在不同的区域，穿戴不同的防护用品，离开时按要求摘脱，并正确处理使用后物品；②进入确诊或可疑传染病患者房间时，应戴帽子、医用防护口罩；进行可能产生喷溅的诊疗操作时，应戴防护目镜或防护面罩，穿防护服，当接触患者及其血液、体液、分泌物、排泄物等物质时应戴手套。

3. 飞沫传播的隔离与预防　是对经飞沫传播的疾病如百日咳、流行性感冒、病毒性腮腺炎、急性传染性非典型肺炎（SARS）、新冠肺炎（COVID-19）、人感染高致病性禽流感、甲型H1N1流感等特殊急性呼吸道传染性疾病采取的隔离与预防。在标准预防的基础上，隔离措施还包括：

（1）隔离病室使用粉色隔离标志。

（2）患者的隔离：①同空气传播患者的隔离措施前3条；②加强通风或进行空气的消毒；③患者之间、患者与探视者之间应相距1 m以上，探视者应戴外科口罩。

（3）医务人员的防护：①医务人员严格按照区域流程，在不同的区域，穿戴不同的防护用品，离开时按要求摘脱，并正确处理使用后物品；②与患者近距离（1 m以内）接触时，应戴帽子、医用防护口罩；进行可能产生喷溅的诊疗操作时，应戴护目镜或防护面罩，穿防护服；当接触患者及其血液、体液、分泌物、排泄物等物质时应戴手套。

4. 其他传播途径疾病的隔离与预防　对经生物媒介传播的疾病如鼠、蚤引起的鼠疫等，应根据疾病的特性，采取相应的隔离与防护措施。

（二）基于保护易感人群的隔离预防

保护性隔离（protective isolation）是以保护易感人群作为制订措施的主要依据而采取的隔离，也称反向隔离，适用于抵抗力低下或极易感染的患者，如严重烧伤、早产儿、白血病、脏器移植及免疫缺陷等患者。应在标准预防的基础上，采取下列主要的隔离措施：

1. **设专用隔离室** 患者应住单间病室隔离，室外悬挂明显的隔离标志。病室内空气应保持正压通风，定时换气；地面、家具等均应每天严格消毒。

2. **进出隔离室要求** 凡进入病室内人员应穿戴灭菌后的隔离衣、帽子、口罩、手套及拖鞋；未经消毒处理的物品不可带入隔离区域；接触患者前、后及护理另一位患者前均应洗手。

3. **污物处理** 患者的引流物、排泄物、被其血液及体液污染的物品，应及时分装密闭，标记后送指定地点。

4. **探陪要求** 凡患呼吸道疾病者或咽部带菌者，包括工作人员，均应避免接触患者；原则上不予探视，探视者需要进入隔离室时应采取相应的隔离措施。

六、隔离技术基本操作方法

为保护医务人员和患者，避免感染和交叉感染，应加强手卫生，根据情况使用帽子、口罩、手套、鞋套或靴套、护目镜、医用隔离面屏（防护面罩）、防水围裙、隔离衣、防护服等防护用品。

（一）帽子、口罩的使用

帽子可防止工作人员的头屑飘落、头发散落或被污染，分为一次性帽子和布制帽子。

口罩能阻止对人体有害的可见或不可见的物质吸入呼吸道，也能防止飞沫污染无菌物品或清洁物品。包括 3 类：①纱布口罩：能保护呼吸道免受有害粉尘、气溶胶、微生物及灰尘伤害，普通脱脂纱布口罩长 18 cm 左右，宽 14 cm 左右，应不少于 12 层，纱布要求密度适当，经纬纱均不得少于 9 根；②外科口罩：能阻止医务人员在有创操作过程中被血液、体液和飞溅物感染，通常为一次性使用的无纺布口罩，有可弯折鼻夹，多为夹层，外层有防水作用，中间夹层有过滤作用，能阻隔空气中直径 5 μm 以上颗粒超过 90%，内层可以吸湿；③医用防护口罩：是能阻止经空气传播的直径 ≤ 5 μm 的感染因子或近距离（< 1 m）接触经飞沫传播的疾病而发生感染的口罩，要求配有不小于 8.5 cm 的可弯折鼻夹，长方形口罩展开后中心部分尺寸长和宽均不小于 17 cm，密合型拱形口罩纵、横径均不小于 14 cm，口罩滤料的颗粒过滤效率应不小于 95%。

【目的】 保护工作人员，防止感染和交叉感染。

【操作前准备】

1. **环境准备** 清洁、宽敞。

2. **操作者准备** 着装整洁，洗手。

3. **用物准备** 根据需要备合适的帽子、口罩。

【操作规程及要点与说明】（表 5-14-1）

表 5-14-1 使用帽子、口罩的操作规程及要点与说明

操作规程	要点与说明
1. 评估环境：清洁、宽敞	
2. 操作者着装整洁	● 符合职业要求
3. 洗手，准备并检查物品：按需备合适的帽子、口罩	● 按照揉搓洗手的步骤洗手
4. 戴帽子 将帽子遮住全部头发，戴妥	● 帽子大小合适，能遮护所有头发

续表

操作规程	要点与说明
5. 戴口罩	• 根据用途及佩戴者脸型大小选择口罩，口罩要求干燥、无破损、无污渍
▲ 纱布口罩的戴法	
将口罩罩住鼻、口及下巴，口罩下方带系于颈后，上方带系于头顶中部	
▲ 外科口罩的戴法	
（1）将口罩罩住鼻、口及下巴，口罩下方带系于颈后，上方带系于头顶中部（图 5-14-1）	• 如系带是耳套式，分别将系带系于左右耳后
（2）将双手指尖放在鼻夹上，从中间位置开始，用手指向内按压，并逐步向两侧移动，根据鼻梁形状塑造鼻夹	• 不应一只手按压鼻夹
（3）调整系带的松紧度，检查闭合性	• 确保不漏气
▲ 医用防护口罩的戴法（图 5-14-2）	
（1）一手托住口罩，有鼻夹的一面背向外	
（2）将口罩罩住鼻、口及下巴，鼻夹部位向上紧贴面部	
（3）用另一手将下方系带拉过头顶，放在颈后双耳下	
（4）将上方系带拉过头顶中部	
（5）将双手指尖放在金属鼻夹上，从中间位置开始，用手指向内按压鼻夹，并分别向两侧移动和按压，根据鼻梁的形状塑造鼻夹	• 不应只用一手按压鼻夹
（6）检查密合性：将双手完全盖住口罩，快速呼气，检查密合性，如有漏气应调整鼻夹位置	• 应调整到不漏气为止
6. 摘口罩：洗手后，先解开下面的系带，再解开上面的系带，用手指捏住系带将口罩取下，丢入医疗垃圾桶内	• 如是一次性帽子、口罩，脱下后放入医疗垃圾桶；如是布制帽子或纱布口罩，每日更换，清洗消毒；摘口罩时不应接触口罩外面
7. 摘帽子：洗手后摘去帽子，丢入医疗垃圾桶内	

【注意事项】

1. **使用帽子的注意事项**　①进入污染区和洁净环境前、进行无菌操作等应戴帽子；②帽子要大小合适，能遮住全部头发；③被患者血液、体液污染后应及时更换；④一次性帽子在使用后放入医疗垃圾袋集中处理；⑤布制帽子保持清洁干燥，每次或每天更换与清洁。

2. **使用口罩的注意事项**　①应根据不同的操作要求选用不同种类的口罩：一般诊疗活动，可佩戴纱布口罩或外科口罩；手术室工作或护理免疫功能低下患者、进行体腔穿刺等操作时应戴外科口罩；接触经空气传播或近距离接触经飞沫传播的呼吸道传染病患者时，应戴医用防护口罩。②始终保持口罩的清洁、干燥；口罩潮湿后、受到患者血液或体液污染后，应及时更换。③纱布口罩应每天更换、清洁与消毒，遇污染时及时更换；医用外科口罩只能一次性使用。④正确佩戴口罩，不应只用一手捏鼻夹；戴上口罩后，不可悬于胸前，更不能

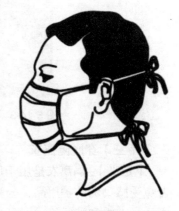

图 5-14-1　外科口罩佩戴方法

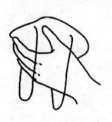
A.一手托住口罩，
有鼻夹的一面背向外

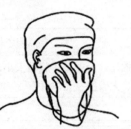
B.口罩罩住鼻、口及下巴，
鼻夹部向上紧贴面部

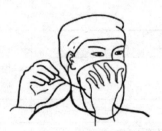
C.将下方的系带拉过头顶，放在
颈后双耳下

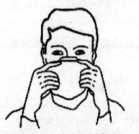
D.双手指尖放在金属鼻夹上，
根据鼻梁的形状塑造鼻夹

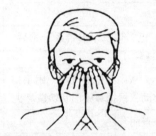
E.双手完全盖住口罩，快速呼气，检查密合性

图 5-14-2　医用防护口罩的戴法

用污染的手触摸口罩；每次佩戴医用防护口罩进入工作区域前，应进行密合性检查；⑤脱口罩前后应洗手，使用后的一次性口罩应放入医疗垃圾袋内，以便集中处理。

　　（二）医用隔离眼罩（护目镜）、医用隔离面屏（防护面屏）的使用

　　护目镜能防止患者的血液、体液等具有感染性的物质溅入人体眼部（图 5-14-3）；防护面屏能防止患者的血液、体液等具有感染性的物质溅到人体面部（图 5-14-4）。下列情况应使用护目镜或防护面罩：①在进行诊疗、护理操作，可能发生患者血液、体液、分泌物等喷溅时；②近距离接触经飞沫传播的传染病患者时；③为呼吸道传染病患者进行气管切开、气管插管等近距离操作，可能发生患者血液、体液、分泌物喷溅时，应使用全面型防护面罩。

　　戴护目镜、防护面罩前应检查有无破损，佩戴装置有无松脱；佩戴后应调节舒适度。摘护目镜、防护面罩时应捏住靠头或耳朵的一边摘掉，放入医疗垃圾袋内。如需重复使用，放入回收容器内，以便清洁、消毒。

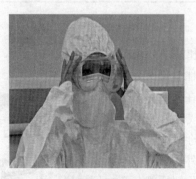
图 5-14-3　医用隔离眼罩（护目镜）

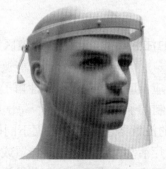
图 5-14-4　医用隔离面屏

　　（三）穿脱隔离衣

　　【定义】　隔离衣是用于保护医务人员免受血液、体液和其他感染性物质污染，或用于保护患者免受感染的防护用品，分为一次性隔离衣和布制隔离衣。一次性隔离衣通常用无纺布制作，由帽子、上衣和裤子组成，可分为连身式、分身式两种。通常根据患者的病情、目前隔离种类和隔

离措施，确定是否穿隔离衣，并选择其型号。

　　【目的】　保护医务人员免受血液、体液和其他感染性物质污染，或用于保护患者免受感染。

　　【适应证】

　　1. 接触经接触传播的感染性疾病患者，如传染病患者、多重耐药菌感染患者等。

　　2. 对患者实行保护性隔离时，如大面积烧伤、骨髓移植等患者的诊疗、护理时。

　　3. 可能受到患者血液、体液、分泌物、排泄物喷溅时。

　　【禁忌证】　不接触通过接触传播的感染性疾病或用于保护患者避免感染时，不需要穿隔离衣。

　　【操作前准备】

　　1. 环境准备　清洁、宽敞。

　　2. 操作者准备　衣帽整洁，修剪指甲、取下手表，卷袖过肘、洗手、戴口罩。

　　3. 用物准备　隔离衣1件，挂衣架，手消毒用物。

　　【操作规程及要点与说明】（表5-14-2）

表5-14-2　穿脱隔离衣的操作规程及要点与说明

操作规程	要点与说明
▲ 穿隔离衣（图5-14-5）	
1. 评估环境；评估患者的病情、治疗、隔离的种类及措施	● 环境清洁、宽敞；根据隔离种类确定是否穿隔离衣
2. 操作者衣帽整洁，修剪指甲、取下手表，卷袖过肘、洗手	● 符合穿隔离衣要求
3. 取衣：取下隔离衣，查看隔离衣的大小适宜、无潮湿、无破损；手持衣领，两端向外折齐，对齐肩缝	● 隔离衣型号应能遮住全部衣服和外露的皮肤；检查隔离衣是否干燥、完好；如隔离衣已被穿过，隔离衣的衣领和内面视为清洁面，外面视为污染面。取衣时手持衣领，使清洁面朝向自己，露出肩袖内口
4. 穿袖：一手持衣领，另一手伸入一侧袖内，持衣领的手向上拉衣领，将衣袖穿好；换手持衣领，依上法穿好另一袖。双手上抖衣袖	
5. 系领：两手由衣领中央顺着边缘由前向后系好衣领	● 系领时袖口不可触及衣领、面部和帽子；始终保持衣领清洁
6. 系袖口：扣好袖口或系上袖带	● 带松紧的袖口则不需要系袖口
7. 系腰带：将隔离衣一边（约在腰下5 cm处）逐渐向前拉，见到衣边捏住，同法捏住另一侧衣边。两手在背后将衣边边缘对齐，向一侧折叠，一手按住折叠处，另一手将腰带拉至背后折叠处，腰带在背后交叉，回到前面打一活结系好	● 后侧边缘须对齐，折叠处不能松散；如隔离衣被穿过，手不可触及隔离衣内面；隔离衣后侧下部边缘如有衣扣，则扣上；穿好隔离衣后，双臂保持在腰部以上，视线范围内不得进入清洁区，避免接触清洁物品
▲ 脱隔离衣（图5-14-6）	● 明确脱隔离衣区域划分
1. 解腰带：解开腰带，在前面打一活结	● 如隔离衣后侧下部边缘有衣扣，则先解开
2. 解袖口：解开袖口，将衣袖上拉，在肘部将部分衣袖塞入工作服衣袖内，充分暴露双手	● 不可使衣袖外侧塞入袖内
3. 消毒双手	● 消毒手时不能沾湿隔离衣，隔离衣也不可触及其他物品

操作规程	要点与说明
4. 解衣领：解开衣领扣子或领带	• 保持衣领清洁
5. 脱衣袖：一手伸入另一侧衣袖，拉下衣袖过手，再用衣袖遮住的手在外面握住另一衣袖的外面并拉下衣袖，两手在衣袖内使袖子对齐，双臂逐渐退出，使隔离衣肩缝对齐，一手捏住隔离衣的肩膀头，另一手持衣领将隔离衣的两边对齐，挂于衣钩上：如挂在半污染区，清洁面朝外；如挂于污染区，则污染面朝外	• 衣袖不可污染于及手臂；双于不可触及隔离衣外面；如还需使用，一手伸入另一侧袖口内拉下衣袖过手，再用衣袖遮住的手在外面握住另一衣袖的外面并拉下衣袖，两手在袖内使衣袖对齐，双臂逐渐退出
6. 处理：如为一次性隔离衣，投入医疗垃圾桶内；如为换洗的布制隔离衣，放入污衣回收袋内，清洗消毒后备用	• 如隔离衣还可使用，双手持领，将隔离衣两边对齐，挂在衣钩上；如挂在半污染区，清洁面朝外；挂在污染区，则污染面朝外；隔离衣每日更换，如有潮湿或污染，即刻更换；接触不同病种的患者时应更换隔离衣
7. 洗手，整理工作服衣袖	

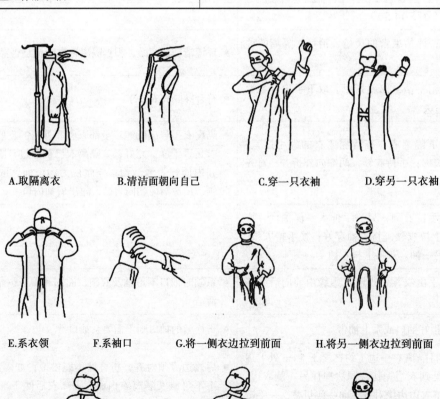

A.取隔离衣　　　　B.清洁面朝向自己　　　　C.穿一只衣袖　　　　D.穿另一只衣袖

E.系衣领　　　　F.系袖口　　　　G.将一侧衣边拉到前面　　　　H.将另一侧衣边拉到前面

I.将两侧衣边在背后对齐　　　　J.将对齐的衣边向一边折叠　　　　K.系腰带

图 5-14-5　穿隔离衣步骤

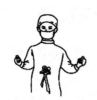
A.解开腰带，打一活结

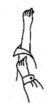
B.解开袖口，上拉衣袖

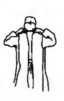
C.解衣领

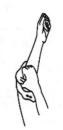
D.捏住衣袖内侧，拉下衣袖过手

E.一手在衣袖内拉另一衣袖的污染面

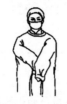
F.双袖对齐，双臂逐渐退出

G.一次性隔离衣投入医疗垃圾袋，如为换洗的布制隔离衣，放入污衣回收袋内，清洗消毒后备用

图 5-14-6　脱隔离衣步骤

（四）穿脱防护服

【定义】　防护服是临床医务人员在接触甲类传染病（霍乱、鼠疫）或按甲类传染病管理的传染病（SARS、新冠病毒肺炎、人感染高致病性禽流感、甲型 H1N1 流感、炭疽、埃博拉出血热等）患者时所穿的一次性防护用品。防护服应具有良好的防水、抗静电和过滤效率，无皮肤刺激性，穿脱方便，结合部严密，袖口、脚踝口应为弹性收口。防护服分连体式和分体式两种。

【目的】　保护医务人员和患者，避免感染和交叉感染。

【适应证】

1. 临床医务人员在接触甲类传染病或按甲类传染病管理的传染病患者时。

2. 接触经空气传播或飞沫传播的传染病患者，可能受到患者血液、体液、分泌物、排泄物喷溅时。

【禁忌证】　不接触甲类传染病或按甲类传染病管理的传染病患者、不接触经空气传播或飞沫传播的传染病患者时，不需要穿防护服。

【操作前准备】

1. **环境准备**　清洁、宽敞。

2. **操作者准备**　衣帽整洁、修剪指甲、取下手表，卷袖过肘，洗手、戴口罩。

3. **用物准备**　防护服 1 件，医用防护口罩、鞋套或靴套、医用隔离眼罩（护目镜）或医用隔离面屏（防护面屏）、消毒手用物、70% 乙醇溶液喷壶。

【操作规程及要点与说明】（表 5-14-3）

表 5-14-3　穿脱防护服的操作规程及要点与说明

操作规程	要点与说明
▲ **穿防护服**（图 5-14-7）	
1. 着刷手衣裤或分体工作服、工作鞋袜进入缓冲区	• 建议穿刷手衣裤
2. 手卫生	• 按照揉搓洗手步骤洗手
3. 准备并检查物品：检查防护物品的外包装、有效期以及有无破损	• 查对防护用品是否干燥、破损，大小是否合适；防护服如有潮湿、破损或污染，应立即更换
4. 戴一次性帽子，将头发全部包裹	• 帽子大小合适，能遮护所有头发

续表

操作规程	要点与说明
5. 佩戴医用防护口罩，塑鼻夹，进行密合性检查（图 5-14-2E）	• 不应只用一手按压鼻夹；确保不漏气
6. 穿医用防护服：检查防护服大小是否合适，有无破损，解开胸前密封胶条，拉开拉链并检查拉链是否正常使用；先穿下身，再穿上身，套防护服帽子，将拉链拉至顶部，粘合密封胶	• 无论连体还是分体都遵循本顺序：穿下衣→穿上衣→戴帽子→拉拉链
7. 戴乳胶手套	
8. 穿靴套或鞋套	
9. 佩戴护目镜或防护面屏：眼部四周与面部皮肤充分密合	
10. 对镜检查防护用品的完整性和伸展性	• 穿戴防护用品全部过程均在镜前完成，一边穿戴一边检查；接触多个同类传染病患者时，防护服可连续使用；接触疑似患者时，防护服应每次更换
▲ 脱防护服（图 5-14-8）	
1. 进入缓冲区	
2. 手卫生，摘护目镜或防护面屏，放入 1000 mg/L 含氯消毒液容器中	• 每一步操作前均先进行手卫生；将护目镜或面屏放入消毒液容器内消毒备用
3. 手卫生，脱防护服，拉开防护服拉链，向上提拉帽子，脱袖子，由上而下边卷边脱，同时脱去手套及鞋套或靴套。清洁面朝外一同放入医疗垃圾桶内	• 脱防护服过程中保持污染面朝内，边卷边脱，手套及鞋套或靴套同防护服一同脱下；动作要轻，避免产生气溶胶；医疗垃圾桶盖始终保持密封
4. 手卫生，摘医用防护口罩，放入医疗垃圾桶内	• 脱防护服后洗手；两手拉住口罩的两侧松紧带，摘下口罩，手不可触及口罩的正面
5. 手卫生，摘一次性帽子，放入医疗垃圾桶内	• 上提帽子，使帽子脱离头部
6. 手卫生，戴一次性帽子，更换医用外科口罩	• 洗手后更换新的一次性帽子和外科口罩
7. 75% 乙醇溶液消毒门把手，进入清洁区	

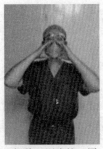 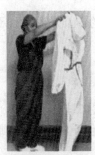 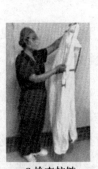 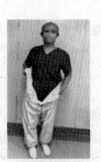 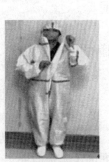

A.佩戴医用防护口罩　　B.检查防护服　　C.检查拉链　　D.先穿下身　　E.再穿上身

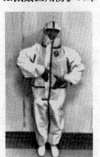 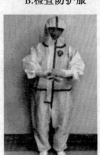 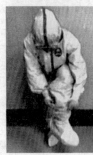 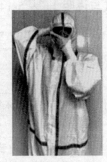 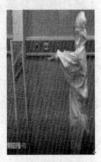

F.拉拉链、粘合密封胶　　G.戴乳胶手套　　H.穿靴套　　I.戴护目镜　　J.对镜自检

图 5-14-7　穿防护服步骤

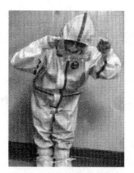

A.手卫生后摘护目镜

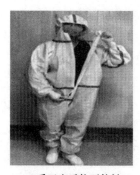

B.手卫生后拉开拉链

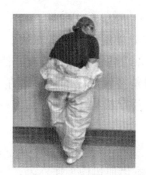

C.上提帽子，脱袖子，自上而下边卷边脱

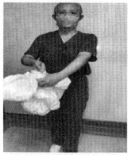

D.手套、靴套一起脱下

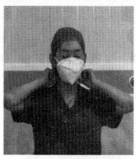

E.手卫生后摘防护口罩

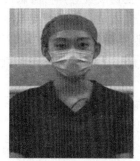

F.手卫生后更换一次性帽子
和外科口罩

图 5-14-8　脱防护服步骤

（五）避污纸的使用

避污纸是备用的清洁纸片，做简单隔离操作时，使用避污纸可保持双手或物品不被污染，以省略消毒程序。取避污纸时，应从页面抓取，不可掀开撕取，并注意保持避污纸清洁，以防交叉感染。用后将避污纸弃于污物桶内，集中焚烧处理。

（六）鞋套或靴套、防水围裙或一次性隔离衣的使用

鞋套或靴套应具有良好的防水性能，并一次性使用。从潜在污染区进入污染区时，和从缓冲间进入负压病室时应穿鞋套或靴套。应在规定区域内穿鞋套或靴套，离开该区域时应及时脱掉放入医疗垃圾袋内；发现鞋套或靴套破损时应及时更换。

防水围裙或一次性隔离衣主要用于可能受到患者的血液、体液、分泌物及其他污染物质喷溅、进行复用医疗器械的清洗时。分为两种：①重复使用的围裙，每班使用后应及时清洗与消毒；遇有破损或渗透时，应及时更换；②一次性使用的围裙或一次性隔离衣，应一次性使用，受到明显污染时应及时更换。

第二节　血源性病原体职业接触防护
（Occupational Exposure Protection of Blood-borne Pathogens）

一、概述

1. **血源性病原体**　存在于血液和某些体液中能引起人体疾病的病原微生物，例如乙型肝炎病

毒（HBV）、丙型肝炎病毒（HCV）和艾滋病病毒（HIV）等。

2. **职业接触** 劳动者在从事职业活动中，通过眼、口、鼻及其他黏膜、破损皮肤或非胃肠道接触含血源性病原体的血液或其他潜在传染性物质的状态。

3. **可能接触血源性病原体的主要人群**

（1）医疗机构工作人员，包括医师、护士、药师、医技人员以及在医疗机构中工作的其他人员。

（2）疾病预防控制机构工作人员，包括公共安全工作人员、应急反应人员或志愿者等。

（3）采供血机构工作人员。

（4）微生物实验室和科研机构工作人员，包括实验人员、采血人员、技师和合同工等。

（5）其他人员，如羁押或劳教机构、戒毒所的工作人员和殡葬业工作人员等。

4. **职业接触的途径** 在从事职业活动时，通过眼、口、鼻及其他黏膜、破损皮肤或胃肠道外途径（针刺、人咬伤、擦伤和割伤等途径，穿透皮肤或黏膜屏障）接触血液或其他潜在传染性物质。

5. **标准防范的要求**

（1）配置洗手和洗眼设施。

（2）使用适宜的个人防护用品。

（3）合理安置患者。

（4）制定并遵守环境操作规程，包括医疗废物处理、工作场所的清理清洁和被服清洁。

（5）对锐器进行适当的处理和处置。

（6）制定适宜的职业安全卫生工作操作规程。

（7）保障生物标本的处理与运送安全。

（8）设备管理与维护。

6. **安全注射** 安全注射要求注射不伤及被注射的人，并且实施注射的人不受任何可以避免的风险的伤害，注射所产生的废物不应对社会造成危害。要严格遵守安全操作规程进行安全注射。

7. **锐器的废弃与存放**

（1）被污染的锐器应尽快废弃至密闭、防刺破和防泄漏的容器中。

（2）存放污染锐器的容器应尽可能放在靠近工作场所的醒目位置上，以方便安全使用；使用时应竖放，定期更换，不容许存放过满。

（3）存放污染锐器的容器移出使用区域时，应先盖好容器，防止在处理、储存和运输过程中发生内容物的溢出和外露；移出前若有发生穿透或泄漏的可能，应将其放入第二层容器中，第二层容器的要求同第一层。

（4）不能徒手打开、清空或清洗重复性使用的容器，避免操作时引起劳动者皮肤损伤。

二、职业安全卫生一般操作规程

1. 可能发生血源性病原体职业接触的工作场所，应禁止进食、饮水、吸烟、化妆和摘戴隐形眼镜等。

2. 禁止将食品和饮料混置于储存血液或其他潜在污染物质的冰箱、冰柜、抽屉、柜子和桌椅面等。

3. 禁止弯曲被污染的针具，禁止双手回套针帽，禁止用手分离使用过的针具和针管，禁止重复使用一次性医疗用品。以下两种情况除外：①用人单位有理由说明没有其他方法，或这种行动是由于特殊医疗需要；②使用专用机械设备或单手操作技术。

4. 在处理血液或其他潜在污染物质的过程中，应尽量避免喷、溅、洒落和飞扬或产生飞沫。

5. 禁止用口吮吸血液或其他潜在传染性物质。

6. 在收集、处理、操作、储藏和运输过程中，可能造成血液或其他潜在传染性物质污染的标本应放在防泄漏的容器中。运输过程中按照三层包装的标准要求进行包装。①按照 GBZ158 要求，对储存、转运或运输的容器密封后进行警示标识或标色和中文警示说明；②如果容器外发生了或有可能发生污染，应在外部再放一个容器来阻止其泄漏，外部的容器同样应进行警示标识或标色和中文警示说明；③如果样品能把第一个容器戳穿，在其外部应再放一个耐戳的容器。

7. 在维修或者运输可能被血液或其他潜在传染性物质污染的设备前应当检查，并进行必要的消毒，用人单位能够说明无法对设备进行消毒时除外。

8. 在被污染的设备上张贴生物警示标识和中文警示说明。

9. 在处理、维修或者运输被血源性病原体污染的设备前，用人单位应告知相关劳动者、维修人员和（或）制造商，以便采取适当的预防措施。

三、血源性病原体职业接触后的应急处理

（一）常规处理

发生血源性病原体意外职业接触后，应立即进行局部处理，包括：

1. 用肥皂液和流动水清洗被污染的皮肤，用生理盐水冲洗被污染的黏膜。

2. 如有伤口，应当由近心端向远心端轻轻挤压，避免挤压伤口局部，尽可能挤出损伤处的血液，再用肥皂水和流动水进行冲洗。

3. 受伤部位的伤口冲洗后，应当用消毒液，如用 75% 乙醇溶液或者 0.5% 聚维酮碘溶液进行消毒，并包扎伤口；被接触的黏膜，应当反复用生理盐水冲洗干净。

（二）评价源患者

1. 根据现有信息评估被传染的风险，包括源患者的液体类型（例如血液、可见体液、其他潜在的传染性液体或组织和浓缩的病毒）和职业接触类型（即经皮伤害、经黏膜或破损皮肤和叮咬）。

2. 对已知源患者进行乙肝病毒表面抗原、丙肝病毒抗体和艾滋病病毒检测。

3. 对于未知源患者，要评估接触者被 HBV、HCV 或 HIV 感染的风险。

4. 不应检测被废弃的针具或注射器的病毒污染情况。

（三）接触乙型肝炎病毒后的预防措施

1. 未接种疫苗者，应采取注射乙肝免疫球蛋白和接种乙肝疫苗的措施。

2. 以前接种过疫苗，已知有保护性抗体者，无需处理。

3. 以前接种过疫苗，已知没有保护性抗体者，应采取注射乙肝免疫球蛋白和接种乙肝疫苗的措施。

4. 对乙肝病毒感染状况不明确者，应采取注射乙肝免疫球蛋白和接种乙肝疫苗的措施，同时进行乙肝病毒血清检测，根据结果确认是否接种第 2、3 针乙肝疫苗。

（四）接触丙型肝炎病毒不推荐采用接触后预防措施

（五）接触艾滋病病毒后的预防措施

尽快采取接触后预防措施，预防性用药应当在发生艾滋病病毒职业接触后 4 h 内实施，最迟不得超过 24 h。即使超过 24 h，也应实施预防性用药。对所有不知是否怀孕的育龄妇女进行妊娠检测。育龄妇女在预防性用药期间，应避免或终止妊娠。预防性用药应：

1. 如果存在用药指征，则应当在接触后尽快开始接触后预防。

2. 接触后 72 h 内应当考虑对接触者进行重新评估，尤其是获得了新的接触情况或源患者资料时。

3. 在接触者可耐受的前提下，给予 4 周的接触后预防性用药。

4. 如果证实源患者未感染血源性病原体，应当立即中断接触后预防性用药。

（六）行政上报

填写报告卡（1 h 内报告用人单位，用人单位 2 h 内报告辖区处置机构）。

（七）接触后的随访与咨询

建议接触者在随访期间发生的任何急症都应向用人单位请求进行医学评估。

1. 乙型肝炎病毒接触随访与咨询　对接种乙型肝炎疫苗的接触者开展跟踪检测。

（1）在最后一剂疫苗接种 1 ~ 2 个月之后进行病毒抗体追踪检测。

（2）如果 3 ~ 4 个月前注射过乙肝免疫球蛋白，则抗原抗体反应不能确定为接种疫苗后产生的免疫反应。

2. 丙型肝炎病毒接触

（1）接触 4 ~ 6 个月之后进行丙型肝炎抗体和谷丙转氨酶基线检测和追踪检测。

（2）如欲早期诊断 HCV 感染，应在接触 4 ~ 6 周后检测 HCV RNA。

（3）通过补充检测，反复确认 HCV 抗体酶免疫水平。

3. 艾滋病病毒接触

（1）接触后应于 6 个月内开展 HIV 追踪检测，包括在接触后的第 4 周、第 8 周、第 12 周及 6 个月时对 HIV 抗体进行检测，对服用药物的毒性进行监测和处理，观察并记录 HIV 感染的早期症状等。

（2）如果疾病伴随反复出现的急性症状，则开展 HIV 抗体检测。

（3）接触者应采取预防措施，防止随访期间的再次传染。

（4）在接触后 72 h 内评估接触者的接触后预防水平，并进行至少 2 周的药品毒性监测。

（八）危害告知

应张贴生物危害警示标识：

1. 在医疗废物的容器上、存放血液或其他潜在传染物质的冰箱（冷柜）上，或其他用于储存、运输血液或其他潜在传染物质的容器上，张贴生物危害警示标识。

2. 应按标准要求在被污染的仪器设备上张贴生物危害警示标识，并注明仪器设备被污染的部位。

3. 应在 HBV、HCV 和 HIV 实验室和病原制备场所工作区入口处张贴生物警示标识，并同时注明：传染性病原的名称，进入本区域的特殊要求，本实验室负责人及其电话号码。

（九）加强职业卫生培训

用人单位按照职业卫生培训基本要求，应为劳动者提供职业卫生培训。

（十）职业接触记录的保存、管理和转移

用人单位应当按要求为每个发生职业接触的劳动者建立和保存准确的职业接触记录。职业接触记录应当按要求永久保存。培训记录内容完整、全面、清晰，应当至少保存 5 年。用人单位应当遵守记录转移要求，如果用人单位停业，并且没有继任者接受和保留医学记录，用人单位至少提前 3 个月通知有关监督管理部门，并移交医学记录。劳动者有权要求用人单位将其医学记录妥善移交。

四、临床案例解析

临床案例 1　患者，男性，75 岁，因乙型肝炎入住传染病病房，请为患者进行腹腔穿刺术。

案例解析：乙型肝炎为乙类传染病，为该患者进行操作前应穿隔离衣。

临床案例 2　患者，女性，26 岁，因 5 天前去过新冠疫情高风险地区被隔离观察，2 h 前患者出现鼻塞、流涕、咽痛、轻微乏力，测量体温 38℃。为进一步明确诊断，请为患者完成核酸检测。

案例解析：该患者的临床表现高度疑似新冠肺炎病毒感染，在为患者进行核酸检测时严格做好防护措施。

临床案例 3　患者，女性，32 岁，孕 28 周，疑似人感染高致病性禽流感。现咳嗽无力，痰液黏稠，无法咳出。请为患者完成吸痰处理。

案例解析：①人感染高致病性禽流感为乙类传染病，但需按照甲类传染病进行防护，为该患者进行吸痰可能会受到痰液的喷溅，故操作前需穿防护服、佩戴医用防护口罩及医用隔离面屏；②患者为孕妇，请注意心理安慰。

临床案例 4　患者，男性，43 岁，因外伤 3 h 就诊。有静脉药瘾史。查体：T 36.2 ℃，P 100 次 / 分，R 20 次 / 分，BP 110/68 mmHg，患者消瘦，左前臂可见一长约 5 cm 的刀割伤，局部渗血。心、肺、腹部检查无异常。血常规示 WBC 2.4×10^9/L，N 0.95，L 0.05。输血前四项：HBsAg（－），抗 HCV（－），HIV（＋），TP（－）。

题目 1：请为患者进行前臂伤口缝合术。

题目 2：操作者在清创缝合的过程中不慎被针刺伤手指，操作者乙肝全套均为阴性，请问应如何处理？

案例解析：患者的化验结果示有 HIV 感染，需进行血液 - 体液隔离，应戴帽子、口罩，穿隔离衣并戴双层手套进行清创缝合术。HIV 不慎暴露后，需按照标准处理方法进行伤口处理、行政上报、预防性治疗和病原学监测。

> **思考题**
>
> 1. 患者，男性，35 岁，近 2 周来自觉乏力、食欲下降，间断咳白色黏痰，伴有午后低热、夜间盗汗。门诊拟诊断"肺结核"收入院。查体：面色苍白、呼吸急促，肺部可闻及细湿啰音。胸部 X 线检查示"两侧肺野布满粟粒状阴影"。
>
> 请思考：对该患者应采取何种隔离种类及哪些隔离措施？
>
> 2. 患者，男性，3 岁，患有白血病，完成骨髓移植术后 1 周，请给予患儿 250 ml 0.9% 氯化钠注射液静脉输注。
>
> 请思考：患儿刚完成骨髓移植，免疫力低下，为避免交叉感染，给患儿进行静脉输液时应采取何种隔离措施？

第十五章 常用急救技术
（Common First Aid Technique）

救治急危重症患者不仅要求医务人员具备急救基础知识，更需要其熟练掌握和实施各种急救技术，如建立人工气道、应用球囊 - 面罩进行通气、胸腔穿刺减压、电除颤、外伤止血与包扎等，以便为急危重症患者提供及时有效的生命支持和救护，使其度过最危险的阶段。

第一节　成人基础生命支持

一、概述

1. 定义

（1）心搏骤停（cardiac arrest，CA）：指心脏射血功能突然终止，造成全身血液循环中断、呼吸停止和意识丧失。导致心搏骤停的病理生理学机制最常见的为快速型室性心律失常（心室颤动和室性心动过速），其次为缓慢型心律失常或心脏停搏，较少见的为无脉性电活动（pulseless electrical activity，PEA）。心搏骤停发生后，由于脑血流突然中断，10 s 左右患者即可出现意识丧失，如在 4 ~ 6 min 黄金时段及时救治，存活概率较高，否则将发生生物学死亡，罕见自发逆转者。心搏骤停常是心脏性猝死的直接原因。

（2）心肺复苏术（cardiopulmonary resuscitation，CPR）：是指当呼吸终止及心脏停搏时，以人工呼吸代替患者自主呼吸，以心脏按压形成暂时的人工循环并诱发患者心脏自主搏动的一种急救技术。

（3）基础生命支持技术（basic life support，BLS）：又称为现场急救，是指在事发的现场，对患者实施及时、有效的初步救护，是指专业或非专业人员进行徒手抢救。一旦有意外发生时，可立即做出正确的判断与处理，为急救赢得时间，为患者的进一步治疗奠定基础。

2. 目的

（1）及时发现和确定心搏骤停的患者。

（2）维持患者的循环和呼吸，阻止人体从临床死亡向生物学死亡进展。

（3）恢复患者自主呼吸、循环。

3. 生存链　是指最大限度增加心搏骤停患者存活率所需的必要措施。生存链的每个环节既相互独立，又彼此环环相扣，如果任何一个环节出现中断，都会降低取得良好预后的概率。环境和年龄段不同，生存链中的措施也有所不同。具体的生存链包括：儿童院内急救生存链、儿童院外急救生存链、成人院内急救生存链、成人院外急救生存链。

（1）成人院内急救生存链包括：①及早识别与预防；②启动应急反应系统；③高质量 CPR；④除颤；⑤心搏骤停恢复自主循环后治疗；⑥康复（图 5-15-1）。

（2）成人院外急救生存链包括：①启动应急反应系统；②高质量CPR；③除颤；④高级心肺复苏；⑤心搏骤停恢复自主循环后治疗；⑥康复（图5-15-2）。

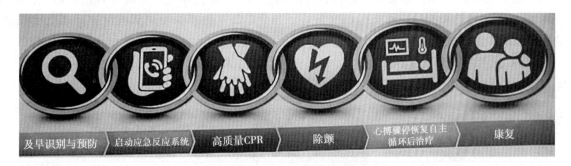

图5-15-1 成人院内急救生存链

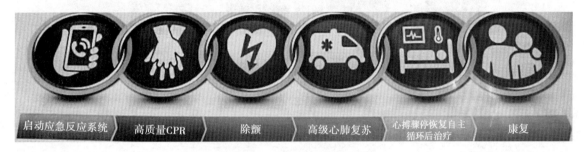

图5-15-2 成人院外急救生存链

4. **心肺复苏基本框架** 每个人都可以成为拯救心搏骤停患者生命的施救者（图5-15-3）。施救者使用的特定CPR技能取决于若干可变因素，比如培训程度、经验以及信心（即施救者技能熟练度）。其他可变因素包括患者类型（儿童和成人）、可用设备以及其他施救者。在现场只有一名施救者的情况下，如果施救者仅接受过有限的培训，或施救者接受过培训但可使用的设备有限，则可以进行单纯按压式CPR。接受过更多培训的施救者可以进行30：2 CPR（胸外按压次数与人工呼吸次数的比例为30：2）。如果现场有多名施救者，则可进行由多名施救者协作的CPR。

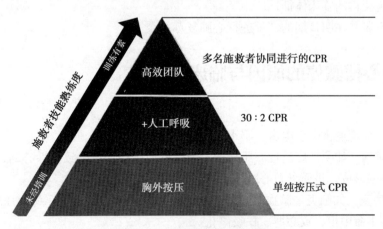

图5-15-3 构建CPR金字塔

（1）单纯按压式CPR：如果目击一名心搏骤停的施救者，只接受过很少的培训，并且现场没有其他施救者以及可用设备，则可只对患者进行胸外按压，直到有其他人提供帮助。

（2）30：2 CPR：接受过BLS培训的施救者在发现有心搏骤停的患者时，可以按照30：2（胸外按压次数：人工呼吸次数）的比例，进行胸外按压和人工呼吸。

（3）高效团队：三名急救人员接到急救指令，要对一名心搏骤停的患者进行救治，可以进行由多名施救者协作的 CPR：施救者 1 进行胸外按压；施救者 2 使用球囊面罩装置进行通气；施救者 3 使用 AED。施救者 3 还需要充当 CPR 教练的角色。CPR 教练协助团队成员进行高质量 CPR，并确保尽量减少胸外按压中断，从而增加复苏成功的机会。

5. **CPR 主要组成部分（CABD）** ①胸外按压（人工循环）；②气道；③呼吸；④除颤（图5-15-4）。

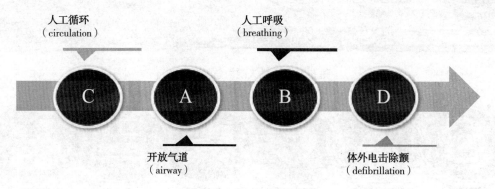

图 5-15-4　CPR 主要组成部分

二、适应证

心搏骤停患者。

三、禁忌证

无绝对禁忌证，下列情况可不实施心肺复苏：
1. 如实施心肺复苏，可能导致产生更严重或致命的损害，如严重胸部外伤患者。
2. 出现不可逆死亡的临床体征。
3. 有效的已签名并注明日期的"不进行心肺复苏指令"。

四、呼吸心搏骤停的原因与临床表现

（一）原因

1. **意外事故**　如遭遇雷击、电击、溺水、自缢、窒息等。

2. **器质性心脏病**　如急性广泛性心肌梗死、急性心肌炎等均可导致室性心动过速、心室颤动、三度房室传导阻滞的形成，进而导致心脏停搏。

3. **神经系统病变**　如脑炎、脑血管意外、脑部外伤等疾病致脑水肿、颅内压增高，严重者可因脑疝发生，损害生命中枢，致心搏、呼吸停止。

4. **手术和麻醉意外**　如麻醉药剂量过大、给药途径有误、术中气管插管不当、心脏手术或术中出血过多致休克等。

5. **水、电解质及酸碱平衡紊乱**　严重的高血钾和低血钾均可引起心搏骤停；严重的酸碱中毒，可通过血钾的改变最终导致心脏停搏。

6. 药物中毒或过敏　如洋地黄类药物中毒、安眠药中毒、化学农药中毒、青霉素过敏等。

（二）临床表现

1. 突然面色死灰、意识丧失　轻摇或轻拍并大声呼喊，观察患者是否有反应，如确无反应，说明患者意识丧失。

2. 大动脉搏动消失　因颈动脉表浅，且颈部易暴露，一般作为判断的首选部位。颈动脉位于气管与胸锁乳突肌之间，可用示指、中指指端先触及气管正中，男性可先触及喉结，然后滑向颈外侧气管与肌群之间的沟内，触之有无搏动。

3. 呼吸停止　应在保持气道开放的情况下进行判断。可通过听有无呼气声，或用面颊部靠近患者的口鼻感觉有无气体逸出，脸转向患者观察胸腹部有无起伏。

4. 瞳孔散大　须注意，心搏骤停 60 s 左右才会出现瞳孔散大，且有些患者可始终无瞳孔散大现象，同时药物对瞳孔的改变也有一定的影响。

5. 皮肤苍白或发绀　一般以口唇和指甲等末梢处最明显。

6. 心尖搏动及心音消失　听诊无心音。心电图表现为心室颤动或心室停顿，偶尔呈缓慢而无效的心室自主节律（心电 - 机械分离）。

7. 伤口不出血　心搏骤停时虽可出现上述多种临床表现，但其中以意识丧失、呼吸心搏骤停最为重要。由于 BLS 技术的实施要求必须分秒必争，因此，在临床工作中不能待心搏骤停的各种表现均出现后再行抢救。一定注意不要因听心音、测血压、做心电图而延误宝贵的抢救时间。

五、操作前准备（以成人院内 CPR 为例）

1. 评估并解释

（1）评估：评估患者意识、呼吸、大动脉搏动，在 10 s 内完成。患者无意识，无呼吸或喘息，大动脉搏动未触及。

（2）解释：向患者家属做好解释，并签署知情同意书。如患者家属放弃抢救，则停止 CPR 操作。

2. 患者准备　患者无意识，无呼吸或喘息，大动脉搏动未触及。

3. 环境准备　环境宽敞、明亮、安全，适宜抢救。

4. 操作者准备　操作者穿工作服，戴帽子、口罩，戴手套。

5. 物品准备

（1）人工呼吸的隔离装置［首选便携面罩（图 5-15-5），其次为人工呼吸面膜或纱布］、普通手套、血压计、听诊器、手电筒或医用瞳孔笔、速干手消毒液、简易呼吸气囊、除颤仪或 AED、心电监护仪、吸氧装置等急救用物。

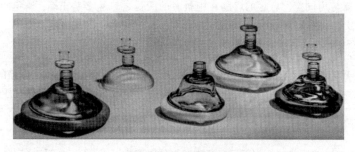

图 5-15-5　便携面罩

（2）其他：医疗垃圾桶和可回收垃圾桶等。

六、操作规程及要点与说明

（一）单人 CPR（表 5-15-1）（图 5-15-6）

表 5-15-1　单人 PCR 操作规程及要点与说明

操作规程	要点与说明
1. 确认现场安全：携用物到达现场，评估环境：周围环境安全；施救者已做好个人防护	• 脱离可能的危险环境后施救，戴手套
2. 检查患者有无反应：双手拍患者肩膀，分别对准其双耳大声呼唤："喂，喂，你还好吗？"，判断患者意识情况	• 轻拍重唤，不可剧烈晃动；轻拍双肩，避免拍打患者身体的其他部位
3. 若患者没有反应，则立即通过移动设备启动应急反应系统或向周围人呼救，并请求协助（携 AED）。记录抢救开始时间	• 立刻启动应急反应系统，取来 AED 或派人去取
4. 将患者仰卧于地面上或硬板床上（否则身下垫一硬板），使头、颈、躯干、四肢平直无弯曲，双手放于躯干两侧	
5. 解开衣服，必要时解开腰带	
6. 评估患者的呼吸和脉搏：同时评估患者呼吸和脉搏（图 5-15-7），以便尽早开始进行 CPR，评估时间不超过 10 s。①如果患者呼吸正常，并且能摸到患者的脉搏，则监测患者情况；②如果患者呼吸不正常，但能摸到其脉搏：按照每 6 s 1 次或每分钟 10 次的速率进行人工呼吸。大约每 2 min 检查一次脉搏。如果摸不到患者的脉搏，则需要进行高质量 CPR。如果怀疑患者使用了阿片类药物，请遵循当地急救规程为患者使用纳洛酮；③如果患者呼吸不正常或呈濒死叹息样呼吸并且没有脉搏（图 5-15-8），则立即进行高质量的胸外心脏按压	• 评估时间不超过 10 s，颈动脉位置正确并大声计数
7. 开始进行高质量的胸外心脏按压，如有可能，尽早使用除颤仪或 AED	
（1）定位：两乳头连线的中点胸骨正中（图 5-15-9）	• 定位准确
（2）手法：十指相扣、手掌根部靠紧胸壁、下面的五指离开胸壁（图 5-15-10）	• 手法规范
（3）姿势：施救者两腿与肩同宽，患者的肩膀在施救者的两腿之间，施救者与患者的肢体保持一拳的距离；双肘关节伸直，双前臂与患者的胸壁垂直。按压时看向患者面部（图 5-15-11）	• 姿势正确，避免冲击式按压；按压时观察患者病情变化
（4）按压频率：100 ~ 120 次 / 分	• 对所有心搏骤停的患者均按此按压速率，大声计数按压次数
（5）按压深度：胸骨下陷 5 ~ 6 cm	
（6）下压 / 回弹比为 1：1：按压时掌根部不可离开胸壁，使胸廓充分回弹	• 确保胸廓完全回弹，促使血流流向心脏

续表

操作规程	要点与说明
8. 人工呼吸	
（1）按压30次，即1个周期后，检查清理口腔（如有活动性义齿需取出）（图5-15-12），开放气道：通常用仰头提颏法（耳垂线与地面垂直）（图5-15-13）	• 正确选择开放气道的手法；保持呼吸道通畅，保证有效的人工呼吸
（2）吹气：①施救者使用便携面罩，以鼻梁作为参照，将便携面罩正确放置在患者面部（图5-15-14），使用靠紧患者头顶的手，将示指和拇指放在面罩的顶部边缘，另一手拇指放在面罩的底部边缘，其余手指放在下颌骨缘并提起下颌。进行仰头提颏，以开放气道。当提起下颌时，用力完全按住面罩的边缘，使面罩紧密贴合患者面部（图5-15-15）。②如果用人工呼吸面膜或纱布，将按压前额的手的拇指和示指捏紧患者鼻翼两侧，另一手提起下颔，将患者的口唇张开，盖上人工呼吸面膜或纱布（两层为宜）（图5-15-16）	• 正确使用人工呼吸装置
（3）施救者双唇包绕密封便携面罩口含嘴或患者口周，用鼻平静吸气，均匀缓慢吹气，吹气时间大于1 s；吹气时眼睛余光可见患者胸廓隆起，见胸廓起伏后双唇离开便携面罩的口含嘴或放松捏鼻翼的手指，观察呼气。连续吹气两次	• 按每6 s 1次或每分钟10次的速率给予急救呼吸；送气时间至少1 s；可见胸廓隆起
9. 按压/呼吸比为30∶2	• 按压30次，人工呼吸2次；在10 s之内继续进行胸外按压
10. 尽早使用除颤仪或AED：如果除颤仪检测心电示波为心室颤动或AED检测到可电击心律，则给予1次电击。电击完成立即进行CPR	• 如果AED到达现场，立即进行电击；电击完成继续进行2 min CPR
11. 复苏成功评估：进行5个30∶2的周期后进行评估：颈动脉搏动、自主呼吸、口唇和甲床颜色、瞳孔、血压情况。评估时间不超过10 s。口述：颈动脉搏动恢复，自主呼吸恢复，口唇和甲床颜色转红润，瞳孔回缩、对光反射敏感，测量血压，收缩压大于60 mmHg。心肺复苏成功，记录抢救结束时间。进行进一步的生命支持，未恢复时继续操作	• 全面、规范评估抢救效果，继续进行下一步高级生命支持
12. 复苏后处理：检查有无复苏并发症，整理衣物，摆复苏后体位	• 头偏向一侧，给予高流量吸氧
13. 洗手，口述，补写抢救记录	• 记录开始时间、抢救过程、抢救效果及结束时间

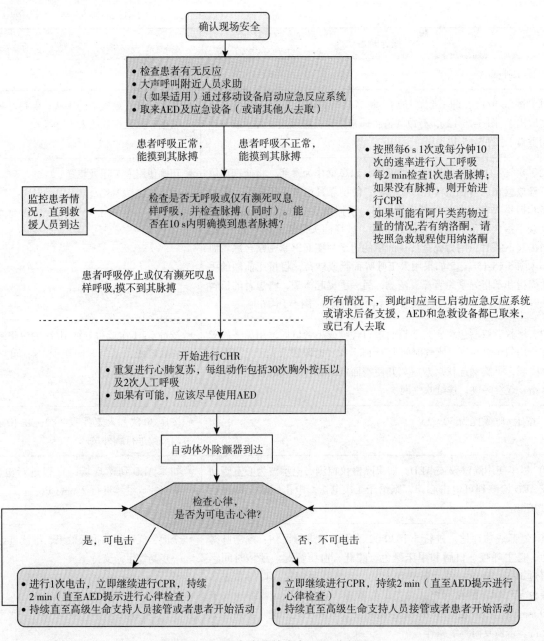

确认现场安全

- 检查患者有无反应
- 大声呼叫附近人员求助
- （如果适用）通过移动设备启动应急反应系统
- 取来AED及应急设备（或请其他人去取）

患者呼吸正常，能摸到其脉搏 / 患者呼吸不正常，能摸到其脉搏

- 按照每6 s 1次或每分钟10次的速率进行人工呼吸
- 每2 min检查1次患者脉搏；如果没有脉搏，则开始进行CPR
- 如果可能有阿片类药物过量的情况，若有纳洛酮，请按照急救规程使用纳洛酮

监控患者情况，直到救援人员到达

检查是否无呼吸或仅有濒死叹息样呼吸，并检查脉搏（同时）。能否在10 s内明确摸到患者脉搏？

患者呼吸停止或仅有濒死叹息样呼吸，摸不到其脉搏

所有情况下，到此时应当已启动应急反应系统或请求后备支援，AED和急救设备都已取来，或已有人去取

开始进行CHR
- 重复进行心肺复苏，每组动作包括30次胸外按压以及2次人工呼吸
- 如果有可能，应该尽早使用AED

自动体外除颤器到达

检查心律，是否为可电击心律？

是，可电击 / 否，不可电击

- 进行1次电击，立即继续进行CPR，持续2 min（直至AED提示进行心律检查）
- 持续直至高级生命支持人员接管或者患者开始活动

- 立即继续进行CPR，持续2 min（直至AED提示进行心律检查）
- 持续直至高级生命支持人员接管或者患者开始活动

图 5-15-6　医务人员的成人 BLS 流程图

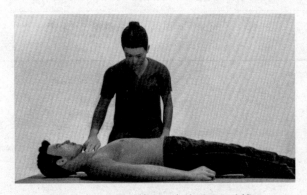

图 5-15-7　同时检查患者的呼吸和脉搏

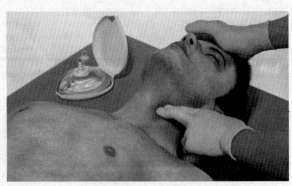

图 5-15-8　触摸颈动脉

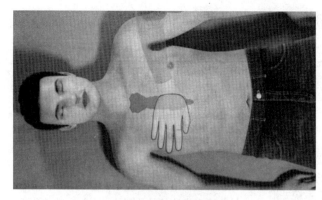

图 5-15-9　按压位置

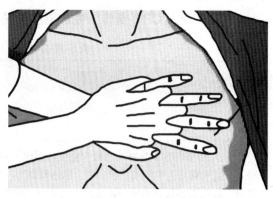

图 5-15-10　按压手法

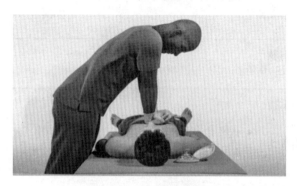

图 5-15-11　按压姿势

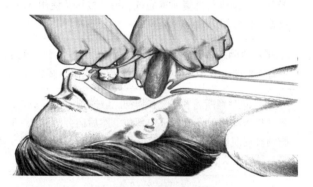

图 5-15-12　检查清理口腔

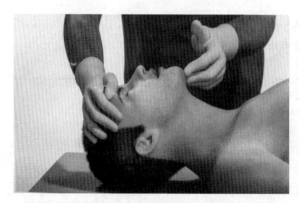

图 5-15-13　开放气道手法

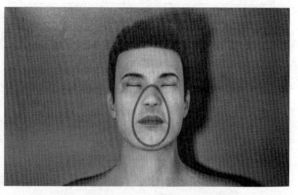

图 5-15-14　放置面罩的正确位置

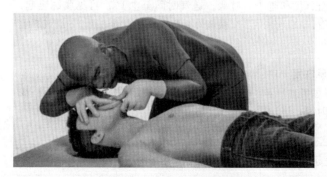

图 5-15-15　正确使用便携面罩

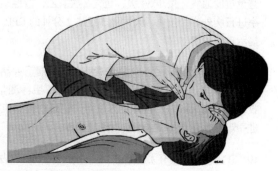

图 5-15-16　口对口人工呼吸

（二）双人 CPR 操作流程及要点与说明（表 5-15-2）（图 5-15-17）

表 5-15-2　双人 PCR 操作流程及要点与说明

操作规程	要点与说明
1. 甲：迅速评估现场是否安全，周围环境是否安全，施救者已做好个人防护	• 脱离可能的危险环境后予以施救，戴手套
2. 甲：判断患者意识并启动急救应急反应系统：双手拍患者肩膀，分别对双耳大声呼喊"喂，喂，你还好吗"，判断患者意识情况。如意识丧失，请另一名施救者乙启动应急反应系统并取来 AED（如有更多施救者到达现场，合理分配任务。其他施救者可以帮助进行球囊面罩通气、胸外按压及使用 AED）。记录抢救开始时间	• 轻拍重唤，不可剧烈晃动；轻拍双肩，避免拍打患者身体的其他部位；立刻启动应急反应系统；两人合理分工
3. 甲：协助患者仰卧于硬板或地面上，使头、颈、躯干、四肢平直无弯曲，双手放于躯干两侧，解开衣服，必要时解开腰带	
4. 甲：同时判断患者呼吸和搏动。触摸颈动脉搏动时，用示指和中指指腹先触及气管正中部位，然后向旁滑移 2 ~ 3 cm，在胸锁乳突肌内侧轻轻向后触摸颈动脉搏动。下达指令：患者呼吸、脉搏消失，立即进行胸外心脏按压	• 评估时间小于 10 s；立刻下达指令
5. 甲：胸外心脏按压，同单人 CPR 按压方法，按压 30 次并大声计数	• 进行高质量的胸外心脏按压
6. 甲：检查清理口腔，检查并取出义齿，清理口鼻腔异物、分泌物。选择人工呼吸隔离装置，进行人工呼吸 2 次，继续胸外按压	• 确保有效的人工呼吸
7. 乙：取来 AED 和简易呼吸气囊。①打开 AED 电源；②按照标识将电极片贴到患者裸露的胸部，避免将电极片贴在衣物、药贴或植入式装置上；③把 AED 的连接电缆接到 AED 装置上；④"让所有人远离"患者，以便 AED 分析患者心律；⑤ AED 用几秒钟的时间进行分析，并且会提示是否需要电击。如 AED 建议电击，则会提示"让所有人远离患者"，按电击键给予电击	• 规范操作 AED；电击时注意安全
8. 甲：使用简易呼吸气囊进行人工呼吸，观察患者胸廓隆起，避免过度通气，按压 30 次、送气 2 次。乙：按照最佳深度和速率进行胸外心脏按压，大约做 5 组或 2 分钟的 CPR 后，AED 会提示重复步骤	• 按每 6 s 1 次或每分钟 10 次的速率给予急救呼吸；送气时间至少 1 s；可见胸廓隆起，交换胸外心脏按压，继续进行 2 min 或 5 组的 CPR；轮换按压间隔时间不超过 5 s
9. 判断复苏效果：乙：评估患者肤色转红润、大动脉恢复、自主呼吸恢复、瞳孔缩小、对光反射恢复。甲：测量患者血压，收缩压≥60 mmHg。心肺复苏成功，记录抢救结束时间，进行进一步的生命支持。未恢复时继续操作	• 全面、规范评估抢救效果；继续进行下一步高级生命支持
10. 甲、乙：检查有无复苏并发症，整理衣物，摆复苏后体位	• 头偏向一侧，给予高流量吸氧
11. 甲、乙：同时洗手，甲口述：补写抢救记录	• 记录开始时间、抢救过程、抢救效果及时间

如果施救现场有 2 个人，应遵循"针对医务人员的成人 BLS 流程图"，进行协作施救患者。

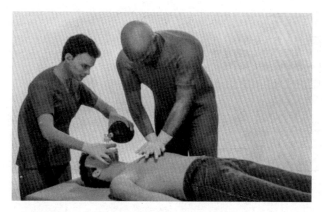

图 5-15-17　双人实施 CPR

七、相关知识点

（一）高质量胸外按压要素

CPR 的基础是高质量胸外按压。在 CPR 期间，按压患者胸部可以将血液从心脏泵送到脑部，并输送到身体的其他部位。每次停止胸外按压时，从心脏向大脑和其他器官输送的血流量会显著减少。继续进行胸外按压后，需要按压数次，才能使血流量恢复到按压中断前的水平。因此，胸外按压中断越频繁、时间越长，输送到大脑和重要脏器的血液就越少。

1. **患者体位**　患者仰卧于坚实、平坦的表面上，如地板或背板。
2. **按压 - 通气比**　30 次按压后进行 2 次人工呼吸。
3. **按压频率**　100 ~ 120 次 / 分。
4. **按压深度**　5 ~ 6 cm。
5. **胸廓回弹**　在每次按压后，使胸廓完全回弹（重新扩张）。
6. **胸外按压中断**　应尽量减少胸外按压中断。胸外按压中断越短，预后越好。

（二）胸外按压替代方法

如果施救者有关节病（如关节炎），在进行胸外按压时难以达到所需深度，可遵循下列方法。

1. 一手放在胸骨上，以便按压胸部。
2. 用另一手握住第一只手的手腕，以便在按压胸部时，为其提供支持（图 5-15-18）。

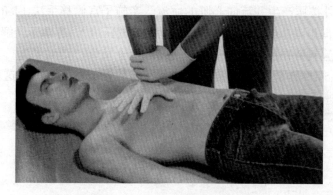

图 5-15-18　成人胸外按压替代方法

（三）类似阿片类药物中毒的成人 BLS（图 5-15-19）

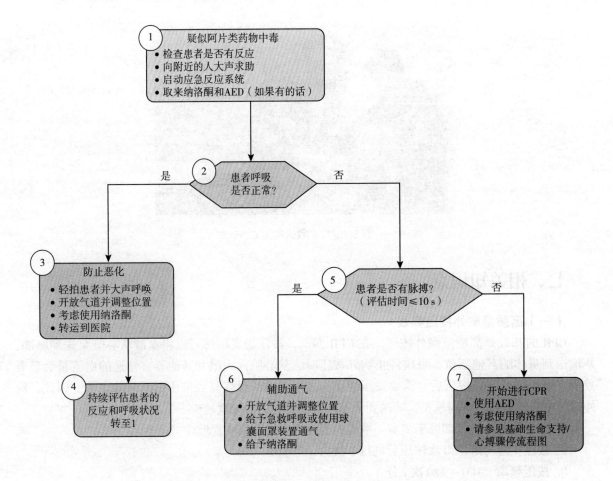

图 5-15-19 针对阿片类药物中毒成人 BLS 流程图

（四）孕妇的成人 BLS

1. 对于心搏骤停的孕妇，不可延迟进行胸外按压。高质量的 CPR，包括提供呼吸支持和及早进行干预治疗，可增加孕妇和胎儿的存活率。如果没有对孕妇及时进行 CPR，则会危及孕妇和胎儿的生命。对孕妇进行高质量的胸外按压和人工呼吸，就像对其他心搏骤停患者进行急救时一样（图 5-15-20）。

2. 针对孕妇进行胸外按压

（1）请注意，特征明显的孕妇（妊娠大约满 20 周）在平躺时，子宫会压迫腹部的大血管，这种压迫会影响通过胸外按压产生并流向心脏的血流。实施子宫侧移手法（left uterine displacement，LUD）（即徒手将子宫向患者左侧移位，以减轻对大血管的压迫），有助于缓解这种压迫。

（2）如果有其他施救者在场，并且施救者接受过专业培训，则除了进行高质量的 BLS 外，还要持续进行 LUD（图 5-15-21）。当孕妇复苏成功后，将其置于左侧卧位。这可能有助于促进血液回流至孕妇的心脏，进而流向胎儿。

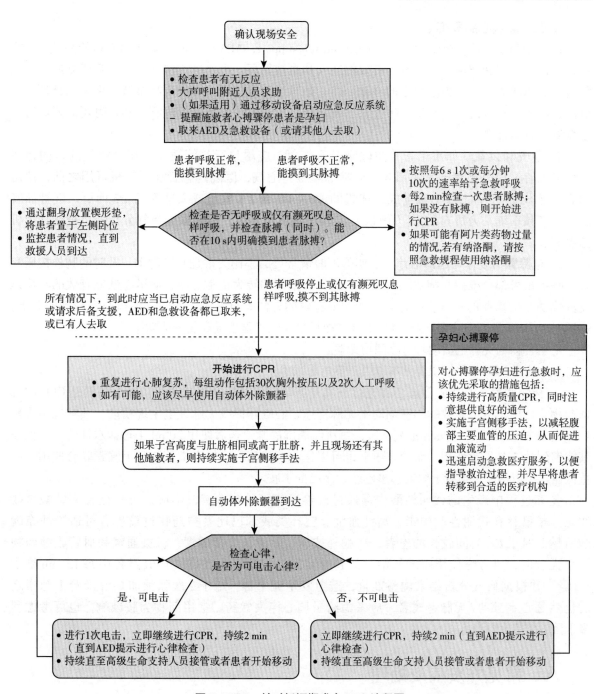

图 5-15-20　针对妊娠期成人 BLS 流程图

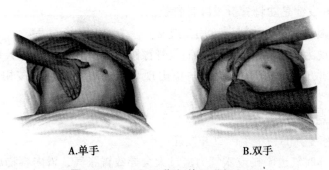

A.单手　　　　　　　　B.双手

图 5-15-21　CPR 期间徒手进行 LUD

（五）高级心肺复苏

高级心肺复苏即高级生命支持（advanced life support，ALS），是在基础生命支持的基础上，应用辅助设备、特殊技术等建立更为有效的通气和血液循环。主要措施包括气管插管建立通气、除颤转复心律成为血流动力学稳定的心律、建立静脉通道并应用必要的药物维持已恢复的循环。心电图、血压、脉搏血氧饱和度、呼气末二氧化碳分压测定等必须持续监测，必要时还需要进行有创血流动力学监测。

1. **通气和供氧** 如果患者自主呼吸没有恢复，应尽早行气管插管，充分通气的目的是纠正低氧血症。院外患者通常用面罩、简易球囊维持通气，医院内患者在呼吸机可用之前，使用球囊-面罩通气，挤压 1 L 容量成人球囊的 1/2～1/3 或 2 L 容量成人球囊的 1/3 即可，气管插管后，通气频率统一为每 6 s 1 次（10 次 / 分）。呼吸机可用后，需要根据血气分析结果进行呼吸机参数调节。

2. **电除颤、复律与起搏治疗** 心搏骤停时最常见的心律失常是心室颤动。及时的胸外按压和人工呼吸虽可部分维持心脑功能，但极少能将心室颤动转为正常心律，而迅速恢复有效的心律是复苏成功至关重要的一步。终止心室颤动最有效的方法是电除颤，时间是治疗心室颤动的关键，每延迟 1 min，复苏成功率下降 7%～10%，故尽早除颤可显著提高复苏成功率。

心脏停搏与无脉电活动时电除颤均无益。

注：电除颤的相关知识详见本章第三节电除颤术。

3. **药物治疗** 心搏骤停患者在进行心肺复苏时应尽早开通静脉通道。肾上腺素是 CPR 的首选药物。可用于电击无效的心室颤动及无脉室速、心脏停搏或无脉性电生理活动。其常规用法是 1 mg 静脉推注，每 3～5 min 重复 1 次，每次经周围静脉给药后使用 20 ml 生理盐水冲管，以保证其能够到达心脏发挥作用。血管升压素也可以作为一线药物，但不推荐与肾上腺素联合使用。严重低血压可以给予去甲肾上腺素、多巴胺、多巴酚丁胺。

复苏过程中产生的代谢性酸中毒通过改善通气可得到改善，不应过分积极补充碳酸氢盐纠正。早已存在代谢性酸中毒、高钾血症、三环类或苯巴比妥类药物过量患者可适当补充碳酸氢钠。对于 CA 时间较长的患者，在胸外按压、除颤、气管插管、机械通气和血管收缩药物治疗无效时，可考虑使用碳酸氢钠。其起始量为 1 mmol/kg，在持续 CPR 过程中每 15 min 给予 1/2 量，并根据血气分析结果调整剂量，避免发生碱中毒。给予 2 次除颤加 CPR 及肾上腺素之后仍然是心室颤动 / 无脉室速者，应考虑给予抗心律失常药。常用药物为胺碘酮，也可考虑利多卡因。

八、常见并发症及处理

（一）胸骨、肋骨骨折、气胸、血胸

心肺复苏主要的并发症是肋骨骨折及胸骨骨折。

1. **原因** 主要原因是按压手法错误，用力过猛。

2. **临床表现** 表现为胸廓异常隆起，可扪及骨擦感、叩诊异常，胸部 X 线可辅助诊断。

3. **处理措施** 采取正确的按压手法是防止出现骨折的重要措施。按相应骨折、气胸、血胸处理。

（二）呕吐、窒息

呕吐、窒息是心肺复苏的另一个严重并发症。

1. **原因** 心肺复苏时气道不畅或吹气力量过大会导致胃胀气、胃内容物反流，进而导致窒息。

2. **临床表现** 腹部膨隆，胃内容物溢出。

3. **处理措施**　在进行人工通气时一定保证气道开放，以及避免过量、过快通气。心肺复苏时间较长时应留置胃管排气。

（三）腹腔脏器破裂

1. **原因**　按压位置、手法错误，用力过猛等。

2. **临床表现**　如肝、脾破裂，临床表现为血压下降，面色苍白，腹部体检移动性浊音阳性，腹部 B 超或 CT、诊断性腹腔穿刺辅助诊断。

3. **处理措施**　必要时抗休克、手术治疗。

九、复苏后处理措施

1. **原发致心搏骤停疾病治疗**　应进行全面的心血管系统及相关因素的评价，仔细寻找引起心搏骤停的原因，鉴别是否存在诱发心搏骤停的"5H"（低血容量 hypovolemia、缺氧 hypoxia、酸中毒 hydrogenion、低钾血症 hypokalemia、高钾血症 hyperkalemia）和"5T"（张力性气胸 tension pneumothorax、心脏压塞 cardiac tamponade、中毒 toxins、肺栓塞 pulmonary thrombosis、冠脉血栓形成 coronary thrombosis）可逆病因，并对心搏骤停的病因和诱因进行积极治疗。

2. **维持有效循环**　心搏骤停后常出现血流动力学不稳定，导致低血压、低心排血量。其原因可能是容量不足、血管调节功能异常和心功能不全。应在监测心功能的同时，积极进行容量复苏，并根据血气分析结果纠正酸中毒。同时监测心率和心律，积极处理影响血流动力学稳定的心律失常。

3. **维持呼吸**　自主循环恢复后，患者可有不同程度的呼吸系统功能障碍，一些患者可能仍然需要机械通气和吸氧治疗。

4. **防治脑缺氧和脑水肿**　亦称脑复苏。脑复苏是心肺复苏最后成功的关键，应重视对复苏后神经功能的连续监测和评价，积极保护神经功能。主要措施：①降温：复苏后昏迷患者应将体温降至 32～36℃，并至少维持 24 h；②脱水；③防治抽搐；④高压氧治疗；⑤促进早期脑血流灌注。

5. **防治急性肾衰竭**　应注意维持有效的心脏和循环功能，避免使用对肾有损害的药物。

6. **其他**　及时发现和纠正水、电解质紊乱与酸碱失衡，防治继发感染。对于肠鸣音消失和机械通气伴有意识障碍患者，应留置胃管，并尽早应用胃肠道营养。

第二节　球囊 - 面罩通气术

一、概述

1. **定义**　球囊 - 面罩又称简易呼吸气囊，是为无呼吸或呼吸不正常的患者提供正压通气的一种简易工具。球囊 - 面罩通气（bag-mask ventilation，BMV）具有供氧浓度高、操作简便等特点。与气管插管相比，在改善组织缺氧方面同等有效。

2. **球囊 - 面罩的结构组成**　由一个有弹性的球囊、三通呼吸阀门、衔接管、储氧袋和面罩组成，在球囊后面空气入口处有单向阀门，以确保球囊舒张时空气能单向流入，其侧方有氧气入口，连接氧气后，使用储氧袋，可以提高给氧浓度（图 5-15-22）。

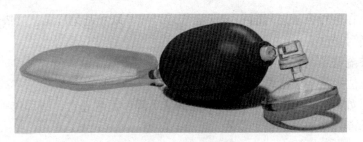

图 5-15-22　球囊面罩装置

二、适应证

主要用于途中、现场或临时替代呼吸机的人工通气。

三、禁忌证

1. 中等以上活动性咯血。
2. 颌面部外伤或严重骨折。
3. 大量胸腔积液。

四、操作前准备

1. 评估患者并解释
（1）评估：评估患者病情，排除禁忌证。
（2）解释：向患者或家属做好解释，取得配合。
2. 患者准备　去枕仰卧，头后仰体位。
3. 环境准备　环境清洁、宽敞、明亮，适宜操作。
4. 操作者准备　穿工作服，戴帽子、口罩，戴手套。
5. 物品准备　球囊 - 面罩装置、型号适宜的面罩、听诊器、血压计、辅助供氧装置等急救设备、速干手消毒液等。

五、操作规程及要点与说明（表 5-15-3）

表 5-15-3　球囊面罩通气法操作规程及要点与说明

操作规程	要点与说明
▲ 单人操作法	
1. 确认环境安全，做好个人防护	• 评估环境的安全性，戴手套
2. 判断患者无呼吸或呼吸不正常，立刻开始对患者进行通气，记录抢救开始时间	• 患者无呼吸或濒死样喘息
3. 检查清理口腔，清除口腔中义齿和咽喉部任何可见的异物，松解衣领。若对气管插管或气管切开患者使用球囊面罩，应先将痰液吸净后再应用	• 保持呼吸道通畅，保证有效的人工呼吸

续表

操作规程	要点与说明
4. 检查球囊 - 面罩，性能完好	
5. 开放气道：可采取推举下颌法（图 5-15-23）	• 手法正确
6. 操作者位于患者头部的正上方位置	
7. 以鼻梁作为参照，将面罩正确放置在患者的面部。在提起下颌以保持气道开放时，使用"E-C"手法，将面罩固定在正确的位置（图 5-15-24）	• 球囊放置位置正确，面罩不得压到眼部
①使头部后仰；②将面罩放在患者脸上，较窄一端位于患者的鼻梁处（图 5-15-25）；③在面罩的侧面，用一手的拇指和示指形成一个"C"形，把面罩的边缘压向面部；④用其余手指提起下颌角，三根手指形成一个"E"形。开放气道，使面部紧贴面罩	• 正确使用"E-C"手法，不可过于用力按压面罩，因为过于用力可能会压低患者下颌，阻塞气道
8. 挤压球囊进行通气，同时观察胸廓可见隆起，面罩内有雾气	• 不论是否连接辅助供氧装置，每次通气都需要持续 1 s；按照每 6 s 1 次或每分钟 10 次的速率进行通气；挤压 1 L 容量成人球囊的 1/2 ~ 2/3 或 2 L 容量成人球囊的 1/3 量即可，可见胸廓隆起；避免过度通气
9. 通气过程中观察患者通气效果、皮肤颜色、听诊呼吸音、生命体征和血氧饱和度等参数	• 全面、规范评估通气效果，确保生命体征稳定
10. 整理患者，摆复苏体位，进行下一步治疗，记录抢救结束时间	
11. 球囊面罩消毒备用，洗手，补写抢救记录	• 记录抢救时间、过程、效果、结束时间
▲ 双人操作法	
2 名施救者按照以下方式合作	• 2 名施救者合作进行球囊面罩通气，效果更好，效率更高
1. 根据球囊面罩通气方法（单人）部分所述的步骤，施救者 1 应在患者头部正上方的位置，开放气道并正确放置球囊面罩装置。该施救者应该注意，不可过于用力地按压面罩，因为过于用力按压可能会压低患者下颌，阻塞气道	• 施救者 1 位于头侧，用"E-C"手法固定面罩
2. 施救者 2 在患者身体一侧，挤压球囊。余下的操作同单人操作步骤（图 5-15-26）	• 施救者 2 位于身体一侧，同单人操作进行通气

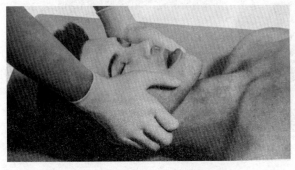

图 5-15-23 推举下颌法开放气道

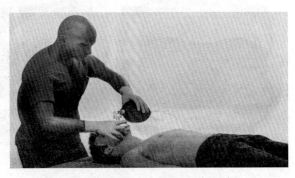

图 5-15-24 E-C 手法握住面罩

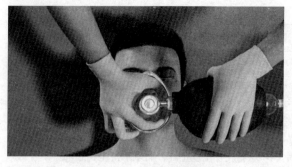

图 5-15-25 面罩放置方法

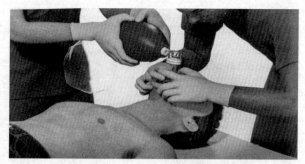

图 5-15-26 双人施救球囊面罩通气

第三节 电除颤术

一、概述

1. 定义

（1）心脏电复律（synchronous cardioversion）：是用电能治疗异位性快速心律失常，使之转复为窦性心律的一种方法。根据发放脉冲是否与心电图的 R 波同步，分为同步电复律和非同步电复律。启用同步触发装置用于转复心室颤动以外的各类异位性快速心律失常，为同步电复律；不启用同步触发装置，可在任何时候放电，主要用于转复心室颤动，为非同步电复律，亦称除颤。

（2）电除颤术（defibrillation）：是利用高能量的脉冲电流，在瞬间通过心脏，使全部或大部分心肌细胞在短时间内同时除极，抑制异位兴奋性，使具有最高自律性的窦房结发放冲动，恢复窦性心律。根据电极板放置的位置，除颤还可分为体外和体内两种方式，后者常用于急症开胸抢救者。本节主要阐述人工体外除颤。由于直流电的电压、电能电脉冲宽度可控制在一定范围，比较安全，自 1961 年 Lown 报告应用直流电成功转复室性心动过速以来，一直广泛应用直流电进行电除颤。

2. 目的 纠正和治疗心室颤动和无脉搏室性心动过速，恢复窦性心律，维持血流动力学稳定。

3. 临床上常见除颤仪 ①非自动体外除颤仪（图 5-15-27）；②自动体外除颤仪（或称 AED）（图 5-15-28）。

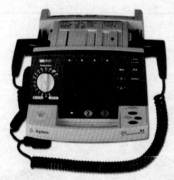
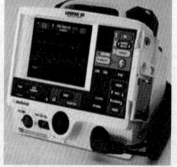

图 5-15-27 非自动体外除颤仪

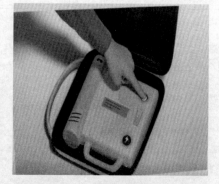

图 5-15-28 自动体外除颤仪（AED）

4. 单向波和双向波（图 5-15-29）

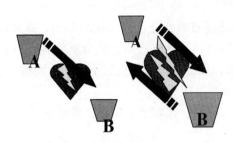

图 5-15-29　单向波和双向波

（1）单向波：单向电流，电击是单向传递，从"A"到"B"，一个大的能量一次性穿过患者的心脏。研究表明，单相波能造成患者心肌损伤。

（2）双向波：双向电流，电击的方向是从"A"到"B"然后返回"A"，利用这项技术可以大大减小通过心脏的电流量，从而减少心肌组织的损伤。除颤成功与否的关键因素是电流，而选择的能量只是产生电流的手段，要求在正确的时间让足够的电流有足够的时间流过心脏的全部心肌细胞（表 5-15-4）。

表 5-15-4　电除颤能量选择

电复律类型	心律失常类型	单向波能量（J）	双向波能量（J）
同步	心房颤动	200	120 ~ 200
	心房扑动	50 ~ 100	50 ~ 100
	阵发性室上性心动过速		
	单型性室性心动过速	100	100
非同步	无脉性室性心动过速	360	150 ~ 200
	心室颤动和心室扑动	360	150 ~ 200

二、适应证

1. 心室颤动、心室扑动者。
2. 无脉性室性心动过速者。

三、禁忌证

1. 心室静止（心电图示呈直线）无脉电活动。先通过药物或心脏按压转为可除颤波后方可除颤。
2. 肺动脉内膜剥脱术患者。

四、操作前准备

【非自动体外除颤仪】
1. **评估**　评估患者是否为突发意识丧失，其大动脉搏动是否消失，以及是否合并抽搐、发绀。

如有心电监测，快速判断心律失常类型，是否为心室颤动或室性心动过速。

解释：向患者家属做好解释沟通，签署知情同意书。

2. **患者准备** 除颤仪未到达前对患者进行高质量的 CPR，除颤仪到达后确保患者去枕卧于坚硬的平面上，检查并除去身上的金属及导电物质，充分暴露胸部；了解患者有无安装起搏器；如果汗液多，用纱布擦净胸壁汗液，保持除颤部位皮肤干燥、无辅料、皮肤完好。

3. **环境准备** 环境清洁、宽敞、安全。

4. **操作者准备** 操作者穿工作服，戴帽子、口罩，戴手套。

5. **物品准备**

（1）心脏除颤器、导电糊 1 支、纱布、简易呼吸气囊、供氧装置、急救药品等抢救物品。

（2）其他：速干手消毒液、医疗垃圾桶和可回收垃圾桶等。

五、操作规程及要点与说明（表 5-15-5）

表 5-15-5 电除颤操作规程及要点与说明

操作规程	要点与说明
1. 确认环境安全，做好个人防护	• 戴手套
2. 呼叫患者，判断意识	• 快速评估，时间不超过 10 s
3. 立即呼救，迅速携体外除颤仪（图 5-15-27）等急救物品及药品到达患者床旁；记录抢救开始时间	• 除颤仪未到达前，确保患者去枕平卧于坚硬平面上，先对患者进行高质量 CPR
4. 确认体外除颤仪的附件齐全（电极板、电极线、电池、电极片、电源线、导电膏）；连接电源，开机，确认仪器性能良好。贴电极片，避开除颤部位，正确连接导联线	• 将旋钮旋至"手动"位置（图 5-15-30）
5. 监测患者心律，若为心室颤动，立即进行电除颤	• 分析患者心律（评估心律时需停止对患者的一切操作），确认心室颤动或无脉性室性心动过速，需要电除颤
6. 充分暴露除颤部位，评估除颤部位皮肤完好、干燥，无敷料	• 暴露胸部，评估患者身上无金属及导电物质，无安装起搏器；如汗液多，用纱布擦净胸壁汗液
7. 正确选择除颤模式和能量，双向波 200 J	• 选择非同步双向波；单项波能量选择 360 J；儿童 2 J/kg，第二次可增加至 4 J/kg，不超过 10 J/kg 或成人最大能量
8. "C"形涂抹电极膏，双板放电面无触碰	• 用专用导电糊而非医用超声耦合剂，或每个电极板上垫以 4～6 层生理盐水湿纱布
9. 电极板位置正确	• 电极板的位置：①前 - 侧位：心尖电极板放在左乳头外下方或左腋前线第 5 肋间（心尖部）；胸骨电击板放在胸骨右缘锁骨下或 2～3 肋间（心底部）；②前 - 后位：心尖电极板放在左侧心前区标准位置，而胸骨电击板置于左 / 右背部肩胛下区，此方法适用于电极贴片；③两电极板之间的距离应超过 10 cm；④植入永久性起搏器的患者，电极板放在距离起搏器的脉冲发生器距离 >10 cm 处，除颤后检查起搏器的功能

续表

操作规程	要点与说明
10. 电极板与皮肤紧密接触，除颤时，双臂加压	• 两电极板充分接触皮肤并稍加压
11. 再次确认心电图为心室颤动，按"充电"按钮充电至所选择的能量	• 再次评估心电示波；将体外除颤仪充电至所选择的能量
12. 环顾四周并高声喊"不要接触患者或病床"，确保所有人员安全	• 放电前进行安全确认
13. 双手拇指同时按压除颤手柄上"放电"按钮，放电	• 电极板不要立即离开胸壁，应稍停片刻；禁止对空放电或相向放电；严禁湿手接触电极板
14. 观察心电图，2 s 内判断是否恢复窦性心律	• 评估除颤效果
15. 除颤完成后，立即开始胸外按压，无耽搁；大约做完 5 组或 2 min 的 CPR 后，观察心电示波、有无其他并发症，了解除颤效果，必要时再次准备除颤	• 除颤后大多数患者会出现数秒钟的非灌流心律，需立即给予 5 个循环（大约 2 min）的高质量胸外心脏按压，增加组织灌注
16. 继续监测患者病情变化；擦干患者胸壁的导电糊，整理床单位及除颤仪，按分类做好医疗废物处置，洗手，记录	• 持续监测患者生命体征；将除颤仪上的旋钮旋至"断"位（图 5-15-30），清洁电极板，充电备用；填写体外除颤仪使用记录
17. 向患者及家属说明病情（可口述）	

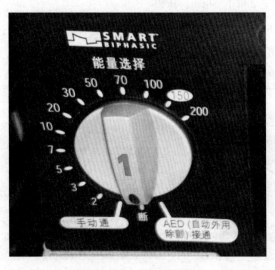

图 5-15-30 除颤仪旋钮

六、自动体外除颤仪（AED）

1. **定义** AED 是一种轻型便携式电脑化装置，可识别需要给予电击的异常心律，然后，便可给予电击以终止异常心律，从而使心脏恢复正常节律。AED 操作简单，非专业人员和医务人员都可使用，安全尝试除颤。AED 多用于院外施救。

2. **AED 结构组成** 主机（电源按钮和电击按钮）、带电缆的电极片、电池。

3. AED 操作规程及要点与说明（表 5-15-6）

表 5-15-6 操作 AED 规程及要点与说明

操作规程	要点与说明
1. 打开便携箱，开启 AED 电源。在打开 AED 盖子或便携箱时，有些装置会自动开启电源，应遵循 AED 提示	• 首先打开电源
2. 遵循 AED 电极片上的放置方式，将 AED 电极片贴到患者裸露的胸部。避免将电极片贴在衣物、药贴或植入式装置上，针对成人患者的 AED 电极片放置方式（图 5-15-31）	• 按照电极片上的标识贴到患者裸露的胸部
3. 把 AED 的连接电缆接到 AED 装置上（有些 AED 已预先连接）（图 5-15-32）	• 按照提示操作
4. "让所有人远离患者"，以便 AED 分析患者心律（图 5-15-33）	• 分析心律时停止按压，所有人远离患者
①如果 AED 发出提示，请在心律分析期间，确保让所有人远离患者，确保无人接触患者，包括负责人工呼吸的施救者；②有些 AED 会提示按下按钮，让 AED 开始分析心律；而另外一些 AED 则会自动开始进行分析，AED 可能花几秒钟的时间进行分析；③ AED 会告知是否需要对患者进行电击	• 等待 AED 分析心律，大约需几秒钟时间
5. 如果 AED 建议电击，则会提示"让所有人离开患者"，然后按下"电击"按钮，给予电击（图 5-15-34）	• 按照提示进行电击
①在给予电击前，大声传达"让所有人远离患者"的指令；②环顾四周，必须确保无人接触患者；③按下"电击"按钮	
6. 在 AED 不建议电击情况下，或者在给予电击后，应立即进行 CPR，先从胸外按压开始	• 电击后立刻进行 2 min CPR
7. 大约做完 5 组或 2 min 的 CPR 后，AED 会提示重复步骤 4 和步骤 5	• 根据 AED 提示重复操作步骤

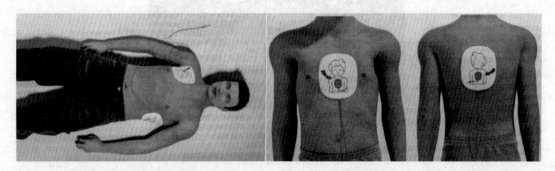

图 5-15-31　针对成人的 AED 电极片放置方式

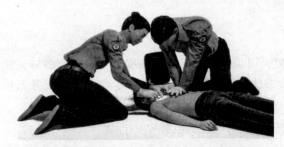

图 5-15-32　贴电极片、连接电极线

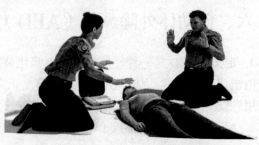

图 5-15-33　分析心律时远离患者

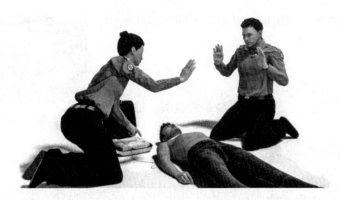

图 5-15-34　让所有人离开患者，操作者按下"电击"按钮

七、常见并发症及处理

（一）皮肤烧伤

1. **原因**　此并发症最常见，主要原因为除颤时，电极板按压不紧，导致导电糊涂抹不均匀或太少。

2. **临床表现**　多数表现为有局部红斑或轻度肿胀。

3. **处理措施**　一般无需特别处理，可自行缓解。

（二）心肌损伤

1. **原因**　多因使用过大电击能量或反复多次电击所致。

2. **临床表现**　心电图表现为 ST-T 改变，肌钙蛋白及血清酶（CK-MB）轻度升高，大多数在数小时或数天（5～7 天）后恢复正常。

3. **处理措施**　轻者密切观察，严重者予以相应处置，给予营养心肌药物等对症处理。

（三）急性肺水肿

1. **原因**　可能与电击后左室、左房的功能不良有关。老年人心功能储备差，更易诱发。个别患者可能与肺栓塞有关。

2. **临床表现**　急性肺水肿表现（电复律的患者）。

3. **处理措施**　立即给予相应处理，即给予利尿、扩血管等治疗。

4. **其他**　心律失常、体循环栓塞等。

第四节　人工气道的建立

人工气道（artificial airway）是指运用各种辅助设备及特殊技术，在生理气道与空气或其他气源之间建立的有效连接，以保证气道通畅，维持有效通气。紧急人工气道技术大致可分为确定性和非确定性。所谓确定性人工气道是指能保证可靠的、有效的通气并适宜长时间使用，而非确定性人工气道则相反，但其具有操作简便、易于掌握的优点，常常在急救早期救急时应用。

一、口咽通气管置入术

口咽通气管置入术（oropharyngeal airway insertion）是指将口咽通气管插入到口咽部，使其维持气道通畅的技术。口咽通气管是一种由硬橡胶或硬塑料制成的"J"形、中空的人工气道（图 5-15-35），其弯曲度与舌及软腭相似。主体包括翼缘、牙垫、咽弯曲度三部分，随着口咽通气管型

号的增大，其形状和长度逐渐增加，以适应不同年龄和不同
体型的患者使用。

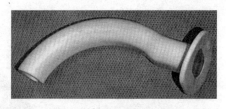

图 5-15-35　口咽通气管

【适应证】

1. 有自主呼吸的昏迷患者。

2. 舌后坠致呼吸道梗阻，气道分泌物多需吸引，抽搐时防舌咬伤。

3. 同时有气管插管时，取代牙垫作用。

【禁忌证】

口咽通气管不可用于清醒患者，因其可引起恶心、呕吐、呛咳、喉痉挛和支气管痉挛等反射，导管移位时还会使气道梗阻。此外，当患者有下列情况时应慎用：①口腔及上、下颌骨创伤；②咽部气道占位性病变；③喉头水肿、气管内异物、哮喘、咽反射亢进患者；④门齿有折断或脱落危险的患者；⑤呕吐频繁者。

【优点】

1. 简单、方便、实用，易于固定。

2. 保持呼吸道通畅，无鼻黏膜的刺激。

3. 早期建立人工呼吸。

4. 吸痰过程中可以不中断吸氧。

【操作前准备】

1. **评估患者并解释**

（1）评估：评估患者病情、生命体征、意识及合作程度；评估患者的口腔、咽部及气道分泌物情况，舌后坠情况及有无活动性义齿。

（2）解释：向患者家属解释操作目的、方法，取得理解与配合。

2. **患者准备**　患者取平卧位，头向后仰。使口、咽、喉三轴线尽量重叠。清除口腔及咽部分泌物，保持呼吸道通畅。

3. **环境准备**　环境清洁、宽敞、明亮，适宜操作。

4. **操作者准备**　操作者穿工作服，戴帽子、口罩，戴手套。

5. **物品准备**

（1）治疗车上层：口咽通气管、清洁手套、手电筒，必要时准备压舌板、开口器、吸痰装置、胶布或导管固定装置、速干手消毒液。

（2）治疗车下层：可回收垃圾桶及医疗垃圾桶。

【操作规程及要点与说明】（表 5-15-7）

表 5-15-7　口咽通气管置入术操作规程及要点与说明

操作规程	要点与说明
1. 操作者着工作服，戴帽子、口罩，洗手	• 若为传染病患者，操作者做好个人防护
2. 查对患者信息（查看腕带）	• 防止差错事故
3. 评估患者病情，用手电筒检查口腔情况，排除禁忌证。向患者或家属解释操作目的，取得合作	• 正确评估操作指征，无口腔疾患
4. 评估环境：环境清洁，光线充足，适宜操作	
5. 洗手	• 接触患者后再次洗手

续表

操作规程	要点与说明
6. 准备并检查物品：①治疗车上层：选择合适的口咽通气管、清洁手套、手电筒，必要时准备压舌板、开口器、胶布或导管固定装置、速干手消毒液。②治疗车下层：可回收垃圾桶和医疗垃圾桶。必要时备吸痰装置	• 准备不同型号的口咽通气管（图5-15-35）
7. 携用物至患者床旁，戴手套，取合适体位，必要时吸净口腔及咽部分泌物	• 昏迷患者取平卧位，头后仰，使口、咽、喉三轴线尽量重叠；保持呼吸道通畅
8. 根据患者门齿至耳垂或下颌角的距离选择合适的口咽通气管型号，打开口咽通气管外包装	• 选择合适的口咽通气管，长度为口角至耳垂或下颌角的距离。选择的原则是宁长勿短、宁大勿小，因为口咽通气管太短则不能经过舌根而达不到开放气道的目的
9. 置管：方法有两种：反向插入法和横向插入法。①反向插入法：把口咽通气管的咽弯曲部分向腭部插入口腔，当其内口接近口咽后壁时，即将其旋转180°，顺势向下推送，弯曲部分下面压住舌根，上面抵住口咽后壁；②横向插入法：将口咽通气管咽弯曲凹面部分朝向一侧的脸颊内部插入，然后在插入过程中朝着咽后壁旋转90°向下翻转口咽通气管，使其弯曲部分凹面向下压住舌根进入	• 合适的口咽通气管位置应使其末端位于患者的上咽部，将舌根与口咽壁分开，使下咽部到声门的气道通畅；置管时动作轻柔，避免门齿折断、悬雍垂损伤、咽部出血等并发症的发生
10. 检测人工气道是否通畅：以手掌放于口咽通气管外口，感觉有无气流，或以少许棉絮放于外口，观察有无随患者呼吸的运动。还应观察胸壁运动幅度和听诊双肺呼吸音。检查口腔，以防止舌或唇夹置于牙和口咽通气管之间	• ①密切观察有无导管脱出而致阻塞气道的情况；②口咽通气管外口可盖一层生理盐水纱布，既湿化气道又防止吸入异物；③严密观察病情变化，做好气管插管等抢救准备
11. 取舒适体位，向家属交代注意事项	• 防止脱管；及时清理呼吸道分泌物，防止误吸等
12. 整理患者床单位及用物，按分类做好医疗废物处理，脱手套，洗手，记录	• 记录口咽通气管的型号、置管过程、患者情况、时间、签名等

二、鼻咽通气管置入术

鼻咽通气管置入术（nasopharyngeal airway insertion）是指将鼻咽通气管插入鼻咽部，使其维持气道通畅的技术。鼻咽通气管是一个类似于气管插管的软管道（图5-15-36），适用于舌后坠所致的上呼吸道梗阻的患者。由于其对咽喉部的刺激性较口咽通气管小，清醒或浅麻醉患者更易耐受。

【适应证】

1. 各种原因引起的不完全呼吸道梗阻，不能使用或耐受口咽通气管或使用口咽通气管效果不佳者。

2. 牙关紧闭，不能经口吸痰，防止反复经鼻腔吸引引起鼻腔黏膜损伤者。

【禁忌证】

1. 颅底骨折、脑脊液耳鼻漏者。

2. 鼻腔各种疾患，如鼻息肉、鼻腔畸形、鼻外伤、鼻腔炎症等。

3. 鼻腔出血或有出血倾向者。

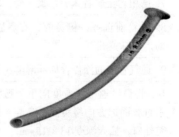

图 5-15-36　鼻咽通气管

【操作前准备】

1. **评估患者并解释**

（1）评估：评估患者病情、生命体征、意识及合作程度；评估患者的鼻腔、呼吸、气道分泌物及血氧饱和度的情况。

（2）解释：向患者或家属解释操作目的、方法，取得理解与配合。

2. **患者准备**　患者取仰卧位，观察其神志、鼻腔、呼吸及血氧饱和度的情况。

3. **环境准备**　环境清洁、宽敞、明亮，适宜操作。

4. **操作者准备**　操作者穿工作服，戴帽子、口罩，戴手套。

5. **物品准备**

（1）治疗车上层：鼻咽通气管、清洁手套、手电筒、棉签、治疗碗、生理盐水或冷开水、胶布或导管固定装置、弯盘、速干手消毒液，必要时备含局部麻醉药的医用润滑剂、血管收缩类药物、吸痰装置等。

（2）治疗车下层：可回收垃圾桶及医疗垃圾桶。

【操作规程及要点与说明】（表 5-15-8）

表 5-15-8　鼻咽通气管置入术操作规程及要点与说明

操作规程	要点与说明
1. 操作者着工作服，戴帽子、口罩，洗手	• 若为传染病患者，操作者做好个人防护
2. 查对患者信息（查看腕带）	• 防止差错事故
3. 评估患者病情，询问患者或家属有无鼻腔手术史，手电筒检查鼻腔，排除禁忌证；向患者或家属解释操作目的，取得合作	• 鼻腔通畅，鼻腔黏膜完整，鼻中隔无弯曲
4. 评估环境：环境清洁，光线充足，适宜操作	
5. 洗手	• 接触患者后再次洗手
6. 准备并检查物品：①治疗车上层：鼻咽通气管、清洁手套、棉签、手电筒、治疗碗、生理盐水或冷开水、胶布或导管固定装置、弯盘、速干手消毒液，必要时备含局部麻醉药的医用润滑剂、血管收缩类药物、吸痰装置等。②治疗车下层：可回收垃圾桶及医疗垃圾桶	• 准备不同型号的鼻咽通气管，比较通气管的外径和患者鼻孔的内腔，使用尽可能大又易于通过鼻腔的导管，长度为患者鼻尖到耳垂的距离
7. 携用物至患者床旁，戴手套，取合适体位，清洁鼻腔	• 必要时吸净呼吸道分泌物，保持呼吸道通畅
8. 插管前选择一侧鼻腔，在鼻腔内滴入适量血管收缩药物，如麻黄碱等	• 以减少鼻腔出血的风险
9. 通气管表面涂以含局部麻醉药的医用润滑剂并塑形	• 以便插入顺畅
10. 将鼻咽通气管弯度向下、弧度朝上、内缘口向下，沿垂直鼻面部方向缓缓插入鼻腔，直至通气管的尾部抵住鼻腔外口，插入深度 13~15 cm	• 插入动作应轻柔、缓慢，遇有阻力不应强行插入，可回撤 1 cm 左右，稍稍旋转导管直至无阻力感再继续插入
11. 再次评估气道是否通畅	• 以解除舌后坠、鼾声消失、呼吸通畅为标准
12. 置管成功后，妥善固定	• 以免脱出
13. 整理患者床单位及用物，按分类做好医疗废物处理，脱手套，洗手，记录	• 记录鼻咽通气管的型号、置管过程、患者情况、时间，签名等
14. 置管后处理：保持鼻咽通气管通畅，做好气道湿化（可口述）	• 鼻孔与鼻咽通气管间涂油，及时清除鼻腔分泌物；防止鼻黏膜干燥出血

三、喉罩置入术

喉罩置入术（laryngeal mask implantation）是指将喉罩经口插入，使其勺状套囊口覆盖于喉的入口，可以行短时机械通气的技术。喉罩是介于面罩和气管插管之间的一种维持呼吸道通畅的新型装置，多由硅胶或塑料制成（图5-15-37）。

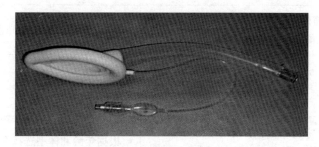

图 5-15-37　喉罩

【适应证】

1. 短时的外科手术。

2. 困难气道估计难以气管内插管的患者。

3. 颈椎活动度差等原因引起气道异常，不宜用喉镜和气管内插管患者。

4. 紧急情况下人工气道的建立和维持。

【禁忌证】

1. 张口度<2.5～3.0 cm。

2. 咽部病变，如血管瘤、组织损伤等。

3. 喉部或喉以下气道梗阻者。

4. 肺顺应性下降或气道阻力增高者。

5. 存在增加胃内容物反流和呼吸道误吸危险者，如未禁食、饱胃、肥胖、怀孕超过14周、有多处或大的创伤、急性胸腹部外伤、禁食前使用过阿片类药物、肠梗阻、食管裂孔疝等。

【操作前准备】

1. **评估患者并解释**

（1）评估：评估患者病情、生命体征、意识及合作程度；评估患者的口腔、呼吸、气道分泌物及血氧饱和度的情况，以及是否禁食等情况。

（2）解释：向患者或家属解释操作目的、方法，取得理解与配合。

2. **患者准备**　患者取平卧位或侧卧位，清除口腔、气道分泌物，保持气道通畅。

3. **环境准备**　环境清洁、宽敞、明亮，适宜操作。

4. **操作者准备**　操作者穿工作服，戴帽子、口罩，戴手套。

5. **物品准备**

（1）治疗车上层：合适型号的喉罩、清洁手套、手电筒、液体石蜡、注射器、胶布、速干手消毒液、简易呼吸气囊、听诊器、吸痰装置等。

（2）治疗车下层：可回收垃圾桶及医疗垃圾桶。

【操作规程及要点与说明】（表 5-15-9）

表 5-15-9　喉罩置入术操作规程及要点与说明

操作规程	要点与说明
1. 操作者着工作服，戴帽子、口罩，洗手	• 传染病患者做好个人防护
2. 查对患者信息（查看腕带）	• 防止差错事故
3. 评估患者病情，手电筒检查口腔，排除禁忌证；向患者或家属解释操作目的，取得合作	• 无口腔疾患，使用喉罩前患者禁食
4. 评估环境：环境清洁，光线充足，适宜操作	
5. 洗手	• 接触患者后再次洗手
6. 准备并检查物品：①治疗车上层：合适型号的喉罩、清洁手套、手电筒、液体石蜡、注射器、胶布、速干手消毒液、简易呼吸气囊、听诊器、吸引装置等。②治疗车下层：可回收垃圾桶及医疗垃圾桶	• 根据年龄和体型选择合适的喉罩（表 5-15-10），行漏气检查，在喉罩勺状套囊的背面做适度润滑备用
7. 携用物至患者床旁，戴手套，取合适体位，清洁口腔	• 患者取仰卧位；清洁口腔、气道分泌物，保持气道通畅
8. 石蜡油涂抹喉罩前端	• 减少对口腔黏膜的损伤
9. 置入喉罩：①左手推患者下颌或下唇使其张口，右手持喉罩，罩口朝向患者下颌方向，将喉罩顶向患者硬腭方向置入口腔；②用示指保持对喉罩头侧的压力，送入喉罩至下咽基底部，直至感到有明显阻力；③用另一手固定导管外端，退出示指，充气使喉罩自行密闭，可见导管自行向外退出约 1.5 cm	• 根据喉罩套囊容量，适量充气
10. 位置判断：会厌位于喉罩的勺状凹陷内，罩内的通气口正对声门为喉罩的最佳位置	• 通过连接简易呼吸器行正压通气进行初步判断，如胸廓起伏良好，听诊咽喉部无明显的漏气，多提示喉罩位置良好
11. 妥善固定	• 防止脱出
12. 使用过程中加强观察，及时清除气道分泌物	• 喉罩不能防止胃内容物误吸
13. 注意观察喉罩使用后患者的呼吸改善情况，听诊双肺呼吸音	• 喉罩不适用于长期机械通气者
14. 整理患者床单位及用物，按分类做好医疗废物处理，脱手套，洗手，记录	• 记录喉罩的型号、操作过程、患者情况、时间、签名等
15. 如拔出喉罩，尽量避免咽喉刺激（可口述）	• 避免恶心、呕吐而导致误吸

表 5-15-10 喉罩型号

喉罩型号	套囊容量（ml）	喉罩型号	套囊容量（ml）
1.0	4	3.0	20
1.5	7	4.0	30
2.0	10	5.0	40
2.5	14		

四、环甲膜穿刺术

环甲膜穿刺术（cricothyroid membrane puncture）是在确切的气道建立之前，迅速提供临时路径进行有效气体交换的一项急救技术，是施救者通过用刀、穿刺针或其他任何锐器，从环甲膜处刺入，建立新的呼吸通道，快速解除气道阻塞和（或）窒息的急救方法。当气管插管不成功或面罩通气不充分时，环甲膜穿刺是急诊非手术方式提供通气支持的紧急治疗措施。

【适应证】

1. 急性上呼吸道完全或不完全阻塞，尤其是声门区阻塞，严重呼吸困难不能及时气管切开建立人工气道者。

2. 牙关紧闭经鼻插管失败者，为喉、气管内其他操作准备。

3. 气管内给药者。

【禁忌证】

1. 紧急情况下无绝对禁忌证。

2. 明确气道梗阻平面在环甲膜水平以下及有严重凝血功能障碍者。

【操作前准备】

1. **评估患者并概述解释**

（1）评估：评估患者病情、生命体征、意识及合作程度；评估患者穿刺指征，排除禁忌证。

（2）解释：向患者或家属解释操作目的、方法，取得理解与配合，签署知情同意书。

2. **患者准备** 患者取平卧或斜坡卧位，头部保持正中，尽可能使颈部后仰或垫肩。

3. **环境准备** 环境清洁、宽敞、明亮，适宜操作。

4. **操作者准备** 操作者穿工作服，戴帽子、口罩，洗手。

5. **物品准备**

（1）环甲膜穿刺针或粗针头、无菌手套、安尔碘或 0.5% 聚维酮碘、无菌棉签、胶布、10 ml 注射器、2% 盐酸利多卡因注射液、0.9% 氯化钠注射液、一次性无菌洞巾、球囊面罩、吸氧装置、记号笔、速干手消毒液等。

（2）其他：医疗垃圾桶、可回收垃圾桶、肩垫等。

【操作规程及要点与说明】（表 5-15-11）

表 5-15-11 环甲膜穿刺术操作规程及要点与说明

操作规程	要点与说明
1. 操作者着工作服，戴帽子、口罩，洗手	• 若为传染病患者，操作者需做好个人防护
2. 评估患者病情，排除禁忌证。向患者家属解释操作目的，取得合作，签署知情同意书	• 环甲膜穿刺仅仅是呼吸复苏的一种急救措施，不能作为确定性处理，初步复苏成功、呼吸困难缓解、危急情况好转后，应立即行气管切开或立即做消除病因的处理，所以，应做好家属的解释工作
3. 评估环境：环境清洁，光线充足，适宜操作	
4. 洗手	• 接触患者后再次洗手
5. 准备并检查物品：环甲膜穿刺针或粗针头、无菌手套、安尔碘或 0.5% 聚维酮碘、无菌棉签、胶布、10 ml 注射器、2% 盐酸利多卡因注射液、0.9% 氯化钠注射液、一次性无菌洞巾、球囊面罩、吸氧装置、记号笔、速干手消毒液；医疗垃圾桶、可回收垃圾桶、肩垫	• 物品齐全，穿刺针完好、通畅，无菌物品均在有效期内
6. 取平卧或斜坡卧位，头部保持正中，尽可能使颈部后仰或垫肩	
7. 标记穿刺点位置	• 在甲状软骨下缘及环状软骨上缘之间正中可以触摸到一凹陷，标记此处为穿刺点
8. 局部消毒：以穿刺点为中心，由内向外进行消毒；消毒 3 遍，消毒不留空隙，每次消毒范围小于前一次，消毒直径 15 cm 以上	• 紧急情况下可以不消毒
9. 戴无菌手套，助手协助打开一次性无菌洞巾，铺巾	• 紧急情况下可以不戴手套和铺巾
10. 局麻：用 2% 的利多卡因行穿刺部位皮下浸润麻醉，注射前均要抽吸	• 临床上大多因损伤小及情况紧急，争取时间而不行麻醉
11. 穿刺：用左手示指和拇指固定此处皮肤，右手持针，针尖斜面朝上，朝气管纵向与颈正中线呈 45° 进针，注意勿用力过猛，通过皮肤、筋膜及环甲膜，有落空感即表示针尖已进入喉腔或气管	• 进针不宜过深，避免损伤气管后壁黏膜
12. 拔出内芯，接 10 ml 注射器，回抽有气体；或棉絮纤维放置在穿刺针口观察，见纤维随呼吸摆动可判断进入气道内	• 确认穿刺成功；如穿刺部位有明显出血应及时止血，以免血液流入气管内
13. 固定穿刺针	• 防止脱出或移位
14. 经穿刺针接氧气管、球囊面罩或呼吸机给患者输氧，或进行气管内给药	• 如遇血凝块或分泌物阻塞穿刺针头，可用注射器注入空气，或用少许生理盐水冲洗，以保证其通畅
15. 术后处理：监测患者生命体征，整理用物，按分类做好医疗废物处置，脱手套，洗手，并进行详细穿刺记录	• 密切观察患者生命体征，补写抢救记录
16. 患者病情稳定后尽早行气管切开术；如患者病情好转，已行气管切开术或气管给药完毕，需拔出穿刺针；拔出前后在穿刺针周围消毒，无菌纱布压迫并固定（可口述）	• 作为一种应急措施，穿刺针留置时间不宜超过 24 h

【常见并发症及处理】

1. 出血

（1）对凝血功能障碍者穿刺应慎重。

（2）出血量较大者，考虑行气管切开术，插入带气囊的套管，防止血液流入气管，并积极采取止血措施。

2. **食管受损** 穿刺方向错误或用力过猛所致。疑有食管损伤者，先予以进食或鼻饲，一般可以自行愈合。如果长期不愈合，则需要手术修补。

3. **皮下及纵隔积气** 穿刺后不可长时间通气，尽早进行气管切开术。积气较少可不处理；皮下积气量较多者行皮下切开放气；纵隔积气量较多者行胸腔闭式引流。

五、气管内插管术（经口）

气管内插管术（tracheal intubation）是指将一特制的导管经口通过声门直接插入气管内的技术。根据插管时是否用喉镜显露声门，分为明视插管和盲探插管。临床急救中最常用的是经口明视插管术。

【目的】 清除呼吸道分泌物或异物，解除上呼吸道阻塞，进行有效人工呼吸，增加肺泡有效通气量，减少气道阻力及无效腔，为气道雾化或湿化提供条件。

【适应证】

1. 呼吸、心搏骤停行心、肺、脑复苏者。

2. 呼吸衰竭、呼吸肌麻痹、呼吸抑制需有创机械通气者。

3. 呼吸道分泌物不能自行咳出而需直接清除或吸出气管内痰液者。

4. 误吸患者插管吸引，必要时行肺泡冲洗术者。

5. 使用面罩控制通气困难的患者，如无牙的患者。

6. 患有影响呼吸道通畅疾病如下颌后缩、巨舌症、声门上或声门下肿瘤及肿瘤压迫气道者。

7. 各种全麻需人工或机械控制通气。

【禁忌证】

气管插管没有绝对的禁忌证。然而，当患者有下列情况时操作应慎重：

1. 喉头水肿或黏膜下血肿、急性喉炎、插管创伤引起的严重出血等。

2. 颈椎骨折或脱位。

3. 肿瘤压迫或侵犯气管壁，插管可导致肿瘤破裂者。

4. 面部骨折。

5. 会厌炎。

【操作前准备】

1. 评估患者并解释

（1）评估：评估患者病情、生命体征、意识及合作程度；颈部有无损伤、口腔有无活动性义齿；评估患者插管指征，排除禁忌证。

（2）解释：向患者或家属解释操作目的、方法，取得理解与配合，签署知情同意书。

2. **患者准备** 患者取仰卧位，垫薄枕将头部抬高 10 cm，头后仰，使口、咽、气管基本重叠于一条轴线（图 5-15-38）。对呼吸困难或呼吸停止患者，插管前使用简易呼吸器给予患者 100% 的氧气进行充分通气，以免因插管费时而加重缺氧。

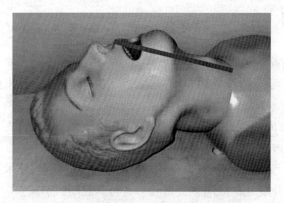

图 5-15-38　调整患者体位使上气道呈直线

3. **环境准备**　环境清洁、宽敞、明亮，适宜操作。

4. **操作者准备**　操作者穿工作服，戴帽子、口罩，洗手。

5. **物品准备**　备气管插管盘：喉镜（有成人、儿童、幼儿三种规格；镜片有直、弯两种类型，常用为弯形片，因其在暴露声门时不必挑起会厌，可减少对迷走神经的刺激）、型号合适的气管导管（图 5-15-39）[多采用带气囊的导管，婴幼儿选用无气囊导管。导管内径（ID）标号从 2.5 ~ 11.0 mm，每一号相差 0.5 mm，导管的选择应根据患者的性别、体重、身高等因素决定，紧急情况下无论男女都可选用 7.5 mm。小儿气管导管内径的选择，可利用公式做出初步估计：导管内径（mm）= 患儿年龄（岁）÷ 4 + 4.0]、导丝、牙垫、10 ml 或 20 ml 注射器、润滑剂、吸痰管、吸引器、球囊面罩（简易呼吸器）、手套、胶布、听诊器、速干手消毒液、可回收垃圾桶和医疗垃圾桶等。

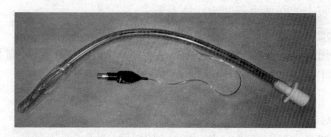

图 5-15-39　气管导管

【操作规程及要点与说明】（表 5-15-12）

表 5-15-12　经口气管内插管术操作规程及要点与说明

操作规程	要点与说明
1. 操作者着工作服，戴帽子、口罩，戴手套	• 做好个人防护
2. 评估患者病情，排除禁忌证。向患者家属解释操作目的，取得合作，签署知情同意书	• 向患者家属详细告知并签字
3. 评估环境：环境清洁，光线充足，适宜操作	
4. 摆放患者体位，推额抬颏，头下垫薄枕，气道开放满意	• 口、咽、喉呈一条直线
5. "E-C 手法"使用面罩球囊，加压去氮给氧 2 min，交给助手	• 面罩位置恰当，通气时无漏气，潮气量正确 400 ~ 600 ml，通气频率 10 次 / 分

续表

操作规程	要点与说明
6. 准备并检查用物：①选择合适的气管导管；②检查充气套囊是否漏气；③气管导管塑型满意置入导丝，确保导丝位于离气管导管前端开口 1 cm 处；④充分润滑气管导管；⑤喉镜镜片选择得当，检查喉镜灯光良好；⑥关闭灯光备用；⑦准备气管导管固定器、胶布；⑧挂听诊器；⑨备可回收垃圾桶和医疗垃圾桶	• 按操作顺序准备并摆放物品，以方便操作
7. 仰头提颏法开放气道，置入喉镜：操作者右手提颏张口并拨开上下唇，左手持喉镜，从右嘴角斜形置入。镜片抵咽喉部后转至正中位，将舌体推向左侧，此时可见到悬雍垂（此为声门暴露的第一个标志），然后顺舌背将喉镜片稍作深入至舌根，稍稍上提喉镜，即可看到会厌的边缘（此为声门暴露的第二个标志）。看到会厌边缘后，如用弯形喉镜片，可继续稍作深入，使喉镜片前端置于会厌与舌根交界处，然后上提喉镜即可看到声门	• 喉镜使用得当，手柄握位恰当，喉镜深度适中，声门暴露充分，以左手腕为支撑点，而不能以上门齿作为支撑点，无撬动门齿的声音。动作轻柔、准确，以防造成损伤；动作迅速，勿使缺氧时间过长而致心搏骤停
8. 暴露视野：充分吸引视野处分泌物	• 充分暴露，视野清楚
9. 置入导管：右手以持笔式持气管导管，沿患者的右口角置入，在明视声门的情况下将导管插入声门后，迅速拔除管芯，继续置管，直到气管导管的套囊进入声带下 3～4 cm 的位置	• 气管导管准确一次进入气管，过声门拔出导丝后继续插入导管，气管导管进入深度适当（置管的深度，自门齿起计算，男性 22～24 cm，女性 20～22 cm）。气管导管顶端距气管隆嵴大约 2 cm。小儿可参照公式：插管深度（cm）＝年龄 ÷2+12，过深或过浅均影响通气效果
10. 确认导管在气管内：放置牙垫，撤出喉镜。进行气囊充气，测量气囊压力，连接简易呼吸器，观察胸廓有无起伏	• 先放置牙垫，后撤喉镜，关闭喉镜光源；气囊一般需注入 5～10 ml 气体，气囊压力一般为 25～30 cmH_2O。动作迅速，勿使缺氧时间过长而致心搏骤停。从开始插管（打开喉镜）至插入气管完毕、开始第一次有效通气，全操作过程不超过 20 s。若 30 s 内插管未成功应先给予 100% 氧气吸入后再重新尝试
11. 确认导管位置：听诊两肺呼吸音是否清晰和对称	• 听诊 5 个部位确认导管位置正确，每个部位至少听诊 5 s。有条件可将气管导管与 CO_2 探测器或呼气末 CO_2 监测仪相连，出现正常的 PCO_2 波形是气管导管位于气管内的可靠指标
12. 固定：用长胶布妥善固定导管和牙垫，气囊充气后连接人工通气装置	• 应妥善固定导管，避免脱管
13. 头颅复位	• 复位头颅轻柔无摔响
14. 术后处理：整理用物，按分类做好医疗废物处置，脱手套，洗手，记录	• 评估患者是否存在非计划性拔管的危险因素，例如插入深度、导管的固定情况、气囊压力、吸痰管的选择、气道湿化、呼吸机管路支架的固定、患者躁动、心理状况等，及时制订防范计划，并做好交接班，应严密监测，详细记录

第五节 气管异物清除术——Heimlich

气道异物阻塞是导致窒息的紧急情况，如不紧急处理，往往危及生命。Heimlich 手法是一种简便有效的抢救食物、异物卡喉所致窒息的急救方法。通过给膈肌下软组织以突然向上的压力，驱使肺内残留的空气形成气流快速进入气管，去除堵在气管内的食物或异物。

【气道异物梗阻征象】

异物阻塞呼吸道的判断：①气道部分阻塞者，患者能用力咳嗽，但咳嗽停止时出现喘息声；气道完全阻塞者，患者不能说话和咳嗽，出现痛苦表情并用手掐住自己的颈部。②亲眼目睹异物被吸入者。③昏迷患者在开放气道后，仍无法进行有效通气者。

以上情况中，如患者出现特有的"窒息痛苦样表情"（手掐咽喉部"V"形手势），此即 Heimlich 征象。此时应立即询问："你卡着了吗？"如患者点头表示肯定，即可确定发生了呼吸道异物阻塞。如无以上表情，但观察到患者具有不能说话或呼吸，面色、口唇青紫，失去知觉等征象，亦可判断为呼吸道异物阻塞，应立即施行 Heimlich 手法施救。

【成人气道异物梗阻的处理】

1. **腹部冲击法（Heimlich 手法）**（图 5-15-40） 用于神志清楚的患者，此方法也适用于 1 岁以上的儿童。施救者站于患者身后，用双臂环抱其腰部，一手握拳，以拇指侧紧顶住患者腹部，位于剑突与脐的腹中线部位；另一手紧握该拳，用力快速向内、向上冲击腹部，反复冲击直至异物排出。

2. **自行腹部冲击法** 此为患者本人的自救方法，让患者一手握拳，用拳头拇指侧顶住腹部，部位同上；另一手紧握该拳，快速、用力向内、向上冲击腹部。如果不成功，患者应迅速将上腹部倾压于椅背、桌沿、护栏或其他硬物上，然后用力冲击腹部，重复动作，直至异物排出。

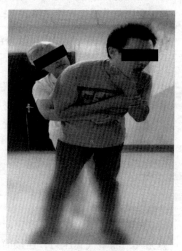

图 5-15-40 腹部冲击法

3. **胸部冲击法** 当患者处于妊娠末期或过度肥胖时，施救者无法用双臂环抱患者腰部，可使用胸部冲击法代替 Heimlich 手法。施救者站在患者身后，上肢放于患者腋下，将患者胸部环抱。一手的拇指侧在胸骨中线，避开剑突和肋骨下缘；另一手握住拳头，向后冲击，直至把异物排出。

4. **对意识丧失者的施救方法** 施救者应立即开始 CPR，按 30∶2 的按压 - 通气比例操作。如通气时患者胸部无起伏，重新摆放头部位置，注意开放气道，再次尝试通气。每次打开气道进行通气时，观察喉咙后面是否有堵塞物存在，如果发现易于移除的异物，小心移除；如异物清除困难，通气仍未见胸廓起伏，应考虑采取进一步的抢救措施（如 Kelly 钳、Magilla 镊、环甲膜穿刺 / 切开术）开通气道。

【小儿气道异物梗阻的处理】

对于有意识的 1 岁以上儿童发生气道梗阻时的处理方法同成人的 Heimlich 手法。对于有反应的婴儿推荐使用拍背 / 冲胸法（图 5-15-41），即施救者取坐位，前臂放于大腿上，将患儿俯卧位于其上，手指张开托住患儿下颌并固定头部，保持头低位；用另一手的掌根部在婴儿背部肩胛区用力叩击 5 次，拍背后保护婴儿颈部。小心将婴儿翻转过来，使其仰卧于另一手的前臂上，前臂置于大腿上，仍维持头低位，实施 5 次胸部冲击，位置与胸外按压相同，每次 1 s。如能看到患儿口中异物，可小心将其取出；如不能看到异物，则重复上述动作，直至异物排出。对于意识丧失的小儿应立即实施 CPR 救治。

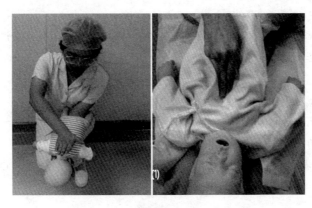

图 5-15-41　婴儿 Heimlich 急救法

【临床案例解析】

临床案例 1　患者，男性，48 岁，自 3 米高处坠落 1 h 入院。入院检查 CT 示：C_2 椎体半脱位，C_3 椎体骨折。影像科行 MRI 检查时，因搬动体位突然呼之不应。请你与助手予以救治。

案例解析：① CT 示患者颈椎损伤，故在行心肺复苏时应注意保护颈椎，避免再次损伤；②人工呼吸时采用推举下颌法固定颈部。

临床案例 2　患者，男性，50 岁，在街上行走时突然倒地，呈俯卧位，头偏向一侧。请立即处理。

案例解析：①心肺复苏前判断患者的意识，并向周围人呼救，请求协助；②将患者置于仰卧位，行单人徒手 CPR。

临床案例 3　患者，男性，69 岁，因胃癌在全身麻醉下行胃癌根治术。术后于麻醉复苏室苏醒时，因不耐受气管插管，躁动明显，将气管导管拔除并予以吸氧。拔管后约 5 min，患者鼾声明显，呼吸费力，可闻及喉鸣音，吸气时出现明显"三凹征"。监测显示 P 124 次 / 分，R 30 次 / 分，BP 168/97 mmHg，SpO$_2$ 85%。查血气分析示 PaO$_2$ 43 mmHg，PaCO$_2$ 65 mmHg。

题目 1：请对患者目前的临床表现做出诊断，然后根据现场条件做出处理。

题目 2：给患者进行面罩通气时发现患者面罩通气效果不佳，监测 P 111 次 / 分，SpO$_2$ 下降至 40%，患者神志消失，呼吸停止。请做紧急处理。

案例解析：①根据患者目前的临床表现，可考虑该患者为上呼吸道梗阻，Ⅱ型呼吸衰竭。由于肥胖，患者苏醒期容易发生舌后坠致上呼吸道梗阻，如不及时发现会造成窒息，甚至死亡，故临床处理：首先要开放气道托下颌，球囊面罩辅助或控制通气；吸氧。②上呼吸道梗阻行面罩通气效果普遍不好，处理上应考虑经口咽 / 鼻咽通气后面罩通气，呼吸停止时应立即进行气管插管处理。

思考题

1. 患者，女性，73 岁，有窄波群室上性心动过速（SVT）病史。患者神志清楚，定向力正常，面色苍白，呼吸困难，心率 165 次 / 分，ECG 显示 SVT，血压 107/70 mmHg。已建立静脉通路与吸氧。

请思考：

（1）应根据患者病情采取什么急救措施？

（2）在处理过程中，心电监护示心室颤动，该如何处理？

2. 患者，男性，68 岁，因突发呕血 2 h 入院。既往有乙肝病史 30 余年。查体：BP 80/60 mmHg，P 122 次 / 分，剑突下轻压痛，肠鸣音活跃。急诊科予以紧急输血后，患者突发皮肤潮红，瘙痒，伴有烦躁不安。气促、胸闷、心悸、面色苍白、血压下降，随即出现血压测不到，意识丧失，呈叹息样呼吸。心电监护提示无脉性电活动。

请思考：

（1）该患者急诊输血后出现了什么情况？该如何急救处理？

（2）心电监护提示无脉性电活动，能采用非同步电除颤吗？

（3）予以 5 个周期的 CPR 后，心电示波为心室颤动，如何处理？

3. 患者，女性，70 岁，诊断为重症肺炎，血气分析示 PaO_2 46 mmHg，$PaCO_2$ 39 mmHg，拟行气管插管，呼吸机辅助通气。

请思考：

（1）在气管插管的过程中，声门暴露的标志有哪些？

（2）确定气管插管插入位置的方法有哪些？如果插入过深会导致什么后果？

（3）气管插管时气囊压力是多少？

（4）如果患者需长期进行呼吸机辅助通气，应考虑更换哪种人工气道方式？

主要参考文献

［1］张新超，钱传云，张劲农，等 . 无创正压通气急诊临床实践专家共识（2018）. 临床急诊杂志，2019，20（01）：1-12.

［2］罗群，陈荣昌 . 无创正压通气临床应用专家共识（2009）. 中华结核和呼吸杂志，2009，32（02）：86-98.

［3］中华医学会呼吸病学分会肺功能专业组 . 肺功能检查指南（第一部分—第七部分）. 中华结核和呼吸杂志，2014.

［4］姜保国，陈红 . 中国医学生临床技能操作指南 .3 版 . 北京：人民卫生出版社，2020.

［5］王毅，张秀峰 . 内科学分册 . 北京：人民卫生出版社，2017.

［6］陈翔，吴静 . 湘雅临床技能培训教程 .2 版 . 北京：高等教育出版社，2019.

［7］万学红，卢雪峰 . 诊断学 .9 版 . 北京：人民卫生出版社，2018.

［8］葛均波，徐永健，王辰 . 内科学 .9 版 . 北京：人民卫生出版社，2018.

［9］杜玉君，安莲华，刘彬 . 临床实践操作规范 . 北京：人民卫生出版社，2013.

［10］陈孝平，汪建平，赵继宗 . 外科学 .9 版 . 北京：人民卫生出版社，2018.

［11］王毅，张秀峰 . 外科学分册 . 北京：人民卫生出版社，2019.

［12］卫洪波 . 外科实习医师手册 . 北京：人民卫生出版社，2021.

［13］谢幸，孔北华，段涛 . 妇产科学 .9 版 . 北京：人民卫生出版社，2018.

［14］曹泽毅 . 中华妇产科学 .3 版 . 北京：人民卫生出版社，2014.

［15］中国新生儿复苏项目专家组 . 国际新生儿复苏教程更新及中国实施意见 . 中华围产医学杂志，2018，21（2）：8.

［16］中国新生儿复苏项目专家组，中华医学会围产医学分会新生儿复苏学组 . 中国新生儿复苏指南（2021 年修订）. 中华围产医学杂志，2022，25（1）：4-12.

［17］李小寒，尚少梅 . 基础护理学 .6 版 . 北京：人民卫生出版社，2017.

［18］张波，桂莉 . 急危重症护理学 .4 版 . 北京：人民卫生出版社，2017.

［19］美国心脏协会 . 基础生命支持（BLS）实施人员手册 . 杭州：浙江大学出版社，2016.

［20］国家卫生健康委员会 . 医务人员手卫生规范 .2019.

［21］中华护理学会 . 成人有创机械通气气道内吸引技术操作 .2020.

［22］中华护理学会 . 气管切开非机械通气患者气道护理 .2019.

［23］国家卫生健康委员会 . 临床用血技术规范 .2019.

［24］国家卫生健康委员会 . 中华人民共和国卫生行业标准 .2019.

［25］王卫平，孙锟，常立文 . 儿科学 .9 版 . 北京：人民卫生出版社，2018.